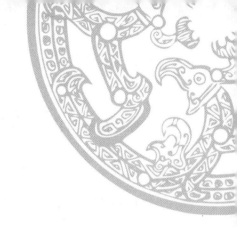

《用药传心赋》

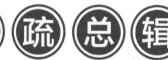 注 疏 总 辑 曾培杰◎编著

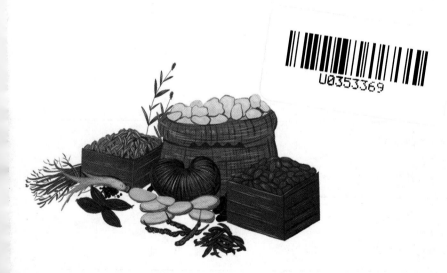

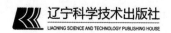 辽宁科学技术出版社
LIAONING SCIENCE AND TECHNOLOGY PUBLISHING HOUSE

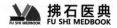 拂石医典
FU SHI MEDBOOK

图书在版编目（CIP）数据

《用药传心赋》注疏总辑 / 曾培杰编著 . — 沈阳 : 辽宁科学技术出版社，2023.6

ISBN 978-7-5591-2996-3

Ⅰ . ①用…　Ⅱ . ①曾…　Ⅲ . ①方歌－汇编　Ⅳ . ① R289.4

中国国家版本馆 CIP 数据核字（2023）第 075832 号

出版发行：辽宁科学技术出版社

北京拂石医典图书有限公司

地址：北京海淀区车公庄西路华通大厦 B 座 15 层

联系电话：010-57262361/024-23284376

E-mail：fushimedbook@163.com

印 刷 者：河北环京美印刷有限公司

经 销 者：各地新华书店

幅面尺寸：170mm×240mm

字　　数：498 千字　　　　　　　　　　印　张：28.75

出版时间：2023 年 6 月第 1 版　　　　　印刷时间：2023 年 6 月第 1 次印刷

责任编辑：陈　颖　孙洪娇　　　　　　责任校对：梁晓洁

封面设计：君和传媒　　　　　　　　　封面制作：君和传媒

版式设计：天地鹏博　　　　　　　　　责任印制：丁　艾

如有质量问题，请速与印务部联系　　　联系电话：010-57262361

定　　价：108.00 元

目 录

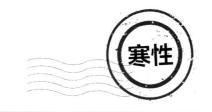

第1篇

黄连清心经之客火

【按语】

黄连始载于《神农本草经》，列为上品。主产于四川东部者品质最佳，称川连。因其根茎多分支，形似鸡爪，故又称为鸡爪连。黄连性味苦、寒，入心、肝、胆、胃、大肠经，有清热燥湿、泻火解毒之功。尤善清中焦湿热及心、胃、肝等脏腑的火热证。黄连与苦参、龙胆草、黄柏，并称"中药四大苦药"。

【文献记载】

《珍珠囊》：黄连其用有六。泻心脏火，一也；去中焦湿热，二也；诸疮必用，三也；去风湿，四也；治赤眼暴发，五也；止中部见血，六也。

《神农本草经》：味苦寒，生川谷。治热气目痛，眦伤泣出，明目，肠澼，腹痛，下痢，妇人阴中肿痛。久服，令人不忘。

《名医别录》：主五脏冷热，久下泄澼、脓血，止消渴、大惊，除水，利骨，调胃，厚肠，益胆，治口疮。

《日华子本草》：治五劳七伤，益气，止心腹痛。惊悸烦躁，润心肺，长肉，止血；并疮疥，盗汗，天行热疾。

《本草纲目》：黄连大苦大寒，用之降火燥湿，中病即当止。

《药性歌括四百味》：黄连味苦，泻心除痞，清热明眸，厚肠止痢。

【临床应用】

1. 治痢要药

《药性赋》：宣黄连治冷热之痢，又厚肠胃而止泻。

《本草纲目》：黄连，治目及痢为要药。古方治痢，香连丸（木香、黄连），姜连散（干姜伍），变通丸（茱萸伍），姜黄散（生姜伍）……皆一冷一热，一阴一阳，寒因热用，热因寒用，君臣相佐，阴阳相济，最得利方之妙，所以有成功而无偏胜之害也。

明代名医廖仲醇，治痢疾，黄连用量极大。他的滞下如金丸（痢疾一病，古名滞下），每次用独味黄连，吞服四钱。如不是量大，肠道的败浊、瘀滞就不能通泻而下。

2. 清降心经之火

《长江医话》：李公老人，家住流江，务农为业，年近花甲，犹有此容，从不问医事。一日突觉头晕目眩，眼前发花，无奇不有，形状万千。延医入诊，服用归脾汤 10 剂无效，且心烦失眠，自语不休："蜂乎？蝶乎？入吾手足，黏吾心肺。"家人认为其癫，医更以礞石滚痰汤剂，病不瘥。求余治，心者，君主之官神明出焉。心火炽盛，扰乱清阳，而为视惑之证。嘱进黄连 30g，水浸频服，药到病除，单味而愈，迄今患者年近古稀，视力犹佳，读书看报如常耶。

3. 口疮

《肘后方》：治口舌生疮，黄连煎酒，时含呷之（漱口方）。

口舌生疮，大都是心火郁热，舌为心之苗窍，故先见症。故用菖连饮，黄连 6g，菖蒲 3g，水煎服，往往一剂而愈。此方功在黄连，亦在菖蒲。菖蒲引心经之药，黄连善清心经之火，此所以奏功如响也。

4. 消渴

《名医别录》：黄连止消渴。

《古今医案按》：南安太守张汝弼，曾患渴疾白浊，久服补肾药不效。遇一道人，俾服酒蒸黄连丸以川连一斤，煮酒浸一宿，甑上累蒸至黑，晒干为末，蜜丸桐子大，日午临卧，酒吞三十丸。遂全痊。

5. 目疾

《本草图经》：有崔承元者，因官治一死罪囚出活之，囚后数年以病自致死。一旦崔为内障所苦，丧明，逾年后，半夜叹息，独坐时，闻阶除间悉悉之声，崔问为谁？曰："是昔所蒙活者囚，今故报恩至此，遂以此方告讫而没。"崔依此合服，不数月，眼复明，因传此方于世。

又今医家洗眼汤，以当归、芍药、黄连等分停，细切，以雪水或甜水煎浓汁，趁热洗，冷即再温洗，甚益眼目。但是风毒、赤目、花翳等，皆可用之。其说："凡眼目之病，皆以血脉凝滞使然，故以行血药合黄连治之。血得热即行，故趁热洗之，用者无不神效。"

6. 现代研究

现代药理研究，黄连有解热、抗炎、抗菌、抗心律失常、降压、正性肌力作用，有利胆、抑制胃酸分泌、抗腹泻等作用，有抗急性炎症、抗癌、抑制组织代谢及抗溃疡等作用。

《岳美中医案选集》：治空洞型肺结核，脾肺兼治之外，每日加服黄连粉 3g，连服 8 月余愈。因黄连对结核分枝杆菌有抑制作用，对耐抗结核药者，并无交叉抗药性。

《湖北中医杂志》1988 年第 2 期：李某，男，26 岁，1984 年 7 月间，感右脚第 5 趾缝间瘙痒，搔之白皮剥落，趾缝糜烂，潮湿，有臭味，曾用癣药水，四环素之类治疗，皆罔效。黄连 10g，用开水 250ml 浸泡冷却备用。清洗患处，用消毒棉签蘸浸泡液涂搽，每日早晚各 1 次。用上法治疗 1 周，痒止创愈而新生。

【选方组药】

1. 心下热痞，如治疗痰热互结的小陷胸汤，即用黄连清心下之热；又如泻心汤类方中（半夏泻心汤、甘草泻心汤、生姜泻心汤、大黄黄连泻心汤），用黄连清心下之热（胃）。

2. 黄连配吴茱萸，常用于辛开苦降，泻肝和胃，如左金丸。

3. 黄连配阿胶，常用于养阴清热，如黄连阿胶汤。

4. 黄连配干姜，寒温并用，阴阳并调，如干姜黄连黄芩人参汤。

5. 黄连配白头翁，常用于清热解毒，凉血止痢，如白头翁汤。

6. 黄连配葛根，常用于解肌清热，解毒止痢，如葛根芩连汤。

7. 黄连配乌梅，为酸苦并用，常用于泄热除烦，如乌梅丸。

8. 黄连配肉桂，常用于交通心肾，如交泰丸。

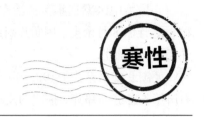
第2篇

黄柏降相火之游行

【按语】

黄柏始载于《本草纲目》。《神农本草经》称为"黄檗",为芸香科植物黄檗或黄皮树的树皮。前者习称"川黄柏"(主产四川等地),后者习称"关黄柏"(主产东北)。黄柏性味苦、寒,主入肾与膀胱经,兼入大肠经,作用偏于下焦。善清相火、退虚热、除下焦湿热。药力虽不及黄连,但以退虚热为长。黄柏清脏腑之湿热,柏皮清经络之湿热,故发热身黄用柏皮。

【文献记载】

《神农本草经》:味苦,寒。主治五脏肠胃中结气热,黄疸,肠痔,止泻痢、女子漏下,赤白,阴阳蚀疮。

《日华子本草》:安心,除劳,治骨蒸,洗肝,明目,多泪,口干,心热,杀疳虫,治蛔,心痛,疥癣。蜜炙治鼻洪,肠风泻血。

《本草便读》:苦寒坚肾,泻相火以制阳光,辛燥入阴,除湿热而安下部(黄柏其质虽皮,其气味皆苦寒沉降,故独入肾与膀胱,清泻下焦湿火,而安肾水,之所以治口疮,清肺部上焦之热者,即用皮意,究非专治之药,虽清上而仍赖其降下耳)。

《药品化义》:黄柏,味苦入骨,是以降火能自顶至踵,沦肤彻髓,无不周到,专泻肾与膀胱之火。

《药性歌括四百味》:黄柏苦寒,降火滋阴,骨蒸湿热,下血堪任。

【临床应用】

1. 黄柏乃疮家妙药

《外台秘要》:治口舌生疮,用黄柏含之良。

蒲辅周医案:患者,男,33岁,多年来常生口腔溃疡,时发时愈,现口黏膜、舌及牙龈等处都仍有溃疡,历时较久未愈,3个多月来每晨一次溏便,量多而臭，无黏液及里急后重感，食欲不佳，不知味，口渴喜热饮，睡眠及小便正常，形体清瘦，口唇红，脉两寸弱，关弦大，尺沉细，舌质红，微有黄腻苔，诊断属中虚脾热，治宜益气清脾。处以封髓丹加减，1 周后愈，后未再犯。

2. 治痿要药

《珍珠囊》：治肾水。膀胱不足，诸痿厥，腰膝无力。

刘完素曰："凡肾水膀胱不足，诸痿痹，黄芪汤中加黄柏，使两足膝中气力涌出，痿软即去也。"故黄柏是湿热下注，腰脚瘫痪必用之药。

李克绍医案：李某，男，20 岁左右。右腿痛，不敢履地及屈伸已 1 周余。曾用西药治疗无效。六脉洪滑。辨证：痰热流走经络。处方：天南星、黄柏、苍术、防己、威灵仙、竹沥。服上方药剂即能行走。次日又服 1 剂，恢复正常。

3. 湿热下注

《丹溪心法》：治筋骨疼痛，因湿热者用二妙散，黄柏（炒）、苍术（米泔浸、炒）。上二味为末，沸汤入姜汁调服。二物皆有雄壮之气，表实气实者，加酒少许佐之。

王幸福医案：何某，女，28 岁。甘肃人，回民，人白净，在医院找到我，要求看妇科。刻诊：自述近 1 个多月少腹胀痛，腰酸困，白带多，有臭味，舌尖边红，苔白腻，饮食少，小便黄有热，大便溏，心烦急躁。西医检查：盆腔炎，二度宫颈糜烂。点滴左氧氟沙星 1 周，略为好转，但不除根，过几天又犯，搞得人没心情工作，要求中医彻底治疗。辨证：肝经郁热，湿热下注。用二妙散加减，方：黄柏 30g，苍术 15g，怀牛膝 10g，生薏米 50g，忍冬藤 30g，车前草 30g，败酱草 30g，红藤 15g，生甘草 10g，白头翁 30g，7 剂。2 周后，少腹已不痛，白带减少，效不更方，前方减白头翁、败酱草，加芡实、山药、海螵蛸，又 7 剂痊愈，3 个月后追访没有再犯。

4. 溺闭

《主治秘诀》：黄柏，泻膀胱龙火，利结小便，下焦湿肿，痢疾先见血，脐中痛，补肾水不足。

李东垣医案：长安王善夫病小便不通，渐成中满，腹坚如石，脚腿裂破出水，双眼凸出，饮食不下，痛苦不可名状，治满利小便渗泄之药服遍矣。

予诊之曰："此乃奉养太过，膏粱积热损伤肾水，致膀胱久而干涸，小便不化，火又逆上，而为呕哕。"

《难经》所谓"关则不得小便，格则吐逆"者。

洁古老人言："热在下焦，但治下焦，其病必愈。"

遂处以北方寒水所化大苦寒之药，黄柏、知母各一两，酒洗焙碾，肉桂一钱为引，热水丸如芡子大，每服二百丸，沸汤下，少时如刀刺前阴火烧之状，溺如瀑泉涌出，床下成流，顾盼之间，肿胀消散。

5. 现代研究

现代药理研究，黄柏有抗菌、抗真菌作用，有正性肌力和抗心律失常作用，有镇静、镇咳、抗胃溃疡、降压、降血糖、肌松及促进小鼠抗体生成作用等。

张延模：黄柏生用，清热燥湿，泻火，解毒力强，但苦寒伤胃；盐炙用，可制约其枯燥之性，且偏于入肾以泻相火，退虚热。

白某，男，28岁，梦遗四五年，近1年加重。每两三天即遗精，有时一夜2次，有手淫史。腰痛，尿黄，乏力身困，记忆力减退。舌尖红有裂纹，苔薄白，脉弦数有力，尺甚。辨证：阴虚火旺，精关不固。治疗：滋阴降火，佐以固精。主以知柏地黄汤加味。

方：知母15 g，黄柏15 g，生地25 g，山药30 g，茯苓25 g，泽泻20 g，丹皮15 g，益智仁20 g，天冬15 g，砂仁10 g，莲心15 g，芡实15 g，莲须15 g。1周即愈。

【选方组药】

1. 治痢疾，常配黄连、白头翁同用，如白头翁汤。

2. 治黄疸，可与栀子、甘草同用，即栀子柏皮汤。

3. 治带下黄稠，多配白果、车前子等，如易黄汤。

4. 治热淋，可与竹叶、木通等清热利尿通淋药同用。

5. 治湿疹，可与荆芥、苦参等同用，煎服，并以之同滑石、甘草为末撒敷，或煎汁洗患处。

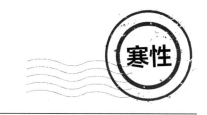
第3篇

黄芩泻肺火而最妙

【按语】

黄芩出自《神农本草经》，列为中品。性味苦寒，归肺、胆、脾、大小肠经。有清热燥湿、泻火解毒、止血、安胎之功。主要用于湿热泻痢、肺热咳嗽、热毒疮疡、血热出血等症。黄芩切片为淡黄色。如果长得年头较长，其根部中间就会枯萎，形成空洞，又称枯芩。年头比较小，中间没有空洞的，称为子芩。临床用的黄芩，以枯芩为佳，枯芩质地相对比较疏松，气比较松散一些，寒性没那么强。黄芩比较苦寒，是很好的清火药，但其苦味不像黄连那么沉重，气也不像黄连那么重浊。黄芩虽苦寒，但药气清淡，气偏于在上焦起作用，尤其善于清肺火（上焦郁热）。

【文献记载】

《神农本草经》：味苦，平。主诸热黄疸，肠澼泻痢，逐水，下血闭，恶疮疽蚀火疡。

《名医别录》：大寒，无毒。主治痰热，胃中热，小腹绞痛，消谷，利小肠，女子血闭、淋露、下血，小儿腹痛。

《日华子本草》：下气，主天行热疾，疗疮，排脓，治浮痢，发背。

《药性歌括四百味》：黄芩苦寒，枯泻肺火，子清大肠，湿热皆可。

《药性赋》：其用有四。中枯而飘者泻肺火，消痰利气；细实而坚者泻大肠火，养阴退阳；中枯而飘者，除风湿留热于肌表；细而坚实者，滋化源退热于膀胱。

《主治秘诀》：其用有九。泻肺经热，一也；夏月须用，二也；上焦及皮肤风热，三也；去诸热，四也；妇人产后，养阴退阳，五也；利胸中气，六也；消膈上痰，七也；除上焦热及脾湿，八也；安胎，九也。单制、二制、不制，分上中下也。酒炒上行，主上部积血，非此不能除，肺苦气上逆，急

7

食苦以泄之，正谓此也。

【临床应用】

1. 泻肺火

《主治秘诀》：黄芩能泻肺经热，可利胸中气，善消膈上痰。

《本经疏证》：李濒湖（李时珍）自缘感冒咳嗽既久，且犯戒，遂病骨蒸发热，肤如火燎，每日吐痰盈碗，暑月烦渴，寝食既废，脉浮洪，偏服柴胡、麦门冬、荆芥、竹沥诸药月余，益剧，皆以为必死。其尊人（李时珍的父亲）以谓李东垣治肺热如火燎，烦躁引饮，昼甚者，宜一味黄芩以泻肺经气分之火，遂按方用黄芩一两煎服，次日身热尽退，痰嗽皆愈，于此亦可知黄芩所治，必肺经气分之热，必昼甚于夜也。

2. 治淋

《千金翼方》：黄芩治淋（急性膀胱炎尿道炎），亦主下血。黄芩四两，细切，以水五升，煮取二升，分三服。

《药性赋》：若夫黄芩治诸热，兼主五淋。

《本草纲目》：故善观书者，先求其理，勿徒泥其文，昔有人素多酒欲，病少腹绞痛不可忍，小便如淋，诸药不效。偶用黄芩、木通、甘草三味煎服，遂止。

3. 痰热阴浊

张元素：下痢脓血稠黏，腹痛后重，身热久不可者，黄芩与芍药、甘草同用。肌热及去痰用黄芩，上焦湿热亦用黄芩，泻肺火故也。疮痛不可忍者，用苦寒药，如黄芩、黄连，详上下，分梢根，及引经药用之。

《本草汇言》：清肌退热，柴胡最佳，然无黄芩不能凉肌达表。上焦之火，山栀可降，然舍黄芩不能上清头目……所以方脉科以之清肌退热，疮疡科以之解毒生肌，光明科以之散热明目，妇女科以之安胎理经，此盖诸科半表半里之首剂也。

4. 湿热泻痢

倪少恒医案：王某，男，30岁，病初恶寒，后则壮热不退，目赤舌绛，烦躁不安，便下赤痢，微带紫暗，腹中急痛，欲便不得，脉象洪实。余拟泻热解毒，先投以黄芩汤：黄芩、白芍各12g，甘草3g，红枣3枚。服药2剂，热退神安痛减。

现代临床上多用黄芩汤来治疗热利，后世治疗痢疾的著名方剂"芍药汤"，即从本方演化而来，所以汪昂《医方集解》称黄芩汤为"万世治利之祖方"。

5. 呕利

刘渡舟医案：王某，男，28 岁。初夏迎风取爽，而头痛身热，医用发汗解表药，热退身凉，头痛不发，以为病已愈。又 3 日，口中甚苦，且有呕意，而大便下利黏秽，日四五次，腹中作痛，且有下坠感。切其脉弦数而滑，舌苔黄白相杂。辨为少阳胆热下注于肠而胃气不和之证，处以黄芩加半夏生姜汤：黄芩 10g，白芍 10g，半夏 10g，生姜 10g，大枣 7 枚，甘草 6g。服 3 剂而病痊愈。

6. 现代研究

黄芩主要含黄酮类成分，目前已分离出 40 多种黄酮，主要有黄芩苷、黄芩素、汉黄芩素、汉黄芩苷等。现代研究发现黄芩根提取物具有抗菌、抗病毒、抗肿瘤、解热镇痛、抗氧化及清除氧自由基和治疗心血管疾病等作用。

【选方组药】

1. 治湿温发热、胸闷、苔腻之症，须配伍滑石、通草、白蔻仁等渗利化湿药，如黄芩滑石汤。

2. 治湿热发黄，可为栀子、茵陈等药的辅佐，以增强清肝利胆功效。

3. 若肠胃湿热所致的泻痢，则多配伍黄连。

4. 治下焦湿热，小便涩痛，可配伍生地、木通，即火府丹。

5. 用于痈肿疮毒，常配以天花粉、白芷、连翘之类。

6. 配伍柴胡，用于寒热往来证，可解少阳之邪，如小柴明汤。

7. 用于肺热咳嗽，本品长于清肺热。单用即为黄芩散；配伍半夏、天南星，即小黄丸，可治咳嗽痰壅之证。

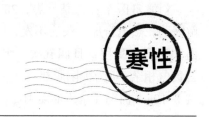
第4篇

栀子清胃热而如神（炒黑止血）

【按语】

栀子始载于《神农本草经》，列为中品。药性苦寒，归心、肝、肺、胃、三焦经，具有泻火除烦、清热利湿、凉血解毒之功效，内服善泻三焦之火，又气血皆清，外用消肿止痛，治跌打损伤、瘀肿疼痛。

"栀"字在古代没有木字旁，"卮"字什么意思呢？《鸿门宴》里面有赐之卮酒，这个卮就是酒杯。栀子这个果实，尤其是刚刚形成的时候，就像古人喝酒的酒杯，所以就把它叫栀子。在古代，用来做染料，染黄色，所以又叫黄栀子。

【文献记载】

《神农本草经》：味苦，寒。治五内邪气、胃中热气、面赤酒疱皶鼻、白癞、赤癞、疮疡。谓主消渴者，以其滋阴壮水而渴自止也；谓其主肢体浮肿者，以其寒滑能通利水道而肿自消也；谓其益气者，以其能除食气之壮火而气自得其益也。

《名医别录》：大寒，无毒。主治目热赤痛，胸心大小肠大热，心中烦闷，胃中热气。

《药性赋》：味苦，性大寒，无毒。沉也，阴也。其用有二：疗心中懊憹颠倒而不得眠，治脐下血滞小便而不得利。易老云："轻飘而象肺，色赤而象火，又能泻肿中之火。"

《药性歌括四百味》：栀子性寒，解郁除烦，吐衄胃痛，火降小便。

《景岳全书》：味苦，气寒。味厚气薄，气浮味降，阴中有阳。因其气浮，故能清心肺之火，解消渴，除热郁，疗时疾躁烦，心中懊憹，热闷不得眠，热厥头疼，耳目风热赤肿疼痛，霍乱转筋。因其味降，故能泻肝肾膀胱之火，通五淋，治大小肠热秘热结，五种黄疸，三焦郁火，脐下热郁疝气，吐血衄血，血痢血淋，小腹损伤于血。

《本草崇原》：栀子气味苦寒，其色黄赤，春荣夏茂，凌冬不凋，盖禀少阴之气化。少阴寒水在下，而君火在上也。花多五瓣，而栀花六出。六者水成数也。稍秒结实，味苦色赤，房刻七棱九棱，是下禀寒水之精，而上结君火之实。

【临床应用】

1. 清热

《本草思辨录》：凡肝郁则火生，胆火外扬，肝火内伏，栀子解郁火，故不治胆而治肝，古方如泻青丸、凉肝汤、越鞠丸、加味逍遥散之用栀子皆是。凉膈散有栀子，以治心也。泻黄散有栀子，以治胃也。

张德林经验：热部胸痛用栀子、杏仁按 2 ∶ 1 配伍，研为细末，加白酒调为糊敷于膻中穴，用汗巾捆好，隔夜取下，局部呈现青紫色，闷痛即止。患者心中虚烦懊侬，身热不去，胸脘闷痛，连服 2 剂栀子豉汤收效甚微，敷贴 1 次闷痛立止。

2. 泻火

《本草备要》：泻心肺三焦之火。苦寒。轻飘象肺，色赤入心，泻心肺之邪热，使之屈曲下行，从小便出。

朱丹溪：栀子大能降火，从小便泄去。

《湖北中医医案选集》：袁某，男，24 岁。患伤寒恶寒，发热，头痛，无汗，予麻黄汤一剂，不增减药味，服后汗出即瘥。历大半日许，患者即感心烦，渐渐增剧，自言心中似有万虑纠缠，意难摒弃，有时闷乱不堪，神若无主，辗转床褥，不得安眠，其妻仓皇，恐生恶变，乃复迎余，同往诊视。见其神情急躁，面容怫郁。脉微浮带数，两寸尤显，舌尖红，苔白，身无寒热，以手按其胸腹，柔软而无所苦。询其病情，答曰："心乱如麻，言难表述。"余曰："无妨，此余热扰乱心神之候。"乃书栀子豉汤一剂：栀子 9g，淡豆豉 9g。先煎栀子，后纳豆豉。一服烦稍安，再服病若失。

3. 诸血证

《本草纲目》：栀子治吐血、衄血、血痢、下血、血淋，损伤瘀血，以及伤寒劳复，热厥头痛，疝气，烫伤。

朱致纯经验：鼻衄一症，大多为火行血燥，迫血外溢，上出于肺系。湖北省黄石市中医医院朱致纯老中医常用栀子、生地黄、麦冬配伍治疗上证无不灵验，其治愈者不计其数。朱老师认为衄之大法在于清火凉血，并指出："清火则火不行，凉血则血不燥，火不行，血不燥则鼻衄必止。"

章次公经验：栀子之解热，久为世医所乐道，而止血尤为其特长。忆某杂志载一贾人，以操劳过度，偶晨起微感满闷，薄暮呕血如泉涌，杂以紫黑块，约三四器，延医诊之，见其两颧绯红，唇燥口渴，脉搏甚疾，吐后胸中反觉清爽，即为之注射 Coagulen（可阿库连，即凝血酶）止血针，且令内服止血药，均无其效，当此思穷技竭，医者偶以黑山栀 1 两，试令煎服，讵一服而呕血即止，再服而诸症云散。翌年以嗔怒故，旧疾复发，乃更服栀子而止。方书中如《易简方》《经验良方》亦以栀子为止血之良剂，栀子止血之奇效，诚有足多也。

4. 胃痛烦呕

俞长荣医案：郑某，胃脘疼痛，医治之，痛不减，反增大便秘结，胸中满闷不舒，懊烦欲呕，辗转难卧，食少神疲，历七八日。适我下乡防疫初返，过其门，遂邀诊视。按其脉沉弦而滑，验其舌黄腻而浊，检其方多桂附、香砂之属。此本系宿食为用，初只需消导之品，或可获愈，今迁延多日，酿成"夹食致虚"，补之固不可，下之亦不宜。乃针对"心中懊烦""欲呕"二症，投以栀子生姜豉汤：栀子 9g，生姜 9g，香豉 15g，分温作 2 次服，若一服吐，便止后服。

病家问价值，我说："1 角左右足矣。"病家云："前方每剂均 1 元以上，尚未奏效，今用 1 角之药，何足为力？请先生增药。"我笑答云："姑试试，或有效。若无效再议未迟。"病家半信半疑而去。服后，并无呕吐，且觉胸舒痛减，遂尽剂。翌日，病家来谢，称服药尽剂后，诸症均瘥，昨夜安然入睡，今晨大便已下，并能进食少许。

5. 顽固痛经

赵荣胜经验：治顽固性痛经时，每于方中加栀子一味，多获良效。栀子既是清热利湿之佳品，又是解郁化瘀止痛之良药。如《伤寒论》中用栀子豉汤治"心中结痛"；丹栀逍遥散解肝经火郁作痛；民间治铁打挫伤肿痛，常用生栀子末调鸡蛋清外敷等。

故发前人之意，移治痛经，多年应用，每随栀子用量增大而效果更佳。对寒凝血瘀者，与姜、桂配伍，恒用 30～50g。

乔某，30 岁。患痛经 4 年，进行性加剧，遇寒尤甚。近年来，每次行经须卧床休息，痛甚则恶心呕吐，汗出肢冷。月经周期正常，持续 4 天，量偏多，色紫黑，有血块。平时畏寒，少腹坠胀，大便质稀，苔薄白，脉沉弦。B 超检查：左侧巧克力囊肿（5cm×5cm×5cm）。西医诊断：子宫内膜异位症。结婚 3 年未孕，其丈夫精液检查正常。赵氏予以少腹逐瘀汤加栀子 40g，令其每周服 3～5 剂，经期每日 1 剂。患者连服 50 余剂，痛经基本消失。后受孕，顺产一女婴。

【选方组药】

1. 治疮疡肿痛，常与黄连、黄芩等同用，如黄连解毒汤。

2. 泻火除烦（热病心烦）用治热病烦热、躁扰不宁、睡眠不宁等症，配以淡豆豉，如栀子豉汤；症重者，若高热烦躁，神昏谵语，可与黄连、黄芩等药配伍共用，如清瘟败毒饮；若肝郁火热之口苦、目赤等，配以黄芩、龙胆草等，如龙胆泻肝汤。

3. 凉血止血（血热出血）用治血热妄行之呕血、衄血、咯血及尿血等，配以侧柏叶、茜草等，如十灰散。

4. 清利湿热（湿热黄疸、淋证）用治肝胆湿热郁结不解所致的黄疸，配以茵陈、大黄同用，如茵陈蒿汤；若膀胱湿热所致之小便短赤涩痛、淋漓不尽等，配以车前子、瞿麦等，如八正散。

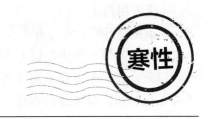
芒硝通大便之燥结

【按语】

芒硝长在盐碱地，有很多种。盐碱地会冒出一些硝来，其中杂质，粗朴的叫朴硝。而朴硝提纯，使其结晶出像麦芒那样尖锐的东西，便是芒硝。有些没那么尖锐，一排排像马牙，便叫马牙硝。芒硝咸寒，入胃经、大肠经和三焦经。这是一味矿物药，主要成分是硫酸钠。芒硝失掉了结晶水，从晶体状变为粉末状，就是玄明粉（风化硝）。

把芒硝放在瓜里，使它溶解，再失掉结晶水，它就会附着在瓜的表皮，称为霜。在西瓜表皮外面收集的粉末就是西瓜霜，在苦瓜里的就是苦瓜霜，在黄瓜里的就是黄瓜霜。

芒硝的功效是软坚、泻下、清热。中医"五味"的"咸能下"就是为芒硝归纳的，实用面非常狭窄，很特殊。当大黄用来泻下通便或者泻下攻积时，只要有燥热，都可以配伍芒硝相须为用。如果没有燥结或燥热，就可以不配伍芒硝。注意：如果急腹症肠腔积液多的时候不能用芒硝，用了会加重病情。

【文献记载】

《神农本草经》：芒硝，味苦，寒。主治百病，除寒热邪气，逐六腑积聚，结固留癖。能化七十二种石。主治五脏积热，胃胀闭，涤去蓄结饮食，推陈致新，除邪气。

《名医别录》：味辛、苦，大寒。主治五脏积聚，久热、胃闭，除邪气，破留血、腹中淡实结搏，通经脉，利大小便及月水，破五淋，推陈致新。

《日华子本草》：主通泄五脏百病及症结，治天行热疾，消肿毒，头痛，排脓润毛发。丸入饮药，先接于盏内，搅，热药浇服。

《本草蒙筌》：甚消痰癖，更通月经。延发漆疮可敷，难产子胞可下。洗心肝明目，涤肠胃止疼。经云："热淫于内，治以咸寒，佐以苦寒。"古方因之，每用大黄、芒硝，相须而为使也。

《景岳全书》：味苦咸辛，气寒。阴也，降也，有毒。其性峻速。咸能软坚，推逐陈积，化金石药毒，去六腑壅滞胀急，大小便不通，破瘀血坚癥实痰，却湿热疫痢，伤寒胀闭热狂，消痈肿排脓，凡属各经实热，悉可泻除。孕妇忌用，最易堕胎；虚损误吞，伤生反掌。

《药性赋》：朴硝通大肠，破血而止痰癖。

【临床应用】

1. 实热便秘

成无己：气坚者以咸软之，热盛者以寒消之，故张仲景大陷胸汤、大承气汤、调胃承气汤皆用芒硝软坚去实热，结不至坚者，不可用也。

《名医类案》：程仁甫治一儿，1 岁之内，大便三四十日，只通一次。每次通时，腹胀甚。此乃胎毒热结所致，用元明粉，米饮调下 1 钱，三五次之后，再不复秘矣。

《黄河医话》：麻子仁丸治疗阴亏肠燥，久久不愈之便秘，老幼咸宜。但亦有部分患者服之乏效，或用时便通，停药又秘结。笔者对于此类患者，常在麻子仁方原方中加玄明粉一味，或为丸剂，或改丸为汤，其通便之效益彰，且往往可使便秘患者愈后不易复发。玄明粉咸苦润下，通便效卓而不伤正，助麻子仁丸之力而无留弊之虞，加入麻子仁丸，自可获预期效果。

2. 癫狂

《医学衷中参西录》：一少年女子，得疯疾癫狂甚剧，屡次用药皆未能灌下。后为设方，单用朴硝为盐，加于蔬菜中服之，患者不知，月余痊愈。

3. 痰证

《医学衷中参西录》：奉天于姓妇，年近五旬，因心热生痰，痰火瘀滞，烦躁不安，五心潮热，其脉象洪实，遂用朴硝和炒熟麦面炼蜜为丸，三钱重，每丸中约有朴硝一钱，早晚各服一丸，半月痊愈。盖人多思虑则心热气结，其津液亦恒随气结于心下，经心火灼炼而为热痰。朴硝咸且寒，原为心经对宫之药，其咸也属水，力能降火，而又寒能胜热，且其性善消，又能开结，故以治心热有痰者最宜。

4. 目疾

《归砚录》：余偶患睛赤肿痛，而素畏服药，及以朴硝一味泡茶，趁热熏洗，日数次，不日痊。夫硝善涤垢浊，乘热则风、火、湿、热诸邪皆可清散。

5. 瘿瘤

《珍珠囊》：芒硝其用有三。去实热，一也；涤肠中宿垢，二也；破坚积热块，三也。

《中医杂志》：向慧其父在长期的临床实践中将芒硝用于瘿瘤、瘰疬的治疗收效满意，他认为芒硝可以软化体内诸种癥积瘿瘤。据其父经验，芒硝用于瘿瘤、瘰疬一般用量为 5～10g，且辨证加用其他药物。此法用于各种癥积瘿瘤一般 5～10 剂即可见效，患者服用后大便微溏外，不会引起剧烈腹泻，更无其他不良反应。曾治一男患者，1 年前发现颈部肿块如黄豆大小，有压痛，1 年后增大为 4cm×4cm，西医诊断为"甲状腺腺瘤"，因惧怕手术前来就诊，其父予：银柴胡 20g，三棱 15g，海藻 15g，昆布 15g，甘草 10g，牡蛎 25g，夏枯草 25g，花粉 15g，浙贝 15g，杭白芍 15g，40 剂后瘿瘤缩小为约 3cm×4cm，后在原方中加入芒硝 10g，2 剂后肿块明显缩小，后在方中有意减去芒硝，药效大减，于是又加入芒硝，5 剂后瘿瘤消失。

6. 利小便

《续名医类案》：黄氏小便不通，陈雁麓用芒硝 1 钱，研细，龙眼肉包之，细嚼，咽下立愈。

【选方组药】

1. 治阳明腑实证大便不通，频转矢气，脘腹痞满，与大黄、枳实、厚朴同用，如大承气汤。

2. 泻热逐水，治水热互结之结胸证，与大黄、甘遂同用，如大陷胸汤。

3. 逐瘀泻热，与桃仁、大黄、桂枝、甘草同用，如桃核承气汤。

4. 配鸡内金，具软坚散结、清热化石之功。

5. 配朱砂，具清热解毒、消肿止痛之功。

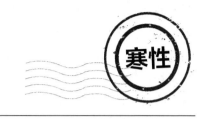
第6篇

大黄乃荡涤之将军

【按语】

大黄始载于《神农本草经》，列为下品。别名川军、将军、锦文大黄，主产于中国西部，以青藏高原为主，根茎粗大，颜色很深，故称大黄。正品大黄，尤其是新鲜的时候切开，有像丝绸上的花纹，所以优质的正品大黄，又叫锦纹大黄，古方中所记载的锦纹，便是此名的省略。

大黄性味苦寒，入胃、大肠、肝经，具有泻下攻积、清热泻火、凉血解毒、逐瘀通经的功效。我国历代医家对大黄都很重视，将它与人参、熟地黄、附子一起，称作药苑的"四大金刚"，又为"药之四维"，将大黄推为"药中张飞"。南北朝时医家陶弘景说："大黄，其色也，将军之号，当取其骏快也。"形象地说明了大黄在防治疾病中推陈荡涤的药理作用。

大黄有生用与炮制之分，用于泻下通便或攻积时，则需后下或开水泡服；用于活血化瘀，则以酒制大黄；用于止血，则以炒焦的焦大黄，又名大黄炭。

附：人参杀人无过，大黄救人无功。

【文献记载】

《神农本草经》：味苦，寒。主下瘀血，下闭，寒热，破癥瘕积聚，留饮宿食，荡涤肠胃，推陈致新，通利水谷道，调中化食，安和五脏。

《名医别录》：大寒，无毒。平胃下气，除痰实，肠间结热，心腹胀满，女子寒血闭胀，小腹痛，诸老血留结。

《日华子本草》：通宣一切气，调血脉，利关节，泄壅滞水气，四肢冷热不调，温瘴热痰，利大小便，并敷一切疮疥痈毒。

《神农本草经读》：大黄色正黄而嗅香，得土之正气正色，故专主脾胃之病，其气味苦寒，故主下泄。凡血瘀而闭则为寒热，腹中结块，有形可征曰癥，忽聚忽散曰瘕，五脏为积，六腑为聚，以及留饮宿食，得大黄攻下，皆能治之。

《汤液本草》：大黄，阴中之阴药也，泄满，推陈致新，去陈垢而安五脏，谓如戡定祸乱以致太平无异，所以有将军之名。

《景岳全书》：味苦，性大寒。气味俱厚，阴中之阴，降也。有毒。其性推陈致新，直走不守，夺土郁壅滞，破积聚坚癥，疗瘟疫阳狂，除斑黄谵语，涤实痰，导瘀血，通水道，退湿热，开燥结，消痈肿。因有峻烈威风，积垢荡之顷刻。欲速者生用，汤泡便吞；欲缓者熟用，和药煎服。

【临床应用】

1. 泻下攻积

《药性赋》：通秘结、导瘀血必资大黄。

《续名医类案》：有个郡王，壮年患严重痢疾，反胃食不下，遍治不效，自料毫无生存之理。一草医善于切脉，发现是里实壅滞，久泻不尽，便连投五剂汤药，用大黄七两，通因通用，而后遂痢止能食，顿愈沉疴。

2. 眩晕

朱丹溪：善用大黄治眩晕，一味大黄，用酒炒三遍为末，名之曰一味大黄散，以茶调服一二钱，其效如神。

3. 清热化滞

徐小圃医案：上海名医徐小圃曾治一富翁，腹中胀满，胸中痰喘，方用大黄半斤，分多次服用。富翁既怀疑又恐惧，但众医束手，救治难愈，于是便想一试。不料服完药后，肠通腑畅，痰去喘平。于是便请教徐小圃说："众医屡用不效，先生一味大黄建奇功，此中有何秘也？"徐小圃笑而答曰："君向来喜食膏粱厚味，壅塞肠腑，热痰上扰胸膈，大黄性清下，味辛香，独行则力猛功专，疏通沟渠，清理污秽，又何秘之有呢？"

4. 通肠消积

《洄溪医案》（徐灵胎）：淮安大商杨秀伦，年七十四，外感停食。医者以年高素封，非补不纳。遂致闻饭气则呕，见人饭食辄叱曰："此等臭物，亏汝等如何吃下？"不食不寝者匝月，惟以参汤续命而已。

慕名来聘，余诊之曰："此病可治，但我所立方必不服，不服则必死。若徇君等意，以立方亦死，不如竟不立也。"群问："当用何药？"余曰："非生大黄不可。"

众果大骇，有一人曰："姑俟先生定方再商。其意盖谓千里而至，不可不周全情面，俟药成而私弃之可也。"余觉其意，煎成，亲至患者所强服，旁人皆惶恐无措，止服其半，是夜即气平得寝，并不泻。明日全服一剂，下宿垢少许，身益和。

第三日清晨，余卧书室中未起，闻外哗传云："老太爷在堂中扫地。"余披衣起询，告者曰："老太爷久卧思起，欲亲来谢先生。出堂中，因果壳盈积，乃自用帚掠开，以便步履。"旋入余卧所，久谈。早膳至，病者观食，自向碗内撮数粒嚼之，且曰："何以不臭？"从此饮食渐进，精神如旧，群以为奇。

余曰："伤食恶食，人所共知，去宿食则食自进，老少同法。今之医者，以老人停食不可消，止宜补中气，以待其自消，此等乱道，世反奉为金针，误人不知其几也。"余之得有声淮扬者，以此。

5. 大黄分治两皇

（1）大同十一年（545年），梁武帝因病发热，寝食不安。朝中群医竞相献方，武帝听从某御医诊断，欲服大黄泻热。姚僧垣诊脉后，力主不可："至尊年已八十，脏腑皆虚。虽有积热不可轻用峻快之药，恐怕伤及正气。"武帝自恃知医，不以为然。姚又说："依臣之见，至尊之疾只宜缓图，万万不可轻投峻下之剂。"武帝不悦，诏令退下。当天夜里，姚僧垣被急招入宫救驾。原来，武帝服用大黄后，热势不退，反致昏瞀，心悸气短，卧床不起。姚以温和之法，平补之药，恢复脾胃正气。连进数剂，梁武帝方才恢复健康，不得不钦佩姚的医术。

（2）梁元帝即位后，授给姚僧垣咨议参军之职。一次，元帝腹中痞满，胀痛不舒，不思饮食，召诸医讨论治法。群医皆以武帝服大黄而致病重为戒，力主不可轻言泻下，宜平缓之药渐渐宣通。姚力排众医之说："脉象洪大而实，应指有力，加之膳食不进，胃脘痞满，此是腹中宿食不化所致。非用大黄荡涤攻下、推陈致新不可。"梁元帝听从姚僧垣的话，服药后果然大下宿食，痞满腹胀顿时消失。

6. 脑膜炎

章次公医案：吾师拙曹先生，好以大黄治脑膜炎，其理由以为西医之脑膜炎，即仲景《伤寒论》阳明篇所述"目中不了了，睛不和，急下之，宜大承气汤之证"，余亦曾如先生之教，以大黄、黄连、黄芩、芒硝、地黄、龙胆草治脑膜炎而效，后乃思及，亦诱导之效也。

7. 以清代补

《中药趣话》：上海三友实业社的老板，为了制造一种不同凡响的补药，曾邀请上海中医界知名人士，求其各献一方。众医所献多为参、芪、苓、术之品，惟有一方，另辟蹊径，与众不同，只用生大黄一味。老板十分惊奇，听了献方者一番解释，老板大喜，定名"三友补丸"，投入市场后十分畅销。

无独有偶，江西有一名医，也以出售单味大黄制成的"通补丸"而大获其利。民间曾有一位走方郎中，以卖"大补糕"而出名，此方秘而不传，一次酒后吐了实言，其主要成分是焦三仙和小剂量的大黄。

8. 现代研究

大黄根状茎含大黄酸、大黄素、大黄酚、芦荟大黄素、大黄素甲醚等游离蒽醌衍生物，均无致泻作用。另含以上物质的葡萄糖苷及番泻叶苷 A、番泻叶苷 B、番泻叶苷 C 等结合状蒽醌衍生物，均有致泻作用。此外尚含鞣质等。大黄根状茎及根有清热泻下、破积去瘀、抗菌消炎等作用。生用为峻下药，炮制后使用为缓下药。炒炭后又可用于止血。小剂量服用时有健胃、收敛作用。

大黄含有蒽甙，故呈黄色，有通便之效。又含近 40% 的草酸钙，故多硬渣。其他成分还有大黄素、胶质、树脂、大黄酸、大黄泻脂和具收敛性的大黄鞣酸。

【选方组药】

1. 配黄芩、黄连，可泻火凉血，如大黄黄连泻心汤。

2. 配芒硝，可攻下破积，如大承气汤。

3. 配附子，可温阳降浊，如大黄附子汤。

4. 治疗湿热黄疸与淋证，常配伍栀子、茵陈、木通、车前子，如茵陈蒿汤。

5. 治疗下焦蓄血及血瘀经闭、痛经等，配伍当归、红花、穿山甲等，如复元活血汤。

6. 治寒便秘，可配温里祛寒之品，与附子、干姜等同用，如温脾汤。

7. 治疗肠痈腹痛，常配伍清热解毒、活血消痈之品，与牡丹皮、桃仁等同用，如大黄牡丹汤。

8. 治疗肠燥津亏的便秘，应配伍润肠通便之品，如麻子仁、杏仁等，方如麻子仁丸。

9. 治温热病邪热亢盛，高热神昏，烦躁，既可单用，也可配石膏、大青叶、黄连等清热药同用。

10. 治妇女产后瘀阻腹痛，与桂枝、桃仁等配伍，如桃核承气汤。

附：大黄能攻擅守，具有双向调节作用，运用之关键，全在掌握炮制与剂量之间，量大则泻，量小则补（敛），生用则降，酒制则升，临床时应详辨而用之，切勿轻视一味大黄兼有补泻两用之功效。

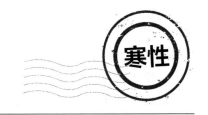
第 7 篇

犀角解乎心热

【按语】

犀角，始载于《神农本草经》，列为中品。为犀科动物印度犀、苏门犀等的角。入心、肝、脾、胃四经，味苦咸，性寒，有清热、凉血、定惊、解毒的作用。犀角现在已经禁用，一般用水牛角代替。水牛角，为牛科动物水牛的双角，凡是生长在水中的哺乳动物，都有一定的润凉性。而用水牛角代替犀角，用量很大，一般 1.5 ～ 6g 的犀角，须用 15 ～ 60g 水牛角。即便如此，水牛角与犀角的作用并不能等同，犀角长在鼻子上，属阳明部位，故而能清阳明实热；而水牛角长在两侧，属少阳部位。故两者在功效上肯定存在差距。

中虚胃寒者慎服。大量服用，常有上腹部不适、恶心、腹胀、食欲缺乏等反应。

【文献记载】

《本草衍义》：犀角尖，以磨服为佳，若在汤散，则屑之。

陶弘景：犀角，今出武陵、交州、宁州诸远山。又有通天犀角，上有一白缕直上。凡犀见成物，皆被蒸煮，不堪入药，惟生者为佳。虽曰屑片，亦是已煮炙，况用悄乎。又有光犀，其角甚长，文理亦似犀，不堪药用耳。

《名医别录》：水牛角，疗时气寒热头痛。

《日华子本草》：水牛角，煎，治热毒风并壮热。

《本草纲目》：水牛角，治淋，破血。

《四川中药志》：水牛角，治风热头痛，喉头红肿，小儿惊风及吐血。

【临床应用】

1. 小儿高热

《陆川本草》：凉血解毒，止衄。治热病昏迷，麻痘斑疹，吐血，衄血，血热，溺赤。

将水牛角研成细末，每次 10g，每天服用 3 次，小儿高热即愈。

2. 小儿饮乳不快

《本草图经》：治喉痹肿塞欲死，烧灰，酒服一钱。小儿饮乳不快似喉痹者，取灰涂乳上，咽下即瘥。

3. 现代研究

现代药理研究，水牛角对离体蛙心有加强收缩力的作用，有镇静与抗惊厥作用，有促性腺样作用。水牛角浓缩液按正常入用量的 25 ～ 250 倍量给小鼠灌胃，观察 72 小时，均无急性中毒或死亡，可见其毒性很低。从临床应用结果来看，也证实水牛角确实无毒，也无明显的副作用。

【选方组药】

1. 配生地、芍药、丹皮，为犀角地黄汤，适用于重症肝炎、肝昏迷、尿毒症、过敏性紫癜、急性白血病、败血症等。

2. 配麻黄、羌活、附子，为犀角散，治中风、角弓反张、心神烦乱等。

3. 治口干舌燥、便秘尿黄，可用水牛角 30g，旱莲草 50g。水牛角削片，加清水煎煮 2 小时后，加旱莲草再煮 20 分钟，去渣，取汁饮服，每日 1 次。

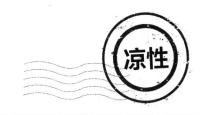

第8篇

牛黄定其胆惊

【按语】

牛黄始载于《神农本草经》，列为上品。为牛科动物黄牛或水牛的胆囊、胆管或肝管中的结石。味苦、甘，性凉，有清心解毒、豁痰开窍、凉肝息风之效。用于热病神昏、中风痰迷、惊痫抽搐、癫痫发狂、痈肿疔疮等症。

由于牛为大牲畜，过去用于耕地，现在大多是用于食用的菜牛或是产奶的奶牛，长结石不利于其生长与产奶，故而天然牛黄的产生几率很小。现代研究人员尝试给牛动手术，在其胆囊中植入异物，以此长出一定牛黄，以供药用，故而也可称之为人培牛黄。天然牛黄价格昂贵，因而现市面上大多以人培牛黄为主。

【文献记载】

《本草崇原》：牛黄，胆之精也。牛之有黄，尤狗之有宝，蚌之有珠，皆受日月之精华而始成。

《神农本草经》：味苦平，生平泽。治惊痫寒热，热盛狂痓，除邪逐鬼。

《名医别录》：有小毒。主小儿百病，诸痫，热口不开，大人狂癫，又堕胎。

《日华子本草》：凉。疗中风失音，口噤，妇人血噤，惊悸，天行时疾，健忘虚乏。

朱丹溪：牛，坤土也。黄，土之色也。以顺为德，而效法乎健。以为功者，牝之用也。故凡暴发邪盛之病，诸肉皆忌，惟牛肉独不忌者，因其能补脾胃为胜尔。盖人身以脾胃为本，脾胃属土，此能补之，亦各从其类也。又独肝者，食之杀人，不可不识。

李杲：牛黄入肝，治筋病。凡中风入脏者，必用牛、雄、脑、麝之剂，入骨髓，透肌肤，以引风出。若风中腑及血脉者用之，恐引风邪流入于骨髓，如油入面，莫之能出也。

23

【临床应用】

1. 小儿胎热

《钱氏小儿方》：初生胎热或身体黄者，以真牛黄一豆大，入蜜调膏，乳汁化开，时时滴儿口中。形色不实者，勿多服。

2. 小儿口噤

《外台秘要》：小儿七日口噤，牛黄为末，以淡竹沥一钱灌之，更以猪乳滴之。

3. 惊痫

《广利方》：惊痫，嚼舌迷闷仰目，牛黄一豆许，研和蜜水灌之。

4. 痰火扰心证

《中国中医药报》：男，35 岁，下岗工人。因单位破产下岗致思想矛盾，心情不定，狂躁不安，打人毁物，兴奋不寐。舌尖红、苔黄腻，脉滑数。西医诊断为精神分裂症；中医诊断：狂病，证属痰火扰心。治以泻火涤痰，予安宫牛黄丸口服 1 次 / 天，1 次 1 丸，并内服温胆汤加减治疗。连服 3 天后，言语错乱明显减轻，精神亦明显转佳，原方继续服用 1 周，诸症悉除，随访半年，未见复发。《素问·至真要大论》云："诸躁狂越，皆属于火。"

4. 点舌法治昏迷

邓铁涛医案：我对于出现昏迷、吞咽反射消失的危重患者，往往采用点舌之法救治。点舌之法，就是用紫雪丹、安宫牛黄丸、苏合香丸，或含有冰片、麝香、牛黄的丸散点放舌上，从舌上吸收，对于重症昏迷、吞咽反射消失的患者，有时能起到醒脑、恢复吞咽之作用。用时将药丸水溶后用棉签蘸点舌上，不停地点。当丸药厚铺舌面，则用开水点化之，化薄后继续点药。

1985 年 9 月附属医院收治一例严重昏迷（一氧化碳中毒）之患者，经用西医常规方法抢救一昼夜，病情继续恶化，高热神昏，痰涎壅盛，四肢抽搐，戴眼反折（瞳仁瞧下瞧内，仅见瞳仁之边沿），面目及全身浮肿，喘促，张口，口臭难闻，二便不通，舌瘀暗、苔厚浊，脉洪大而数。急用安宫牛黄丸 1 枚冷开水 10ml，化开不停点舌于上。另用大黄、崩大碗各 30g，苏叶 15g，煎水取汁再溶化紫金锭 3 片，保留灌肠 1 日 2 次。3 天内共用安宫牛黄丸 5 枚，再加上前后 6 次灌肠之后，患者体温降至 37.5℃，痰涎明显减少，解除心电监护。

5. 现代研究

本品有抗病毒、抗炎、抗惊厥、镇静、镇痛、强心、抗实验性心律失常、降血压、解毒、调节胆汁排泄及保肝等作用。

【选方组药】

1. 治小儿惊风，症见壮热神昏、痉挛抽搐等，常与朱砂、犀角配伍，如《小儿卫生总微论》治小儿热挛方。

2. 治肝脏中风，症见筋脉挛急、口眼㖞斜、言语謇涩，与朱砂、蝎尾、钩藤等配伍，如牛黄散。

3. 用于温热病热入心包或中风、惊风、癫痫等痰热阻闭心窍所致的神昏、口噤等症，牛黄能清心、化痰、开窍醒神，与麝香等开窍药同用，其效尤著，如安宫牛黄丸。

4. 用于热毒郁结所致的咽喉肿痛、溃烂、口舌生疮、痈疽疔毒，与黄芩、雄黄等药同用，如牛黄解毒丸。

5. 治痈毒、乳岩、瘰疬等症，以本品为主药，与麝香、乳香、没药合用，治以清热解毒、活血散结，如犀黄丸。

6. 治咽喉肿烂，亦可与珍珠为末吹喉，如珠黄散。

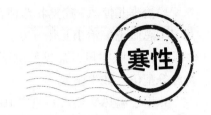

第9篇

连翘泻六经之火

【按语】

连翘，始载于《神农本草经》，列为下品。味苦性微寒，苦能泄散，微寒能清，主入心、肺经，兼入胆经。既善清解热毒，又能疏透消散，还兼利尿。因连翘形状与心相似，所谓有其象者，必有其气，中医善于取类比象思维，故连翘入心经。诸痛痒疮，皆属于心，连翘能通心脉，开心结，素有"疮家圣药"之称，为治热入心包证所常用。

【文献记载】

《神农本草经》：味苦平，生山谷，治寒热鼠瘘，瘰疬痈肿，恶疮瘿瘤，结热蛊毒。

《珍珠囊》：连翘之用有三。泻心经客热，一也；去上焦诸热，二也；为疮家圣药，三也。

《本草衍义》：治心经客热最胜，尤宜小儿。治痢有微血不可热，以连翘为苦燥剂，虚者多致危困，实者宜用之。

《本草衍义补遗》：治血症以防风为上使，连翘为中使，地榆为下使，不可不知。

《本草纲目》：连翘状似人心，两片合成，其中有仁甚香，乃少阴心、厥阴包络气分主药也。诸痛痒疮疡皆心火，故为十二经疮家圣药，而兼治手足少阳、手阳的三经气方之热也。翘根治伤寒瘀热欲发黄。

《本草乘雅》：《黄帝内经》尝以车盖喻脉状，曰蔼如车盖者，阳结也，亦阳盛也。《神农本草经》乃以连翘为名药，《左传》云："翘翘车乘，连连翘翘如车乘尔，此形相似，亦病相类也。"其主热结，俨若阳结阳盛乎。一名连苕，苕亦小车也；盖车者，引重致远，以济不通。

《医学衷中参西录》：仲景方中所用之连苕，乃连翘之根，即《神农本草经》之连根也。其性与连翘相近，其发表之力不及连翘，而其利水之力则胜于连翘，故仲景麻黄连轺赤小豆汤用之，以治瘀热在里，将发黄取其能导引湿热下行也。

《药性歌括四百味》：连翘苦寒，能消痈毒，气聚血凝，温热堪逐。

【临床应用】

1. 风温感冒

张锡纯医案：连翘诸家皆未言其发汗，而以治外感风热，用至一两必能出汗，且其发汗之力甚柔和，又甚绵长。曾治一少年风温初得，俾单用连翘一两煎汤服，彻夜微汗，翌晨病若失。

2. 疏肝理气

张锡纯医案：连翘善理肝气，既能舒肝气之郁，又能平肝气之盛。曾治一媪，年过七旬，其手连臂肿疼数年不愈，其脉弦而有力，遂于清热消肿药中，每剂加连翘四钱，旬日肿消疼愈，其家人谓媪从前最易愤怒，自服此药后不但病愈，而愤怒全无，何药若是之灵妙也！由是观之，连翘可为理肝气要药矣。

3. 周身瘙痒

《本草蒙筌》：疮科尝号圣丹，血证每为中使。

刘渡舟医案：高某，男，20岁。周身泛起皮疹，色红成片，奇痒难忍，用手搔之而画缕成痕而高出皮面。举凡疏风清热利湿之药尝之殆遍而不效。微恶风寒，小便短赤不利，舌苔白而略腻，切其脉浮弦。辨为风湿客表，阳气拂郁而有郁热成疽之机。

疏方：（麻黄连翘赤小豆汤）麻黄9g，连翘9g，杏仁9g，桑白皮9g，赤小豆30g，生姜12g，炙甘草3g，大枣7枚。仅服2剂，微见汗出而瘥。

按语：皮肤瘙痒之症，凡见脉浮、苔腻者，皆可考虑使用本方。

4. 慢性肠炎

《中国中医药报》：郑某，男，30岁，2010年7月10日初诊，体形壮实，腹泻2年余，每天3～5次，腹泻前肠鸣腹痛，时伴红色黏液，肛门下坠感，吃辛辣及油腻后加重，纳食尚可，口干苦，小便微黄，舌红苔黄腻，脉滑数。经某西医院确诊为慢性结肠炎。予以荆芥连翘汤治疗。1个月连续四诊，即愈。

5. 止呕圣药

汤本求真《皇汉医学》收录。

（1）《牛山治套》：大人小儿呕吐不止，可用连翘加入任何药方之内，此家传之大秘密也。

（2）《生生堂治验》：某氏儿，二岁，患惊风痉后，犹吐乳连绵，众医

27

为之技穷，及先生诊之，无热，而腹亦和，即作连翘汤使服，一剂有奇效。

按：保和丸中加连翘，即是取其止热呕之效。

【选方组药】

《得配本草》：配木通，泻心火；佐芝麻末，治瘰疬；同鼠粘，疗痘毒；合大黄，治马刀。痈疽溃后，热由于虚，二者禁用。

1. 外感风热或温病初起，发热、头痛、口渴等症，常与银花相须为用，配伍牛蒡子、薄荷等药同用，如银翘散。

2. 治身黄、身痒、心烦、小便不利，舌红苔浮腻者，与麻黄、杏仁、赤小豆同用，为麻黄连翘赤小豆汤。

3. 治高热、烦躁、神昏之症，常与犀角、莲子心配伍，如清宫汤。

4. 治热毒蕴结所致的各种疮毒痈肿，可与野菊花、金银花、天花粉等解毒消肿之品同用。

5. 治瘰疬结核，多与夏枯草、玄参、贝母等配伍，以增强解毒消肿散结的作用。

6. 连翘配以银花、蒲公英、紫花地丁、赤芍等，则解毒消痈，如五味消毒饮。

7. 连翘配以玄参、麦冬、青莲心、竹叶卷心等，则清心泄热。

8. 用于热病有高热、烦躁、口渴或发斑疹等症。连翘能清热解毒，无论气分热或血分热，都可应用。以上诸症，系热邪炽盛，入于营血所致，可配合黄连、赤芍、丹皮等同用。

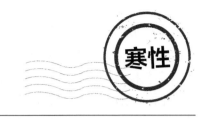

寒性

第 10 篇

菊花明两目之昏

【按语】

菊花，始载于《神农本草经》，列为上品。为我国十大名花之一，全国各地几乎随处可见。为四大怀药之一，古人称之为"延寿客"。《本草乘雅》谓其饱霜不陨，乃草中松柏也。其中以杭菊、亳菊、滁菊、怀菊最为有名，有"四大名菊"之称。味苦、甘，性微寒。入肺、肝二经。有疏散风热、养肝明目、清热解毒、平息肝风之效。临床上疏散风热多用黄菊花，平肝益阴多用白菊花，清热解毒多用野菊花。

【文献记载】

《神农本草经》：味苦，平。主治风头眩肿痛，目欲脱，泪出，皮肤死肌，恶风湿痹。

《名医别录》：味甘，无毒。主治腰痛去来陶陶，除胸中烦热，安肠胃，利五脉，调四肢。

《药性赋》：可升可降，阴中阳也。其用有二：散八风上注之头眩，止两目欲脱之泪出。

《日华子本草》：治四肢游风，利血脉，心烦，胃膈壅闷，并疔毒、头痛，作枕明目。

《本草正义》：凡花皆主宣扬疏泄，独菊花则摄纳下降，能平肝火，息内风，抑木气之横逆。

《本草经疏》：菊花生发于春，长养于夏，秀英于秋，而资味乎土，历三时之气，得天地之精，独禀金精，专制风木，故为祛风之要药。

《药性歌括四百味》：菊花味甘，除热祛风，头晕目赤，收泪殊功。

【临床应用】

1. 偏头痛

王惟恒医案：男，38 岁。患顽固性偏头痛 2 年，久治不愈。自诉右侧头痛，常连及前额及眉棱骨，常觉口苦心烦、头目眩晕、睡眠不佳。王惟恒教授为患者察色按脉，见其面色红赤，舌红苔薄微黄，脉弦。知其属少阳枢机不利，肝阳偏亢之候。于是，教授提笔为其疏方，他却打断了王惟恒教授，说他吃中药太多，嫌煎中药麻烦，希望王惟恒教授给他介绍一个简易的偏方。王惟恒教授只得尊重患者意愿，为其开出如下处方：

一味杭菊花 20g。每日 1 剂，开水 1000ml 浸泡，分早、午、晚饮用或代茶常年饮用。2 个月为 1 个疗程。患者服用半月后，头痛发作次数明显减少，2 个月后基本没再发作过，没有头目眩晕症状，晚上睡得也很香。后来他一直在喝菊花饮，说是害怕复发。

2. 神经症

蒲辅周医案：女，38 岁，西医诊断为神经症，初诊时已卧床不起 1 年多，症见头痛、头晕、目眩、耳鸣、心慌、气短、颈转动困难、身倦乏力等，舌淡红无苔，脉沉弦细数。蒲老先生诊断其属肝肾不足、阴虚阳亢，处方：桑葚膏每早 3 钱，开水冲服，杞菊地黄丸每晚 2 钱，开水送下，连服 1 个月。一次复诊，患者疗效显著，续服 1 个月。三诊时患者已能起床下地活动，食欲渐增，但仍有头晕，改用养阴健脾兼治，早服人参养荣丸 3 钱，晚服杞菊地黄丸 3 钱，连服 2 个月诸症悉平。

3. 外风眩晕

熊继柏医案：患者女，61 岁，2001 年 7 月 15 初诊。症见：头晕，巅顶头痛，连及两侧头痛，恶风目胀，心烦，口苦，后背痛，舌红，苔薄黄，脉弦。证属外风之眩晕。治宜解表祛风止眩。方用菊花茶调散加减。服 7 剂，后再诊，疗效显著，再守方加减，7 剂而病告痊愈。

4. 延年益寿

《本草新编》：夫菊得天地至清之气，又后群卉而自芳，傲霜而香，挹露而葩，而花又最耐久，是草木之种，而欲与松柏同为后凋也，岂非长生之物乎……方名菊英仙丹。采家园黄菊花三斤，晒干，入人参三两、白术六两、黄芪十两、干桑椹十两、熟地一斤、生地三两、茯苓六两、当归一斤、远志四两、巴戟天一斤、枸杞子一斤、花椒二两、山药四两、茯神四两、菟丝子八两、杜仲八两，各为细末，蜜为丸，白滚水每日服五钱。三个月之后，自然颜色光润，精神健强，返老还童……盖菊英为仙人所采，实有服之而仙去者，非好事者之谈，乃成仙之实录也。

或疑真菊（人工种植菊花）益龄，野菊（野菊花）泄人，有之乎？曰："有之。"或曰："有之，而子何以不载也？"夫菊有野种、家种之分，其实皆感金水之精英而生者也。但家种味甘，补多于泻；野菊味苦，泻多于补。欲益精以平肝，可用家菊。欲息风以制火，当用野菊。人因《神农本草经》之书有泄人之语，竟弃野菊不用，亦未知野菊之妙。除阳明之焰，正不可用家菊也。

5. 现代研究

现代医学研究证实，菊花具有降血压、消除癌细胞、扩张冠状动脉和抑菌的作用，长期饮用能增加人体钙质、调节心肌功能、降低胆固醇，适合中老年人和预防流行性结膜炎时饮用。菊花煎剂能扩张冠脉，减轻心肌缺血状态，也可加强心肌收缩力，增加耗氧量。

【选方组药】

《得配本草》：配石膏、川芎，治风热头疼；配枸杞子，蜜丸，治阴虚目疾；白花，肺虚者宜之；黄花，肺热者宜之。去心蒂，地骨皮煎汁拌蒸，晒干用；祛风热，生用；入补药，酒拌蒸，晒干用。味苦者伤胃气，勿用。

1. 治风热或肝火上炎所致的目赤肿痛、视物昏花等，常配伍蝉蜕、决明子等同用；若系肝阴不足、眼目昏花，以白菊花入药为佳，多配以枸杞子、熟地黄等，如杞菊地黄丸。

2. 治外感风热或温邪犯肺发热、咳嗽等，常与桑叶相须为用，如桑菊饮。其性能功用与桑叶相似，善用治头面部疾病，但效力缓和。

3. 治肝阳上亢所致的眩晕、头痛、烦躁易怒等症，常配伍白芍、钩藤等同用。

4. 治疔疮，以白菊花配伍甘草，为菊花甘草汤。

5. 治病后生翳，以白菊花、蝉蜕等分，为散。每用二三钱，入蜜少许，水煎服。

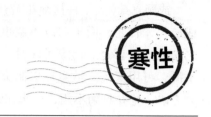

寒性

第 11 篇

滑石利小便之结滞

【按语】

滑石，始载于《神农本草经》，列为上品。为矿物类药，又名滑石粉、液石、飞滑石、冷石、脱石，用手摸时有滑润之感。味甘淡，性寒，归胃、膀胱经。性滑能利窍，味淡能渗湿，故而滑石有利水通淋、清热解暑之效。主要用于热淋（如小便短赤涩痛）、暑热烦渴、水肿、湿疹、痱子等症。多打成粉剂使用，为滑石粉。

【文献记载】

《神农本草经》：主身热泄澼，女子乳难，癃闭。利小便，荡胃中积聚寒热，益精气。久服，轻身，耐饥，长年。生山谷。

《日华子本草》：治乳痈，利津液。

《本草衍义补遗》：燥湿，分水道，实大肠，化食毒，行积滞，逐凝血，解燥渴，补脾胃，降心火之要药。

《本草纲目》：滑石利窍，不独小便也，上能利毛腠之窍，下能利精溺之窍。盖甘淡之味，先入于胃，渗走经络，游溢津气，上输于肺，下通膀胱，肺主皮毛，为水之上源，膀胱司津液，气化则能出，故滑石上能发表，下利水道，为荡热燥湿之剂，发表是荡上中之热，利水道是荡中下之热，发表是燥上中之湿，利水道是燥中下之湿。热散则三焦宁而表里和，湿去则阑门通而阴阳利。刘河间之用益元散（益元散即六一散，组成为滑石、甘草），通治表里上下诸病，盖是此意，但未发出尔。

《药性解》：滑石甘，宜于中州，淡宜于利水，胃与膀胱之所由入也。利益虽多，终是走泄之剂，无甘草以和之，弗宜独用也。

《景岳全书》：治泻痢淋秘白浊，疗黄疸水肿脚气，吐血衄血，金疮出血，诸湿烂疮肿痛，通乳亦佳，堕胎亦捷。

【临床应用】

1. 治暑圣药

《医学衷中参西录》：天水散（即益元散，又名六一散，取《易经》天一生水，地六成之之意。滑石与甘草按 6 : 1 的剂量），为河间（刘完素）治暑之圣药，最宜于南方暑证。因南方暑多挟湿，滑石能清热兼能利湿，又少加甘草以和中补气（暑能伤气），是以用之最宜。若北方暑证，不必兼湿，甚或有兼燥，再当变通其方，滑石、生石膏各半，与甘草配制，方为适宜。

《本草新编》：此药功专滑利，凡有火积在膀胱者，非此不能除。故夏月犯暑口渴者，必须用之以解，似乎滑石乃止渴之圣药。然而，滑石非止渴之药也，藉其利膀胱而去湿热耳。夫湿热积于膀胱，则火必上升而作渴，利其湿热，则火随湿解，而膀胱之气化自行。膀胱之气化既行，则肺气清肃，不生火而生阴，而津液自润矣。此滑石所以利尿而止渴也。

滑石只可泻实火之邪水，而不可泻虚火之邪水也。

2. 利小便

《本草图经》：古方利小便，治淋涩，多单使滑石。又与石韦同捣末，饮服刀圭更快。又主石淋发烦闷，取滑石十二分，研粉，分两服，以水和搅令散，顿服之。烦热定，即停后服，未已，尽服之必瘥。

《医学衷中参西录》：因热小便不利者，滑石最为要药。若寒温外感诸证，上焦燥热，下焦滑泻无度，最为危险之候，可用滑石与生山药各两许，煎汤服之，则上能清热，下能止泻，莫不随手奏效。

3. 湿热泄泻

马继松医案：郑某，男，32 岁，农民，1988 年 7 月 26 日因劳动受暑口渴，进食瓜果生冷不洁之物，次日凌晨 3 时左右，突然恶寒发热，随之腹泻如注，昼夜已泻 10 余次，肛门灼热，口干渴饮，食纳不思，小便短少，舌红苔黄稍腻，脉濡数。查体温 38.3℃，粪检：黏液（－），白细胞（＋），红细胞（－）。证属暑热泄泻，治宜祛暑化湿，清热止泻。用新加香薷饮加味，即六一散合香薷饮。

2 剂，药后泄泻减少为 4～5 次，体温降至 37.5℃，原方再进 3 剂，泻止热退。

4. 现代研究

现代临床常用治急性尿道炎、膀胱炎、泌尿系结石、夏季感冒腹泻、感染性疾病中期和极期持续发热，见身重、口渴、苔黄者。尚有报道用于治疗慢性胃炎、复发性口疮、牙龈炎、小儿水痘、百日咳、疟疾、烧伤、宫颈炎、痔疮、肛裂、腋臭等病症。

【选方组药】

《得配本草》：石韦为之使。恶曾青。制雄黄。得葱汤送下，治妇人转脬（因过忍小便而致者）；得藿香、丁香，治伏暑吐泻；配枯白矾、石膏，掺阴汗，并治脚趾缝烂；和车前汁涂脐，治小便不通。

燥热精滑，孕妇病当发表者，禁用。怪症：眼赤鼻胀，大喘，浑身发斑，毛发如铁，乃热毒凝结于下焦，用滑石、白矾各一两，煎服，不住饮。

1. 用治湿热下注所致的热淋，表现小便赤涩疼痛等症，常配伍车前子、木通等同用，如八正散。

2. 用治石淋，多与金钱草、海金沙等同用。

3. 用治暑热烦渴、小便短赤，或有水泻等症，常配以甘草同用，如六一散。

4. 若湿温初起及暑温夹湿，可与薏苡仁、白豆蔻等同用，如三仁汤。

5. 吸附水湿（湿疮、湿疹、痱子）。用治湿疮、湿疹，可单用或与枯矾、黄柏等为末，撒布于患处；用治痱子，可与薄荷、甘草等，配制成痱子粉外用。此外，还可作为小儿推拿的润滑剂。

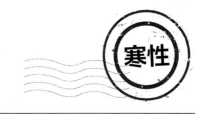

寒性

第 12 篇

石膏泻胃火之炎蒸

【按语】

石膏，始载于《神农本草经》，列为中品。为矿物类。石膏有生用与煅用之分。生用多内服，能清热泻火、除烦止渴；煅用宜外用，能敛疮生肌、收湿止血。

医圣张仲景善用石膏，温病学派也多善用石膏。医圣张仲景所著《伤寒杂病论》中使用石膏有详尽的用法描述。凡是有壮热、烦躁、口渴、喘呕等症者石膏均为首选，如白虎汤、大青龙汤、白虎加人参汤、麻杏石甘汤、竹叶石膏汤等。但是，在明代以前之古人用药，作为石膏入药的可以是软石膏、长石、方解石、理石，甚至是寒水石。直至元代，朱丹溪才断然以软者为石膏（现时所用石膏）。张仲景是用何种石膏，有待研究。近代经方大家张锡纯善用石膏，且被后世誉为"石膏先生"，现代著名中医经方临床家、教育家胡希恕，一生致力于《伤寒论》和《金匮要略》的研究，对石膏的运用也是十分钟爱。

【文献记载】

《神农本草经》：味辛微寒。主中风寒热，心下逆气惊喘，口干，苦焦，不能息，腹中坚痛，除邪鬼，产乳，金创。生山谷。

《名医别录》：除时气，头痛，身热，三焦大热，皮肤热，肠胃中膈热，解肌，发汗，止消渴，烦逆，腹胀，暴气喘息，咽热，亦可作浴汤。

《日华子本草》：治天行热狂，下乳，头风旋，心烦躁，揩齿益齿。

《珍珠囊补遗药性赋》：其用有二。制火邪，清肺气，仲景有白虎之名；除胃热，夺甘食，易老有大寒之剂。

《本草崇原》：石膏质坚色白，气辛味淡，纹理如肌腠，坚白若精金，禀阳明金土之精，而为阳明胃府之凉剂，宣剂也。中风寒热者，风乃阳邪，感阳邪而为寒为热也。金能制风，故主治中风之寒热。

《本草备要》：又有内伤阴证见斑疹者，微红而稀少，此胃气极虚，逼其无根之火游行于外，当补益气血，使中有主，则气不外游，血不外散，若作热治，死生反掌，医者宜审，但用之甚少（石膏量少），则难见功。白虎汤以之为君，或自一两加至四两，竹叶、麦冬、知母、粳米，亦加四倍。甚者加芩、连、柏，名三黄石膏汤。虚者加人参，名人参白虎汤。

《玉楸药解》：石膏清肝退热，治目昏眼痛，跌打金疮，消痈肿，化积聚，吐顽痰。

《本草新编》：祛痰火之积，止胃脘之痛，发狂可安，谵语可定，乃降火之神剂，泻热之圣药也。仲景张夫子以白虎名之，明示人以不可轻用，而非教人之不用也。乃世人畏之真如白虎，竟至不敢一用，又何以逢死症而重生，遇危症而重安哉。夫石膏降火，乃降胃火，而非降脏火也；石膏泻热，乃泻真热，而非泻假热也。辨其胃火真热，用石膏自必无差……

而真热者，舌必生刺，即不生刺，舌苔必黄而有裂纹，大渴呼饮，饮水至十余碗而不足，轻则谵语，大则骂詈，见水而入，弃衣而走，登高而呼，发狂不知人，此真热也，即可用石膏大剂灌之，不必疑虑。倘或口虽渴而不甚，予之水而不饮，言语虽胡乱而不骂詈，身虽热而不躁动，上身虽畏热而下体甚寒，皆假热之症，即不可轻用石膏矣。

《医学衷中参西录》：石膏之质原为硫养轻钙化合而成，其性凉而能散，有透表解肌之力，为清阳明胃腑实热之圣药，无论内伤、外感用之皆效，其他脏腑有实热者用之亦效。《神农本草经》原谓其微寒，其寒凉之力远逊于黄连、龙胆草、知母、黄柏等药，而其退热之功效则远过于诸药。《神农本草经》谓其微寒，则性非大寒可知……

石膏，医者多误认为大寒而煅用之，则宣散之性变为收敛（点豆腐者必煅用，取其能收敛也），以治外感有实热者，竟将其痰火敛住，凝结不散，用至一两即足伤人，是变金丹为鸩毒也。迨至误用石膏偾事，流俗之见，不知其咎不在石膏，转谓石膏煅用之其猛烈犹足伤人，而不煅者更可知矣。于是一倡百和，遂视用石膏为畏途，即有放胆用者，亦不过七八钱而止。夫石膏之质甚重，七八钱不过一大撮耳。以微寒之药，欲用一大撮扑灭寒温燎原之热，又何能有大效。

【临床应用】

1. 退烧清热

张锡纯医案：长子荫潮，七岁时，感冒风寒，四五日间，身大热，舌苔黄而带黑。孺子苦服药，强予之即呕吐不止。遂单用生石膏两许，煎取清汤，分三次温饮下，病稍愈。又煎生石膏二两，亦徐徐温饮下，病又见愈。又煎生石膏三两，徐徐饮下如前，病遂痊愈。夫以七岁孺子，约一昼夜间，共享生石膏六两，病愈后饮食有加，毫无寒中之弊，则石膏果大寒乎？抑微寒乎？此系愚初次重用石膏也。故第一次只用一两，且分三次服下，犹未确知石膏之性也。世之不敢重用石膏者，何妨若愚之试验加多以尽石膏之能力乎？

刘渡舟医案：吕某，男，48岁。初秋患外感，发烧不止，体温高达39.8℃，到本村医务室注射"氨基比林"等退烧剂，旋退旋升。四五日后，发热增至40℃，大渴引饮，时有汗出，而手足却反厥冷，舌绛苔黄，脉滑而大。此乃阳明热盛于内，格阴于外，阴阳不相顺接的"热厥"之证。治当辛寒清热，生津止渴，以使阴阳之气互相顺接而不发生格拒。急疏白虎汤：生石膏30g，知母9g，炙甘草6g，粳米一大撮。仅服2剂，即热退厥回而病愈。

2. 解毒

张锡纯医案：石膏生用之功效，不但能治病，且善于治疮，且善于解毒。奉天赵某之父，年过六旬，在脐旁生痈，大径三寸，五六日间烦躁异常，自觉屋隘莫容。其脉左关弦硬，右关洪实，知系伏气之热与疮毒俱发也。问其大便数日未行，投以大剂白虎汤加金银花、连翘、龙胆草，煎汤一大碗，徐徐温饮下，连服三剂，烦躁与疮皆愈。

3. 瘟疫

纪晓岚《阅微草堂笔记》卷七：1793年春夏之间京城多疫，群医均以张仲景法治之，十死八九。以吴又可法治之，也不管用。这时大儒冯星实之小妾患上疫病，呼吸将绝。有"桐城一医"，以重剂石膏治之，"应手辄痊"，在京城引起轰动。医者纷纷效仿，救治者无数。当时使用的石膏汤剂，一剂石膏用至八两，即便是寒凉派的刘河间、攻下派的张子和也"未敢至是"。

4. 下颌淋巴肿大

冯世纶（胡希恕医案）：一颌下淋巴肿大的患者，胡老给予小柴胡汤加生石膏，学生不解其意问道："该患者无口渴为什么加生石膏啊？"因诊务忙，胡老只言："这里的生石膏不但起清热作用，而且还有解凝作用。"

何为解凝？遗憾未听胡老亲授，但从临床治验病案中可窥其大概。大凡急慢性疾病，如见红肿热痛、淋巴肿大者，胡老常用生石膏。如急性腮腺炎常用小柴胡汤加生石膏二至三两。急性化脓性扁桃体炎常用小柴胡汤加生石膏、蒲公英、桔梗等；急慢性睾丸肿大常用小柴胡汤加生石膏、陈皮、生薏苡仁等，所用治例皆收捷效。由此可看出，其所说解凝，当指因热而形成的凝结，也即阳明热结。

5. 解肌止痉

《吴氏医案》（吴鞠通）：一位因"误服热药，手足拘挛"的何姓老人，每剂白虎汤中石膏8两，连服50余天，共计用石膏20余斤。吴氏又治留饮，上泛作喘，每剂重用石膏至12两，有1剂用至1斤，前后共百余斤，其病治愈。

杨华轩医案：同邑某氏室女，周身拘挛，四肢不能少伸，年余未起床矣。论其脉，阳明热甚，每剂药中必重用石膏以清阳明之热，共用生石膏4斤，其病竟愈。

6. 现代研究

现代药理研究，石膏有解热作用，能提高肌肉和外周神经兴奋性，能增强巨噬细胞吞噬能力，还有缩短血凝时间、利尿、增加胆汁排泄作用等。

【选方组药】

《得配本草》：石膏，一名寒水石，一名细理石，鸡子为之使。畏铁。恶莽草、巴豆、马目毒公。

得甘草、姜、蜜，治热盛喘嗽；得桂枝，治温疟；得荆芥、白芷，治胃火牙疼；得半夏，达阴降逆；得黄丹，掺疮口不敛；配川芎、炙甘草、葱白、茶汤调下，治风邪眼寒；配牡蛎粉，新汲水服，治鼻衄头痛（并滴鼻内）；配蒌仁、枳壳、郁李仁，涤郁结之热；使麻黄，出至阴之火（麻黄止用二三分）。

1. 用于温病邪在气分，壮热、烦渴、脉洪大等实热亢盛之证，常与知母相须为用，如白虎汤。

2. 邪渐深入，肺胃热毒壅盛，气血两燔，高热不退而发斑疹者，宜与犀角、牡丹皮、玄参等清热凉血药同用，共奏解毒化斑、气血两清之效，如清瘟败毒饮。

3. 用于肺热所致的咳嗽痰稠、发热等症，可同甘草、竹沥配伍。

4. 用于肺热气喘，常与麻黄、杏仁等配伍，共奏清宣风热和平喘之效，如麻杏石甘汤。

5. 用于胃火上炎所致的头痛、牙龈肿痛。本品能泻胃火。常与生地、知母、牛膝等配伍，如玉女煎。

6. 煅石膏末可外用于疮疡溃而不敛、湿疹、水火烫伤等，有清热、收敛之效。可单用或配伍青黛、黄柏等。

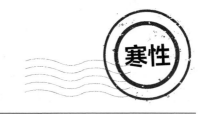

寒性

第 13 篇

山豆根解毒热而治喉痹

【按语】

山豆根，始载于《开宝本草》，为清热解毒之药。主产于广西、广东一带，故又称广豆根。有豆腥气，味极苦，大苦大寒，又名小黄连，归肺、胃二经。有清热解毒、消肿利咽之功效，常用于火毒蕴结咽喉肿痛、齿龈肿痛、口舌生疮等症，外用可研末涂患处，治诸热肿、毒虫咬伤。本品苦寒有毒，故内服不宜过量，一般控制在 3～6g，脾胃虚寒、食少便溏者忌服。

【文献记载】

《开宝本草》：味甘，寒，无毒。主解诸药毒，止痛，消疮肿毒，急黄（为黄疸病中病势急骤、险恶的一类），发热咳嗽，杀小虫。

《本草蒙筌》：味苦、气寒。无毒。粒似豆圆，名因此得。凡资疗病，惟取其根。口嚼汁吞，止咽喉肿痛要药；水调末服，除人马急黄捷方。敷蛇虫咬伤，去血气腹痛。

《本草汇言》：山豆根苦寒清肃，得降下之令，善除肺胃郁热，凡一切暴感热疾，凉而解毒，表里上下，无不宜之。

《本草求真》：山豆根，大苦大寒，功专泻心保肺及降阴经火逆。解咽喉肿痛第一要药。缘少阴之脉，上循咽喉。咽喉虽处肺上，而肺逼近于心。故凡咽喉肿痛，多因心火挟其相火交织，以致逼迫不宁耳！治当用此以降上逆之邪。俾火自上达下，而心气因尔以除。

【临床应用】

1. 治咽肿要药

《本草图经》：山豆根八月采根用，今人寸截，含以解咽喉肿痛，极妙。

《永类钤方》：喉中发痈，用山豆根，磨醋噙之，追涎即愈，势重不能言者，频以鸡翎扫入喉中，引涎出。

《备急方》：治齿痛，山豆根一片，含于痛处。

《新中医》：吴某，男，成年，武鸣区三联小学教师。1966年6月患化脓性扁桃体炎、急性咽炎。体温39℃。两下颌淋巴结肿大，咽部及扁桃体充血红肿，咽喉疼痛难忍。经某医院注射青霉素并含服喉片3天无效。后用玄麦甘桔汤加黄芩3钱，山豆根4钱，薄荷钱半（后下），服2剂后体温正常，喉痛减。继服玄麦甘桔汤2剂痊愈。

2. 痔痛

《本草纲目》：研末汤服五分，治腹胀喘满。酒服三钱，治女人血气腹胀，又下寸白诸虫。丸服，止下痢。磨汁服，止卒患热厥心腹痛，五种痔痛。研汁，涂诸热肿秃疮，蛇狗蜘蛛伤。

3. 宫颈糜烂

将山豆根（品种未详，下同）研成细粉，高压消毒。先以1：1000新洁尔灭消毒宫颈，后用棉球蘸山豆根粉涂宫颈糜烂处，1～3天一次，10次为一疗程。观察320例，一疗程后痊愈156例，好转94例，无效70例，有效率为78.1%。

4. 现代研究

现代药理研究，山豆根有抗肿瘤、抗心律失常、抗菌、抗炎、抗胃溃疡作用，还有升高白细胞、保肝作用。

【选方组药】

《得配本草》：泻实热，解痘毒，清咽喉，降心火。疗人马急黄，止腹痛下痢，治诸疮疡，解诸药毒。蛇犬蜘蛛伤者，俱可捣敷。

1. 治五般急黄，用山豆根末，空心以水调服二钱。

2. 治咽喉上膈热毒患瘰疬者，用山豆根、紫苏叶，细锉，煎汤。临卧服（出自《仁济直指方》山豆根方）。

3. 治热毒蕴结，咽喉肿痛，轻者可单味药煎服或含漱，或磨醋含咽；重者可配伍解毒利咽之品，与连翘、桔梗、黄芩等同用，如清凉散。

4. 治风热犯肺之咽痛，可配伍发散风热之品，薄荷、牛蒡子等同用。

5. 治乳蛾喉痹，可与清热利咽之品配伍，与射干、天花粉、麦冬等同用，如山豆根汤。

6. 治胃火炽盛，牙龈肿痛，可单用煎汤漱口，或与善清胃泻火之黄连、生石膏、升麻等同用。

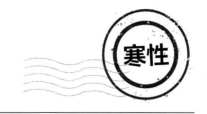
第14篇

桑白皮泻肺邪而利水停

【按语】

桑白皮，始载于《神农本草经》，列为中品。味甘，微辛，性寒。主归肺经。有泻肺平喘、利水消肿之效。主治热邪郁肺、咳喘气急、腹满水肿、小便不利等症。

桑树随处皆有，且一身都是宝，桑叶可疏散风热，桑枝可治热痹，桑葚子可滋阴养肾，桑白皮可泻肺平喘。桑白皮严格说为桑根白皮，必须取根部的皮，才可发挥其最佳功效，现在常以树干树枝的皮滥竽充数，故而疗效大打折扣。桑皮在过去为军用品中必备，因可搓成线，用于缝金疮，即刀砍、斧剁、枪刺后，创口太大，即以桑皮线来缝。

【文献记载】

《神农本草经》：味甘，寒。主治伤中，五劳，六极，羸瘦，崩中，脉绝，补虚，益气。叶：主除寒热，出汗。

《日华子本草》：温，调中，下气。消痰止渴，利大小肠，开胃，下食，杀腹藏虫，止霍乱吐泻。

《药性赋》：其用有二。益元气不足而补虚，泻肺气有余而止咳。

《本草纲目》：桑白皮专于利小水，乃实则泻其子也，故肺中有水气及肺火有余者，宜之。十剂云，燥可去湿，桑白皮，赤小豆之属是也。宋钱乙治肺气热盛，咳嗽而后喘，面肿身热，泻白散主之。桑白皮、地骨皮，皆能泻火从小便去；甘草，泻火而缓中；粳米，清肺而养血，此乃泻肺诸方之准绳也。元医罗天益言其泻肺中伏火而补正气，泻邪所以补正也。若肺虚而小便利者，不宜用之。泻肺，利大小肠，降气散血。

罗谦甫：桑白皮泻肺，是泻肺中火邪，非泻肺气也，火去则气得安矣。止喘嗽唾血。利水消肿，解渴祛痰。刀刃伤作线缝，热鸡血涂即合。

《药鉴》：蜜炙用之，又主理肺气，而止咳嗽。

《本草崇原》：桑名白桑，落叶后望之，枝干皆白，根皮作纸，洁白而绵，蚕食桑精，吐丝如银，盖得阳明金精之气。

【临床应用】

1. 鼻衄

李士懋医案：田某，女，37岁。鼻干数日，某日上午10点许突然鼻衄盈碗，急予局部冷敷，血不止，又予填充压迫止血，竟倒流入口而出。诊其脉数，处方予桑白皮50g水煎服，服后血止，后数年来未再出血。

孔伯华（京城四大名医）医案：原北京有一家药店掌柜，鼻衄断续百余日，曾延请京城名医多人诊治，犀角、羚羊角、牛黄、三七、安宫、紫雪等屡用；皆无效果。因衄血日久，身体渐渐不支，卧床不起。后邀名医孔伯华诊治，先生诊毕仅开桑白皮一味煎服。该药店掌柜以为药贱，不以为然，勉强应允服之，竟服一次衄止。

2. 清肺热

东都张氏孙，九岁，病肺热，他医以犀、珠、龙、麝、生牛黄治之，一个月不愈。其症嗽喘闷乱，饮水不止，全不能食。钱氏用使君子、益黄散。张曰："本以热，何以又用温药？"他医用凉药攻之，一个月尚无效。钱曰："凉药久则寒不能食，小儿虚，不能食，当补脾，候饮食如故，即泻肺经，病必愈矣。"服补脾药二日，其子欲饮食，钱以泻白散泻其肺，遂愈。张曰："何以不虚？"钱曰："先实其脾，然后泻肺，故不虚也。"

3. 湿疹

刘渡舟医案：李某，男，35岁。患湿疹，头身泛起瘖蕾，红如花瓣，苦瘙痒不得释手，皮破水渍，抓痕累累。伴低热恶寒。舌苔白略腻，脉浮。风寒客于营卫之间，郁而蕴湿，外发为瘖。治当发汗祛风，兼以渗湿。

4. 倒经

李春华经验：倒经巧用桑白皮。倒经指每逢经期或经期前后有规律呈周期性地发生吐血、衄血或耳眼出血，临床以衄血较为多见。肺为娇脏，开窍于鼻，气机以宣降为顺，血热气逆上扰于肺，肺经郁热，灼伤肺络所致。治疗以清热宣肺凉血为主，选用泻白散重用桑白皮治之。桑白皮功擅泻肺火，其性主降，肺气降则逆气亦平。桑白皮又可凉血止血，与滋肾清肝泻肺之地骨皮配用，使郁热得清，逆气得降，倒经自愈。此即《石室秘录》所云"从肾经以润之，从肺经以清之，气即下行"之意。

5. 痢疾

贾斌经验：1974 年夏季，我院传染科收住一痢疾患者，杨某，男，38 岁。就诊时，便脓血已除，仍有腹泻，便初为水样便，后为软便，日 3 次或 4 次，便前腹痛、肠鸣，便后减轻，病已月余不瘥。经乙状结肠镜检查：直肠黏膜水肿，充血。给以中药：桑白皮 60g，槐角 15g，大枣 10 枚。药进 3 剂，水样便已止，大便成形色黄。痊愈出院。

6. 现代研究

现代药理研究，桑白皮有轻度止咳作用，并能利尿；煎剂及其乙醇、乙醚、甲醇的提取物，有不同程度的降压作用；对神经系统有镇静、安定、抗惊厥、镇痛、降温作用；对肠和子宫有兴奋作用。煎剂对金黄色葡萄球菌、伤寒杆菌、痢疾杆菌有抑制作用。对子宫颈癌 JTC28、肺癌细胞有抑制作用，还能抗癌症病毒。

【选方组药】

《得配本草》：桂心、续断、麻子为之使。忌铁……又皮主走表，治皮里膜外之水肿，除皮肤风热之燥痒。得糯米，治嗽血；配茯苓，利小便。疏散清热，生用；入补肺药，蜜水拌炒。肺虚，小便利者，禁用。根出土生者有毒，杀人（意即久服有害人体）。

1. 用于肺热咳喘、痰多，可与地骨皮、甘草同用，如泻白散。

2. 用于浮肿、小便不利之水肿实证，常与大腹皮、茯苓皮、生姜皮等同用，如五皮散。

3. 配桑叶，治风热蕴肺、咳嗽上气。

4. 配陈皮，用于肺热咳嗽、气逆痰多，或肺失清肃、脾失健运之水肿、胀满、喘促、小便不利等。

5. 配阿胶，泻肺热，治血嗽。

附：中药传奇

话说很久以前，华佗上山采药，见有砍柴的妇女，一失手，腿被削破了皮，鲜血直冒。他连忙拿出止血药要给她敷，那妇女却说："慌啥呀？"华佗说："给你止血呀！"妇女说："用不着！"说着，只见她削了片桑树皮，朝伤口一贴，用鸡屎藤绑扎过，又去干活了。

见此情形，华佗放心不下，拦住问："不敷点药能行？"妇女说："咋不行哩！庄稼人一年到头天天干活，划破皮、扭伤筋，家常便饭，要是动不动敷药，哪来那么多钱？"华佗想看个究竟，就住下来观察。

第三天，见那妇女解了鸡屎藤，揭下桑树皮，华佗一看，伤口竟然真的愈合了！华佗觉得很惊奇，便问："法儿是谁教你的？"妇女说："祖爷教俺爷，俺爷教俺爹，俺爹再教俺，俺再教俺儿子和孙子，一辈一辈往下传呗！"从此，医治皮破血流，华佗就用这个法儿，伤口愈合得又快又好。后来，有人把这法儿写进书里，桑白皮因此而为世人所熟知。

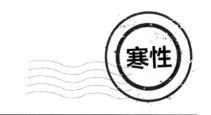

寒性

第15篇

龙胆治肝家之热

【按语】

龙胆草，始载于《神农本草经》，列为上品。为龙胆科植物龙胆、三花龙胆、条叶龙胆和坚龙胆的根和根茎，前三种习称"龙胆"，后一种习称"坚龙胆"。性大寒，味苦涩，主要归肝、胆二经，兼入胃与膀胱经。龙胆草，龙即龙雷，我们常称肝火为龙雷之火，而胆，则是苦降之意，因此，龙胆草的药名，即揭示其主要作用于泻肝火，能清热降火。多用于湿热黄疸、湿疹瘙痒、目赤、胁痛、口苦、惊风抽搐等症。最著名的以龙胆草为君药的方剂，便是龙胆泻肝汤，专能清肝胆，利湿热。

【文献记载】

《神农本草经》：味苦，寒。主治骨间寒热，惊痫，邪气，续绝伤，定五脏，杀蛊毒。久服益智，不忘。

《本草纲目》：相火寄在肝胆，有泻无补，故龙胆之益肝胆之气，正以其能泻肝胆之邪热也。但大苦大寒，过服恐伤胃中生发之气，反助火邪，亦久服黄连反从火化之义。

《本草崇原》：龙胆草根味极苦，气兼涩，性大寒。茎如竹枝，花开碧，禀东方木气，故有龙胆之名。龙乃东方之神，胆主少阳甲木，苦走骨，故主治骨间寒热。涩类酸，故除惊痫邪气。胆主骨，肝主筋，故续绝伤。五脏六腑皆取决于胆，故定五脏。

《药鉴》：其用有四。除下部风湿，一也；除下焦湿热，二也；除脐以下至足肿痛，三也；除寒湿脚气，四也。

《神农本草经百种录》：药之味涩者绝少，龙胆之功皆在于涩，此以味为主也。涩者，酸辛之变味，兼金木之性者也，故能清敛肝家之邪火。

《本草思辨录》：黄芩主少阳之经热，竹茹主少阳之腑热，龙胆则主由少阳入厥阴之热。其味苦中有涩，苦主发，涩主收，即发即收，其用在少阳者少，在厥阴者多，故用龙胆者皆取其泻肝。

《医学衷中参西录》：龙胆草，味苦微酸，性寒，色黄属土，为胃家正药。其苦也能降胃气、坚胃质，其酸也能补益胃中酸汁、消化饮食，凡胃热气逆、胃汁短少、不能食者，服之可以开胃进食，西人浑以健胃药称之，似欠精细。为其微酸属木，故又能入胆肝、滋肝血、益胆汁、降肝胆之热使不上炎，举凡目疾、吐血、衄血、二便下血、惊痫、眩晕等因肝胆有热而致病者，皆能愈之。其泻肝胆实热之力，数倍于芍药，而以敛戢肝胆虚热，固不如芍药也。

《本草汇言》：治咽喉肿痛，龙胆草一把，捣汁，汩嗽服之。

【临床应用】

1. 眼疾要药

《药类法象》：治赤目肿痛，眼胀，瘀肉高起，疼痛不可忍。此柴胡为主，治眼中疾必用之药也。

《中国中医药报》：患者苏某，男，14岁。因在学校感染流行性急性眼结膜炎而发病，经西医用抗病毒药和抗生素类药物及外用眼药水等治疗，无明显好转。刻诊：双侧眼结膜红赤、灼热胀痛，流泪畏光，眼粪，口苦，舌苔黄腻，脉濡数。辨证为肝胆湿热，用龙胆泻肝汤加味。处方：龙胆草、车前子各20g，栀子、黄芩、柴胡、生地黄、泽泻、当归、木通各12g，木贼、夏枯草各15g，黄连、蝉蜕、川牛膝各10g，甘草6g。2剂，日1剂，水煎服。服药后畏光流泪消失，充血灼热疼胀大减，但仍感两目干涩不适。继上方再服1剂，随访痊愈。

2. 头角痛

明代方隅：胆经郁热，令人头角额尖跳痛如针刺，非酒洗龙胆草不能治。

《本草分经》：大苦，大寒，沉阴下行。入肝胆而泻火，兼入膀胱、肾经，除下焦湿热。酒浸亦能外行、上行。

3. 泻肝经湿热

《类证治裁》：肝火脉洪尿血，一味龙胆草煎服。

《药品化义》：龙胆草专泻肝胆之火，主治目痛颈痛，两胁疼痛，惊痫邪气，小儿疳积，凡属肝经热邪为患，用之神妙。其气味厚重而沉下，善清下焦湿热，若囊痈、便毒、下疳、小便涩滞，男子阳挺肿胀，或光亮出脓，或茎中痒痛，女人阴癃作痛，或发痒生疮，以此入龙胆泻肝汤治之，皆苦寒胜热之力也。亦能除胃热，平蛔虫，盖蛔得苦即安耳。

《中国中医药报》：汪某，女，39岁。2011年5月18日就诊。外阴瘙痒已2月余。阴部瘙痒，伴有阴股潮湿，苦不能眠，舌苔黄腻，脉濡滑而数。辨证为肝经湿热下注所致的外阴瘙痒证，方用龙胆泻肝汤加味。处方：龙胆草、苦参、黄柏各20g，黄芩、山栀、生地、泽泻、柴胡、苍术、木通、当归各12g，甘草9g。2剂，1日1剂，水煎服。复诊：服药后阴部瘙痒大减，阴股潮湿有明显好转，入夜已能入睡，故效不更方，原方再服2剂，随访已痊愈。

4. 现代研究

现代药理研究，龙胆草有抗菌、抗寄生虫、抗炎、健胃、利尿、降压、增强免疫功能的作用。小剂量时对中枢神经系统呈兴奋作用，但较大剂量则呈抑制作用。此外，龙胆草还有升血糖、抑制酶活性作用。

【选方组药】

《得配本草》：贯众、赤小豆为之使。恶地黄、防葵。

得苍耳子，治耳病，湿热除也；得柴胡，治目疾；配防风，治小儿盗汗；佐大麦芽，治谷疸；和鸡子清，治伤寒发狂；拌猪胆汁，治病后盗汗。

生用，下行；酒炒，上行；蜜炒，中行。猪胆汁抖炒，降火愈速。

空心禁服。令人尿不禁，太苦则下泄也。大损胃气，无实火者禁用。

1. 治黄疸，常与茵陈、山栀同用。

2. 治阴肿阴痒、白带、湿疹，多和苦参、黄柏、车前子等配伍。

3. 用于肝经热盛，热极生风所致的高热惊厥、手足抽搐，多与钩藤、黄连、牛黄等同用，能协奏清肝息风的作用，如凉惊丸。

4. 用于肝胆实热所致的胁痛、头痛、口苦、目赤、耳聋、阴肿阴痒诸症。常与柴胡、黄芩、木通等配伍，如龙胆泻肝汤。

5. 治伤寒汗后，盗汗不止，或妇人小儿一切盗汗，并宜服之。龙胆不以多少，焙干，为细末，每服一大钱，猪胆汁三两，点入温酒少许，调服，空心临卧（出自《杨氏家藏方》龙胆汤）。

6. 治谷疸，食毕头旋，心佛郁不安而发黄，由失饥大食，胃气冲熏所致，用苦参三两，龙胆一合，牛胆丸如梧子，以生麦汁服五丸，日三服（出自《补缺肘后方》）。

7. 治卒下血不止：草龙胆一握。切，以水五升煮取二升半，分为五服，如不差更服（出自姚僧垣《集验方》）。

8. 治雀盲夜不见物：龙胆草一两，黄连一两。二味为细末，食后用热羊肝蘸药末服（出自《履巉岩本草》）。

9. 治肾囊风（又名绣球风）瘙痒或破，流水，用苦龙胆草、经霜桃叶、蜂房、藜芦、千张纸。共捣细末，芝麻油调搽（出自《滇南本草》）。

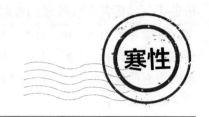
寒性

第 16 篇

瞿麦利膀胱之淋

【按语】

瞿麦，始载于《神农本草经》，列为中品，属利水渗湿药。是一种可观赏植物，用药取其全草。味苦，性寒，入心、小肠、膀胱三经，有清湿热、利水通淋之效，主要用于小便短赤、淋漓涩痛等症。最著名以瞿麦为主药，治疗淋证，尿道炎结石的方剂，便是八正散（瞿麦、萹蓄、车前子、滑石、山栀子仁、炙甘草、木通、大黄）。孕妇忌用。

【文献记载】

《神农本草经》：味苦，寒。主治关格诸癃结，小便不通，出刺，决痈肿，明目去翳，破胎堕子，下闭血。

《本草崇原》：瞿者，如道路通衢，有四通八达之意。麦者，肝之谷，有东方发生之意。瞿麦一本直上，花红根紫，禀厥阴少阳木之气化。

《本草乘雅》：瞿，戟属。四矛为瞿。又四达为瞿。亦鹰隼之视为瞿也。麦者，实囊形相似尔。

《本经疏证》：凡花色斑斓味苦气寒者，大都为火化。瞿麦花开午月，亦适得火令之正，但用其蕊壳，不用其实，是宜治火腑之病矣。

《景岳全书》：兼凉药亦消眼肿痛，兼血药则能通经破血下胎。凡下焦湿热疼痛诸病，皆可用之。

《名医别录》：味辛，无毒。主养肾气。逐膀胱邪逆，止霍乱，长毛发。

《日华子本草》：催生。治痔漏，并泻血，作汤、粥食并得。

《本草图经》：古今方通心经、利小肠为最要。

【临床应用】

1. 治淋要药

《本草备要》：为治淋要药。故八正散用之。五淋大抵皆属湿热，热淋宜八正及山栀、滑石之类；血淋宜小蓟、牛膝；膏肾虚淋宜补肾，不可独泻；老人气虚者，宜参术兼木通、山栀……产后淋当去血，瞿麦、蒲黄皆为要药。

朱卓夫医案：陈某，初患淋症，继则小便点滴不通，探其脉象，左手沉缓，余以瓜蒌瞿麦汤（天花粉 15g，山药 24g，茯苓 15g，瞿麦 9g，附片 15g）加车前、牛膝，服 3 剂，小便涌出如泉矣。

2. 水肿

叶腾辉医案：张某，女，50 岁，外贸局职工。1984 年 1 月 7 日初诊。素体肥盛，四肢浮肿已 1 年有余，时经治好转，但嗣后屡发。面色淡白无华，小便短少不利，胃呆纳差，头晕少气，体倦腰酸，畏寒肢冷，并以口渴为苦，舌淡红，苔滑润，脉沉缓。属脾肾阳虚，不能化气行水，水饮泛溢，津不上承，治以温肾扶阳，健脾运湿。

处方：瓜蒌瞿麦丸附片 15g（先熬 1 小时），怀山药 30g，茯苓 15g，怀牛膝 20g，冬瓜仁 30g，杭巴戟 15g，焦白术 15g，大腹皮 15g，服药 10 剂，诸症悉除。

3. 囊肿（不孕）

李春棠医案：囊肿，可发生于人体许多部位，常见的有胰腺囊肿、甲状腺囊肿、卵巢囊肿等。北京中医学院附属保定医院副主任医师李春棠大夫，业医数十载，具有丰富的临床经验。多年来，他应用单味中药瞿麦治疗本病取得了很好的疗效。

每日用瞿麦 50g，加水 1000ml，开锅后文火煎 20 分钟，取汁当茶饮，用于治疗多种囊肿，根据李老的经验，尤以治疗卵巢及甲状腺囊肿效果更佳。

李老曾治一患者张某，女，30 岁，结婚后 3 年未孕，后经 B 超检查确诊为双侧卵巢囊肿。当时其他医院都说需要手术治疗，患者考虑到影响生育不愿手术，就抱着一线希望找李老求治。李老应用上述方法进行治疗，2 个月后患者复查囊肿明显减小，又继续服药半年，B 超提示囊肿完全消失。后来患者怀孕，足月顺产一男婴，随访多年无复发。

4. 现代应用

现代研究，瞿麦煎剂对实验动物有一定的利尿作用，并可增加氯化物的排出量；对肠管和子宫平滑肌有明显的兴奋作用；醇提物有微溶血作用。瞿麦煎剂具有抑制心脏、降压的作用。其水提物和甲醇提取物对癌细胞有抑制作用。瞿麦对肠管有显著兴奋作用。

【选方组药】

1.治血瘀闭经，配丹参、赤芍、益母草等。

2. 治湿疹瘙痒，单味煎汤外洗。

3. 治小便赤涩，或癃闭不通，以及热淋、血淋，配以萹蓄、车前子、滑石、山栀子仁、炙甘草、木通、大黄，为八正散。

4. 治小便不利者，有水气，其人若渴，配以栝楼根、茯苓、薯蓣、附子，为《金匮要略》栝楼瞿麦丸。

5. 治下焦结热，小便黄赤，淋闭疼痛，或有血出，以及大小便俱出血者，配以山栀子、炙甘草，为《太平惠民和剂局方》立效散。

6. 治黄疸，小便赤涩，心神烦闷，配以麦冬、茵陈、黄芩、栀子、大黄，为《奇效良方》瞿麦散。

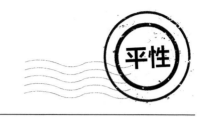

第17篇

鳖甲治疟而治癖

【按语】

鳖甲，始载于《神农本草经》，列为中品。味咸，性平。无毒。归肝、肾二经。有滋阴潜阳、退热除蒸、软坚散结之效。是鳖的甲壳，类似于龟，但鳖只有背上有甲，但腹部是软的，而龟是上下都有甲。据《本草新编》记载，龟与鳖，虽同是阴类，而性实不同。龟性喜出，而鳖性喜入，龟性静而不动，而鳖性动而不静。故龟擅长补阴滋阴，鳖甲擅长降虚火。龟可为膏以滋阴，而鳖可为末（研末）以攻坚也。滋阴者，可以久服受益，攻坚者，可以暂用成功。二者皆可用于阴虚火旺或是肝肾精血亏虚，但鳖甲多了软坚散结之效，其中张仲景的鳖甲煎剂最具影响，用以治疗与脾或肝大有关的痞疾。

【文献记载】

《本草崇原》：鳖，水中介虫也，江河池泽处处有之。水居陆生，穿脊连胁，与龟同类。夏日孚乳，其抱以影。《埤雅》云："卵生思抱，其状随日影而转，在水中上必有浮沫，名鳖津，人以此取之。"《淮南子》曰："鳖无耳，以目听，名曰神守。"陆佃云："鱼满三千六百，则蛟龙引之而飞，纳鳖守之则免，故一名神守。"

《神农本草经》：味咸，平。主治心腹癥瘕，坚积，寒热，去痞息肉，阴蚀痔恶肉。

《本草新编》：鳖甲善能攻坚，又不损气，阴阳上下，有痞滞不除者，皆宜用之。但宜研末调服，世人俱炙片，入汤药中煎之，则不得其功耳。

《日华子本草》：去血气，破癥结恶血，坠胎，消疮肿，并扑损瘀血，疟疾，肠痈。头烧灰疗脱肛。

《本草纲目》：醒能使之醉，醉能使之醒，饥能使之饱，饱能使之饥，又且赋性疏通而不泄气，禀味严正而更有余甘，有是德故有是功也。泻痢后重，心腹诸痛，大小便气秘，痰气喘急，疗诸疟，御瘴疠。

《本经逢原》：凡骨蒸劳热自汗皆用之，为其能滋肝经之火也。与龟甲同类，并主阴经血分之病。龟用腹，腹属肾。鳖用肋，肋属肝，然究竟是削肝之剂，非补肝药也。妊妇忌用，以其能伐肝破血也。肝虚无热禁之。

【临床应用】

1. 治疟要药

《本草分经》：咸寒属阴，入肝补阴除热，散结软坚，治肝经血分之病，为疟家要药。鳖肉凉血补阴，治疟痢，忌苋菜勿同食。

《中医验方汇选》：刘某，男，25岁，疟疾久治不愈，面黄肌瘦，没有胃口，身体微浮肿，唇暗，脉涩，曾用多种中西药反复治疗，未曾痊愈，甚至卧病难起。后来用单味鳖甲研粉，每次服用3钱，每日3次，白开水送下，连服3周。胃口日开，食量日增，身体日壮，气色日好，最后疟疾治愈。

2. 小儿痞积

王祖雄经验：鳖甲、牡蛎、海螵蛸配伍能软坚散结，是已故南京名医张简斋的经验用法。余常在相应的方中配伍此三味软坚散结药，治疗乳癖、瘿瘤确有良效。花溪一小学教师林某患甲状腺瘤，因不愿接受手术治疗，于1994年2月18日来求余诊治，根据辨证，先后投以柴胡疏肝散、桃红四物汤、桂枝汤等，配伍鳖甲、牡蛎、海螵蛸、大贝母、连翘、夏枯草、王不留行，服药3月余，结节性甲状腺瘤逐渐变软变小，基本消散。又治六砂一女性患者敬某子宫肌瘤，小腹胀痛，阴道出血淋漓。用桃红四物汤、四君子汤合方加鳖甲、牡蛎、海螵蛸、丹参、郁金等治疗，服药10剂后腹胀痛显著减轻，很少出血。

3. 噎膈（幽门梗阻）

谢新阳医案：杨某，男，64岁，1988年11月4日初诊。主诉呕吐痰涎，得食益甚已3年余，某医院胃镜检查诊为幽门梗阻，经多方治疗效果不佳。刻诊：呕吐痰涎，脘腹胀满；进食加剧，吐后稍舒，大便黏臭，苔薄腻，脉滑弱。此系痰浊内阻，湿毒内蕴，瘀滞幽门。治当化痰导滞，解毒燥湿，化瘀通幽。拟升麻鳖甲汤化裁：升麻、甘草各6g，鳖甲、当归各15g，蜀椒12g，代赭石30g，黄连、竹茹各9g。日1剂，水煎服。药进3剂，呕痰减少，脘腹觉舒，得食不吐，原方加法半夏9g，续服6剂，诸恙悉除。随访1年未见复发。

4. 现代研究

现代研究证实，鳖甲能软缩肝脾，常用于肝脾大。尚用于肺结核、颈淋巴结核、肠瘘、结核性溃疡、夏季热所致低热等。

【选方组药】

1. 治热病后期，阴伤虚风内动，脉沉数，舌干齿黑，手指蠕动，甚则痉厥，配伍牡蛎、生地、阿胶等，如二甲复脉汤。

2. 治热病伤阴而致夜热早凉、形瘦脉数、舌红少苔，配伍青蒿、生地、丹皮、知母等，如青蒿鳖甲汤。

3. 治骨蒸劳热，配伍银柴胡、地骨皮、青蒿、知母等，如清骨散。

4. 治久疟、疟母致肝脾肿大、胁肋疼痛，与柴胡、土鳖虫、丹皮等同用，如鳖甲煎丸。

5. 治经闭、癥瘕，配伍大黄、琥珀，为鳖甲丸。

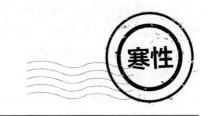

第18篇

龟板补阴而补心

【按语】

龟甲，始载于《神农本草经》，列为中品。龟身上有背与腹二甲，腹甲较厚，故又称为龟板。古人以龟甲作为占卜之物，将其放在火上烧，以烧后的裂纹来断定吉凶祸福。现已少有。龟甲味甘咸，性微寒，入肝、脾、肾三经，有滋阴潜阳、益肾强骨、养血补心之效。龟与鹿，皆是十分有灵性且长寿的动物，龟甲通任脉，鹿角通督脉，一个补阴，一个补阳，二者相合，再加人参、枸杞子，则是著名的龟鹿二仙胶，专能调和阴阳，打通任督二脉。

另，治真阴大虚而浮阳外越，非常有名的大补阴丸，即是以龟甲为主药，配合熟地、黄柏、知母、猪脊髓，因龟甲能补真阴、潜浮阳。如此有灵性的动物，一定要有节制使用，切不可滥用。

【文献记载】

《本草纲目》：龟、鹿皆灵而有寿。龟首常藏向腹，能通任脉，故取其甲以补心、补肾、补血，皆以养阴也。鹿鼻常反向尾，能通督脉，故取其角以补命、补精、补气，皆以养阳也。乃物理之玄微，神工之能事。观龟甲所主诸病，皆属阴虚血弱，自可心解矣。治腰脚酸痛，补心肾，益大肠，止久痢久泄，主难产，消痈肿。烧灰，敷臁疮。

《神农本草经》：味咸，平。主治漏下赤白，破癥瘕，痎疟，五痔，阴蚀，湿痹，四肢重弱，小儿囟不合。

《神农本草经读》：龟居水中，性能胜湿；甲属甲胄，质主坚强，故能健其四肢也。

《本草分经》：咸，寒，至阴。通心入肾，补阴清热，治一切阴虚血弱之症。能通任脉。

《本草经疏》：凡入药，须研极细，不尔，留滞肠胃能变癥瘕也。

《本草蒙筌》：因其性灵于物，方家多用补心。久服轻身，益气资智。

《本经逢原》：大凡滋阴降火之药，多寒凉损胃，惟龟板炙灰则益大肠，止泄泻，故漏下赤白，亦能疗之。

【临床应用】

1. 滋阴要药

熊继柏医案：孔某，女，46 岁，诉常觉眼睛干涩，口中唾液分泌量少，咽部也觉干燥，阴道分泌物少，阴部干涩，同房时阴部涩痛，大便干结。病及数月，多方求治。西医诊断为干燥综合征，用药后无明显改善。诊见唇干，口中少津，舌淡红，舌面粗糙，苔薄黄，脉细数。辨证：阴虚内燥。治法：滋阴清热。处方：增液汤合大补阴丸加火麻仁。

玄参 20g，生地 20g，麦冬 30g，熟地 20g，炒龟甲 30g，知母 15g，黄柏 10g，火麻仁 15g。15 剂，水煎服。

二诊：诉眼睛、口咽及阴部干涩症状已明显减轻。诊见舌红，苔薄黄，脉细。此时虚火已消，着力增液养阴。拟增液汤合二甲复脉汤。

三诊：诉诸症明显减轻，希望能根治。诊见舌红，苔薄白，脉细。遂予上方再进 15 剂，病愈。

2. 汗症

《中医临证医案研读》：韩某，男，75 岁，诉多年来身半以上大汗不止，于每年七八月份症状更重，终日汗透衣被，与活动及情绪波动无关，曾多方求医乏效。今年进入六月份即症状加重，经他人介绍前来门诊。

既往：原发性高血压病、多发性脑梗死、帕金森病、隐性糖尿病均数十年，经治病情稳定，后遗左侧肢体偏瘫，仍在继续用西药维持治疗。

现症：轮椅入室，面白神倦，虽室内空调已至 24℃ 左右，仍见面颊、耳后汗水下滴，自述饭后及稍有活动则身半以上汗出透衣，身半以下无汗，夜卧被服、床垫经常全部湿透，伴潮热、口干，精神极度倦怠，纳可便结，四五日一行，苔薄中裂少津，舌质红，舌下脉轻度迂曲，脉细弦数。

中医辨证：肾阴不足，相火偏亢；腑实不通，邪热内蕴。

治法：先拟滋肾降火，清热除蒸。从大补阴丸、青蒿鳖甲煎化裁。

治疗经过：经上方内服 3 周后潮热汗多略有减少，在第 3 次复诊（7 月 17 日）时原方加入阿胶 15g，此后效果逐日明显，虽时值炎夏盛暑，汗出已无不断下滴及湿透衣被等象，在第 5 次复诊（8 月 21 日）时在阴复津回基础上，原方加入大黄粉 3g，以助通腑泄热，药至第 6 次复诊（9 月 4 日）时汗出已止，大便畅行，嘱停服中药，改养阴润肠中成药善后。

3. 现代应用

现代研究表明，龟甲有滋阴作用，对子宫有明显的兴奋作用。龟甲对甲亢有显著疗效，具有防止环磷酰胺所致巨细胞减少作用，对环磷酰胺所致毒副反应有一定的保护或减轻作用。

【选方组药】

《得配本草》：恶沙参。得妇人头发、芎、归，治难产；得枳壳，开产门；配杜仲，止泻痢；配鳖板烧研，治人咬伤疮。阴虚燥热者禁用。

1. 治肝阳上亢，症见头晕目眩，配伍生地、石决明、菊花等。

2. 治热病伤阴，虚风内动，症见头昏目眩、心烦作恶，甚则痉厥，配伍阿胶、生地、牡蛎、鳖甲等药。

3. 治阴虚火旺，症见骨蒸潮热、咳嗽咯血、盗汗遗精，与熟地、知母、黄柏同用，如大补阴丸。

4. 用于肾虚引起的腰脚痿弱、筋骨不健、小儿囟门不合，配伍熟地、黄柏、虎骨等药，如虎潜丸。

5. 用于心虚惊悸、失眠、健忘，与龙骨、菖蒲、远志同用，如孔圣枕中丹。

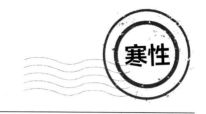

第19篇

茵陈治黄疸而利水

【按语】

茵陈，始载于《神农本草经》，列为上品，性寒味苦，归脾、胃、肝、胆四经，有清利湿热、利胆退黄之效，乃为治黄疸要药。名为茵陈，因其"虽蒿类，苗细经冬不死，因旧苗而生"。李时珍言"三月茵陈四月蒿，五月六月当柴烧"，便指茵陈应当在春三月之时采摘入药，方为最好。

【文献记载】

《本经逢原》：茵陈有二种。一种叶细如青蒿者，名绵茵陈，专于利水，为湿热黄疸要药；一种生子如铃者，名山茵陈，又名角蒿。其味辛苦，小毒，专于杀虫，治口齿疮绝胜，并入足太阳。《神农本草经》所记载主风湿寒热，热结黄疸，湿伏阳明所生之病，皆指绵茵陈而言。

《神农本草经》：味苦，平。主治风寒湿热邪气，热结黄疸。

《名医别录》：微寒，无毒。主治通身发黄，小便不利。

《本草拾遗》：本功外，通关节，去滞热，伤寒用之。虽蒿类，苗细经冬不死，更因旧苗而生，欲名茵陈。后加蒿字也。

《本草求真》：但黄原有阴阳寒热之分，阳黄者由热蕴于脾土，如苗值于大旱，则苗必燥而黄，是苗因燥而黄者也。太涝则苗必湿而黄，是苗因湿而黄者也。热为阳、寒为阴，故黄亦以阴阳分之。阳黄身如橘色，汗加柏汁；阴黄黄而色晦，当细辨别。

《本经逢原》：仲景茵陈蒿汤，以之为君，治湿热发黄；栀子陈柏汤，以之为佐，治燥热发黄。如苗涝则湿黄，旱则燥黄。其麻黄连翘赤小豆汤，以之为使，治瘀热在里而身黄。此三方分治阳黄也。其治阴黄，则有茵陈附子汤，各随燥湿寒热而为主治。

《医学衷中参西录》：茵陈者，青蒿之嫩苗也。秋日青蒿结子，落地发生，贴地大如钱，至冬霜雪满地，萌芽无恙，甫经立春即勃然生长，宜于正月中旬采之。其气微香，其味微辛微苦，秉少阳最初之气，是以凉而能散。《神农本草经》谓其善治黄疸，仲景治疸证，亦多用之。为其禀少阳初生之气，是以善清肝胆之热，兼理肝胆之郁，热消郁开，胆汁入小肠之路毫无阻隔也。《名医别录》谓其利小便，除头热，亦清肝胆之功效也。其性颇近柴胡，实较柴胡之力柔和，凡欲提出少阳之邪，而其人身弱阴虚不任柴胡之升散者，皆可以茵陈代之。

【临床应用】

1. 退黄要药

《本草衍义》：张仲景治伤寒热甚发黄者，身面悉黄，用之极效。

刘渡舟医案：张某，男，38岁。患急性黄疸型肝炎，发热38.8℃，右胁疼痛，口苦，恶心，厌食油腻之物，一身面目尽黄，大便不爽，小便短黄。舌苔黄腻，脉弦滑数。

茵陈30g，大黄9g，栀子9g，柴胡12g，黄芩9g，半夏9g，生姜9g。

3剂后，大便畅泻，小便通利，黄毒从二便而去，诸症悉退。3日后，黄疸又作，此乃余邪未净，仍服上方而退。

2. 口渴

林家坤医案（《浙江中医杂志》）：韩某，女，45岁，1987年9月7日初诊。自诉口渴，饮热则舒已2年余，口中黏腻不爽，纳差，形体肥胖，舌质淡胖，苔黄厚腻，脉沉弦而不数。前医用药，不外化湿、养阴之品。脉症合参，乃辨为湿遏热伏，久困脾阳，津不上承所致，根据《伤寒论》236条："渴引水者，此为瘀热在里，茵陈蒿主之。"故拟茵陈蒿汤加味：茵陈15g，焦山栀、生大黄各6g，熟附子4g，茯苓9g。

2剂，感口渴减轻，续服5剂，口渴即除。视其舌苔，稍现黄腻，嘱其改用佩兰5g，薄荷2g，生甘草1g，泡水长服，以化尽体内余湿。随访半年，未见复发。

3. 口腔溃烂

于慧卿医案（《河北中医》）：孙某，女，51岁，1989年6月初诊。患者口腔广泛性溃烂3个月，灼热疼痛，尤以舌体为甚。屡经治疗效果欠佳来诊。察其舌体紫暗、肿胀，患者尚有头胀痛，心烦易怒，咽干口燥，大便秘结，舌质暗，苔黄厚根部腻，脉滑。证属湿热毒邪蕴结于里。治宜泄热利湿为主。茵陈蒿汤加味：茵陈蒿15g，大黄6g，栀子12g，丹皮10g，生地10g，薏苡仁15g。3剂后患者舌体肿胀明显好转，溃疡面缩小，原方继服12剂痊愈。

4. 急性荨麻疹

周丹医案（《国医论坛》）：林某，男，30 岁，1988 年 10 月 21 日初诊。全身起疙瘩瘙痒近 3 天。3 天前，全身不明原因起疙瘩，此起彼伏，曾用抗组织胺药治疗未能控制，伴口苦、尿赤、便秘。查体见躯干及四肢有蚕豆大的红色风团，压之褪色，密集成片。苔黄腻，脉滑数。诊断为急性荨麻疹。治以清热利湿通腑，佐以疏风。投茵陈蒿汤加味：茵陈 60g，栀子 9g，大黄 12g，荆芥 4g，防风 4g。连服 3 剂，风团消失而愈。

5. 现代研究

本品有利尿、利胆、保肝、降血脂、抗菌、抗病毒、抗钩端螺旋体、杀蛔虫、解热、抗炎、抗肿瘤等作用。

【选方组药】

《得配本草》：得附子、干姜，治阴黄；得白鲜皮，治痫黄如金；配秫米、麦面，酿酒，治挛急；佐大黄、栀子，治湿热；佐桃仁，治血黄；佐苍术、厚朴，治湿黄；佐枳实、山楂，治食积发黄；佐知母、黄柏，治火黄；佐车前子、木通，治黄而小便不利。热甚发黄，无湿气，二者禁用。

1. 风疾挛急（按：指手足不能自由伸缩），用茵陈蒿 1 斤、秫米 1 石、面 3 斤，和匀照常法酿酒，每日饮服。

2. 眼热红肿，用茵陈蒿、车前子等分，煎汤，以细茶调服数次。

3. 大热黄疸，用茵陈切细煮汤服。生食亦可，亦治伤寒头痛、风热痒疟，利小便。此方名茵陈羹。

4. 茵陈治遍身风痒生疥疮，用茵陈不计多少，煮浓汁洗之（出自《千金方》）。

5. 茵陈治风瘙瘾疹，皮肤肿痒，用茵陈蒿一两，荷叶半两。上二味捣罗为散。每服一钱匕，冷蜜水调下，食后服（出自《圣济总录》茵陈蒿散）。

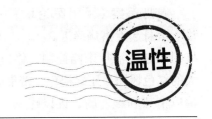

第20篇

香薷治霍乱以清襟

【按语】

香薷，始载于《名医别录》，味辛，性微温。归肺、胃、膀胱经，有发汗解表、化湿和中之效。常用于暑湿感冒、恶寒发热、头痛无汗、水肿、小便不利等症。香薷外能发汗解表，内可化湿和中，且利水消肿之功比麻黄更强，故而有"夏月麻黄"之称。现代常称香薷为解暑要药，实则香薷所解的，并非热暑，而是阴暑证，也就是夏天外感风寒，内伤湿浊所致的暑症，皆因其有解表化湿的功效，故不可随意命为治暑要药。

【文献记载】

《名医别录》：味辛，微温。主治霍乱、腹痛、吐下，散水肿。

《日华子本草》：无毒，下气，除烦热，疗呕逆冷气。

《本草衍义补遗》：大叶香薷治伤暑，利小便。浓煎汁成膏，为丸，服之以治水胀，病效。

《本草蒙筌》：散水肿有彻上彻下之功，肺得之清化行热自下也。去口臭有拨浊回清之妙，脾得之郁火降气不上焉。解热除烦，调中温胃。

《本草备要》：盖香薷乃夏月解表之药，如冬月之用麻黄。气虚者尤不宜多服。今人谓能解暑，概用代茶，误矣。李士材曰："香薷为夏月发汗之药，其性温热，只宜于中暑之人。若中热者误服之，反成大害，世所未知。"按洁古云："中暑为阴证、为不足，中热为阳证、为有余。"《黄帝内经》曰："气盛身寒，得之伤寒；气虚身热，得之伤暑。"故中暑宜温散，中热宜清凉。

《本经逢原》：香薷辛温，先升后降，故热服能发散暑邪，冷饮则解热利小便，治水甚捷。

《本经疏证》：霍乱系水之溃决，水肿系水之停涨，通塞迥殊，状候绝异，乃一物（香薷）并可治之。

《小郎中学医记》：治上焦如羽，非轻不举，用香薷发表，宜用轻剂。治下焦如权，非重不沉，用香薷利尿，需用重剂。

【临床应用】

1. 夏令感冒

《药性歌括四百味》：香薷味辛，伤暑便涩，霍乱水肿，除烦解热。

杨作诗经验：沏泡香薷治疗夏令感冒。方法：15 岁以上使用香薷 30g，15 岁以下每岁用香薷 1.5g，为 1 日量。用开水约 400ml 冲泡，加盖闷，待温度降至 30℃以下时服之，药渣再加水约 200ml，沏泡 1 次如上法。

贾某，男，41 岁，农民。因暑日在田间劳动，大汗淋漓，感头晕，乏力。饭后又在树下午休，醒后觉鼻塞，恶寒，发热，全身酸楚，咳嗽，胸闷。曾服安乃近等西药不愈，改用香薷 60g，分 2 日沏泡凉服，1 剂症大减，2 剂痊愈。

2. 夏令受寒

宋祚民经验：一 16 岁男性青年，因避酷暑之热，夜露宿于院中，晨起自觉头痛，身热畏冷，周身拘紧，遂步行来院门诊。察其体温 39℃，无汗，两目红丝，面色黄滞，舌红苔白腻，六脉浮紧有力，系内蕴暑湿，外受寒邪，即用香薷饮（香薷、白扁豆、厚朴）2 剂，因其体壮表郁较重，香薷用 12g。于次日下午由二人搀扶前来复诊，言其服药 1 剂后即见汗出，当服第 2 剂一煎后大汗如洗，身热虽退，但疲倦乏力，心慌气短，汗出不止。见其大汗淋漓，头身如浴，面色苍白，手足不温，动时喘息，六脉软大，重按皆无。遂予固脱法改用生脉散 2 剂，服后汗减，唯口干思饮，头目昏沉，脉象有力，复用清络饮加北沙参 30g，2 剂而安。

究其因，香薷发汗之力，不逊于麻黄，况夏暑之季，阳气发越于外，腠理易开，卫气充斥于表，药尽 1 剂见汗当止，此吴鞠通氏早有禁言，今香薷用量略大，又过服 2 剂发散太甚，因而汗出不止。汗多气阴受损，气液外泄以致虚脱，此香薷量大之过，数十年来未敢忘怀。

3. 夏令高烧

熊继柏经验：曾治患者邓某，暑假期间，夏日炎炎，突发高烧，热势达 40℃以上，连续 4 个昼夜，中西药并用，但热势不减。会诊时，前医告知不仅已用抗生素、激素类药物，并且处以中药白虎汤重剂，石膏用至 150g，热势终不能减。当我走进病房时，见患者躺在床上，却身盖毛毯，遂即询问其恶寒畏风否？答曰："阵阵恶寒。"询其欲呕否？答曰："时有恶心。"此病于大暑之天发热恶寒，且寒热往来，时恶心欲呕，显是暑温新感而兼少阳证候。乃拟新加香薷饮合小柴胡汤，服 1 剂，热势大减，服 3 剂，诸症悉平。

由此可见，中医治急症确有其独到之处。

4. 现代研究

多用于夏季外感风寒和饮冷伤湿所致的恶寒发热、头身困重、舌苔浊腻及水肿小便不利。胃肠型感冒、急性胃肠炎和急性细菌性痢疾、肾炎水肿、脚气水肿等可辨证用之。

【选方组药】

《得配本草》：配厚朴，治阴暑；配白术，治水肿。陈者良。宜冷饮，若热服令人吐泻。火盛气虚，寒中阴脏，阴虚有热者，禁用。

夏日之香薷，如冬月之麻黄，散寒邪使阳气得升也。阳气为阴寒所遏，一切吐泻等症，从此峰起，所谓阴暑也。若暑热淫于五内，症必大热大渴，气喘汗泄，吐泻不止，元气消耗，所谓阳暑也，非白虎、清暑益气等汤不可。倘用香薷散其真气，助其燥热，未有不误者矣。

1. 用于夏季乘凉、饮冷或外感风寒、暑湿，而致发热、恶寒、头痛、无汗及腹痛、吐泻等症，常与扁豆、厚朴配伍，如香薷散。

2. 用于水肿、小便不利等症，单用或与白术配伍，即薷术丸，对脾虚水肿患者尤能散水和脾。

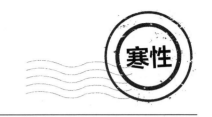

第21篇

柴胡退往来之寒热

【按语】

柴胡，始载于《神农本草经》，列为上品。味苦、辛，性微寒，归肝、胆、三焦经。柴胡有疏散退热、疏肝解郁、升举阳气之效，多用于感冒发热、寒热往来、胸胁胀痛、月经不调、子宫脱垂、脱肛等症。柴胡分为南柴胡与北柴胡，南柴胡多用于南方，且全草入药，性较柔和；北柴胡多用于北方，只用根茎，性较烈。柴胡之气柔和、舒展，较清淡，故善于疏通推动。柴胡主要用于疏肝。柴胡因其剂量轻重，而有不同功效，郝万山教授说："柴胡解热20g以上，解郁10g左右，升阳5～6g。"自古医家，皆喜用柴胡组方用药，如最著名的经方小柴胡汤、大柴胡汤、柴胡加龙牡汤、柴胡桂枝汤等，皆称之为柴胡剂。

【文献记载】

《神农本草经》：味苦，平。主心腹，去肠胃中结气，饮食积聚，寒热邪气，推陈致新。

《本草经疏》：柴胡禀仲春之气以生，兼得地之辛味。春气生而升，故味苦平，微寒而五毒，为少阳经表药。

《本经逢原》：柴胡能引清阳之气，从左上升。

《开宝本草》：后人治寒热，此为最要之药。

《药类法象》：除虚劳寒热，解肌热，去早晨潮热。此少阳、厥阴行经本经药也。妇人产前、产后必用之药。善除本经头痛。若本经病，非他药能止也。治心下痞，胸膈痛神药也。

《药性赋》：其用有四。左右两旁胁下痛，日晡潮热往来生。在脏调经内主血，在肌主气上行经。手足少阳表里四经之药也。

《主治秘诀》：少阳经分药。偏头痛乃少阳也，非柴胡不能除。

《本草纲目》：劳有五劳，病在五脏。若劳在肝、胆、心及包络胃有热，或阳气下陷，则柴胡乃引清气，退热必用之药。惟劳在肺肾者，不用可尔。然东垣言诸有热者，宜加之，无热则不加。又言诸经之疟，皆以柴胡为君。十二经疮疽，须用柴胡以散结聚。则是肺疟，肾疟，十二经之疮，有热者则可用之矣。但要用者精思病原，加减佐使可也。

《神农本草百种录》：柴胡，肠胃之药也。观经中所言治效，皆主肠胃，以其气味轻清，能于顽土中疏理滞气，故其功如此。天下惟木能疏土，前人皆指为少阳之药，是知其末，而未知其本也。

张仲景小柴胡汤专治少阳，以此为主药何也？按伤寒传经次第，先太阳，次阳明，次少阳。然则少阳虽在太阳、阳明之间，而传经乃居阳明之后，过阳明而后入少阳，则少阳反在阳明之内也。盖以所居之位言，则少阳在太阳、阳明之间，以从入之道言，则少阳在太阳、阳明之内，故治少阳与太阳，绝不相干，而与阳明为近，如小柴胡汤之半夏、甘草，皆阳明之药也。惟其然，故气味须轻清疏达，而后邪能透土以出，知此则仲景用柴胡之义明，而柴胡为肠胃之药亦明矣。

【临床应用】

1. 乳腺增生

陈世昊医案：患者，女，38岁，2010年12月31日就诊。乳房胀痛3个月。2010年12月30日外院红外电脑乳腺报告示：双乳腺体增生，左乳瘤样增生。自述口苦，口干，畏寒，偶有右上腹胀痛，脉略弦数。辨证为少阳、太阳同病，气滞血瘀，日久经络阻滞，化为有形结节。治以调和少阳太阳、疏肝通络、软坚化结。处方：柴胡10g，黄芩10g，桂枝10g，香附10g，乌药10g，紫苏梗10g，丝瓜络10g，牛蒡子10g，路路通10g，延胡索10g，荔枝核10g，杨梅1个。每日1剂，水煎服。7剂后，患者乳房胀痛基本消失。后守方加减治疗1个月后，患者乳房肿块明显减小。

2. 少阳病胁痛

许叔微医案：董齐贤病伤寒数日，两胁挟脐痛不可忍，或作奔豚治。予视之曰："非也。"少阳胆经，循胁入耳，邪在此经，故病心烦，喜呕，渴，往来寒热，默不能食，胸胁满闷，少阳证也。始太阳传入此经，故有是证。仲景云："太阳病不解，传入少阳，胁下满，干呕者，小柴胡汤主之。"三投而痛止，续得汗解。

3. 少阳病气上冲

刘渡舟医案：张某，女，59岁。患风湿性心脏病。初冬感冒，发热恶寒，头痛无汗，胸胁发满，兼见心悸，时觉有气上冲于喉，更觉烦悸不安，倍感痛苦。脉来时止而有结象。此为少阳气机郁勃不舒，复感风寒，由于心阳坐镇无权，故见脉结而挟冲气上逆。此证原有风心病而又多郁，外感内伤相杂。治法：解少阳之邪，兼下上冲之气。处方：柴胡12g，黄芩6g，桂枝10g，半夏9g，生姜9g，大枣5枚，炙甘草5g。3剂后诸症皆安。

4. 低热

李克绍医案：张某，男，50岁。1973年初夏，发低烧。西医检查，找不出病因、病灶，每日只注射水、激素等药物，治疗2个月，仍毫无效果。该院西医某大夫邀余诊。患者饮食二便均较正常，只是脉象稍显弦细，兼微觉头痛。《伤寒论》云："伤寒，脉弦细，头痛发热者，属少阳。"因与小柴胡汤原方，其中柴胡每剂用24g，共服2剂，低烧全退，患者自觉全身舒适。该院有的医师还不相信。结果过了3天，患者病愈，已能上班工作。

5. 肝硬化

刘渡舟教授治疗肝脏疾病，擅从调理气机升降出入着手，临床喜用柴胡类方，并加减出了一系列效方，如治疗肝病气分的柴胡解毒汤，治疗肝病血分的柴胡活络汤等，临床均有神奇疗效。而肝病患者日久不愈，由气及血，由经及络，出现腹胀、胁痛如刺、面色黧黑、脉来沉弦、舌质紫暗、边有瘀斑等症。西医检查白球倒置、TTT增高，诊断为早期肝硬化者，刘老常用柴胡桂枝汤减去人参、大枣之补，另加鳖甲、牡蛎、红花、茜草、土鳖等专治肝脾血脉瘀滞、软坚消痞之品，可阻止肝病进一步发展，有起死回生之妙。

6. 现代研究

现代药理研究，柴胡有较明显的解热、镇静、抗惊厥、镇痛、镇咳作用，柴胡皂苷有抗炎、降血脂、增强免疫功能、降胆固醇、抗肿瘤、抗辐射、保肝作用，柴胡水煎剂对溶血性链球菌、霍乱弧菌、结核分枝杆菌和钩端螺旋体有一定抑制作用，对流感病毒、流行性出血热病毒亦有抑制作用。

【选方组药】

《得配本草》：半夏为之使。畏女菀、藜芦。恶皂荚。

得益气药，升阳气；得清气药，散邪热；得甘草，治余热伏暑；得朱砂、猪胆汁，治小儿遍身如火；配人参，治虚劳邪热；配决明子，治眼目昏暗。佐地骨皮，治邪热骨蒸；合白虎汤，疗邪热烦渴。

行厥阴，川连为佐；行少阳，黄芩为佐。

外感，生用、多用；升气，酒炒、少用。下降用梢，上升用根。有汗咳者，蜜炒。痨疳用银柴胡。犯火便无效。

1. 用于伤寒邪在少阳，寒热往来、胸胁苦满、口苦、咽干、目眩等症，常与黄芩、半夏等配伍，如小柴胡汤。

2. 用于外感发热，可与甘草同用，即柴胡散，或配伍葛根等药，如柴葛解肌汤。现代有用柴胡制成的单味或复方注射剂，对外感发热有较好的解热功效。

3. 用于肝气郁结，胁肋胀痛、头痛、月经不调、痛经等症，常与白芍、当归等同用，如加味逍遥散。

4. 若肝郁气滞，胸腹胁肋胀痛，可配木香附、川芎、枳壳之类，如柴胡疏肝散。

5. 用于气虚下陷所致的脱肛、子宫脱垂及短气、倦乏等症，常与升麻同用，并配伍人参、黄芪、白术等补脾益气药物，如补中益气汤。

附：中药传奇

唐代有个胡进士，家有长工叫二慢。秋天，二慢得了瘟病，胡进士怕传染家里的人，就让他离开。二慢来到水塘边，在杂草丛里躺着，觉得又渴又饿，浑身无力，便挖了些草根吃。一连吃了7天，周围的草根吃完了，二慢试着站起身，忽然觉得身上有劲了。从此，二慢的病再没犯过。过了些日子，胡进士的儿子也得了瘟病。他请了许多医生，谁也治不好。胡进士忽然想起二慢，把他找来询问后，急忙命人挖那种草根洗净煎汤，给儿子一连喝了几天"药"，病就好了。胡进士很高兴，想给那种药草起个名字，那种草根原来是当柴烧的，自己又姓胡，就把它叫做"柴胡"。

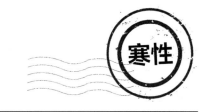
第 22 篇

前胡治咳嗽之痰升

【按语】

前胡,始载于《名医别录》。分为白花前胡与紫花前胡,现临床均使用前者。前胡味苦、辛,性微寒,归肺经。有祛痰降气、宣散风热之功。前胡既为祛痰药,可治热痰咳嗽,专祛肺窍之痰;又为解表药,可发散风热,用于风热感冒。两者相合,可知前胡专用于外感风热,肺气不宣,肺失清肃,咳嗽痰多之症。著名的荆防败毒散、人参败毒散中皆有前胡,则是利用其祛痰与解表共存的功效。

另,在发散风热药中,与其同属解表药的还有柴胡,一些解表方中,两味药常常会同时使用,如败毒散。故而许多医家开方时,为了方便,便简写为二胡。但实则二者功效并非相同,在下述文献记载中便会解释。

【文献记载】

《名医别录》:味苦,微寒,无毒。主治痰满,胸胁中痞,心腹结气,风头痛,去痰实,下气。治伤寒寒热,推陈致新,明目益精。

《本草纲目》:清肺热,化痰热,散风邪。

前胡乃手足太阴、阳明经之药,与柴胡纯阳上升,入少阳、厥阴者不同也。其功长于下气,故能治痰热喘嗽、痞膈呕逆诸疾,气下则火降,痰亦降矣。所以有推陈致新之绩,为痰气要药。陶弘景言其与柴胡同功,非矣。治证虽同,而所入所主则异。

《本草求真》:前胡专入肝胆。味苦微寒,功专下气。凡因风入肝胆,火盛痰结,暨气实哮喘,气有余便是火。咳嗽呕逆,痞膈霍乱及小儿疳气等症,升药难投,须当用此苦泄,俾邪去正复。不似柴胡性主上升,引邪外出,而无实痰实气固结于其中也。按二胡均是风药,一升一降,用各不同,若使兼有外感风邪,与痰火实结,而用柴胡上升,不亦如火益热乎?故必用此下降。

但症外感觉少，只属阴虚火动，并气不归元，胸胁逆满者切忌。以其苦泄故也。

《景岳全书》：去火痰实热；开气逆结滞；除胸中痞满；治伤寒寒热；解婴儿疳热。

《药性赋》：前胡除内外之痰实。

《本草蒙筌》：以半夏为使，去痰实如神。胸胁中痞满立除，心腹内结气即逐。

【临床应用】

1. 支饮

龚士澄经验：咳逆倚息，短气，不得卧，胸满，呕吐，甚至浮肿等症，《金匮要略》名曰"支饮"。由于痰饮、水气停留于胸膈胃脘部位，上迫于肺，肺失肃降，气机升降受阻所致，当用葶苈大枣泻肺汤、小半夏汤治疗。如不能达到预期效果时，我们辄加用前胡一味，即可显效。盖痰之稀者为饮，饮之稠者为痰，前胡之辛，能散水饮，前胡之苦，善降逆气，所以用之合拍。

2. 肺炎

彭德祺医案：张某，男，3岁。2005年4月6日就诊。已发病10余日，经治无效。咳嗽喘，呼吸气急，痰中带血，身热发烧，面赤唇红干，舌质深红，苔白微黄，指纹紫色。西医诊为肺炎。属痰火闭塞气道，灼伤肺络之故。治以清热化痰，降火凉血。方用前胡汤加味：前胡3g，杏仁3g，桑叶15g，知母3g，麦冬3g，黄芩9g，金银花9g，天花粉3g，藕节9g，甘草1.5g。水煎频服，4剂而愈。

3. 功同贝母

王新午经验：《神农本草经》云，前胡主痰满，胸胁中痞，心腹结气，推陈致新，其效能与贝母仿佛。余治痰嗽结气，每以之代贝母，取其廉也。30余年前上海报纸载，当时贝母缺货。经名中医师会商发表，用前胡代替，药商大哗。盖彼时有资本家屯集贝母居奇，正在得意，不虞受中医界之打击也。现资本主义制度一去不复返矣，而在学术研究上，前胡实有代贝母之价值也。

4. 现代研究

现代药理研究，前胡有抗溃疡、解痉作用。前胡对心血管系统的作用：①扩张冠脉作用。②抑制心肌作用。③降压作用。前胡亦有抑制肠管收缩的作用。

【选方组药】

《得配本草》：半夏为之使。畏藜芦。恶皂荚。得桔梗，治热痰咳逆。气虚逆满，病非外邪实热者禁用。

1. 用于肺气不降，喘咳、痰稠，与桑白皮、贝母、杏仁等同用，如前胡散。

2. 用于外感风热郁肺而导致的咳嗽，常与薄荷、牛蒡子、桔梗同用。

3. 治伤寒愈后，潮热不解，将变成百合病，身体沉重无力，昏如醉状，与生百合、麻黄、葛根、生麦门冬、石膏同用，如百合前胡汤。

4. 治心腹坚满、身体疼痛、内外有热、烦呕不安，常与半夏、生姜、枳实、芍药、黄芩、大枣同用，如大前胡汤。

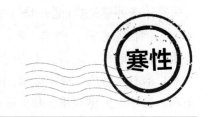

第23篇

元参治结毒痈疽，清利咽膈

【按语】

元参，即为玄参，玄为黑的意思，因康熙皇帝名玄烨，故为避讳，改名为元参。因而又名黑参、重台，始载于《神农本草经》，列为中品。味甘苦咸，性微寒，归肺、胃、肾三经，有清热凉血、滋阴降火、解毒散结之效。能治热病伤阴、津伤便秘、咽痛、骨蒸劳嗽、瘰疬、痈肿疮毒等症。玄参有清上彻下之功，上能清浮游的热，下能养肾阴，与地黄功同，但不如地黄滋腻，当人体有火邪时，则避免火与滋腻的药结合成痰，而使用玄参较合适，则又能清火，又能滋阴。常用的增液汤、消瘰丸及玄参升麻汤，皆是以玄参为主药。

【文献记载】

《神农本草经》：味苦，微寒。主治腹中寒热积聚，女子产乳余疾，补肾气，令人目明。

《药性赋》：治结热毒痈，清利咽膈。

《名医别录》：除胸中气，下水，止烦渴，散颈下核，定五脏。

《药类法象》：足少阴肾经之君药也，治本经须用。

《汤液本草》：易老云，玄参乃枢机之剂，管领诸气，上下肃清而不浊，风药中多用之。

《本草衍义补遗》：治虚中氤氲之气，无根之火（即指因肾阴亏损，肾阳无归宿，而形成的浮游之火），以玄参为圣药也。

《本草纲目》：肾水受伤，真阴失守，孤阳无根，发为火病。法宜壮水以制火，故玄参与地黄同功。其消瘰疬亦是散火，刘河间言结核是火病。滋阴降火，解斑毒，利咽喉，通小便血滞。

《医学衷中参西录》：入肺以清肺家燥热，解毒消火，最宜于肺病结核、肺热咳嗽。以玄参与柏实、枸杞并用，以治肝肾虚而生热视物不了者，恒有捷效也。又外感大热已退，其人真阴亏损、舌干无津、胃液消耗、口苦懒食者，愚恒用玄参两许，加潞党参二三钱，连服数剂自愈。

【临床应用】

1. 风热头痛

彭静山经验（《名中医治病绝招》）：玄参性寒，入心、胃、肺、肾经。能清热滋阴、泻火解毒。既可祛外感之风，又可祛内脏之热，寒而能补。玄参一味，每取 50g，煎浓汁 500ml 温饮，一次内服，对风热头痛，屡用皆效。

卢长涸氏从 1990 年始用彭静山老师的玄参治风热头痛一方，在临床中试用治疗 50 例均获良效。

《新中医》：王某，男，30 岁，于 1990 年 7 月发病。症见头痛发热、咳嗽、咽喉痛就诊，经对症治疗症状减轻，但 1 个多月来头痛时作。近期头痛加重，夜做噩梦、失眠，口苦口干并口腔溃疡、小便黄。于 1990 年 9 月 3 日来就诊。舌苔黄，脉细数有力。玄参 60g，煎汁 500ml，温饮，2 天而愈。

2. 冠心病

臧海洋医案：患者王某，女，62 岁，2010 年 12 月 05 日就诊。患者反复发作心前区疼痛 2 年，常因劳累诱发，发作时胸前区憋闷疼痛、气短、乏力，查心电图示：心率 83 次 / 分，ST–T 改变，确诊为冠心病心绞痛。发作时含硝酸甘油片缓解，平素服单硝酸异山梨酯、酒石酸美托洛尔等药，效果不佳，疼痛仍反复发作。刻诊：形体消瘦，面色潮红，烦热，失眠，唇色紫暗，舌红，无苔，脉细数，二便尚可。证属阴虚血瘀，心脉闭阻之胸痹。治以滋阴活血，通脉止痛。处方：玄参 45g，麦冬 15g，黄精 15g，炒枣仁 12g，郁金 10g，蒲黄 12g，五灵脂 6g，川芎 6g，生麦芽 15g。15 剂，水煎服。

药后心前区疼痛发作次数明显减少，睡眠良好，烦热减轻，唇色暗，舌红，脉数。原方玄参减为 30g，继服 15 剂后，心前区疼痛未再发作，烦热消失，唇色淡红，舌脉正常。查心电图示：窦性心律，未见异常。随访至今未发。

3. 宫颈癌

《中医药文摘汇编》：治疗宫颈癌，子宫不时出血，带下不多，阴道干涩，少腹酸痛，小便短少，大便干燥，舌绛少苔。主方：阿胶、生地、玄参、鳖甲、血竭。

4. 中风

《玉机微义》：东坡四神丹——羌活、玄参、当归、熟地。医未有专此四味者，久服可愈大风疾。

5. 现代研究

现代药理研究，玄参含有玄参素、生物碱、糖类、甾醇、氨基酸等，动物实验有降低血糖作用，对肾性高血压有明显降压作用，有轻微强心作用，对多种皮肤癣菌有抑制作用。

【选方组药】

《得配本草》：恶黄芪、大枣、山茱萸。反藜芦。

得花粉，治痰结热痛；配大力子，治急喉痹风；配甘草、桔梗，治咽喉肿痛；配升麻、甘草，治发斑咽痛；佐二地，除阴虚火动；煮猪肝，治赤脉贯瞳，研末，敷年久瘰疬，塞鼻疮。

脾虚泄泻，肾经痘，二者禁用。

1. 治温热病热入营血之身热口干、神昏舌绛等，常与清营凉血之生地黄、连翘配伍，如清营汤。

2. 治热入心包之神昏谵语，常配清心泻火之莲子心、竹叶卷心等同用，如清宫汤。

3. 养阴生津（阴虚证）用治阴虚劳嗽咯血，常配伍百合、川贝母等同用，如百合固金汤。

4. 治津伤便秘，常与生地黄、麦冬同用，如增液汤。

5. 治热毒壅盛之咽喉肿痛，可与板蓝根、牛蒡子等配伍，如普济消毒饮。

6. 治痰火郁结之瘰疬、痰核等，配以浙贝母、牡蛎等，如消瘰丸。

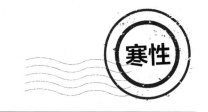

寒性

第24篇

沙参补阴虚嗽，保定肺经

【按语】

沙参，始载于《神农本草经》，列为上品。有南沙参、北沙参之分，南沙参主产南方，北沙参主产北方。南沙参粗大，质地蓬松，偏于清热；北沙参质地致密，偏于养阴。《神农本草经》上原指南沙参，但后世认为北沙参补肺胃之功优于南沙参，故现代临床常用为北沙参。实则南北沙参是两种不同的植物，因其性质相似，故而常放在一起论述。

沙参味甘苦，性微寒，归肺、胃二经，有清肺养阴、益胃生津之效。沙参虽便宜，但作用却相当大，有时亦可代替西洋参。

【文献记载】

《神农本草经》：味苦，微寒。主治血积，惊气，除寒热，补中，益肺气。

《本草纲目》：沙参白色，宜于沙地，故名。清肺火，治久咳肺痿。

《名医别录》：无毒。主治胃痹，心腹痛，结热，邪气，头痛，皮间邪热，安五脏，补中。

《本草蒙筌》：治诸毒排脓消肿，安五脏益肺补肝。止疝气绞疼，散浮风瘙痒。除邪热，去惊烦。

《本草备要》：补阴，泻肺火。

《医学衷中参西录》：人之魂藏于肝，魄藏于肺，沙参能清补肺藏以定魄，更能使肺金之气化清肃下行，镇戢肝木以安魂，魂魄安定，惊恐自化，故《神农本草经》又谓主惊气也。

【临床应用】

1. 口干咽燥

王明福医案：某女，68岁，教师。因"口干咽燥异常，夜间明显半年"来求治。自述需每晚起床喝水四五次，入睡后感手足心发热，常将手脚伸出被子外，多梦易醒，偶有潮热。便秘，大便两三日一行。舌深红苔薄少，舌底静脉紫暗迂曲，脉细数。月经史正常，50岁绝经。血常规、甲状腺功能、自身抗体系列等检查均正常。空腹及餐后血糖OGTT提示2型糖尿病。辨证为口干阴虚火旺，治以益气养阴清热，滋阴降火安神。

方选加味玉液汤，处方：北沙参60g，天花粉20g，粉葛根30g，肥知母10g，生黄芪15g，鸡内金15g，怀山药30g，玄参15g，五味子10g，酸枣仁20g。3剂后二诊，口干明显减轻，夜间起床喝水减为1～2次，潮热消失，手足心热减轻，睡眠改善。大便通畅，每日1次。上方续服。连续服药7剂后三诊，症状消失。

2. 久咳不愈

张锡纯经验：近族曾孙女，自幼失乳，身形羸弱，自六七岁时恒发咳嗽，后至十一二岁嗽浸增剧，概服治嗽药不效。愚俾用生怀山药细末熬粥，调以白糖令适口，送服生鸡内金细末二三分，或西药百布圣二瓦，当点心服之，年余未间断。劳嗽虽见愈，而终不能除根。诊其脉，肺胃似皆有热，遂俾用北沙参轧为细末，每服二钱，日两次。服至旬余，咳嗽痊愈。然恐其沙参久服或失于凉，改用沙参三两、甘草二两，共轧细，亦每服二钱，以善其后。

3. 现代研究

现代研究表明，北沙参含生物碱、挥发油等，具有降低体温、镇痛、强心等作用。配合放化疗用于肿瘤患者，尤其是对晚期肿瘤患者血枯阴亏、肺阴虚之肺癌、消化道肿瘤术后气阴两虚或因放疗而伤阴引起的津枯液燥，具有较好的疗效。

【选方组药】

《得配本草》：恶防己。反藜芦。得糯米，助脾阴；配生地，凉血热；佐柴葛，去邪火；合玄参，止干嗽。气味清薄，宜加倍用。肺气寒，虚气上浮者禁用。

1. 治肺热阴虚引起的燥咳或劳嗽咯血、干咳少痰、咽干口渴等，与麦冬、玉竹、冬桑叶等同用，为沙参麦冬汤。

2. 《卫生简易方》以本品与知母、贝母、麦冬、鳖甲等同用，治阴虚劳热、咳嗽咯血。

3. 治热病伤津之舌干口渴、食欲缺乏，配伍麦冬、生地、玉竹等，如益胃汤。

4. 如热病伤津较重，见咽干口渴、舌绛少津，常以鲜沙参与鲜生地、鲜石斛同用。

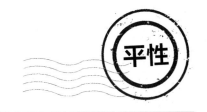

平性

第 25 篇上

竹叶、竹茹治虚烦而有效（之竹叶）

【按语】

竹叶，始载于《神农本草经》，列为上品，为苦竹的叶子，味苦性平，有清热泻火、除烦止渴、利尿通淋之效。又《本草纲目》收录"淡竹叶"，味甘淡性微寒，并非苦竹叶，而是一种高三四十厘米的草本植物，长似竹子，整个植物便名淡竹叶，入药只取叶。

在明代以前一些常用的有竹叶等药所组成的方剂，它所用的竹叶，都是鲜竹叶，不是淡竹叶。鲜竹叶与淡竹叶两药都能清心除烦、利小便，但鲜竹叶清心热的效果较好，且能凉胃，又能用治上焦风热；淡竹叶的利尿作用较好，以渗湿泻热见长。现在一般药店中大都不备鲜竹叶，如处方只写竹叶，都配淡竹叶。如需用鲜竹叶，必须临时采集。

【文献记载】

《神农本草经》：味苦，平。主治咳逆上气，溢筋急，恶疡，杀小虫。

《本草纲目》：煎汤，熨霍乱转筋。煎浓汁，漱齿中出血，洗脱肛不收。（苦竹叶）烧末，和鸡子白，涂一切恶疮，频用频效。

《药性论》：止消渴。竹烧沥，治卒中风，失音不语。苦者治眼赤。

《药性歌括四百味》：竹叶味甘，退热安眠，化痰定喘，止咳消烦。

《药性赋》：其用有二。除新旧风邪之烦热，止喘促气胜之上冲。

《本草蒙筌》：专凉心经，尤却风痉。

《本草乘雅》：春分出十成竹，枝必偶，叶必三，空中直上，具木中有火之象。故笋可发疮，沥通经脉，茹主呕哕，叶清烦热，皆透达木炎之所不及者也。

【临床应用】

1. 发热

刘渡舟医案：张某，男，71 岁，1994 年 5 月 4 日初诊。因高血压心脏病，服进口扩张血管药过量，至午后低热不退，体温徘徊在 37.5℃～38℃，口中干渴，频频饮水不解，短气乏力，气逆欲吐，汗出。不思饮食，头之前额与两侧疼痛。舌红绛少苔，脉来细数。辨证属于阳明气阴两虚，虚热上扰之证。治当补气阴，清虚热，方用竹叶石膏汤。

竹叶 12g，生石膏 40g，麦冬 30g，党参 15g，炙甘草 10g，半夏 12g，粳米 20g。

服 5 剂则热退，体温正常，渴止而不呕，胃开而欲食。惟余心烦少寐未去，上方加黄连 8g、阿胶 10g 以滋阴降火。又服 7 剂，诸症得安。

2. 腋下出汗

皖南名医张澄庵医案（《经络辨证漫谈》）：某男，30 岁，左腋下汗出（记住只有这个部位汗出），每小时可用小酒杯（8 钱）接上一杯汗，症已 1 年，极为苦恼，症见偶有口干，时有舌质溃疡，舌痛。前医各法尽用，益气固表、滋阴清热、疏肝解郁，调理阴阳、调和营卫无不用尽，厚厚的一本病历！

张老先生看了看患者的舌象：舌质偏红，苔薄黄，切了脉。处方：导赤散！患者服方 5 剂，二诊的时候汗就止住了！

3. 现代研究

现代药理研究，淡竹叶有解热、利尿、抑菌作用，还有抗肿瘤、升高血糖作用。

【选方组药】

《得配本草》：畏皂角刺。甘、淡、微凉。入手太阴、少阴、足阳明经。清咳气上冲，除风邪烦热，止吐血，利小水。得芍药，清肝胆之火；得橘皮，治上气发热；佐小麦、石膏，治时行发黄。

1. 治尿血：淡竹叶、白茅根各三钱。水煎服，每日一剂（出自《江西草药》）。

2. 治热淋：淡竹叶四钱，灯芯草三钱，海金沙二钱。水煎服，每日一剂（出自《江西草药》）。

3. 疗热渴：淡竹叶五升，茯苓、石膏（碎）各三两，小麦三升，栝楼二两。上五味，以水二斗煮竹叶，取八升，下诸药，煮取四升，去滓分温服（出自《外台秘要方》竹叶汤）。

4. 治伤寒解后，虚羸少气，气逆欲吐：竹叶二把，石膏一升，半夏（洗）半斤，人参二两，麦冬（去心）一升，甘草（炙）二两，粳米半升（出自《伤寒论》竹叶石膏汤）。

5. 治小儿心脏风热，精神恍惚：淡竹叶一握，粳米一合，茵陈半两。上以水二大盏，煮二味取汁一盏，去滓，投米作粥食之（出自《太平圣惠方》淡竹叶粥）。

6. 治心移热于小肠，口糜淋痛：淡竹叶二钱，木通一钱，生甘草八分，车前子（炒）三钱，生地黄六钱，水煎服（出自《医力简义》导赤散）。

附：中药传奇

相传，建安十九年，曹操独揽大权，在朝中威势日甚，此时刘备已取得了汉中，羽翼渐丰，在诸葛亮的建议下，发兵声讨曹操。先锋即是张飞与马超。兵分两路，张飞一路兵马到巴西城后，即与曹操派来的大将张郃相遇。张郃智勇双全，筑寨拒敌。猛张飞急攻不下后，便指使军士在阵前骂阵。张郃不理，在山寨上多置擂木炮石，坚守不战，并大吹大擂饮酒，直气得张飞七窍生烟，口舌生疮，众兵士也多因骂阵而热病烦渴。

诸葛亮闻知后，便派人送来了 50 瓮佳酿，并嘱咐张飞依计而行。酒抬到了阵前，张飞吩咐军士们席地而坐，打开酒瓮大碗饮酒，自己更是把瓮大饮。有细作报上山寨，张郃登高一看，果然如此，恶狠狠地骂道："张飞欺我太甚！"传令当夜下山劫寨，结果遭到惨败。原来张飞使的是一条"诱敌之计"，他们白天在阵前喝的不是什么"佳酿美酒"，而是孔明遣人送来的一种中药汤——淡竹叶汤，既诱张郃上当，又为张飞和众军士们解火治病。

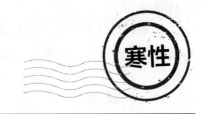

寒性

第25篇下

竹叶、竹茹治虚烦而有效（之竹茹）

【按语】

竹茹，始载于《名医别录》，为禾本科植物淡竹、青竿竹、大头典竹等的茎秆除去外皮后刮出的中间层，也可以说是竹子的络脉，又名竹皮、青竹茹，味甘，性微寒，归肺、胃、胆三经，有清热化痰、除烦止呕之效，是治疗胃热呕哕、呃逆的良药，如著名的温胆汤、竹皮大丸等。竹茹分为生竹茹与姜竹茹（用姜汁炮制），姜制后的竹茹降逆止呕之效更佳，故橘皮竹茹汤中多用姜竹茹。

【文献记载】

《名医别录》：气味甘微寒无毒，主治呃寒热，吐血崩中。

《药性论》：能止肺痿唾血，鼻衄，治五痔。

《本草崇原》：呕，吐逆也。温气，热气也。竹茹，竹之脉络也。人身脉络不和，则吐逆而为热矣。脉络不和，则或寒或热矣。充肤热肉，淡渗皮毛之血，不循行于脉络，则上吐血而下崩中矣。凡此诸病，竹茹皆能治之，乃以竹之脉络而通人之脉络也。

《本草经疏》：竹茹虽与竹叶同本，然竹茹得土气多，故味带甘，气微寒无毒。入足阳明经。《黄帝内经》曰："诸呕吐酸水，皆属于热。"阳明有热则为呕呃，温气寒热，亦邪客阳明所致，甘寒解阳明之热则邪气退而呕呃止矣。甘寒又能凉血清热，故主吐血崩中，及女劳复也。

《本经逢原》：竹茹专清胃腑之热，为虚烦烦渴、胃虚呕逆之要药。咳逆唾血，产后虚烦，无不宜之。

《医学衷中参西录》：味淡，性微凉。善开胃郁，降胃中上逆之气使之下行，故能治呕吐，止吐血、衄血。《金匮要略》治妇人乳中虚、烦乱呕逆，有竹皮大丸，竹皮即竹茹也。为其为竹之皮，且凉而能降，故又能清肺利痰，宣通三焦水道下通膀胱，为通利小便之要药，与叶同功而其力尤胜于叶。又善清肠中之热，除下痢后重腹疼。为其凉而宣通，损伤瘀血肿疼者，服之可消肿愈疼，融化瘀血。醋煮口漱，可止齿龈出血。须用嫩竹外边青皮，里层者力减。

《本草思辨录》：竹青而中空，与胆为清净之府、无出无入相似。竹茹甘而微寒，又与胆喜温和相宜。故黄芩为少阳经热之药，竹茹为少阳腑热之药。古方疗胆热多用竹茹，而后人无知其为胆药者。

【临床应用】

1. 更年期综合征

刘渡舟医案：王某，女，50 岁。近半年来感觉周身不适，心中烦乱，遇事情绪易激动，常多愁善感，悲恸欲哭。胸闷心悸气短，呕恶不食，头面烘热而燥，口干喜饮，失眠失梦，颜面潮红，但头汗出。月经周期不定，时有时无。

某医院诊断为"更年期综合征"，服"更年康"及维生素等药物，未见效果。舌苔薄白，脉来滑大，按之则软。

刘老辨为妇女 50 岁乳中虚，阳明之气阴下足，虚热内扰之证，治宜养阴益气，清热除烦，疏竹皮大丸加减：白薇 10g，生石膏 30g，玉竹 20g，丹皮 10g，竹茹 30g，炙甘草 10g，桂枝 6g，大枣 5 枚。

服药 5 剂，自觉周身轻松，烦乱呕逆减轻，又续服 7 剂，其病已去大半，情绪安宁，睡眠转佳，病有向愈之势。守方化裁，共服 20 余剂而病瘳。

2. 温病

张锡纯医案：友人刘某之女，得温病，邀愚往视。其证表里俱热，胃口满闷，时欲呕吐，舌苔白而微黄，脉象洪滑，重按未实，问其大便，昨行一次微燥，一医者欲投以调胃承气汤，疏方尚未取药。愚曰："此证用承气汤尚早。"遂另为疏方，用生石膏一两、碎竹茹六钱、青连翘四钱，煎汤服后，周身微汗，满闷立减，亦不复欲呕吐，从前小便短少，自此小便如常，其病顿愈。

3. 顽固失眠

崔应珉医案：孙某，女，26 岁，2009 年 7 月 28 日来诊。平素脾气急躁，2 周前因与其同父异母之弟打架，变得情绪易激动，不能自控，现苦于入睡困难，易醒，烦躁，记忆力减退，舌质紫，苔白腻，脉弦滑。处以柴芩温胆汤加上珍珠母、郁金、香附、炒柏枣仁等，另嘱其愉悦心情，放宽心胸。1 周后，患者复诊自诉睡眠有明显好转，但情绪仍易激动，按上方基础上加减，依旧嘱畅情志。如此调治月余而愈。

4. 邓氏温胆汤

与传统《千金要方》中的"温胆汤"相比，邓氏温胆汤更适合气虚痰浊证，古方的作用是理气化痰，而邓氏的作用是益气祛痰，强调体质虚弱补气增强体质的作用，且邓铁涛研究"痰证"与"痰瘀"相关，重点在于心血管疾病防治，适应范围广。

原温胆汤验方：半夏、竹茹、枳实、陈皮、生姜、甘草。

邓氏温胆汤：党参（或太子参）18g，竹茹10g，牛胆星（或法半夏）10g，云茯苓15g，橘红10g，枳壳6g，甘草6g，丹参18g。

本方是邓老研制出的防治冠心病的基本方。他结合岭南地卑土薄，气候潮湿，脾土易受困而聚湿生痰的特点，重视气虚痰阻在本病中的关键作用，治疗时主张益气除痰祛瘀，喜用温胆汤加参（党参、丹参），被同行推为邓氏温胆汤。

《千金方》中的温胆汤原方剂量生姜最重，邓老多去而不用；喜用橘红易陈皮以加强宽胸之力；轻用竹茹意在除烦宁心，降逆消痞；枳壳代枳实，是取其宽中下气，且其力缓不致耗气伤阴；法半夏多改用胆南星或两者同用加党参以补气扶正，且用量以15～18g为宜，多用反而壅滞，不利豁痰通瘀；若口干，改党参为太子参30g；加丹参活血化瘀。

5. 现代研究

实验表明：竹茹粉在平皿上对白色葡萄球菌、枯草杆菌、大肠杆菌及伤寒杆菌等均有较强的抗菌作用，现代常用于急性胃炎、神经症、皮肤及口腔黏膜溃疡等。

【选方组药】

《得配本草》：淡竹茹，畏皂角刺、油麻。清上焦之火，消虚热之痰。疗惊悸，止胎动，呕噎膈，吐血崩中，因内火致者，非此不治。得鸡子，治饮酒头痛；配蒌仁，治妇女劳复中风状。

1. 治肺热咳嗽，痰黄质稠者，常与黄芩、桑白皮等同用，以增强清热化痰功效。

2. 治痰火内扰，胸闷痰多，心烦不寐者，常配枳实、半夏、茯苓，如温胆汤。

3. 治疗中风痰迷，舌强不语，可与生姜汁、胆南星、牛黄等药配伍。

4. 治胃热呕吐、妊娠恶阻、胎动不安，常配伍黄连、黄芩、生姜等药用，如竹茹饮。

5. 治胃虚有热之呕吐，可配人参、陈皮、生姜等，如橘皮竹茹汤。

6. 治妊娠内，饮邪上逆而致呕吐不食者，可与健脾燥湿之茯苓、半夏、生姜合用，如青皮竹茹汤。

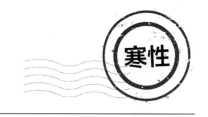

茅根、藕节止吐衄而多灵（之茅根）

【按语】

茅根，始载于《神农本草经》，列为上品，是茅草的根，全国各地都很常见。茅根味甘性寒，入肺、胃、小肠三经。有养阴生津、清热凉血之效，凡一切血热之症，皆可用茅根，如溃疡、出血病或黄疸之类。在中药中，苦寒败胃，而甘寒养胃，现代人因暴饮暴食，常导致胃热多，而胃阴不足，便需要茅根甘寒之药来生津养胃，若中焦虚寒，则不宜使用。另，茅根还可清热利尿，专用于湿热淋证。

茅根在春天即将发芽时，会长出一些尖锐的针来，便是茅针，可煎水喝，用治溃脓，即中医所言"有刺能穿破"之理。到秋天之时，茅花开，可用于止血，外伤出血时，将茅花捂住，便可立即止血。

【文献记载】

《神农本草经》：味甘，寒。主治劳伤虚羸，补中益气，除瘀血，血闭，寒热，利小便。

《名医别录》：无毒。主下五淋，除客热在肠胃，止渴，坚筋，妇人崩中。久服利人。

《药性论》：能破血，主消渴。根，治五淋，煎汁服之。

《日华子本草》：主妇人月经不匀，通血脉，淋涩。

《景岳全书》：茅有数种，处处有之，惟白者为胜。春生芽，布地如针，故曰茅针，可以生啖，甚益小儿，功用亦同。

《本草纲目》：白茅根甘，能除伏热，利小便，故能止诸血哕逆、喘急消渴，治黄疸水肿乃良物也。世人因微而忽之，惟事苦寒之剂，致伤冲和之气，乌足知此哉？止吐衄诸血，伤寒哕逆，肺热喘急，水肿黄疸，酒毒。

《本草求真》：此药味甘性纯，专理血病，凡一切吐血衄血、血瘀血淋、血崩血闭，并哕逆喘急烦渴、黄疸水肿等症，因热因火而成者，服之热除而血即理，火退而气与水即消矣。

《本经疏证》：低洼积水之地则不生，有茅处则不积水，以其体滑能泻水也。然生于燥土而偏多津，荣于春夏而偏色白，花茸茸然白而有光，偏开于初夏，叶枯后犹挺然殷赤，虽至得火即燎，亦不萎，是其于至阳中得浓阴，于至阴中得坚阳。

《本经逢原》：其茅花甘温，色白轻虚，力能上升入肺，散热止衄。屋上败茅，研敷斑疮湿烂，取其收湿之力也。

《医学衷中参西录》：味甘，性凉，中空有节，最善透发脏腑郁热，托痘疹之毒外出；又善利小便淋涩作疼、因热小便短少、腹胀身肿；又能入肺清热以宁嗽定喘；为其味甘，且鲜者嚼之多液，故能入胃滋阴以生津止渴，并治肺胃有热、咳血、吐血、衄血、小便下血，然必用鲜者其效方著。春前秋后剖用之味甘，至生苗盛茂时，味即不甘，用之亦用效验，远胜干者。

茅针：即茅芽，初发犹未出土，形如巨针者，其性与茅根同，而稍有破血之力。凡疮溃脓未破者，将茅针煮服其疮即破，用一针破一孔，两针破两孔。

【临床应用】

1. 温病

张锡纯医案：一西医得温病，头疼壮热，心中烦躁，自服西药退热之品，服后热见退，旋又反复。其脉似有力，惟在浮分、中分，俾用鲜茅根四两、滑石一两，煎三四沸，取汤服之，周身得微汗，一剂而诸病皆愈。

2. 水肿

张锡纯医案：一妇人年近四旬，因阴虚发热，渐觉小便不利，积成水肿，服一切通利小便之药皆无效。其脉数近六至，重按似有力，问其心中常觉烦躁，知其阴虚作热，又兼有实热，以致小便不利而成水肿也。俾用鲜茅根半斤，煎汤两大碗，以之当茶徐徐温饮之，使药力昼夜相继，连服五日，热退便利，肿遂尽消。

3. 更年期崩漏

邢维萱经验（《黄河医话》）：审证求因，辨证施治，是中医学之精髓，精于医者，莫不以此为准则。忆昔曾治李姓妇女，适逢绝经年龄，血崩不止，已有月余，多方求医不效。面色萎黄，心悸不寐，少气懒言，纳食欠佳，脉沉细无力，舌苔薄白质淡。余辨证为心脾两虚，脾不统血。治以黄芪30g，党参30g，当归15g，白术10g，茯苓15g，广木香5g，龙眼肉10g，炒酸枣仁15g，鸡冠花30g。

患者服药后依然出血不止，而且体质日渐衰弱。请李翰卿老所长诊治。李老问及病情，按脉片刻，仍按原方加白茅根 60g 服用。果然药进 2 剂血崩止。请教李老加白茅根何意？

　　李老说："此人心脾气虚证存在，但适逢绝经之年，天癸将尽，肾水不足，加之日久出血，阴液更加亏损。阴不足则阳有余，阴虚生内热迫血妄行。按其脉细数，知有虚热之象，加白茅根以去其虚热，热去血自不出。《黄帝内经》云'阴虚阳搏谓之崩'，此证是也。"我听后心中豁然开朗，李老先生精辨证，细用药之功力令人折服。

　　4. 小儿鼻衄

　　刘少臣经验（《津门医萃》）：刘氏行医 50 余年，对疾病的治疗有许多独到之处，辨证用药极为灵活。有时仅用一味药或几味药就能取得良好的效果。如有一男性患儿 6 岁患鼻衄，曾到几所医院未治愈，来家就诊时嘱其家长每日用白茅根煮水喝即可，月余病愈从未再发。又如用陈皮、蝉蜕、赤柽柳、芦根 4 味药治疗小儿麻疹，屡用屡效，使许多患儿安全渡过麻疹难关等等，不胜枚举。

　　5. 现代研究

　　现代药理研究发现，白茅根含有大量白茅素、薏苡素和葡萄糖、果糖、木糖、蔗糖、枸橼酸、草酸、苹果酸、钾盐等，有明显抗菌、利尿、解酒、止血、抗炎、镇痛、调节免疫功能、解除血小板聚集、抑制骨骼肌的收缩和代谢等多种药理作用。

　　【选方组药】

　　《得配本草》：配葛根，治温病热哕；汁煮猪肉，治五种黄疸；配枇杷叶，治冷（因热盛饮水），暴作冷。止血，治产淋，用花亦良。痈疖未溃者，用针，酒煎服，一针溃一孔，二针二孔。消瘀血，童便浸捣汁用。

　　1. 治多种血热出血证，单取本品水煎服有效，或配伍侧柏叶、大小蓟等同用。

　　2. 治水肿、热淋，可单取本品水煎服，亦可与车前子、木通等配伍共用。

　　3. 治湿热黄疸，与茵陈、栀子等同用。

　　4. 治胃热呕吐，常与竹茹、黄连等配伍同用。

　　5. 治肺热咳嗽，常与芦根、枇杷叶等同用。

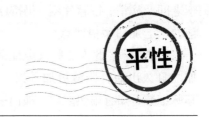

茅根、藕节止吐衄而多灵（之藕节）

【按语】

藕节在我们的生活中是一种很常见的药材，顾名思义就是莲藕的关节部位，即莲藕的干燥根茎节部。味甘、涩，性平，入心、脾、胃三经，有收敛止血、化瘀之效，可治一切血症。

莲藕一身都是宝，如同柑橘。莲子有健脾止泻、固精止遗、宁心安神之效；莲须有固精止遗之效；荷梗可宽胸理气，用于胸闷喜叹息；莲房炒炭后可止血，用于月经过多、崩漏等各种出血，但藕节止血作用更好；莲子心，可清泻心火；荷花可美容，外敷或代茶饮皆可；荷叶，可升举清阳、和胃化湿、解暑提神，诚为夏季的良好保健之品，不可小觑。

【文献记载】

《药性论》：捣汁，主吐血不止，口鼻并皆治之。

《本经逢原》：莲出淤泥而无浊气沾染，其根通达诸窍，连绵诸络，尤为交媾黄宫，通调津液之上品。

《本草经疏》：藕禀土气以生，其味甘，生寒熟温。入心、脾、胃三经。生者甘寒，能凉血止血，除热清胃，故主消散瘀血、吐血、口鼻出血、产后血闷，掩金疮伤折，及止热渴、霍乱烦闷，解酒等功。熟者甘温，能健脾开胃，益血补心，故主补五脏，实下焦，消食止泄，生肌，及久服令人心欢止怒也。本生于污泥之中，而体至洁白，味甚甘脆，孔窍玲珑，丝纶内隐，疗血止渴，补益心脾，真水果中之嘉品也。又能解蟹毒。

《药性解》：散瘀血，止吐衄，解热毒。

《日华子本草》：产后血闷，合地黄生研汁，热酒并小便服并得。

《本草纲目》：一男子病血淋，痛胀祈死。予以藕汁调发灰，每服二钱，服三日而止痛除。止咳血、唾血、血淋、溺血、下血、血痢、血崩。

《本草分经》：藕节生用甘寒，凉血散瘀，治上焦痰热。煮熟甘平补益。

【临床应用】

1. 痢疾

《养疴漫笔》：宋孝宗患痢，众医不效。高余偶见一小药肆，召而问之。其人问得病之由，乃食湖蟹所致，遂诊脉曰："此冷痢也。"乃用新采藕节捣烂，热酒调下，数服即愈。高宗大喜，以捣药金杵臼赐之，人遂称为金杵臼，严防御家，可谓不世之遇也。大抵藕能消瘀血，解热开胃，而又解蟹毒故也。

2. 鼻衄

翟德山经验：前些天，熊女士打来电话，说她近期每天都出鼻血，去医院检查过，未发现鼻腔异常。服过中西药，均未见效，心中惊慌，问我有何良策。我突然想起 10 年前，也有过类似的情况：痰中带血，时好时愈，将近 1 年，中药西药皆不济。后来，一位老中医向我介绍，不妨用藕节煮水内服试试。结果，我连服"藕节汤"1 个月，痰中带血现象从此绝迹。于是，我告诉熊女士这个"土方子"。具体方法是：每天将 10 余个藕节洗干净，煎水 2 次，每次文火煎半小时，每次煎成约 700ml 的汤药，当茶频频饮用，汤药中不必添加糖或盐。同时，不要再服热性补药及煎炒油炸的食物。熊女士服药 3 天后，鼻出血一天少于一天；1 周后，鼻子不再出血，心中大愉。

3. 鼻息肉

田业珍经验：用藕节末吹鼻治疗鼻息肉 35 例，疗效较为满意，小结如下。

治疗方法：取生藕节（连须在内）40g，旧瓦上焙干。冰片 1g，共为末，贮瓶备用，勿令泄气，每取少许药末吹患侧鼻孔，每 2 小时一次，5 天为一疗程，至愈为止。

治疗效果：35 例中，痊愈 29 例，显效 4 例，无效 2 例。连续吹药一疗程痊愈者 8 例，2 疗程痊愈者 16 例，3 疗程以上痊愈者 9 例。

4. 现代研究

现代药理研究，藕节鲜用清热凉血，煅炭消瘀止血、收敛作用较强。实验证明能缩短出血时间。

【选方组药】

《得配本草》：伏硫黄。止一切血病。得川芎为末，治鼻渊脑泻；捣烂热酒服，治蟹毒下痢。

1. 治肺痨咯血，藕节可与白及配伍，以敛肺止血。

2. 治卒暴吐血，藕节可与荷蒂同用，以加强止血之功。

3. 治虚寒性崩漏，藕节可与艾叶、炮姜等相佐，以温经止血。

4. 治血热尿血，藕节可与小蓟、蒲黄、白茅根并施，以凉血止血。

5. 治血热吐衄不止，藕节可与生地黄、大蓟相合，以凉血止血。

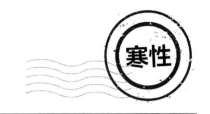

第 27 篇

苦参治发狂痈肿

【按语】

苦参，始载于《神农本草经》，列为中品。又名地槐、苦骨，味极苦，性寒，《中药学》教材言其归肝、胆、胃、大肠、膀胱四经。根据中医理论，苦味入心，故知苦参可清心热，心主血脉，对于因热导致的出血病症，如热毒血痢、痔疮等症，皆有很好疗效。另，苦寒能降，寒能清热，苦能燥湿，故苦参善治下部疾病，对人体下焦湿热疾患疗效极佳，如赤白带下、阴疮湿痒、红肿热痛等症，临床用苦参煎汤外洗，疗效俱佳。

苦参对治湿热所致的疮痒湿疹，效果显著，如《外科正宗》中治疗风疹瘙痒最出名的消风散，即是用一派祛风解表之药，如荆芥、防风、蝉蜕，配合苦参来外疏内清。还有《鸡峰普济方》里专治皮肤瘙痒的参角丸，正是用苦参配合皂角、荆芥等可以透表的药，以达湿热内清外疏之效。

另，古代治疗湿热痢疾较著名的有香参丸，即指木香与苦参，与香连丸（木香、黄连）功效相同。苦参外用药量大，多用50g、100g以上，而内服一般6g左右即可。

【文献记载】

《神农本草经》：味苦，寒。主治心腹结气，癥瘕，积聚，黄疸，溺有余沥，逐水，除痈肿，补中明目，止泪。

《名医别录》：无毒，养肝胆气，安五脏，定志，益精，利九窍，除伏热，肠澼，止渴，醒酒，小便黄赤，治恶疮，下部䘌，平胃气，令人嗜食。

《药性论》：能治热毒风，皮肤烦躁生疮，赤癞眉脱，主除大热嗜睡，治腹中冷痛，中恶腹痛，除体闷，治心腹积聚，不入汤用。

《本草图经》：古今之方用治风热疮疹最多。

《神农本草经读》：苦入心，寒除火，故苦参专治心经之火，与黄连功用相近。但黄连似去心脏之火为多，苦参似去心腑小肠之火为多，则以黄连之气味清，而苦参之气味浊。

《本草乘雅》：苦者，言其味；参者，言其功力相上下外也。炎上作苦，故一名陵节。苦性走下，故一名地槐。苦能入骨，故一名苦骨，复名水槐，禀水曰润下之寒化尔。

《药性解》：疗大风及一切风热细疹。

《本经逢原》：苦参、黄柏之苦寒下降，皆能益肾，盖取其苦燥湿、寒除热也。

《丹溪心法》：治狂邪发作无时，劈头大叫，欲杀人，不避水火。苦参（不以多少）上为末，蜜丸如梧子大。每服十五丸，煎薄荷汤下。

【临床应用】

1. 湿疹癣痒

《王秋泉家秘》：神功至宝丹，治溜脓肥疮，脓窠疮，癞痢头，遍身风癞，瘾疹疥癣，瘙痒异常，麻木不仁，诸风手足酸痛，皮肤破烂，阴囊痒极，并妇人阴痒、湿痒。苦参一斤（为末），鹅毛（香油炒存性）六两，黄米糊丸，朱砂为衣。茶汤送下，日进二次。或随病作散擦或洗、贴。

2. 朱良春经验

朱师常以苦参配白鲜皮、徐长卿、紫草、丹皮、蝉衣、黄柏、赤芍、土茯苓、甘草治疗急性、亚急性湿疹，痒者加夜交藤；渗出物多，甚至黄水淋漓者，加苍白术、苡仁；脾运不健，加山楂、枳壳、槟榔；食鱼虾海鲜而发作者，加苏叶、芦根；无渗出物干燥者加生地。此外，朱师还尝以苦参单味外用，渗出物多者，可以干粉撒布，或配伍白鲜皮、马齿苋、徐长卿、蛇床子、荆芥、防风等水煎外洗，或将煎出液冷却后以棉纱布浸药液外敷患处，待干即换，效果不错。

3. 不寐

丁象宸经验：丁教授认为，苦参苦寒，直入肾经，直折亢盛之相火，其性降，相火平，湿热去，阴自复，阴阳平和，心肾水火既济，神不受扰，心志定、神志安故能入寐。即《神农本草经》所述主治"黄疸、补中明目、止泪、溺有余沥"，此皆肝胆相火为患所致，苦参能治之，故能安然入寐。

不寐之因，有责之于阴虚阳盛者。苦参，苦寒直折，泻去阳盛之热使从小便去而阴得以固护。苦参苦寒坚阴，功同黄柏。《神农本草经》所述主"逐水、溺有余沥"实为苦参苦寒直折泻热，又可利小便使热从小便出。热盛则肿，热胜血败肉腐为痈，苦参"除痈肿"乃泻阳热以坚阴，热去、结散则痈肿消。

同时丁教授指出：苦参毕竟苦寒沉降，祛邪以安脏，中病即止。初用量可多，随邪之多少而斟酌其量，不可久用蛮用，以免伤脾气，败胃气，乏生升之气，反致中寒痞满，或化燥伤阴。

4. 痔疮

1979 年《新中医》：用苦参 60g，煎浓汁去渣，放入鸡蛋 2 个，红糖 60g，再加热至蛋熟后去壳，连汤一次服下，每日 1 剂，4 日为 1 个疗程。治内、外痔，轻者 1 个疗程，重者 2 ～ 3 个疗程可愈或明显好转。

5. 热病

蒋治国经验（1991 年《四川中医》）：用苦参治疗坏死性肠炎、中毒性肝炎等危重病症，取得了意想不到的效果。此后凡遇各种急性热病、湿热火毒较盛者，均在辨证治疗的处方中加入苦参 15 ～ 20g，其清热解毒之力倍增。

6. 现代研究

国医大师梅国强经验：现代药理学研究表明，本品有增加冠脉流量，保护心肌缺血及降血脂作用，所含苦参碱及苦参黄酮等均有抗心律失常作用。梅国强善疗心血管类疾病，结合药理学研究，常将苦参作为疗心悸、脉结代的专药，用量多为 20 ～ 30g，平心定悸之效显著。

【选方组药】

《得配本草》：玄参为之使。恶贝母、漏芦、菟丝子。反藜芦。

得枯矾，治齿缝出血，鼻疮脓臭；得枳壳，治风癫热毒；与牡蛎，治赤白带下；配白术、牡蛎、雄猪肚，治梦遗；配生地、黄芩，治妊娠尿难；佐荆芥，治肾脏风毒。糯米泔浸一宿去腥气，蒸用，醋炒，治少腹痛。酒炒，治时症热结。

肝肾虚而无热者禁用。苦伤阴水。久服病腰。

1. 治风疹、湿疹等，常与当归、生地、防风、蝉蜕、知母同用，如消风散。

2. 治黄疸，常与山栀、龙胆草等同用。

3. 治泻痢，可单味煎服，或与木香、甘草同用，即香参丸。

4. 治带下黄色稠黏及阴痒，多与黄柏、白芷、蛇床子同用。近年用治阴道滴虫病有良效。

5. 配枯矾、硫黄制成软膏，涂治疥癣。

6. 同大风子、苍耳子配伍，可用于麻风。

7. 治湿热蕴结，见小便不利、灼热涩痛之症，单用或与蒲公英、石韦等清热解毒、利尿通淋药同用。

8. 治妊娠小便不利之症，配伍当归、贝母，即当归贝母苦参丸。

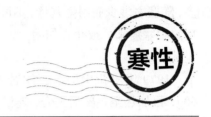

第28篇

地榆止血痢血崩

【按语】

地榆，始载于《神农本草经》，列为中品。地榆的叶多布地而生，长似榆树叶，故称地榆。以根入药，又称绵地榆、黄瓜香。味苦、酸，性微寒，归肝与大肠经。有凉血止血、解毒敛疮之效，多用于便血、痔血、血痢、崩漏、水火烫伤、痈肿疮毒等症，乃解热止血之要药也。地榆酸涩主收敛，苦寒能清降，所以血热者可用，虚寒者不可用，久病者宜用，初起者不宜用。

地榆在临床上，分为生用与炒炭用。生用多凉血止血，炒炭多收敛止血。当活血、止血类药物炒炭后，能增强其活血、止血功能，如孙伯扬老中医常用的该类药物便有：茜草炭、藕节炭、小蓟炭、地榆炭、血余炭等。地榆一经制炭后，非但微寒之性已趋平和，更增强了其固涩止血作用。

【文献记载】

《神农本草经》：味苦，微寒。主治妇人乳痓痛，七伤，带下病，止痛，除恶肉，止汗，治金疮。

《名医别录》：除消渴，补绝伤，产后内塞，可作金疮膏。

《日华子本草》：排脓，止吐血，鼻洪，月经不止，血崩，产前后诸血疾，赤白痢，并水泻。浓煎，止肠风。

《本草衍义》：性沉寒入下焦，热血痢则可用。若虚寒人及水泻白痢，即未可轻使。

《药类法象》：除恶血，止疼痛。治肠风泄血，小儿疳痢。疗诸疮，止脓血。

《药性赋》：其用有二。主下部积热之血痢，止下焦不禁之月经。

《本草纲目》：地榆除下焦热，治大小便血证。止血取上截片炒用。其梢则能行血，不可不知。汁酿酒治风痹，补脑。捣汁涂虎犬蛇虫伤。

《药鉴》：主下部积热之血痢，止下焦不禁之月水。塞痔瘘来红，疗肠风下血。止妇人带下崩中，却小儿疳热积瘀。

【临床应用】

1. 治崩漏良方

王珍珠经验（《长江医话》）：崩漏病按常规治疗，一般均能获效，但也有少数"顽固"者，久久难愈。这些患者多数属于无明显寒热偏颇、气滞血瘀征象的功能性子宫出血。常因气虚不摄，血不循经所致。此时若将单味地榆用米醋煎服，常能获得较好效果。此方出自《太平圣惠方》，后人常用以治疗下焦血热型崩漏。我认为不论何种崩漏，只要没有明显瘀阻表现，即可遵"散者收之"之旨而用之。其中对于病程延久、气血耗散者，效果尤著。兹叙一例，略示本方效应。

一陈姓学生，年方十六，迎考前适值经水来潮，量多如注，心慌头晕。曾送入某医院住院治疗十多天，病势虽见缓解，但仍时有漏下，且稍劳作即显著增多，遂来我处求治。症见精神委顿，面色无华，心悸怔忡，纳谷不馨，脉沉细，舌淡红，苔薄白。证属气血两虚。即以八珍汤加止血药治之。二诊因服前方效果不著，遂改用归脾汤调养心脾，摄血归经，先后共服6剂，患者血转淡红，仍不干净。思之：此证同与心脾两虚关系密切，然亦因血亏气耗所致，故当从"散者收之"着手，于是用地榆30g，水醋各半煎服。患者仅服2剂，血即干净。原方令用醋煎，因虑其伤胃而改为水醋各半煎，同样受益。

本方性味平和，药专力雄，收敛迅速，诚为治崩漏之良方。

2. 止血圣药

《实用经效单方》：王某，男，25岁，上山砍柴，不小心割伤右足，血出不止，用地榆粉敷上，立止。

江某，男，36岁，大便后下血，五年反复不愈，后来用一味地榆每日30g煎水服用，连服3天，便血止，不再发作。

3. 烧伤

《中医验房汇选》：一妇人因被火烧伤，面部肿胀，目不能开，嘴唇肿大起疱，用生地榆研为细末，香油调敷患处，立时止痛，次日又敷，肿消而愈。

4. 慢性胃炎

石恩骏经验：方药组成——炒地榆50g，生姜3片，蜂蜜20g，水煎服，每天3次分服。

此方为贵州一草医治疗胃病之秘方，石氏习而得之，为其治疗慢性胃炎之专用方。关于本病之治疗，今贤有谓补脾为主，或疏肝为主，或活血为主，或调理气血为主，石氏认为当以清热利湿、解毒消炎为主。

考地榆苦酸微寒，归肝、胃、大肠经，可凉血止血、解毒收敛，为治疗中下焦血热之便血、痔血、血痢等消化道炎性病变及烧烫伤之要药。研极细粉末外用，可减少皮肤、黏膜之渗出与疼痛，加快创口之愈合，亦常用于皮肤黏膜之炎性溃烂。

观古今治疗胃脘痛、痞满、嗳气诸症常用之方，均无地榆一味，然研究其药性与主治，又考之于胃镜检查之结果，地榆切于本病实用。石氏运用此方常取显著疗效或根治效果，一般用药数周或月余。

若胃脘灼痛明显，口渴而浊臭，尿黄便秘，口干或苦，日久不愈者，此肝胃俱有热毒，用药量可稍大，每天60g。

若胃脘不适，痞满或痛，泛酸嗳气，吐涎沫，痛引胁背或胸中，舌淡脉弦紧者，此肝胃杂有寒气，生姜可多加数片。

若脾胃虚弱，疼痛隐然，舌淡脉虚，此元气虚，可加山药30g同煎。

若为慢性萎缩性胃炎，病机多为气虚阴伤，地榆饮加枸杞子25g同煎服，有较好疗效。

近年枸杞子用于外科某些疾患如疔痈、冻伤、烫伤、褥疮等皮肤黏膜炎性病变，无论外用内服均有效果，似可作为石氏组方之佐证。

若病情稍重或兼有溃疡，则加生白及30g同煎。白及治一般胃病之药理并非仅在于收敛止血，更在其消肿生肌解毒散结之力。石氏以白及合焙干之刺猬皮治疗胃部恶性肿瘤亦有一定疗效。《神农本草经》云白及"主痈肿恶疮败疽，伤阴死肌，胃中邪气，贼风"当可深究之。

5. 现代研究

现代药理研究，煎剂可明显缩短出血和凝血时间；并有抗炎、抗菌、镇吐、止泻、抗溃疡、抗氧化等作用。现代常用于上消化道出血、拔牙后出血、肺结核咯血、功能性子宫出血、宫颈糜烂、原发性血小板减少性紫癜、肠伤寒、细菌性痢疾等。水提物涂抹伤口，可促进愈合。外用炒地榆粉可使犬或家兔皮肤烫伤渗出减少，组织水肿减轻，感染与死亡率降低。

【选方组药】

《得配本草》：得发良。恶麦冬，伏丹砂、雄黄、硫黄。得犀角，治热痢，心热下血。配黄芩，治疮痒；火盛则痛，火微则痒。配苍术，治肠风痛痒不止。佐砂仁、甘草，治下血腹痛。止血，炒黑用上截。其梢能行血。

1. 治便血、痔血，常与槐花合用。

2. 治血热崩漏，常与生地、黄芩、炒蒲黄、莲房等配伍。

3.治血痢经久不愈，常与黄连、木香、乌梅、诃子肉等同用，如地榆丸。

4.治湿疹、皮肤溃烂等症，可用生地榆煎浓液，纱布浸湿外敷；亦可用地榆粉，加煅石膏粉、枯矾，研匀，撒于患处，或加适量麻油调敷。

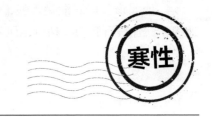
第 29 篇

车前子利水以止泻

【按语】

车前子，始载于《神农本草经》，列为上品，是车前草的种子，又名牛遗、凤眼前仁、车轮草。性寒，味甘，归肝、肾、肺、小肠四经，有清热通淋、渗湿止泻之效，是利水药中的一味常用药，与茯苓功效相同，皆能利小便。但茯苓是淡渗走脾，通过健运脾胃以利水化湿；而车前子咸寒入肾，是通过调动肝的疏泄以利尿。故体虚型的小便不利，不要使用车前子，以防利水过多而伤阴。凡种子类药物，皆有下降入肝肾，以子通子之功，著名的五子衍宗丸，便是以车前子，配合枸杞子、菟丝子、覆盆子、五味子同用，专能补益肾精，治疗阳痿不育、遗精早泄等症。

另，车前子治疗的泄泻为水湿泄泻，古人讲车前子"利小便以实大便"，正是因通过服用车前子，能恢复小肠的分清浊功能，从而使水道利而泄泻自止，大便自动回归正常。须注意，车前子入药时，须使用包煎法，以纱布或是清洁的布包住，并且不要包太紧，因为车前子吸水后会膨胀。

【文献记载】

《神农本草经》：味甘，寒。主治气癃，止痛，利水道小便，除湿痹。

《名医别录》：主男子伤中，女子淋沥，不欲食，养肺，强阴，益精，令人有子，明目，治赤痛。

《药性论》：能去风毒，肝中风热，毒风冲眼，目赤痛，瘴翳，脑痛泪出，压丹石毒，去心胸烦热。叶主泄精病，治尿血，能补五脏，明目，利小便，通五淋。

《本草图经》：车前子入药最多。驻景丸用车前、菟丝二物，蜜丸食下服，古今以为奇方也。

李东垣：能利小便而不走气，与茯苓同功。

《本草纲目》：导小肠热，止暑湿泻痢。

《本草乘雅》：车前好生道旁，及牛马足迹中，古人以敝车作薪，谓之劳薪。道路之上，得不谓之劳土乎。以劳所生之物，喜通行而好动作者，故治湿土之化，致伤水大之用。为气癃为水道停止者，莫不精良。雷之精，服之神化；雷，震木也，前阴亦属肝木，疏泄二便，须气化以出，形化反不易之乎。且车行而前，孰不开让，疏泄之义显然。无子者，子路不疏泄也，其间必有隐曲，车前开道，病去而路通矣。归人乐有子，薄言采之，良有以也。

《本草崇原》：乾坤皆有动静，夫坤，其静也翕，其动也辟。车前好生道旁，虽牛马践踏不死，盖得土气之用，动而不静者也。气癃，膀胱之气癃闭也。气癃则痛，痛则水道之便不利。车前得土气之用，土气行则水道亦行，而膀胱之气不癃矣。不癃则痛止，痛止则水道之小便亦利矣。土气运行，则湿邪自散，故除湿痹。

《景岳全书》：根叶生捣汁饮，治一切尿血衄血热痢，尤逐气癃利水。

《本草备要》：肾有二窍，车前子能利水窍而固精窍。

《本草分经》：清肺肝风热，渗膀胱湿热，利水而固精窍。

【临床应用】

1.止泻圣药

《普济方》：车前子炒为粉末，专治湿盛水泻。

《海上方》：曾问水泻有何方，焦炒车前子最良，细末一钱调米饮，只消七剂即安康。

《本草纲目》：我国宋代大文学家欧阳修，由于饮食不当，患了腹泻，请遍了京城名医不见好转，名医们束手无策，纷纷告退。

一日，欧阳修之妻听京城中来了位跑江湖的郎中，颇有名气。其妻建议欧阳修去看一下，欧阳修则认为自己的病情较重，草药万不对症反而误事，因此，拒绝妻子的要求。其妻无奈，便瞒着欧阳修，叫仆人去郎中处用三文钱取回一服专治腹泻的药，伪称是太医院王太医所开。欧阳修服药一个多时辰后，小便增多。次日，腹泻停止，真是药到病除，欧阳修大喜，要去感谢王太医，他的妻子只得以实相告。

欧阳修听罢，即命仆人上街请来郎中，以上宾之礼相待，并问："先生用何妙方治愈老夫顽疾？"那郎中答道："不瞒相公，仅一味药——车前子研末，用米汤送服而已。"欧阳修暗思："《神农本草经》谓车前子治气癃，止痛，利水道，除湿痹，并未言可治腹泻。"想到这里，脸上露出惊讶之色。那郎中又言："此药利水道而不动气，水道利则清浊分。相公因湿盛引起的水泻，用车前子引导水湿从小便排出，而达到止泻的目的，此即'分利'止泻法也。"欧阳修听后，恍然大悟，"先生一言，茅塞顿开，实乃金玉良言，老夫受益匪浅。"说罢，重金相酬。

2. 尿血

《普济方》：治小便出血，淋漓涩痛，用车前子晒干打粉，每次服用两钱，或者直接采新鲜的车前草叶子，煎汤服下。

3. 乳蛾炎

《中医资料》：乳蛾炎（扁桃体炎），是小儿最容易感染的病患之一，肖医师童年患此，就诊于一名老中医，处方为玄参、麦冬、车前草，一吃就好，陈老说："乳蛾初发有热时，小便色黄者，必兼利小便，故用车前草。"

4. 目疾

《中国中医药报》：临床应用表明，中药车前子与薄荷煎液外洗，治疗急性结膜炎不仅效验佳，而且花钱少又安全。治疗方法：车前子50g、薄荷10g（均为干品用量），水煎2次取汁500～600ml，待药液凉后用消毒纱布蘸药汁洗患眼，洗时拨开上下眼睑，使药物进入球结膜，每日1剂，每日洗3～5次。此方用药简便易行，无痛苦，多数病患坚持5日治疗即可痊愈。若使用鲜药量可用至干品的3倍。

5. 现代研究

现代研究，车前子有利尿排石、抗菌、抗炎、祛痰、镇咳、平喘等作用。内服车前子有显著的利尿作用，可增加尿素、尿酸及氯化钠的排出量，并能使支气管的分泌增加、呼吸运动加深减缓，故有止咳化痰之效。另外，车前子可以"明目疗赤痛"，对眼外炎症所导致的视力减退有消炎及提高视力的作用。

【选方组药】

《得配本草》：常山为之使。清肺肝之风热，通尿管之涩痛。配牛膝，疏肝利水；配菟丝，补虚明目。入补药，酒蒸捣研；入泻药，炒研。阳气下陷者禁用。

怪症：欲大便不见粪，而清水倾流，欲小便不见尿，而稀粪前出，此名易肠。乃暑热气横于阑门也。用车前子三两，煎服，一口顿饮二三碗，二便自正。如因怒以致此疾者，逍遥散加升麻治之。

1. 治湿热下注膀胱之小便淋漓涩痛，常配伍滑石、木通等同用，如八正散。

2. 治水湿停滞之水肿、小便不利等，常配伍猪苓、茯苓等同用。

3. 治病久肾虚，腰重足肿，常配伍牛膝、熟地黄等，如济生肾气丸。

4. 治脾虚湿盛之泄泻，常配伍白术、茯苓等同用。

5. 治夏日中暑、发热汗出、烦躁口渴、小便黄少不利，或呕吐、腹泻等症，以及淋浊、石淋诸症，常配伍六一散（即滑石、甘草）。

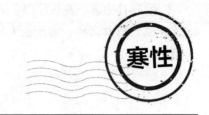

第 30 篇

瓜蒌仁降痰以清襟

【按语】

瓜蒌仁，始载于《神农本草经》，列为中品，是葫芦科植物瓜蒌和双边瓜蒌的干燥成熟果实的仁。古代称瓜蒌为栝楼，写法不一，读音相同。味甘，性寒，归属肺、胃、大肠三经。瓜蒌分为瓜蒌皮（果实的皮）、瓜蒌仁（种子）、全瓜蒌（整个果实）、天花粉（根块）四种。

瓜蒌皮能清肺化痰、利气宽胸，能治疗胸痹，《金匮要略》经方中的瓜蒌薤白半夏汤、瓜蒌薤白桂枝汤等，多用瓜蒌皮。

瓜蒌仁是种子入药，所以功效更善于润肠通便，多与火麻仁、郁李仁等同用，为润肠通便药。

全瓜蒌能够清热化痰、宽胸散结、润肠通便，如《伤寒论》经方中的陷胸汤类，则多用全瓜蒌。

天花粉为瓜蒌根入药用，故善于清热生津、清肺润燥、消肿排脓，如名方仙方活命饮（仙方活命金银花，防芷归陈穿山甲，贝母花粉兼乳没，草芍皂刺酒煎佳），则用天花粉。

【文献记载】

《神农本草经》：味苦，寒。主治消渴，身热，烦满，大热，补虚，安中，续绝伤。

《本草乘雅》：形如包括之囊，实列重楼之象，举实该根，犹枸杞也。

《名医别录》：主除肠胃中痼热，八疸，身面黄，唇干口燥，短气，通月水，止小便利。

《日华子本草》：瓜蒌子，味苦，冷，无毒。补虚劳口干，润心肺，疗手面皱，吐血，肠风泻血，赤白痢，并炒用。

《本草衍义》：治肺燥，热渴，大肠秘。

《药性赋》：栝楼根，其用有二。止渴退烦热，补虚通月经。

《本草纲目》：仲景治胸痹痛引心背，咳唾喘息，及结胸满痛，皆用蒌实（即全瓜蒌）。乃取其甘寒不犯胃气，能降上焦之火，使痰气下降也。成氏不知此意，乃云苦寒以泻热。盖不尝其味原不苦，而随文附会尔。

《本草蒙筌》：瓜蒌实，主痰喘咳哮，服下神效立获。

《本经逢原》：瓜蒌实，甘寒润燥，宜其为治嗽消痰止渴之要药，以能洗涤胸膈中垢腻郁热耳。降膈上热痰，润心中烦渴，除时疾狂热，祛酒瘅湿黄。

《本草思辨录》：草木之根茎，其性上行；实则性复下降。瓜蒌根能起阴气上滋，故主燥热之烦渴；实能导痰浊下行，故主黏腻之结痛。此张氏之说至允，用二物者当作如是想。

《医学衷中参西录》：味甘，性凉。能开胸间及胃口热痰，故仲景治结胸有小陷胸汤，瓜蒌与连、夏并用；治胸痹有瓜蒌薤白等方，瓜蒌与薤、酒、桂、朴诸药并用；若与山甲同用，善治乳痈；若与赭石同用，善止吐衄。若但用其皮，最能清肺、敛肺、宁嗽、定喘；若但用其瓤，最善滋阴、润燥、滑痰、生津；若但用其仁，其开胸降胃之力较大，且善通小便。

【临床应用】

1. 温病结胸证

《医学衷中参西录》：邻村高某之子，年十三岁，于数日之间，痰涎郁于胸中，烦闷异常，剧时气不上达，呼吸即停，目翻身挺，有危在顷刻之状。连次用药，分毫无效，敢乞往为诊视，施以良方。时愚有急务未办，欲迟数点钟再去，彼谓此病已至极点，若稍迟延恐无及矣。于是遂与急往诊视，其脉关前浮滑，舌苔色白，肌肤有热，知其为温病结胸，俾用瓜蒌仁四两，炒熟（新炒者其气香而能通）捣碎，煎汤两茶盅，分两次温饮下，其病顿愈。

隔数日，其邻高姓童子，亦得斯证，俾用新炒蒌仁三两，苏子五钱，煎服，亦一剂而愈。盖伤寒下早成结胸，温病未经下亦可成结胸，有谓瓜蒌力弱，故小陷胸汤中必须伍以黄连、半夏始能建功者，不知瓜蒌力虽稍弱，重用之则转弱为强，是以重用至四两，即能随手奏效，挽回人命于顷刻也。

2. 小儿肺炎喘咳

史纪经验：瓜蒌仁、大黄、红花三味药在治疗小儿肺炎喘咳中，能获良效。瓜蒌仁甘寒之品，有润肺下气、涤痰止咳、润肠通便之功。《宣明论方》独取瓜蒌仁一味，治疗小儿痰喘。《济生方》则以瓜蒌仁与半夏相伍，疗肺热痰咳。

瓜蒌仁、大黄、红花，一味入肺，润肺涤痰，下气止咳；一味走大肠，通便泄浊，通腑开肺；一味归心，活血通经，促秽浊之疏化。三者相伍，清上以走下，通下以启上，使邪热痰涎，泄有出路；腑通气调又可护肺，邪去而正不伤，为治疗小儿肺炎喘咳之要药。

故凡临证所见小儿肺炎喘咳，痰盛气壅，胸高鼻翕，啰音布肺，咳甚喘憋，口唇发绀，腹胀纳少，大便不调，指纹紫，苔腻等风热痰邪闭肺之实证，皆可加用瓜蒌仁、大黄、红花，以促使痰涎的疏化，肺气的宣畅，从而减少和避免心衰的发生，使病愈更速。

3. 通利二便

《是斋方》：一官夫人，患腹胀，小便不通，非常危殆，宫廷的御医给她用点药粉子，一吃二便通畅，腹胀自去，遂愈。这药粉子就是瓜蒌焙干，研成细末，每次用热酒调服一克左右，不能饮酒者，可以用水调服，一日可以服用多次，以通为度。

4. 带状疱疹

胡来元经验（环球中医网）：瓜蒌一药，传统认为归肺、胃、大肠经，历代本草学医籍中并无瓜蒌治疗肝经疾病的明确记载，现代中药学教材亦无收录。此药治肝新用，应首推清代名医程钟龄，瓜蒌散乃《医学心悟》之方，程氏曰："瓜蒌散，治肝气燥急而胁痛，或发水疱。大瓜蒌一枚，粉甘草二钱，红花七分，水煎服。"对瓜蒌一物，《重庆堂随笔》中亦曾有"疏肝郁、润肝燥、平肝逆、缓肝急之功独擅也"之说，对肝经实火和肝胆湿热型带状疱疹有效，笔者试用于临床，效果良好。对带状疱疹后遗神经痛，以此药为主随症加减治疗，效果亦佳。带状疱疹多为风火湿毒阻于经络，病位以肝胆经为主，然邪之所凑，其气必虚，所以年老体弱、忧思过劳常为发病的内因，在临床早期尽管以邪实为主，至后期尤其是皮损消退遗留神经痛时，则虚象渐显且以虚实夹杂为多。不少带状疱疹患者多为阳旺之体，故后期气阴不足是常见的总体病机，肝络凝瘀而痛则是常见的局部病机。据此，笔者自 2004 年 4 月至 2007 年 4 月，以自拟加味瓜蒌汤（瓜蒌皮 10～20g，瓜蒌仁、白芍、北沙参、麦冬各 15～30g，太子参、山药各 20～30g，红花 6～10g，三七粉 6～8g，丹皮 12～15g，白蒺藜、白僵蚕各 15g，生甘草 6～9g）治疗多例，均获良效。从经治患者疗效分析，随着用药时间的延长，疗效呈现明显的累积效应，所以对慢性顽固性疾病的治疗尽量要有方有守，不宜朝令夕改。

5. 现代研究

瓜蒌籽含不饱和脂肪酸16.8%，蛋白质5.46%，并含17种氨基酸，三萜皂苷，多种维生素及钙、铁、锌、硒等16种微量元素。药理作用：有扩张心脏冠脉，增加冠脉流量作用；对急性心肌缺血有明显的保护作用；对离体绒癌细胞增殖和艾滋病病毒具有强烈的抑制作用；对糖尿病有一定的治疗作用；对高血压、高血脂、高胆固醇有辅助疗效；能提高机体免疫功能；并有瘦身美容之功效；有致泻作用。

【选方组药】

《得配本草》：枸杞为之使。畏牛膝、干漆。恶干姜。反乌头。

得赤小豆，治肠风下血；得乌梅，治咳血；配葱白、神曲，治酒癖，呕吐；配青黛、香附，治妇人夜热；佐川连，治便毒；佐枳实，治结胸；取汁和蜜，入朴硝少许，治时疾狂闷发黄。

气味悍劣，善动恶心，中气虚者禁用。

1. 治肺热咳嗽，痰稠不易咯出，常与清肺泄热、化痰止咳之品如知母、浙贝等配用。

2. 治痰热内结，咳痰黄稠，胸闷而大便不畅，常以瓜蒌仁配合黄芩、胆南星、枳实等品，如清气化痰丸。

3. 治痰热结胸，胸胁痞满，按之则痛，与半夏、黄连配伍，如小陷胸汤。近年根据前人治疗胸痹的经验，用瓜蒌治疗冠心病，取得一定的效果。

4. 治肠燥便秘，常以瓜蒌仁或瓜蒌仁霜配合火麻仁、郁李仁、枳壳等药同用。

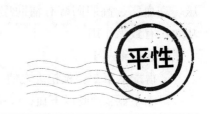

平性

第31篇

秦艽去骨蒸之劳热

【按语】

秦艽，始载于《神农本草经》，列为中品，为龙胆科植物秦艽、麻花秦艽、粗茎秦艽或小秦艽的干燥根，以北方海拔高处产的为好，故开方时常写"北秦艽"。味辛、苦，性平，归胃、肝、胆三经，主要功效有三：祛风湿、清虚热、止痹痛。

秦艽在古代叫秦纠，因秦艽的根往往作螺纹状相互交纠缠绕，而且气味又浓厚，能够窜达进细小经络，再利用它清湿热的作用，能将湿热从拐弯抹角、药物比较难到的死角里头给抠出来，是治疗风湿性疾病常用的一味药。

秦艽有个美名——"风中之润药"，虽是祛风湿之药，但温燥性不强，正如对痹证疼痛，不论新久、寒热均可应用，尤善治热痹，如风湿性或类风湿关节炎、流行性脑炎、脑血管意外后遗症、红斑狼疮等均可配伍用之。

【文献记载】

《神农本草经》：味苦，平。主治寒热邪气，寒湿，风痹，肢节痛，下水，利小便。

《名医别录》：治风无问久新，通身挛急。

《药性赋》：其用有二。除四肢风湿若懈，疗遍体黄疸如金。

《主治秘诀》：养血荣筋。中风手足不遂者用之，去手阳明下牙痛，及除本经风湿。

《药性解》：主骨蒸肠风泻血，活筋血，利大小便，除风湿，疗黄疸，解酒毒，去头风。菖蒲为使。罗纹者佳。

《药鉴》：治口眼歪斜不正，主口噤肠风下血。

《本草备要》：宣，去寒湿。苦燥湿，辛散风。去肠胃之热，益肝胆之气养血荣筋。风药中润剂，散药中补剂。

《本草分经》：燥湿散风，活血，去肠胃湿热，疏肝胆滞气，治一切湿胜风淫之症。

《本草纲目》：秦艽，手足阳明验药也，兼入肝胆，故手足不遂、黄疸烦渴之病须之，取其去阳明湿热也。阳明有湿，则耳体酸疼烦热，有热，则日晡潮热骨蒸。治胃热，虚劳发热。

【临床应用】

1. 古方治验

《太平圣惠方》：治小便艰难，胀满闷，用秦艽一两（去苗）。以水一大盏，煎取七分，去滓，食前分作二服。

《太平圣惠方》治急劳烦热，身体酸疼，用秦艽、柴胡一两，甘草五钱，为末白汤调服。治小儿骨蒸潮热，减食瘦弱，用秦艽、炙甘草各一两，水煎服之。钱乙加薄荷叶五钱。

2. 乙肝

周仲瑛经验（《新中医》）：秦艽，味苦辛，性微寒，祛风湿，舒筋络，清虚热，治疗风湿痹痛及潮热等。周教授遵《本草纲目》"手足不遂，黄疸，烦渴之病须之，取其去阳明之湿热也"，以其利湿退黄，治疗胆汁瘀积性肝炎，收效甚佳。

曾治一患者，男，43岁，患慢性乙肝伴胆汁瘀积，以清化湿热瘀毒、清热利湿等法治疗后黄疸明显下降，谷丙转氨酶亦恢复正常，但黄疸指数仍难控制，遂在原方基础上加秦艽，2周后黄疸消退，恢复正常。

3. 坐骨神经炎

郭湘芳医案（《中国中医药信息杂志》）：彭某，女，26岁，2000年8月6日初诊。患者右侧臀部、大腿后侧胀痛1周。查：舌淡红苔白，脉弦，右侧直腿抬高试验阳性，腰椎X线片无异常发现。西医诊断：坐骨神经炎。中医诊断：痹证（证属风寒湿痹阻经络）。治以祛风除湿、宣痹止痛。大秦艽汤加减：秦艽、羌活、独活、防风、川芎、白芷各10g，细辛6g，熟地黄15g，当归、白芍、白术各10g，茯苓20g，木瓜、威灵仙各15g，甘草5g。3剂后，症状消失。服3剂，追访至今未发。

4. 前列腺炎

王琦经验（《北京中医药大学学报》）：秦艽活血祛湿利小便。秦艽，苦辛，平，归肺、胃、肝、胆经。临床以其祛风利湿、舒筋活络、清热除蒸为长，多用于治痹证、虚热证、黄疸等。如常用之身痛逐瘀汤、秦艽鳖甲散、《太平圣惠方》秦艽散。然其又为活血祛湿、利小便佳品。王教授临证常用其治疗慢性前列腺炎、前列腺增生症之小便不利。

王教授谓：秦艽，功擅走窜搜络利窍，入治表之剂，则引伏热外透；合逐痹之剂则祛风利湿、舒筋活络疗痹痛；配利湿之品，则导邪从下窍泄。况其味辛气平降肺，肺气行则水道通，水道通则小便自利。前列腺疾患多为湿热瘀阻下焦，秦艽功擅活血祛湿，利小便，投之多效。常用量15g以上。

5. 大秦艽汤新用

（1）金某，27岁。外阴疼痛，带下如糊1周，会阴部见一绿豆大小溃疡。龙葵60g，5剂，水煎阴道冲洗、坐浴。秦艽30g，研极细末涂抹会阴溃疡处。秦艽外用3天，会阴溃疡消失。

（2）毛某，37岁。多发性子宫肌瘤伴子宫腺肌病，一直服用消癥汤（药物组成参见三棱篇）加减治疗。两膝以下酸麻感1周。舌淡红，苔薄白，脉细。治法：活血消癥，祛风除湿。消癥汤加秦艽10g、威灵仙12g，6剂。二诊两下肢麻木感消失。

6. 现代研究

现代药理研究，秦艽有抗炎、镇痛、镇静、解热、抗菌、抗过敏、降血压、升高血糖、利尿等作用。

【选方组药】

《得配本草》：菖蒲为之使。畏牛乳。

得肉桂，治产后中风；得牛乳，治伤寒烦渴，及发背初起，并治五种黄疸。一种误食粪作黄，多痰涕目有赤脉，憔悴面赤恶心者是也。配阿胶、艾，治胎动不安；佐柴胡，治风湿骨蒸，风入骨故热。

肾虚便多，血虚筋痛，二者禁用。

1. 治风湿痹痛、周身或关节拘挛，以及手足不遂等，偏热者，可配防己、知母、忍冬藤等；属寒者，配羌、独活、桂枝、附子等。

2. 治骨蒸潮热，与青蒿、鳖甲、知母、地骨皮等配伍，如秦艽鳖甲散。

3. 治湿热黄疸，可与茵陈、栀子等配伍。

4. 治痔漏下垂，不胜其痒，与羌活、黄芪、防风、升麻等配伍，如羌活秦艽汤。

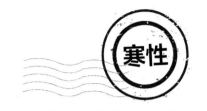

寒性

第32篇

丹皮破积血以行经

【按语】

丹皮，始载于《神农本草经》，是牡丹花的干燥根皮。味微苦而涩，性微寒，归心、肝、肾三经。有清热凉血、活血化瘀之效。丹皮香气浓郁，可以调气行血，解开气壅血瘀；而丹皮性又属寒，味又苦，凉能降热，苦能泻火，所以血分中热火，丹皮都能降泄下来，痈疮里的毒热也可以清解。丹皮凉血而不留瘀，活血而不妄行，是临床用治温热病热入血分证的常用药。

牡丹，在古代又称为"毛芍药"。牡丹皮与赤芍同为毛茛科芍药属植物。均能清热凉血、活血祛瘀。然牡丹皮泻心经之火，除血中之伏热，善治骨蒸劳热；赤芍泻肝经之火，行血中之瘀滞，善治痈肿疔疮、跌打瘀痛、肝热目赤等。

【文献记载】

《神农本草经》：味辛，寒。主治寒热，中风、瘛疭、痉、惊痫、邪气，除癥坚瘀血留舍肠胃，安五脏，治痈疮。

《神农本草经百种录》：牡丹为花中之王，乃木气之最荣泽者，故能舒养肝气，和通经脉，与芍药功颇近。但芍药微主敛，而牡丹微主散，则以芍药味胜，牡丹气胜。味属阴，而气属阳也。

《本草乘雅》：牡，门户枢。丹，英华色也。取象与色，当入足少阴厥阴。

《本草崇原》：牡丹根上生枝，皮色外红紫，内粉白，命名曰牡丹，乃心主血脉之药也。

《药性论》：能治冷气，散诸痛，治女子经脉不通，血沥腰疼。

《药类法象》：治肠胃积血，及衄血、吐血之要药。犀角地黄汤中之一味也。

《药性解》：治一切冷热气血凝滞、吐衄血、瘀积血、跌仆伤血、产后恶血，通月经，除风痹，催产难。

《药鉴》：凉骨蒸灵丹，止吐衄神方。

《滇南本草》：丹皮破血，行（血），消癥瘕之疾，除血分之热。

《本草备要》：世有专以黄柏治相火，不知丹皮之功更胜，故仲景肾气丸用之。

《本草经疏》：血中伏火，非丹皮不除。痈疮者，热壅血瘀而成也。丹皮凉血行血，故疗痈疮。辛能散血，苦能泻热，故能除血分邪气，及癥坚瘀血留舍肠胃。

《本草纲目》：牡丹皮治手、足少阴，厥阴四经血分伏火。盖伏火即阴火也，阴火即相火也。古方惟以此治相火，故仲景肾气丸用之。后人乃专以黄柏治相火，不知牡丹之功更胜也。此乃千载秘奥，人所不知，今为拈出。赤花者利，白花者补，人亦罕悟，宜分别之。和血生血凉血，治血中伏火，除烦热。

【临床应用】

1. 古方选

《诸证辨疑》：治妇人恶血攻聚上面，多怒，用牡丹皮半两，干漆（烧烟尽）半两。水二钟，煎一钟服。

《补缺肘后方》：丹皮治下部生疮，已决洞者，用牡丹方寸匕，日三服。

《千金方》：治腕折瘀血，用虻虫二十枚，牡丹一两。上二味治下筛，酒服方寸匕。

又治金疮内漏，血不出，用牡丹皮为散，水服三指撮，立尿出血。

2. 瘀血脱发

黄煌医案：王某，女，53 岁。于 2005 年 8 月 4 日就诊于江苏省中医院。其人形体较充实。为脱发所苦多年，每秋季加重，近来每天掉发近百根。其人有酒糟鼻，血黏度偏高。最近时有头昏脸红，关节有晨僵感，下肢皮肤干燥，易烦躁，睡眠不安，唇色暗红。黄煌老师处以桂枝茯苓丸方加减：桂枝 15g，赤芍 15g，茯苓 20g，丹皮 10g，桃仁 12g，制大黄 5g，川芎 10g，红花 6g。半个月后复诊说药后脱发明显减少，药后 1 周每天掉 60 多根，现在每天掉 26 根。睡眠好转，情绪改善。原方一直服用，现脱发已止，脸色润，心情好，下肢皮肤滋润。

3. 皮疹

李文瑞经验（《辽宁中医杂志》）：丹皮一般用量 6～12g，重用 25～60g，最大用至 90g。李文瑞认为，丹皮凉血、散瘀、止痒，与解热、抑菌、降低血管通透性等现代药理作用相合。血热所致之病症，重用方可获佳效。

常在二至丸、归参丸、犀角地黄汤等方中重用。临床主要用于血小板减少症、血液病之发热、皮肤病等，服后无腹痛、腹泻等副作用。

如治一35岁男性患者。全身皮肤发疹，色红有环状，身热痒甚，遇冷则缓，口干苦，纳食尚可，大便秘结。舌淡红，苔白黄，脉细滑。证属邪客血分，迫于肌肤。投予归参丸加牡丹皮45g，升麻10g，土茯苓25g，甘草3g等。服7剂后皮疹减轻。再进7剂后，痊愈。

4. 前列腺囊肿

徐小周经验：2003年春天，在家闷得太久，于是就去拜访朋友。吃喝完了在家中聊天，不时听到里屋有人呻吟，一问才知道朋友的父亲得了前列腺囊肿，在家等待手术，目前腹痛难挨，不时呻吟。我连忙去探望，看患者腹部隆起，面色紫胀，不觉腹满，只觉疼痛，大便小便都困难。不久前，朋友请来多人会诊，有说是肾虚的，有人说瘀血的，朋友身为亲子，早已方寸大乱，不知所措。我看患者舌苔黄燥，脉滑实，腹部坚硬如石，绝非虚证。虽然西医诊断是前列腺病，但是目前气机病机都在下焦大肠，决定用大黄牡丹皮汤，原方不变。朋友夫妇言听计从，马上就抓了药劝导其父亲服下，下午服用，当夜就大便通下，腹痛完全解除。

5. 现代研究

现代药理研究，牡丹皮有抗炎作用，有镇痛、镇静、抗惊厥、解热等中枢抑制作用，丹皮水煎液有降压作用，牡丹皮还有降压、抗心律失常、抗心肌缺血、抗动脉硬化、护肝、利尿、降血糖、抗变态反应、抑制血小板聚集、清除自由基、免疫调节，以及抗肿瘤热入血分、发斑、吐血、鼻出血、便血、骨蒸劳热、闭经、痛疡、跌打损伤等作用。

【选方组药】

《得配本草》：牡丹皮，畏菟丝子、贝母、大黄，忌葱、蒜、胡荽、伏砒。

配防风，治颓疝偏坠。入辛凉药，领清气以达外窍；入滋肾药，使精神互藏其宅。

胃虚者，酒拌蒸；实热者，生用。

胃气虚寒，相火衰者，勿用。以其凉少阴之火。

牡丹皮清神中之火以凉心；地骨皮清志中之火以安肾。丹皮治无汗之骨蒸；地骨皮治有汗之骨蒸。

1. 治热入血分之斑疹吐衄等，常与清热凉血药水牛角、生地黄等同用，如清热地黄汤。

2. 治血热妄行之呕血、衄血等症，常与凉血止血药侧柏叶、茜草等配伍，如十灰散。

3. 治癥瘕积聚，常与活血消癥之桂枝、光桃仁等同用，如桂枝茯苓丸。

4. 治肠痈腹痛，常与大黄、光桃仁等同用，如大黄牡丹皮汤。

5. 治温热病后期，余热未尽，阴液已伤，夜热早凉，骨蒸无汗或低热不退等，常与青蒿、鳖甲等同用，如青蒿鳖甲汤。

6. 治阴虚内热，见骨蒸潮热、盗汗等症，常与滋阴清热药，如知母、黄柏等配伍。

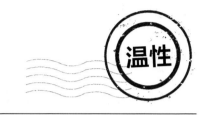

温性

第 33 篇

熟地补血以疗损

【按语】

熟地，始载于《本草图经》，是植物地黄的块根经蒸制而得。味甘，性微温，归心、肝、肾三经，有补血滋阴、益精填髓之效。且补血功用强于当归，乃养血补虚之要药也。熟地以河南怀庆府出产的大熟地为上品，是四大怀药之一，又称怀地黄。熟地黄炮制有"九制九晒"之说，就是指蒸制的次数。酒制的效果好，可借酒力行散，起到行药势、通血脉的作用。熟地质厚味浓，滋腻碍脾，加入少量的砂仁一起蒸制更好。

古代医家中，最善于用熟地的是明朝著名医家张景岳，有"张熟地"之称，其所创的左归丸、右归丸，一个治疗阴虚，一个治疗阳虚，皆是重用熟地以固肾补精。而所有地黄丸类药物，如滋补肝肾的基本方六味地黄丸，偏于治阴虚火旺的知柏地黄丸，治肾阳虚的桂附地黄丸，或是著名的女人调血第一方四物汤等，皆是以熟地为君药，可见熟地之功大！

【文献记载】

《药类法象》：气寒，味苦。酒洒，久蒸如乌金。假酒力则微温，大补血虚、虚损、血衰之人须用之药。善黑髭发。大忌食萝卜。

《景岳全书》：夫地黄产于中州沃土之乡，得土气之最厚者也。其色黄，王之色也；其味甘，土之味也。得土之气，而曰非太阴、阳明之药，吾弗信也。惟是生者性凉，脾胃喜暖，故脾阳不足者，所当慎用；至若熟则性平，禀至阴之德，气味纯静，故能补五脏之真阴，而又于多血之脏为最要，得非脾胃经药耶？

《本经逢原》：熟地黄假火力蒸晒，转苦为甘，为阴中之阳，故能补肾中元气。必须蒸晒多次，得太阳真火，确有坎离交济之妙用。若但煮熟，不加蒸曝，虽服奚益！好古曰："生地黄治心热，手心热，益肾水，凉心血，其脉洪实者宜之。若脉虚者，则宜熟地黄。"

《本草蒙筌》：仲景制八味丸为君，取天下一所生之源，专补肾中元气。天一生水，故人元气属肾主之。东垣立四物汤作主，演癸乙同归一治，兼疗藏血之经。癸水属肾，乙木属肝，肝为血海，故云藏血经也。久久服之，明目益寿。

《本草分经》：治一切肝肾阴亏、虚损百病。为壮水之主药。兼散剂亦能发汗，兼温剂又能回阳。

《主治秘诀》：其用有五。益肾水真阴，一也；和产后血气，二也；去腹脐急痛，三也；养阴退阳，四也；壮水之源，五也。治外治上，以酒浸之。

《简易方》：男子多阴虚，宜用熟地黄。女子多血热，宜用生地黄。生地能生精血，天冬引入所生之处。熟地能补精血，麦冬引入所补之处。

《本草纲目》：熟地黄性泥，得砂仁之香而窜，合和五脏冲和之气，归宿丹田故也。填骨髓，长肌肉，生精血，补五脏内伤不足，通血脉，利耳目，黑须发，男子五劳七伤，女子伤中胞漏，经候不调，胎产百病。

《药鉴》：惟其性寒泥滞，故用醇酒洗过，或姜汁炒过，或同附子用，不惟行滞，且能导引入肾。下元血虚者，必须用之。又能填骨髓，长肌肉。尺脉微者，桂附相宜。尺脉旺者，宜用黄柏、知母，则滋阴降火补肾。盖黑须发。佐鹿角胶极能补血。但此剂泥膈，不宜独用。若犯铁器，令人消肾。忌莱菔子，恐耗诸血。痘家匀气药中用之，便泄则禁。

《医学衷中参西录》：鲜地黄，性寒，微苦微甘。最善清热、凉血、化瘀血、生新血，治血热妄行、吐血、衄血、二便因热下血。其中含有铁质，故晒之、蒸之则黑，其生血、凉血之力，亦赖所含之铁质也。

干地黄（即药房中生地黄）：经日晒干，性凉而不寒，生血脉，益精髓，聪明耳目，治骨蒸劳热，肾虚生热。

熟地黄（用鲜地黄和酒，屡次蒸晒而成）：其性微温，甘而不苦，为滋阴补肾主药。治阴虚发热，阴虚不纳气作喘，劳瘵咳嗽，肾虚不能溏水，小便短少，积成水肿，以及各脏腑阴分虚损者，熟地黄皆能补之。

【临床应用】

1. 用脑过度，神经衰弱

章次公经验：有好学深思谋虑之人，用脑过度，透支心力，头晕欲仆地者，用熟地二三两煎服有效，加小剂量陈皮或者砂仁，可以防止熟地之滋腻碍胃。

张志远经验：回忆1958年，老朽在山东中医进修学校执教带领同学实习时，曾在门诊部遇到一位30岁左右的男子，头眩，眼黑，视力下降已近2年。

西医检查神经衰弱、血压偏低，症见心悸气短，食欲缺乏，有时身上怕冷，腰痛腿酸。诊其脉沉微无力，舌红苔薄白而干。当即考虑按肾亏阴阳俱虚论治，给予《金匮要略》崔氏八味丸（熟地黄 8 两，山茱萸肉、干山药各 4 两，牡丹皮、白茯苓、白泽泻各 3 两，附子、肉桂各 1 两），嘱咐患者非多服不易奏功，照商品成药说明加倍应用，以 2 个月为期。疗程过后复诊，言开始颇见功效，服至 40 天便转入停滞状态，无明显进步。

我在黔驴技穷之际，想起了景岳所说"补阴不利水，利水不补阴"两句话，怀疑丸中的泽泻、茯苓习称"二泻"，淡渗也有伤阴之弊，最好更换他方，由于左右归丸市场短缺，只有改用汤剂。这时还有几位同学建议，《景岳全书》记载熟地黄可燮理阴阳，何不藉此用之加以观察总结经验？于是就单开了 60g，因恐熟地黄腻膈影响饮食，增入砂仁 3g，用水煎服，每日 1 剂，连吃 20 日，不意，竟得到异常效果，患者病去大半，血压上升，仅心悸气短"减不足言"，头眩眼黑的症状基本解除，而且怕冷的表虚现象也大有好转，遂仍以原方为柱石，又加高丽参 6g（冲）、紫石英 15g，令其日饮 1 剂，分 2 次用，再服 1 个疗程。

事经半年，在济南火车站候车室内偶遇该同志，他说共吃药 40 剂。已经治愈了，感激之情，溢诸言表。通过这个病例，可以获得三方面的知识：一是熟地黄功效，确实有广泛的治疗作用，证明张氏学说从临床来，属经验家言；二是生地黄炮制，已改变了寒凉之性，熟地黄转为温补；三是熟地黄不但无"伐阳"之弊，通过其温化作用尚能煦阳，更突出了"补"。

2. 哮喘

章次公经验：《黄帝内经》讲"肾藏精"，又曰"肾为作强之官，其充在骨，其华在发，其窍在耳"。近世凡精神萎靡，须发枯燥，腰膝酸软，耳目不聪者，无不责之肾亏，尤其以好色纵欲导致肾亏多见。于是熟地之用大矣。而青年好色纵欲，老年常发哮喘，用普通定喘之剂无效，必须以熟地、肉桂同投，其势始杀。

张锡纯经验：邻村李媪，年七旬，劳喘甚剧，十年未尝卧寝。俾告知每日用熟地煎汤当茶饮之，数日即安卧，其家人反惧甚，以为如此改常，恐非吉兆，而不知其病之愈也。

3. 严重泄泻

张锡纯经验：冯氏所著本草，谓熟地能大补肾中元气，此亦确论。凡下焦虚损，大便滑泻，服他药不效者，单服熟地即可止泻。然须日用四五两，煎浓汤服之亦不作闷（熟地少用则作闷多用转不闷），少用则无效。至陈修园则一概抹倒，直视熟地为不可用，岂能知熟地哉。寒温传里之后，其人下焦虚惫太甚者，外邪恒直趋下焦作泄泻，亦非重用熟地不能愈。

癸巳秋，一女年三十许，得温病，十余日，势至垂危，将昇于外。同坐贾某谓愚知医，主家延为诊视。其证昼夜泄泻，昏不知人，呼之不应，其脉数至七至，按之即无。遂用熟地黄二两，生山药、生杭芍各一两，甘草三钱，煎汤一大碗，趁温徐徐灌之，尽剂而愈。

4. 消多发性大动脉炎

龚士澄经验：《外科全生集》阳和汤，治一切阴疽、流注、鹤膝风等阴寒之证，以熟地黄30g大补血气为主药，伍以鹿角胶补髓强筋壮骨，姜炭温中，肉桂通脉，麻黄达卫散寒，白芥子祛皮里膜外之痰，甘草解毒，调和诸药，功效卓著。我曾试用阳和汤加丹参、金银花、黄芪等品，治疗多发性大动脉炎，有明显消炎作用，取得近期疗效。

5. 阴虚癃闭

王金荣经验（《浙江中医杂志》）：阴虚癃闭，多见于癃闭日久，阴精灼伤，或阴亏之质，继患癃闭。其证或为虚实夹杂，或纯虚无邪，而纯虚者病情重，治疗亦难。本病多发于老年人，《黄帝内经》曰："年四十而阴气自半也。"人至老年阴气大衰可知，况多诸病缠身，病久及肾，肾阴更加亏虚，以致阳气不化，所谓"无阴则阳不化也"，故易致膀胱气化不利。或兼内、外之邪，或不兼他邪皆可形成癃闭。治疗之法，首当辨其邪之有无。兼邪者，可采用养阴、清利并行之法，如仲景猪苓汤、东垣滋肾通关丸等加减治之，均可收效。其虚多邪微或纯虚无邪者，前贤论述尤少，笔者经过认真研究，确立重用熟地为主，少佐白芍以为引导，每可收立竿见影之效。

如治娄某，女，75岁。1992年5月20日诊。患者1个月前，卒患中风，昏迷、偏瘫、二便失禁。经抢救后，神志恢复，仍言语不利，左侧肢体瘫痪。近1周来，又加小溲量少不利，渐至涓滴全无。导尿不慎，又引发尿路感染。西药治疗无功，转邀中医救治。查其形体瘦小，言语謇涩，左下肢稍能抬动，上肢拘挛，功能丧失。伴神萎气短，心悸不安，口燥咽干，欲饮而不敢饮，食欲缺乏，大便干燥如羊屎，小溲不通。舌质光红无苔，以手扪之干燥如判，脉沉细无力，时现微数。断为阴虚癃闭重证。处方：大熟地120g，台党参24g，白芍18g，甘草9g。水煎服。1剂即知，2剂溲通，续服2剂，小便复常。后转方调治偏瘫等症。

6. 严重失眠

《陕西中医函授》：一中医，治疗刘汝周失眠，月余目不交睫，疲惫烦躁欲死，百治罔效，投以熟地 500g，肉桂 6g，服后酣睡如雷，而病如失。

【选方组药】

《得配本草》：畏、恶、忌与生地同。

得乌梅，引入骨髓；得砂仁；纳气归阴；得炒干姜，治产后血块；得丹皮，滋阴凉血；使玄参，消阴火；合当归，治胎痛；加牛膝，治胫股腹痛（血不足也）；和牡蛎，消阴火之痰。痰多，姜汁炒；行血，酒炒；润肠，人乳炒；纳气、理气，砂仁炒；降火，童便煮；摄精，金樱子汁煮；补脾胃，炒炭存性。如煮熟未经蒸晒九次，寒凉之性未除，只算得心经凉剂，损胃阳，伤胃气，不可妄用。若阴虚火动者，半生半熟之品，适得其宜。

1. 治血虚萎黄、眩晕、心悸、不寐及月经不调、崩中漏下等，常与当归、白芍同用，如四物汤。

2. 治心血虚所致心悸、怔忡者，常与酸枣仁、柏子仁等同用，如天王补心丹。

3. 治崩漏下血而致血虚血寒，见小腹冷痛者，常与阿胶、艾叶等同用，如胶艾汤。

4. 治肝肾阴虚，症见腰膝酸软、遗精、盗汗、耳鸣、耳聋及消渴等，常配伍山茱萸、山药等同用，如六味地黄丸，亦可与知母、黄柏等同用，如大补阴丸。

5. 治精血亏虚，须发早白，常与何首乌、牛膝等配伍为用，如七宝美髯丹。

6. 治肝肾不足，五迟五软，可配以龟板、狗脊等同用，如虎潜丸。

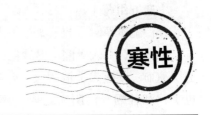
第 34 篇

生地凉血以清热

【按语】

生地，始载于《神农本草经》，列为上品。地黄因炮制不同，而分为鲜地黄、干地黄和熟地黄。新鲜挖出来即是鲜地黄，又名鲜生地；直接晒干便是干地黄，即现在常说的生地；经过九蒸九晒后的便是熟地黄。

此处论述的生地，包括鲜地黄和干地黄两种，均有清热、凉血、养阴的功效。但鲜地黄苦重于甘，其气大寒，清热凉血作用较为突出；而生地黄甘重于苦，益阴养血功效较佳。故急性热病，热入营血，以鲜者为好；慢性阴虚内热的病症，以干者为宜。

生地入脾、胃、心、肝、肺五经，尤善清胃热、养肾阴，是一味特别重要的凉血药，古方中的犀角地黄汤（生地、丹皮、赤芍、犀角）、导赤散（竹叶、木通、生地）、增液汤（生地、麦冬、玄参），皆是以生地为主药。

【文献记载】

《神农本草经》：味甘，寒。主治折跌，绝筋，伤中，逐血痹，填骨髓，长肌肉。作汤除寒热积聚，除痹。生者尤良。

《名医别录》：主治妇人崩中血不止，及产后血上薄心、闷绝，伤身、胎动、下血，胎不落，堕坠，宛折，瘀血，留血，衄血，吐血，皆捣饮之。

《药性论》：能补虚损，温中下气，通血脉。治产后腹痛，主吐血不止。解诸热，破血，通利月水闭绝。不利水道，捣薄心腹，能消瘀血。患者虚而多热，加而用之。

《本草衍义》：凉血补血，补益肾水真阴不足。此药大寒，宜斟酌用之，多服恐伤人胃气。

《药性赋》：其用有四。凉心火之血热，泻脾土之湿热，止鼻中之衄热，除五心之烦热。

《日华子本草》：干地黄，助心胆气，安魂定魄，治惊悸，劳劣心肺损，吐血鼻衄，妇人崩中血运，助筋骨，长志。

《本草纲目》：姜汁浸则不泥膈。酒制则不妨胃。鲜用寒，干用凉。

《本草经疏》：干地黄禀仲冬之气以生，黄者，土之正色，兼禀地之和气，故味甘气寒而无毒。《名医别录》又云苦者，以其兼入心脾也。此乃补肾家之要药，益阴血之上品。

《本草乘雅》：地黄别名地髓，又名芐（biàn），名芑（qǐ）。苗不能高，生意在根，味甘色黄，沉重多汁，当入脾，为脾之肾药，以名髓多汁而气寒也。熟之则色黑，能入肾填髓，反为肾之脾药。

《本草崇原》：主治伤中者，味甘质润，补中焦之精汁也。血痹，犹脉痹。逐血痹者，横纹似络脉，通周身血之经络也。得少阴寒水之精，故填骨髓。得太阴中土之精，故长肌肉。地黄性唯下行，故字从芐。

《本草乘雅半偈》：种植地黄之后，其土便苦，次年止可种牛膝，再二年可种山药，足十年上味转甜，始可复种地黄，否则味苦形瘦，不堪药也。

【临床应用】

1. 心痛欲死

《海上方》：治一切心痛，无问新久。以生地一味，随人所食多少，捣绞取汁，搜面作饪或冷淘食，良久当利出虫，长一尺许，头似壁宫，后不复患矣。昔有人患此病二年，深以为恨，临终戒其家人，吾死后当剖去病本。从其言果得虫，置干竹节中，因食地黄饪亦与之，随即坏烂。由此得方。

刘禹锡《传信方》：贞元十年，通事舍人崔抗女，患心痛垂绝，遂作地黄冷淘食，便吐一物，可方寸匕，状如蛤蟆，无足目，似有口，遂愈。

2. 古方选

《辨证录》：陈士铎牙仙丹，用玄参一两，生地一两，水煎服，治疗诸火牙齿痛。

《温病条辨》：吴瑭增液汤，以生地黄、玄参与麦门冬同用，治疗温病伤津，大便燥结、咽干口渴。

《外台秘要》：骨蒸劳热，用生地一斤，捣三度，搅汁尽，分再服。若利，即减之，以凉为度。

3. 便秘

《张氏医通》：失血后烦渴，大便不通，一味生地黄捣汁服之，若血枯燥竭，用熟地黄蜜煎常服，或熬膏亦佳。

梁庆森经验：猪蹄生地汤治便秘。梁氏得一民间验方猪蹄生地汤，经多位便秘患者服后取得满意效果。取猪蹄一个斩碎，入锅煎至快熟透时，加入生地50～60g，再煎沸20分钟左右，加盐少许，喝汤吃猪蹄，一天分2次吃完。一般服1～2天可愈。服后尚感药效不高时，可适增生地份量，或再加玄参10g；对于久患便秘而体虚者，此方再加熟地6～9g，以防腹泻。猪蹄生地汤不论寒热虚实，统治一切便秘症，男女老少皆宜。方内生地性寒，味甘，滋阴、清热、凉血，导肠胃之郁火而不伤正，配以猪蹄扶正润肠，故大便自通。

4. 痹症

姜春华经验：《神农本草经》对生地有"逐血痹""除寒热积聚""除痹"的记载。著名中医学家姜春华治疗顽痹的生地用量为60～90g，大剂量可用到150g，还与小剂量川乌配伍，一寒一热，除痹功效尤速。

5. 心风

赵守真医案：刘肃一，男，20余岁，家为富商，其父亡故，自理家业，大败。因之忧郁在心，时而大笑，时而歌哭，妄言错语，似有所见，时有清醒时，一日数发。脉细数，舌绛无苔，胸中痞闷，夜不安卧，小便黄短。处方：生地60g，防己10g，桂枝3g，甘草6g，香附9g，首乌15g，竹沥15g，兼吞安神丸12g。3日症大减，即以清心安神之品善后。

6. 皮炎等

1966年《天津医药杂志》上记载卢存寿介绍治疗湿疹、神经性皮炎、荨麻疹。每日用生地90g，间歇口服。共治疗37例，均获较好疗效。

1992年《新中医》中记载黄仕沛介绍黄继祖用生地治疗奇痒经验。曾治一妇，吾妹之乡邻也。全身瘙痒，不红不肿，无疹无斑，屡治罔效。吾思风则肿，热则红，今无疹无斑，恐为内虚，试令其以生地黄煲瘦肉，不拘其量，或以作汤，或以佐膳，约1个月，来函致谢，并谓按尊法服后，今已瘙痒全无矣。

7. 现代研究

现代药理研究，水煎剂有抗炎作用，有报道可降低血糖，对肾上腺皮质功能及皮质醇分解代谢有一定影响，生地还有强心、止血、补血、保肝、免疫调节、抗衰老、抗肿瘤等作用。

【选方组药】

《得配本草》：得酒、麦门冬、姜汁、缩砂良。畏芜荑、莱菔子。恶贝母。忌葱、蒜、萝卜、诸血。

得玄参，定精意；得竹茹，息惊气；麦冬为佐，复脉内之阴；当归为佐，和少阳之血；配地龙，治鼻衄交流；佐天门冬，引肺气入生精之处；使羚羊角，起阴气固封蛰之本；使通草，导小肠郁热；调鸡子白，治胎动；调蜜、酒，治热传心肺；君茯苓，除湿热伤脾；和车前汁，治血淋。生地通血脉之源。

鲜用则寒，干用则凉。上升，酒炒；痰膈，姜汁炒；入肾，青盐水炒；阴火咳嗽，童便拌炒。犯铜铁器，令人肾消。胃气虚寒，阳气衰少，胸腹痞闷，三者禁用。

1. 治温热病热入营血之身热夜甚、口干、神昏、舌绛、吐衄、便血、斑疹紫暗，常与玄参、金银花等药同用，如清营汤；亦常与赤芍、牡丹皮等同用，如清热地黄汤。

2. 治热病后期，余热未清，阴分已伤，夜热早凉，常与青蒿、鳖甲等同用，如青蒿鳖甲汤。

3. 治热病伤津，烦渴多饮，常与养阴生津之麦冬等配伍，如益胃汤。

4. 治内热消渴，热伤津液，大便秘结，常与玄参、麦冬配伍，如增液汤。

5. 治血热呕血、衄血、便血、崩漏，常与鲜荷叶、生侧柏叶同用，如四生丸。

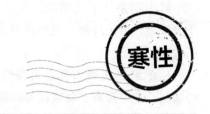

第 35 篇

白芍药治腹疼——补而收，而烦热上除

【按语】

芍药，始载于《神农本草经》，列为中品，分为白芍与赤芍两种，近代以开白花者为白芍药，开红花者为赤芍药。白芍药多系家栽，赤芍药多系野生，二者为同一科属植物，其根外观无大区别，故六朝以前统称为芍药。而以现代中药理论而论，两者是不同功效的药物，现就这篇论述白芍。

白芍味苦酸，性微寒，入肝、脾二经，主要有养血敛阴、柔肝止痛、平抑肝阳这十二字功效。以杭州产的为最佳，又称杭白芍。白芍使用时分为生用、土炒或酒炒，生白芍用于养阴、柔肝、补血、益胃；酒炒白芍用于和中缓急；土炒白芍用于安脾止泻。白芍作用广泛，在各大名方中，皆能窥其身影。如芍药甘草汤，则是利用其缓中止痛，酸甘化阴之功；四物汤（四物地芍与归芎，血家百病此方宗）、当归芍药散（当归芍药用川芎，白术苓泽六味同），则是利用其养阴血，通血脉之功；痛泻要方（痛泻要方陈皮芍，防风白术煎丸酌），则是利用其收敛肝气之功，如此等等，可见白芍功用之大。

【文献记载】

《神农本草经》：味苦，平，主治邪气腹痛，除血痹，破坚积，寒热，疝瘕，止痛，利小便，益气。

《名医别录》：主通顺血脉，缓中，散恶血，逐贼血，去水气，利膀胱、大小肠，消痈肿，时行寒热，中恶，腹痛，腰痛。

《药性论》：能治肺邪气，腹中绞痛，血气积聚，通宣脏腑壅气，治邪痛败血。

《本草衍义》：然血虚寒人禁此一物。古人有言曰：减芍药以避中寒，诚不可忽。

《药性赋》：其用有四。扶阳气大除腹痛，收阴气陡健脾经。坠其胎能逐其血，损其肝能缓其中。

张元素：白芍入脾补中焦，乃下痢必用之药。盖泻痢皆太阴病，故不可缺此。其用凡六：安脾经，一也；治腹痛，二也；收胃气，三也；止泻痢，四也；和血脉，五也；固腠理，六也。

《日华子本草》：赤色者多补气，白者治血。

《本草发挥》：芍药白补而赤泻，白收而赤散也。

《本草衍义补遗》：白芍惟治血虚腹痛，诸腹痛皆不可治。芍药白补赤泻。赤者利小便下气，白者止痛散血。

《本草求真》：白芍专入肝。有白有赤，白者味酸微寒无毒，功专入肝经血分敛气。血之盛者，必赖辛为之散，故川芎号为补肝之气；气之盛者，必赖酸为之收，故白芍号为敛肝之液，收肝之气，而令气不妄行也。

《神农本草经百种录》：芍药花大而荣，得春气为盛，而居百花之殿，故能收拾肝气，使归根返本，不至以有余肆暴，犯肺伤脾，乃养肝之圣药也。

《本草分经》：为肺之行经药。泻肝火，和血脉，收阴气，敛逆气，缓中退热。其收降之性又能入血海，治一切血病，脾热，易饥。

《本草思辨录》：芍药十月生芽，正月出土，夏初开花，花大而荣，正似少阳渐入阳明，故得木气最盛。根外黄内白，则为具木气于土中而土生其金，金主攻利，又气味苦平，故能入脾破血中之气结，又能敛外散之表气以返于里。凡仲圣方用芍药，不越此二义，以此求之方得。

【临床应用】

1. 腹痛圣药

《药类法象》：补中焦之药，得炙甘草为辅，治腹中痛之圣药也。如夏月腹痛，少加黄芩，其痛立止。若患者春夏秋三时腹疼，亦少加黄芩。若恶寒腹痛，加肉桂一分，白芍药三钱，炙甘草一钱半，此三味为治寒腹疼，此仲景神品药也。如深秋腹痛，更加桂二钱。如冬月大寒腹中冷痛，加桂一钱半，水二盏，煎一盏。

2. 利水

张锡纯医案：一妇人年三十许，因阴虚小便不利，积成水肿甚剧，大便亦旬日不通。一老医投以八正散不效，友人高夷清为出方，用生白芍六两，煎汤两大碗，再用生阿胶二两融化其中，俾病患尽量饮之，老医甚为骇疑，高夷清力主服之，尽剂而二便皆通，肿亦顿消。

《安徽中医临床杂志》：孔某，男，69岁，工人。患Ⅱ期尘肺和结核10余年。1年来两下肢浮肿，腹部胀大，伴咳嗽，少痰，叩诊有移动性浊音，舌红苔少，脉细数。处方：生白芍 90g，淮山药 50g，泽泻、茯苓、大腹皮、甘草各 10g。服 3 剂，下肢肿消，腹水明显消退，随访半年未复起。患者肺病日久，损及脾肾，三脏气阴亏虚，不能制水而为水肿。《神农本草经》谓白芍"利小便"，故真武汤中用之，但该方适用于脾肾阳虚之水肿。对于阴虚，年老体弱不任攻下者，可重用白芍以利之。

3. 肺痨咳血

清末举人罗止园经验（《止园医话》）：治肺痨咳血，常用白芍 30g，藕节 30g，生地黄 24g，三七 3g。罗氏云，方中主药是白芍，其止血之效，乃至神效而不可思议。放胆用之，即有奇效。并强调若用白芍止血，用量必需 30g 以上。

4. 胆囊炎

张锡纯：惟力近和缓，必重用之始能建功。

于伟臣经验：白芍常用量 5 ～ 15g，强调大量要算清代名医陈士铎，自制"平怒汤"白芍三两，"世人不知其功效，不敢多用，孰知白芍必多用，而后能取胜，用至二两则其力倍于寻常"。胆识兼到，一时独步。李某，男，30 岁。1982 年春患胁痛，西医诊为慢性胆囊炎。胁痛悠悠，不时剧作，赖止痛针缓解。偶劳役疲惫，胁痛大发，剧烈倍昔，便干舌红，处大柴胡汤 1 剂，其中白芍 100g，越日信告"昨天药服第一次痛就轻了，晚服第二次，夜睡很好，早起上班一直没痛"。

5. 头颈痛

《安徽中医临床杂志》：李某，男，28 岁。反复枕部疼痛 3 年，时轻时重，剧时掣痛难忍，曾摄头颅及颈椎片未见异常。某院神经科拟为"枕大神经痛"，多经治疗罔效。舌红苔少，脉弦有力。处方：生白芍 60g，桂枝 3g，葛根、丹参、甘草、生龙骨、生牡蛎各 15g。服 4 剂，头痛若失，随访 4 年未见复发。患者头痛筋掣，舌红脉弦，系肝体不足，肝用有余，风阳上扰清空所致。方中重用白芍，取其养肝阴，抑肝阳，缓急止痛之功，故收效迅捷。

6. 通便

《安徽中医临床杂志》：伍某，男，40 岁。患者因腰部外伤而入院。卧床不能活动，大便不通，腹部胀满难忍，舌红苔腻，脉弦。处方：生白芍 60g，莱菔子 10g，厚朴、枳实、陈皮各 3g，甘草 15g。服 1 剂，大便自解，腹痛腹胀消除。直到患者恢复出院，便秘未再出现。外伤而致气机郁结，大肠传导失司，故便秘，腹胀痛。本方重用白芍，以疏泄腑气而大便通。白芍通便常无通后复秘之虞，故本品亦常用于习惯性便秘的治疗。

7. 现代研究

现代药理学研究证实，白芍具有镇静、镇痛、解痉、抗血栓、扩张冠状血管和外周血管、降血压、抗菌、抗病毒、抗衰老、增强记忆力、抗疲劳、促进造血、调节免疫力等作用。芍药分为白芍药、赤芍药两种，但功效有异。白芍药重在补血养阴，赤芍药重在凉血活血。

【选方组药】

《得配本草》：乌药、没药为之使。畏硝石、鳖甲、小蓟。恶石斛、芒硝。反藜芦。

得干姜，治年久赤白带下；得犀角，治衄血咯血；配香附、熟艾，治经水不止；配川芎，泻肝；配姜、枣，温经；配川连、黄芩，治泻痢；配甘草，止腹痛，并治消渴引饮，肝火泻，胃热解也。君炒柏叶，治崩中下血；佐人参，补气；佐白术，补脾；用桂枝煎酒浸炒，治四肢痘疮痒塌，脾虚也；研末酒服半钱，治痘胀痛，或地红血散。

伐肝，生用；补肝，炒用。后重，生用；血溢，醋炒；补脾，酒炒；滋血，蜜炒；除寒，姜炒。多用伐肝，炒用敛阴。收少阴之精气。脾气虚寒，下痢纯血，产后，恐伐生生之气，若少用亦可敛阴，三者禁用。

《医学衷中参西录》：与当归、地黄同用，则生新血；与桃仁、红花同用，则消瘀血；与甘草同用则调和气血，善治腹疼；与竹茹同用，则善止吐衄；与附子同用，则翕收元阳下归宅窟。

1. 治外感风寒、表虚自汗而恶风，配伍桂枝、甘草、生姜、大枣，即桂枝汤。

2. 治阴虚阳浮引起的盗汗，配伍牡蛎、龙骨、柏子仁等。

3. 治血虚肝郁，胁肋疼痛，配伍当归、白术、柴胡等。

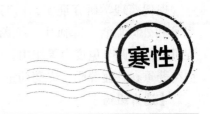

第 36 篇

赤芍药通瘀血——散而泻，而小腹可利

【按语】

赤芍味苦，性微寒，归肝经，有清热凉血、散瘀止痛之效。赤芍分为生赤芍、炒赤芍与酒赤芍，生赤芍以清热凉血力胜，多用于温病热入血分的身热出血、目赤肿痛、痈肿疮毒；炒赤芍药性偏于缓和，活血止痛而不伤中，可用于瘀滞疼痛；酒赤芍以活血散瘀力胜，清热凉血作用较弱，多用于闭经或痛经及跌打损伤。

赤白芍的功效与作用都是止痛，均可用治疼痛的病症，这是它们的共同点。不同之处，则是白芍长于柔肝止痛，多治肝脾不和；而赤芍则长于活血祛瘀止痛，多治肝郁血滞之胁痛、痛经、跌打损伤等，是活血祛瘀的常用药。

清朝医家王清任在《医林改错》里有各种治疗血瘀的方子，其中用"活血"或者"逐瘀"命名的方子，如血府逐瘀汤（血府当归生地桃，红花枳壳膝芎饶，柴胡赤芍甘桔梗，血化下行不作痨）、通窍活血汤（通窍全凭好麝香，桃红大枣老葱姜，川芎黄酒赤芍药，表里通经第一方）、少腹逐瘀汤（少腹逐瘀桃牡丹，元胡灵脂芍茴香，蒲黄肉桂当没药，调经种子第一方）等，这些方子里活血药物使用频率最高的就是赤芍（并列的还有桃仁和红花），可见赤芍之功效亦是非同小可。

【文献记载】

《医学衷中参西录》：芍药原有白、赤二种，以白者为良，故方书多用白芍。至于化瘀血，赤者较优，故治疮疡者多用之，为其能化毒热之瘀血不使溃脓也。白芍出于南方，杭州产者最佳，其色白而微红，其皮则红色又微重。为其色红白相兼，故调和气血之力独优。赤芍出于北方关东三省，各山皆有，肉红皮赤，其质甚粗，若野草之根，故张隐阉、陈修园皆疑其非芍药花根。愚向亦疑之，至奉后因得目睹，疑团方释，特其花叶皆小，且花皆单瓣，其花或粉红或紫色，然无论何色，其根之色皆相同。

《药性解》：赤者专主破血利小便，除热明眼目。

《药鉴》：赤者能泻肝家火，故暴赤眼洗与服同。

《本草纲目》：赤芍通顺血脉，散恶血，逐贼血，去水气，利膀胱大小肠，治脏腑壅气。

《药性赋》：赤芍药破瘀血而疗腹痛，烦热亦解；白芍药补虚而生新血，退热尤良。

《本经逢原》：赤芍药，酸苦微寒，无毒。

赤芍药性专下气，故止痛不减当归。苏恭以为赤者利小便下气，白者止痛和血，端不出《神农本草经》除血痹，破坚积，止痛，利小便之旨。其主寒热疝瘕者，善行血中之滞也。故有瘀血留著作痛者宜之，非若白者酸寒收敛也。其治血痹利小便之功，赤白皆得应用，要在配合之神，乃着奇勋耳。

《本草求真》：赤芍专入肝。与白芍主治略同，但白则有敛阴益营之力，赤则止有散邪行血之意；白则能于土中泻木，赤则能于血中活滞。

《本草分经》：赤芍，泻肝火，散恶血，利小肠。白补而敛，赤散而泻；白益脾能于土中泻木，赤散邪能行血中之滞。

【临床应用】

1. 衄血不止

《事林广记》：治衄血不止，赤芍药为末，水服二钱匕。

2. 血崩带下

《沈氏良方》：血崩带下，赤芍药、香附子等分为末，每服二钱，盐一捻，水一盏，煎七分，温服。日二服，十服见效。名如神散。

3. 血痢腹痛

《圣济总录》芍药汤：治疗血痢腹痛，用赤芍药、黄柏（去粗皮，炙）、地榆各50g，上三味捣筛，每服15g，以浆水一盏，煎至七分，去滓，不拘时温服。

4. 急性乳腺炎

《解放军医学杂志》1965年2卷1期：单纯用赤芍甘草汤治疗急性乳腺炎40例，均在2～4日内治愈。方用生赤芍3两，生甘草2两，加水500ml，煎取150ml为头煎，再以同样方法煎取第2剂，相隔2～3个小时服下，每日1剂。作者认为，必须掌握在急性乳腺炎的早期，有寒战发热，乳房内肿块界限不明显，表面皮肤正常或略红，有自发疼痛及压痛者。若到后期，炎症浸润较广泛，或已有脓肿形成时，则不宜此方。

5. 真心痛（冠心病心绞痛）

张振东医案（《浙江中医杂志》）：马某，男，79岁。患者心悸不安，胸部闷痛2年，昨日由于工作劳累加重而来诊。主诉：左胸阵发性闷痛，每次持续1～2分钟，气短乏力，不欲饮食，活动时胸痛心悸气短加剧。诊见患者精神疲惫，面色无华，形胖而气短，语音低微，口中黏腻。舌淡胖，苔白厚腻，脉滑结无力。心电图示缺血型S–T段改变。诊为心绞痛，证属气虚痰凝，治当补气豁痰活血，予当归芍药散加味：当归、赤芍、泽泻、胆星各10g，川芎、茯苓各12g，白术、水蛭各15g，太子参、丹参、瓜蒌各20g。水煎1剂，早晚2次分服。以上方加减服用45天，症状消失，心电图正常，痊愈出院，随访1年，未见复发。

6. 现代研究

现代药理研究，赤芍能扩张冠状动脉、抗心肌缺血，增加心肌耐缺氧能力，改善血液流变性及微循环，抑制血小板聚集，抗血栓形成，有镇痛、抗惊厥作用，还能保护肝损伤，另外还有抗菌、抗肿瘤的作用。

【选方组药】

《得配本草》：赤芍药，畏、恶、反、使，与白芍药同。得槟榔，治五淋。配香附，治血崩带下。血虚，疮溃，无实热者，禁用。

1. 赤芍清热凉血之功与牡丹皮相似，常相须为用，治温热病热入血分证和气血两燔证，如清热地黄汤、清瘟败毒饮。

2. 治血热所致吐衄，多与凉血止血药生地黄、白茅根等配伍。

3. 治血瘀经闭、痛经、癥瘕腹痛等，多与当归、川芎等配伍，如少腹逐瘀汤。

4. 治跌打损伤、瘀滞肿痛，常与活血止痛药乳香、没药等同用。

5. 治热毒疮痈，则多与金银花、天花粉等同用，如仙方活命饮。

6. 治肝热目赤肿痛、畏光多眵或目生翳障，常与清肝明目药，如菊花、夏枯草等同用。

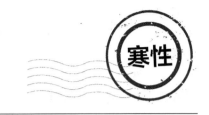

第 37 篇

麦冬生脉以清心，上而止嗽

【按语】

麦冬，始载于《神农本草经》，列为上品，是百合科常绿草本植物麦冬的块根，原名麦门冬，后简称麦冬，又名阶前草。它的根很长，横在土里，上面结着很多一粒一粒连在一起的，就是麦冬，这又叫一本横生。有些根上会结 12 枚，有些会结 14 ～ 15 枚，在形象上，麦冬便与人体经脉不谋而合，正代表这十二经脉，加任督为十四，加脾之大络为十五。可见麦冬有通络脉之功。

麦冬味甘，性微寒，归肺、胃、心三经，有养阴生津、润肺清心之效。临床上，当肺阴虚出现燥热时，麦冬可功同南沙参、北沙参一般使用，但麦冬滋阴之功更甚，同时更长于利咽喉，所以阴虚肺燥所致的咽喉不利、咽喉疼痛，有著名的时方玄麦甘桔汤，则是以麦冬为主药。

与此同时，麦冬还具有清胃热、养胃阴之效，如著名经方麦门冬汤，则是重用麦冬，以达补肺津、养阴之效，再少量配伍温燥之半夏，益气和中之人参、甘草、大枣与粳米，以此治疗中虚津伤（津液不足或气不化津）所致的剧烈咳喘、咽喉不利等症，正如《金匮要略》条文所言："大逆上气，咽喉不利，止逆下气者，麦门冬汤主之。"

麦冬更有清心火之功，出自《千金方》中著名的生脉饮，便是由人参、麦冬、五味子组成，对于夏季心气外越，阳气外散后所致的疲累无劲，可多以此三味药泡水喝，能养心气、清心火、敛心阴。

【文献记载】

《神农本草经》：味甘，平。主治心腹结气，伤中，伤饱，胃络脉绝，羸瘦，短气。

《名医别录》：主治身重目黄，心下支满，虚劳客热，口干燥渴，止呕吐，愈痿蹶，强阴，益精，消谷调中，保神，定肺气，安五脏，令人肥健，美颜色，有子。

《日华子本草》：治五劳七伤，安魂定魄，止渴，肥人，时疾热狂，头痛，止嗽。

《药性赋》：其用有四。退肺中隐伏之火，生肺中不足之金，止烦燥阴得其养，补虚劳热不能侵。

《本草新编》：泻肺中之伏火，清胃中之热邪，补心气之劳伤，止血家之呕吐。

《本草分经》：润肺清心胃经正药。泻热生津，化痰止呕，治嗽行水。

《景岳全书》：其味甘多苦少，故上行心肺，补上焦之津液，清胸膈之渴烦，解火炎之呕吐，退血燥之虚热；益精滋阴，泽肌润结；肺痿肺痈，咳唾衄血；经枯乳汁不行，肺干咳嗽不绝；降火清心，消痰补怯。复脉须仗人参，便滑中寒者勿设。

《本草崇原》：麦门冬气味甘平，质性滋润，凌冬青翠，盖禀少阴冬水之精，与阳明胃土相合。主治心腹结气者，麦冬一本横生。能通胃气于四旁，则上心下腹之结气皆散除矣。

《本草经解》：麦门冬四季不调，然采其根，必在夏至之前，是为以至阴效至阳之用。

《儒医精要》：麦冬以地黄为使，服之令人头不白，补髓，通肾气，定喘促，令人肌体滑泽，除身上一切恶气不洁之疾，盖有君而有使也。若有君无使，是独行无功矣。此方惟火盛气旺之人相宜，若气弱胃寒者，必不可饵也。凡入汤液，去心。

《医学衷中参西录》：味甘，性凉，气微香，津液浓厚，色兼黄白。能入胃以养胃液，开胃进食，更能入脾以助脾散精于肺，定喘宁嗽，即引肺气清肃下行，统调水道以归膀胱。盖因其性凉、液浓、气香，而升降濡润之中，兼具开通之力，故有种种诸效也，用者不宜去心。

【临床应用】

1. 衄血

《济生方》：麦门冬饮，用麦门冬、生地黄各一两水煎服，治衄血不止。

2. 大便不通

《温病条辨》：增液汤治阳明温病，无上焦症，数日大便不通，当下之，若其人阴素虚，不可行承气者，用玄参一两，麦冬八钱，生地八钱。水八杯，煮取三杯，口干则与饮令尽，不便，再作服。

3. 扩张型心肌病

毛进军医案（《中国中医药报》）：张某，男，38 岁，2011 年 9 月 2 日初诊。患者有扩张型心肌病史 3 年。1 个月前因感冒诱发胸闷心慌，夜间不能平卧，咳嗽等症状，在某医院诊为扩张型心肌病心力衰竭，经住院治疗，心衰症状稳定，但咳嗽无明显好转，咳有少量白色黏痰，呈阵发性，发时咳嗽剧烈，夜间较频，咳重时喘息出汗，每晚靠服用二氧丙嗪片缓解咳嗽入眠。曾用各种抗生素治疗，基本无效。诊见：咽干不适，口微干渴，口不苦，无恶寒发热，纳可，二便可，舌淡暗胖嫩，舌尖红，苔薄白腻，舌中两处剥落。脉寸浮关尺弦数。予麦门冬汤加味：麦冬 90g，清半夏 30g，党参 30g，炙甘草 20g，粳米 30g，五味子 20g，前胡 15g，大枣 8 枚（掰开）。3 剂，日 1 剂，先浸泡半小时，水煎 1 次取汁 800ml，分 4 次服（日 3 夜 1 服）。二诊时，患者诉咳嗽明显减轻，已停用二氧丙嗪。又服上方 6 剂，痊愈。

4. 肺痿（慢性肾炎）

唐忠明医案（《国医论坛》）：李某，女，36 岁，已婚，1982 年 4 月 8 日初诊。患者水肿时起时消 2 年余，历医十数，用"开鬼门""洁净府""去菀陈莝"等法，服五苓散、五皮饮、真武汤、疏凿饮子等利水方药效果不著。经某医院检查化验，诊为"慢性肾炎"，予可的松、环磷酰胺、利尿合剂等治疗，其水肿仍时起时消。医患悉以为苦，遂商治于我处。

查患者一身悉肿，目胞光亮，面白鲜明，两颧红赤，咽喉干燥不利，频频咳吐浊沫，舌体瘦小质红，乏津少苔，脉沉细略数。细揣此案，其病机演变与病症颇与《金匮要略》之肺痿相似，乃断为"水肿继发肺痿"（虚热型）。拟麦门冬汤加减治之。药用：麦冬 30g，太子参 20g，法半夏 10g，淮山药（代粳米）20g，大枣 12g，白芍 20g，甘草 10g。

二诊：上方服完 10 剂，小便量日渐增多，肿势已轻，浊沫大减，药已中病，遵岳美中教授"慢性病有方有守"之训，原方续服 10 剂。三诊：服药已 1 个月，水肿消尽，浊沫不吐，为巩固疗效，仍以养阴生津，健脾益肺之剂以善其后。随访 5 年，病未复发。

5. 吐涎不止

权东园医案（《古方新用》）：王某，女，14 岁，学生，1968 年 6 月 15 日初诊。患脑膜炎，经西医治愈后，经常口吐涎沫不止，吃东西时尤著，且伴有性情急躁，易怒，舌淡红，苔薄白，脉平不数。据《伤寒论》"大病瘥后，喜唾，久不了了，当以丸药温之，宜理中丸"之意，给以理中丸治之，效果不显。又据《金匮要略》"上焦有寒，其口多涎"之意，给以苓桂术甘汤治之，仍无效果。

　　继欲用甘草干姜汤治之，因上述温补无效，遂按虚热肺痿，用麦门冬汤治疗。麦冬21g，党参9g，半夏9g，炙草6g，大枣4枚，粳米9g，水煎，3剂。服3剂后，初见疗效，口吐涎沫有所减少。上方加重半夏、麦冬之用量，最后半夏加至24g，麦冬加至60g，每日1剂，连服20余剂，病愈涎止。

　　【选方组药】

　　《得配本草》：地黄、车前为之使。畏苦参、青葙、木耳。恶款冬、忌鲫鱼。

　　得乌梅，治下痢口渴；得犀角，治乳汁不下；得桔梗，清金气之郁；得荷叶，清胆腑之气。佐地黄、阿胶，润经血；佐生地、川贝，治吐衄。入凉药生用，入补药酒浸，糯米拌蒸亦可。气虚胃寒者禁用。

　　1. 治温燥伤肺，干咳气逆、咽干鼻燥等症，常配伍桑叶、杏仁、阿胶、生石膏等药，如清燥救肺汤。

　　2. 治肺阴亏损，劳热咯血及燥咳痰黏之症，以麦冬、天冬等分，加蜂蜜收膏，即二冬膏。

　　3. 治胃阴不足，舌干口渴等症，常配伍沙参、生地、玉竹等同用。

　　4. 治温病邪热入营，身热夜甚、烦躁不安，常配伍生地、竹叶心、黄连等，如清营汤。

　　5. 治阴虚有热，心烦失眠，常配伍酸枣仁、生地等，如天王补心丹。

　　6. 治阴虚肠燥，大便秘结，可与生地、玄参同用，如增液汤。

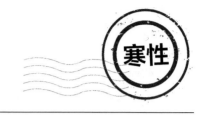

第38篇

天冬消痰而润肺，下走肾经

【按语】

天冬，始载于《神农本草经》，列为上品。天冬是百合科植物天冬的干燥块根。性寒，味甘苦，归肺、肾二经，有养阴清热、润肺滋肾、补虚除烦、生津止渴、美肤养颜之功。明代朱楠等人编著的《普济方》载有"神仙服天门冬法，服至十日，身轻目明，二十日可百病愈，颜色如花。三十日发白变黑，齿落更生。四十日行及奔马，百日服之延年矣"此方便是由天冬加熟地黄而成。

天门冬与麦门冬的性味、功能非常相似，都具滋阴润肺之功，但麦门冬兼能益胃阴、降心火，而天门冬滋补肾阴的功效更强。两者经常相伍而用，故临床称为"二冬"。

天门冬自古就被用作强壮剂，中医认为，它有止咳、除痰、强健呼吸器官之效，其性温和，无副作用，多用作消除疲劳，增强精力。它的滋阴清热力量较强，既能补肾阴又能养肺阴，但更擅长养肺阴，故在秋冬季节，及时进补天门冬，可防治燥邪引起的一系列燥热症状并能对抗肌肤干燥，保持肌肤滋润，有良好的美肤养颜作用。

【文献记载】

《神农本草经》：味苦，平。主治诸暴风湿偏痹，强骨髓，杀三虫，去伏尸。

《名医别录》：味甘，大寒，无毒。保定肺气，去寒热，养肌肤，益气力，利小便，冷而能补。

《本草经疏》：除肺肾虚热之要药也。

《本草崇原》：天门冬，性寒无毒，体质多脂，始生高山，盖禀寒水之气，而上通于天，故有天冬之名。

《本草乘雅》：门司出入，出即生也。冬司寒令，寒即水也。合天一生水，故名天门冬。天者，清肃为用；水者，澄湛为体。其能浣垢，亦谓得清肃澄湛之力耳。

《日华子本草》：贝母为使，镇心，润五脏，益皮肤，脱颜色，补五劳七伤。

《药类法象》：保肺气。治血热侵肺，上喘气促，加黄芪、人参用之为主，如神。

《药性赋》：其用有二。保肺气不被热扰，定喘促陡得康宁。

《本草发挥》：苦以泄滞血，甘以助元气，及治血妄行，此天门冬之功也。

《药笼小品》：补水，与地黄皆为补北济南之品。

《本草备要》：泻肺火，补肾水，润燥痰。

《本草新编》：专消烦除热，止嗽定咳尤善，止血消肺痈有神。

《本草纲目》：天冬清金降火，益水之上源，故能下通肾气，入滋补方，合群药用之有效。若脾胃虚寒人，单饵久，必病肠滑，反成痼疾，此物性寒酸润，能利大肠故也。润燥滋阴，清金降火。

《本草蒙筌》：保肺气不被热扰，通肾气能除热淋。止血溢妄行，润粪燥闭结。同参芪煎服，定虚喘促神方：和姜蜜熬膏，天门冬自然汁三碗，蜜一碗，姜汁半碗，共和匀熬膏。破顽痰癖动剂。肺痿肺痈，亦堪调治。盖因苦泄滞血，甘助元气，寒去肺热，此三者天门冬之功焉。虚热人加用正宜，虚寒者切禁莫服，因专泄不能专收故尔。

《医学衷中参西录》：味甘微辛，性凉，津液浓厚滑润。其色黄兼白，能入肺以清燥热，故善利痰宁嗽；入胃以消实热，故善生津止渴。津浓液滑之性，能通利二便、流通血脉、畅达经络，虽为滋阴之品，实兼能补益气分。

【临床应用】

1. 皮肤拆裂

《医学正传》：天门冬膏，治血虚肺燥，皮肤拆裂，及肺痿咳脓血。天门冬，新掘者不拘多少，净洗，去心、皮，细捣，绞取汁澄清，以布滤去粗滓，用银锅或砂锅慢火熬成膏，每用一二匙，空心温酒调服。

2. 久咳不愈

张锡纯医案：崔某向染咳嗽，百药不效，后每服松脂一钱，凉茶送服，不但咳嗽痊愈，精神比前更强。迨读《衷中参西录》药物解，知天冬含有人参性味，外刚内柔，汁浆浓润，遂改服天冬二钱，日两次，今已三年，觉神清气爽，气力倍增，远行不倦，皮肤发润，面上瘢痕全消。

3. 功能性子宫出血

李全花经验：生天冬（连皮）5钱至1两（鲜的1两至3两）置砂锅内，水煎，服用时以红糖为引，每日 1 次。注意：勿用铁器煎药。我 20 岁时患功能性子宫出血，前后共持续 7 年，曾经几次住院刮宫、输血、服药治疗及多方求医，不见好转，经一段治疗后最多维持 2 个月就又复发。由于长期出血将我折磨得面黄肌瘦、水肿乏力。在我 38 岁时，爱人从外地给我买回一把草根，据说是个秘方，经煎服后，约 3 小时出血停止。血止后我在想这是一种什么草根，难道自己就找不到吗？我就和爱人在田边、地头、沟坡遍地寻找，最后找到了天冬根，和这草根一个样。以后我的病复发了 2 次，都是用自己挖的天冬煎服后治好的，并且至今再未复发。由于这个方将我的病治好了，想到有这样好的疗效，既不花钱又没有不良反应，介绍出来对群众会有好处，能解除其他患者的病痛，于是我就大力宣传推广，并采集此药送人。10 年来，由我送药治过的功能性子宫出血和妊娠期负重引起的出血达 60 多人，效果十分满意。

4. 三才封髓丹

杜少辉医案：封髓丹加天冬、熟地、人参，始见于《卫生宝鉴》。三才封髓丹的天、地、人加强了上、中、下三焦的滋补之功。蒲辅周先生称其有益阴增液、补土伏火之功。杜少辉教授其意以治疗老年人七阴两虚，虚火所致诸症。现气阴两虚证临床多习用生脉散加味治疗，但生脉散偏于上中焦，而本方三焦并治，从下焦肾入手以治本，更符合老年人病机。

一患者，男，76 岁，糖尿病史 10 余年。近 1 个月来出现舌麻不知味，舌红剥脱，间作舌灼热，食纳可，口干，夜尿多，每晚 4 ～ 6 次，大便稍结。察其舌虽红少苔，但舌嫩，脉细，尺脉弱。处方：天冬、熟地、生地、黄柏（盐水炒）、炙甘草各 10g，党参 30g，砂仁（后下） 20g，水煎服，每天 1 剂。服药 3 剂舌上生薄白苔，服药 5 剂后舌麻好转，继续服 10 剂后舌麻大减，舌上遍布薄白苔。

5. 现代研究

现代药理研究表明，天冬可保护心肌、肝脏，有稳定血压、降低胆固醇、血糖及抗菌等功效，并有较强的清除超氧自由基的作用，从而减少动脉粥样硬化、肿瘤的发生，间接起到了延缓衰老的作用。

【选方组药】

《得配本草》：地黄、贝母为之使。畏浮萍。忌鲤鱼、铁器。

得紫菀、饴糖，治肺痿咳嗽；得乌药，治小肠偏坠；得川贝，止吐血；配花粉，治痰热结胸；配人参，定虚喘；佐玄参，治口疮；佐熟地，补肾水。服此误食鲤鱼者，浮萍汁解之。脾胃虚寒者禁用。

1.治燥邪伤肺，干咳无痰，或痰少而黏，或痰中带血，常与麦冬同用，如二冬膏。

2.治阴虚劳嗽，痰中带血，常与麦冬、阿胶等同用。

3.治内热消渴或热病伤津口渴，常配伍人参、生地黄同用，如三才汤。

4.治热伤津液的肠燥便秘，常与生地黄、玄参等同用。

5.治阴虚火旺，见潮热遗精等症，常配伍熟地黄、黄柏等同用。

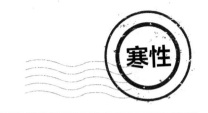

寒性

第39篇

地骨皮治夜热之劳蒸

【按语】

地骨皮，始载于《神农本草经》，列为上品，是枸杞树的干燥根皮，又名枸杞根皮。味微甘、苦，性寒，入肺、肝、肾三经，有凉血除蒸、清肺降火之效。常用于阴虚内热证，配伍补阴的药，应用非常广泛，在治疗阴虚火旺牙痛、阴虚消渴的方子中广泛使用。它还能清肺热，可用于肺热咳嗽，与桑白皮有异曲同工之妙，著名代表方是泻白散（泻白桑皮地骨皮，粳米甘草扶肺气，清泻肺热平和剂，热伏肺中喘咳医）。

地骨皮与黄柏、知母不同，虽入肾但不凉肾，而是凉骨，能退骨蒸之热，用地骨皮配牡丹皮最好，丹皮是治疗无汗骨蒸之要药，地骨皮是治疗有汗骨蒸之要药。两味药可以同时相须为用，共同退掉骨蒸劳热。

【文献记载】

《神农本草经》：味苦，寒。主五内邪气，热中，消渴，周痹。

《药类法象》：解骨蒸肌热。主消渴，祛风湿痹，坚筋骨，治表有风寒热邪、自汗。

《药性赋》：疗在表无定之风邪，主传尸有汗之骨蒸。

《药性解》：地骨皮枸杞根也，故均入肾。又入肺者，盖以其质为皮，则其用在表，肺主皮毛，所以入之。本功外与枸杞相同。

李东垣：四物汤加地骨皮、牡丹皮治妇人骨蒸最妙。

《药鉴》：凉血之妙剂也。

《纲目》：世人但知用黄芩、黄连苦寒以治上焦之火，黄柏、知母苦寒以治下焦阴火，谓之补阴降火，久服致伤元气，而不知枸杞、地骨，甘寒平补，使精气充而邪火自退之妙，惜哉！予尝以青蒿佐地骨退热，屡有殊功，人所未喻者。

《药品化义》：地骨皮，外祛无定虚邪，内除有汗骨蒸，上理头风，中去胸胁气，下利大小肠，通能奏效。以其性大寒，酒煎二两，治湿热黄疸最为神效。牡丹皮能去血中热，地骨皮能去气中之热，宜别而用。

《本草分经》：降肺中伏火，降肝肾虚火，治肝风头痛，利肠，退骨蒸。走里而又走表，善除内热，亦退外潮。凡风寒散而未尽者用之最宜。

《医学衷中参西录》：即枸杞根上之皮也。其根下行直达黄泉，禀地之阴气最厚，是以性凉长于退热。为其力优于下行有收敛之力，是以治有汗骨蒸，能止吐血、衄血，更能下清肾热，通利二便，并治二便因热下血。且其收敛下行之力，能使上焦浮游之热因之清肃，而肺为热伤作嗽者，服之可愈。是以诸家本草，多谓其能治嗽也。惟肺有风邪作嗽者忌用，以其性能敛也。

【临床应用】

1. 古方选

《本草备要》：用地骨一斤，生地五斤，酒煮服，治带下。吐血尿血，捣鲜汁服。

《寿世保元》：小便下血不止，用地骨皮，烧酒两盅，煎至七分，去渣空腹服，立止。

《先醒斋医学广笔记》：治下疳疾秘神方，用鲜小蓟、鲜地骨皮，煎浓汁浸之，不三日即愈。

2. 牙痛

《肘后方》：治风虫牙痛，用地骨皮，煎醋漱口或用水煎汤饮服亦可。

（1）《江西中医药》：傅美青等用单味地骨皮治牙痛，每获良效。方法：地骨皮50g，煎水代茶饮，一般1～2天便愈。如治刘某，男，36岁，近日饮酒、食肥甘之味致牙龈肿痛甚剧，此属实热。服药1天，痛止肿减。又治李某，男，53岁，因出差疲劳而致牙痛不肿，腰酸软，辨为虚火上炎，服药1天，痛止如常人。体会齿为骨之余，火性上炎，故牙痛多因骨中伏热。《藏府药式补正》云："地骨皮，能清骨中之热，泻火下行。"本药妙用，正因于此。

（2）《中国民间疗法》：地骨皮性寒，有凉血清热除蒸等功效。《本草纲目》载"风虫牙痛，枸杞根白皮煎醋漱之，虫即出"。谷杰法氏受其启迪，以本品50～100g加水煎液500～1000ml，放于阴凉处或冰箱内冷却，频频含漱，治疗牙痛，疗效甚佳，尤其适合只有含冷水方可缓解的牙痛。本品甘、淡、无毒，含漱期间若佐以口服本煎液30～50ml，每日3次内服，则疗效更佳。

3. 皮肤疾病

《中国中医》：地骨皮能治风者，肝肾同治也，肝有热则自生风，与外感风不同，热退则风自息。据其功效，临床中治疗某些皮肤疾病，以此药为主，内服外用均可，疗效显著，现介绍如下。

（1）荨麻疹。临床表现：周身瘙痒，搔抓后起较多红色丘疹条状团块，愈抓愈多，呈现时肌肤有热感，时起时消，烦躁不安。舌质红，苔薄黄，脉数。处方：地骨皮 30g，生地 15g，白鲜皮 10g，浮萍 6g，水煎服，日 1 剂。忌食腥辣之物。

（2）瘙痒症。临床表现：全身皮肤瘙痒，搔后触之有灼热感，每于午后及晚间痒剧，觉身上发热，测体温不高，伴手足心热，口干咽燥。舌质红，少苔，脉细数。处方：地骨皮 30g，知母 9g，胡黄连 9g，生地 12g，白鲜皮 9g，白蒺藜 9g，水煎服，日 1 剂。

（3）银屑病。临床表现：周身起较多约钱币大小红色皮损，覆有银白色鳞屑，干燥痒，触之皮损灼热。或口渴咽干，舌质红，苔黄，脉数。处方：地骨皮 30g，生地 15g，麦冬 10g，玄参 12g，苦参 9g，蝉蜕 6g，水煎服，日 1 剂。

4. 治重湿热瘀，用药崇骨皮

李孔定经验：糖尿病，以多饮、多食、多尿、形体消瘦为主要特征。李老认为，本病是多种病因聚合而成，易伴发其他病症，就一般而言，阴虚内燥，气虚血瘀为其病理特点，故其始则为消渴实证，其变则属虚损范畴。

糖尿病病因复杂，患者往往多食、多饮、多尿、消渴、乏力、瘙痒、肢体麻木等多种症状同时存在，又多兼瘀挟湿之症，若纯清热滋明，则阳气易受伐；纯温补益气，则阴津易耗散。根据上述特点，李老将本病分为 4 型论治，而这 4 型，均以地骨皮、红参、玉竹、花粉、淮山药、丹参等为基本方。方中地骨皮甘寒清润，以育真阴而不伤元阳见长。《圣济总录》记载地骨皮饮可治消渴日夜饮水不止。《神农本草经》谓其："生五内邪热，热中消渴。"《本草新编》言其："凉血、凉骨、益肾、生髓，因此通治三消，实非他药可及。"现代药理研究证实，地骨皮有显著的降低血糖作用，故为本方之君，李老每用至 60 ～ 120g。临床观察 2 型糖尿病 150 多例，一般 15 ～ 30 天血糖恢复正常，症状控制，显效率达 95% 以上。

5. 现代研究

现代药理研究，地骨皮有解热、降血压、降血糖、降血脂等作用，对伤寒杆菌、甲型副伤寒杆菌与弗氏痢疾杆菌有较强的抑制作用。

【选方组药】

《得配本草》：制硫黄、丹砂。得生地、甘菊，益肝肾阴血；配青蒿，退虚热；得麦冬、小麦，治骨节虚燔；配红花研末，敷足趾鸡眼，作痛作疮；君生地，治带下，湿热去也。

鲜者，同鲜小蓟煎汁洗，治下疳；鲜者捣碎，煎浓汤淋洗恶疮；脓血不止，更以细白穰贴之即愈；去骨热，甘草汤浸一宿，焙干用。刮去粗皮，取细白穰，可贴疮。中寒者禁用。

1. 治阴虚发热之骨蒸盗汗、低热不退、小儿疳积发热等症，配以鳖甲、知母等，如清骨散。

2. 治血热妄行所致之呕血、衄血、尿血等，配伍白茅根、侧柏叶等同用。

3. 治邪热袭肺，肺气失降，肺络损伤之咳嗽气喘、痰中带血等，配以桑白皮、甘草等，如泻白散。

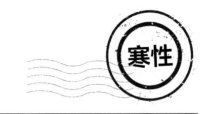

第 40 篇

知母退肾经之火沸

【按语】

知母，始载于《神农本草经》，列为中品，是百合科植物知母的根茎，色白，外表有毛，须将毛清洗后方可切片入药。知母味微甘而略苦，因其采挖季节不同，分为春知母与秋知母，春知母性平，秋知母性寒，但皆可入肺、胃二经，是典型的清热泻火药，功效与石膏相似，常相须为用，有滋阴降火、润燥滑肠、利大小便之效，可治疗肺胃实热、阴虚燥咳、骨蒸潮热、阴虚消渴、肠燥便秘等证。

临床运用知母，因其性寒味苦，常须配伍搭档。最著名的配伍有两组，一是知母配石膏，专清肺胃之热，用于上焦，如白虎汤；一是知母配黄柏，专清肾中火邪，用于下焦，如知柏地黄丸。还有著名止咳方——知母、贝母、款冬花，专治咳嗽一把抓。

【文献记载】

《神农本草经》：味苦，寒。主治消渴，热中，除邪气，肢体浮肿，下水，补不足，益气。

《本草崇原》：知母质性滋润，得寒水之精，故气味苦寒，有地参、水参之名。又名连母、母者，皮有毛而肉白色，禀秋金清肃之气，得寒水之精，而禀秋金之气，须知水之有母也。

《药性论》：主治心烦躁闷，骨热劳往来，生产后褥劳，肾气劳。憎寒虚损。患人虚而口干，加而用之。

《日华子本草》：治热劳，传尸，疰病，通小肠，消痰止嗽，润心肺，补虚乏，安心，正惊悸。

《药类法象》：泻足阳明经火热圣药也。大寒，补益肾水膀胱之寒，主用之如神。

《用药法象》：泻无根之肾火，疗有汗之骨蒸，止虚劳之阳，滋化源之阴。

《主治秘诀》：其用有三。泄肾经之火一也，作利小便之佐使二也，治痢疾脐下痛三也。肾经本药。苦欲上头引经，皆须用酒炒。

《本草乘雅》：知母，天一所生，水德体用具备者也。原夫金为水母，知母者，如子知有母也。

《景岳全书》：故其在上，则能清肺止渴，却头痛，润心肺，解虚烦喘嗽，吐血衄血，去喉中腥臭；在中则能退胃火，平消瘅；在下则能利小水，润大便，祛膀胱肝肾湿热，腰脚肿痛，并治劳瘵内热，退阴火，解热淋崩浊。古书言知母佐黄柏，滋阴降火，有金水相生之义。盖谓黄柏能制膀胱命门阴中之火，知母能消肺金制肾水化源之火，去火可以保阴，是即所谓滋阴也。

《医学衷中参西录》：味苦，性寒，液浓而滑。其色在黄、白之间，故能入胃以清外感之热，伍以石膏可名白虎（二药再加甘草、粳米和之，名白虎汤，治伤寒温病热入阳明）。入肺以润肺金之燥，而肺为肾之上源，伍以黄柏兼能滋肾（二药少加肉桂向导，名滋肾丸），治阴虚不能化阳，小便不利。

是以愚治热实脉数之证，必用知母，若用黄芪补气之方，恐其有热不受者，亦恒辅以知母，惟有液滑能通大便，其人大便不实者忌之。

张隐庵：知母皮外有毛，故除皮毛之邪气；肉厚皮黄，兼得土气，故治肢体浮肿。

【临床应用】

1. 水肿

《千金方》：有人患水肿腹大，其坚如石，四肢细小，劳苦足胫肿，少饮食便气急，此终身之疾，服利下药不瘥者，宜服此药，微除风湿，利小便，消水谷，岁久服之乃可得力，瘥后可常服，其所用药，则加知母于五苓散中，更增鬼箭羽、丹参、独活、秦艽、海藻也。

2. 二母合用

《证治准绳》：知母、贝母各等分，名曰二母散。治疗肺热燥咳，此二药善入肺经，泻肺热，润肺燥。

3. 通便

时逸人经验：辛酉岁冬，余族中有某氏者，患诸气膹郁，痰饮积于肺中。医有用易氏治郁法而郁不为之少舒，有用《太平惠民和剂局方》攻痰诸法而痰不为之便下。彼待余至，症已兼旬矣。余因其病在肺，肺气为之闭塞，于原方中重加知母。须臾便下，其病良已。

4. 小便失禁

范富权经验：曾某，男，年逾古稀，向来每食必用辛辣，虽饮汤亦必加入，方能快意。某年患小便不能制约，滴沥而下，脉浮洪数。经多医治疗，均认为高年肾虚，用附桂八味、知柏八味等药，无一收效。当初发病时，范氏曾为之诊脉，曰："曾老脉象为火盛有类白虎证。"范氏时未医，以其高年未敢为之处方。后经他医，治疗 2 个月，仍未见效，行睡小便自流出，以小铁罐藏于裤头，颇以为苦。后偶与某刘姓老医师研究此症，主用独味知母 9g 予服，即夜小便通畅，二三服而愈。

田阳县一男病者，坐下方欲按脉，彼即云小便急，快步而行，回来始为之诊脉。据云小便点滴，行坐一急即出，医治已经 3 年，屡服补肾药未效。范氏诊其脉弦数，诊断为肾火亢盛。为之处方，独用知母 15g 为剂。翌日来诊云，小便已正常，仍按前法，再服 2 剂痊愈。

5. 现代研究

现代药理研究，知母用于温热病、高热烦渴、咳嗽气喘、燥咳、便秘、骨蒸潮热、虚烦不眠、消渴淋浊、抗菌、解热、降血糖、抗肿瘤等，还有抗血小板作用，能影响肾上腺素能和胆碱能神经系统的作用。

【选方组药】

《得配本草》：得黄柏及酒良。得人参，治子烦；得地黄，润肾燥；得莱菔子、杏仁，治久嗽气急；配麦冬，清肺火。

拣肥润里白者去毛，铜刀切片，犯铁器，损肾。欲上行，酒拌焙燥；欲下行，盐水润焙。肠胃滑泄，虚损发热，二者禁用。

1. 治肺热咳嗽，阴虚燥咳，常与桑白皮、地骨皮同用，如知石泻白散。

2. 治肺阴不足，燥热内生，干咳少痰，常与贝母、麦冬等药同用，如二冬二母汤。

3. 治胃热口渴，消渴症，常与石膏、熟地、麦冬等同用，如玉女煎。

4. 治消渴，常与山药、黄芪等同用，如玉液汤。

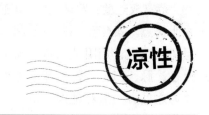
凉性

第 41 篇

葛根止渴而解肌

【按语】

葛根，始载于《神农本草经》，列为中品，为野葛或甘葛藤的干燥根。味甘、辛，性凉，入脾、胃二经，有解肌退热、生津止渴、升阳止泻之效。葛根又名一尺藤，寓意今天绑一截绳子，在这苗藤上做一记号，明天可发现其长了一尺。故而葛根可通人体督脉，鼓舞阳气上升。《草药歌诀》上言"软藤横行经骨间"，所有软藤类的药物，如葛根、青风藤、海风藤、络石藤，它们都能疏通经脉，治疗各类经脉痹阻引起的风湿痹痛。临床常用的著名方剂有葛根汤、柴葛解肌汤、葛根芩连汤等，皆是以葛根为主药，在经方中，常能看到葛根的身影。

葛根还有"亚洲人参"的美誉，葛粉（葛根打粉）亦称之为"长寿粉"，在日本还被誉为"皇室特供食品"。常食葛粉能调节人体机能，增强体质，提高机体抗病能力，抗衰延年，永葆青春活力。

另，还有野葛上未开放的花蕾，叫葛花。所谓诸花皆散，葛根与葛花，一个入胃，一个入肝，皆有解酒毒之效，临床上多用葛花，配伍白豆蔻、橘皮等同用，如著名的葛花解酒汤，以开水泡服，每次 3～12g，能让酒毒与湿热消失于无形。

【文献记载】

《神农本草经》：味甘，平。主消渴，身大热，呕吐，诸痹，起阴气，解诸毒。葛谷，主下痢，十岁已上（十年以上的下痢皆可治）。

《名医别录》：主治伤寒中风头痛，解肌发表出汗，开腠理，疗金疮，止痛，胁风痛。

《本草拾遗》：生者破血，合疮，堕胎，解酒毒，身热赤酒黄，小便赤涩。

《药类法象》：治脾胃虚而渴，除胃热，善解酒毒，通行足阳明经之药。

《本草纲目》：轻可去实，升麻、葛根之属。益麻黄乃太阳经药，兼入肺经，肺主皮毛。葛根乃阳明经药，兼入脾经，脾主肌肉。故二味药皆轻扬发散，而所入迥然不同也。散郁火。生葛根重解肌清热，煨葛根重升清止泻。

《本草汇言》：清风寒，净表邪，解肌热，止烦渴。泻胃火之药也。

《本草备要》：轻宣解肌，升阳散火。生葛汁大寒，解温病大热，吐衄诸血。

《本草经疏》：解散阳明温病热邪之要药也。

《药鉴》：发伤寒之表邪，止胃虚之消渴。解中酒之苦毒，治往来之温疟。能住头疼，善疏疮疹。入柴胡疗肌表，功为第一。同升麻通毛窍，效实无双。其汁寒凉，专理天行时疫，且止热毒吐衄。其粉甘冷，善解酒后烦热，更利二便燥结。花能醒酒不醉，壳能治痢实肠，诚阳明圣药也。

李东垣：干葛，其气轻浮，鼓舞胃气上行，生津液，又解肌热，治脾胃虚弱泄泻圣药也。

【临床应用】

1. 肩凝症

王荣山经验：《伤寒论》记载"太阳病，项背强几几，无汗恶风，葛根汤主之"。可见项背强几几是因经气不利所致，葛根有轻清舒筋之功效，故治肩凝症可选葛根汤，重用葛根至120g，并取得满意效果。如1972年，刘某病肩凝症数月，经过中西药物治疗罔效。患肩疼痛，局部灼热，臂后旋抬举受限，颈项亦牵引疼痛。即用葛根汤加威灵仙、秦艽治之，方中用葛根120g，白芍30g，每日1剂，服3剂而病瘥。

2. 脱肛

舒士健经验（《浙江中医杂志》）：治一男性，40岁，病脱肛2年，近半个月来泄泻复发，直肠下垂1.5cm，局部触痛，并有血性分泌物，曾服补中益气汤不应，后用原方重加葛根60g，服2剂即见好转，再服5剂病愈。

3. 重用葛根

陈建新经验（《南方医话》）：余用葛根治外感风热之头痛，项背强痛，肌肉酸痛和湿热泻痢或脾虚泄泻、热病口渴等症均以量大取效，每每下笔即120g一剂，药房中人因量大曾质询于余。葛根甘、辛、凉，归脾胃经，辛味虽有发散之力，使本品具发表、解肌、升阳透疹之功，但甘味重而辛味轻，其升透力并不强，兼之性凉并不甚寒。而脾虚泄泻则葛根宜炒，世人有土炒，用米汁浸润后炒至老黄，与方中诸药同煎亦获其效，米汁有健脾胃作用，炒后葛根凉性减，升发清阳之力增。

余用葛根大量取效来自如下三证。

（1）以生活中实例证之：世人每用塘葛菜或生鱼煲葛汤，一家四口每用 1～1.5 公斤葛煲汤，实即 1000～1500g，四人平均分之，每人 250～270g，诚然为鲜品，但葛根 120g 仅及一半或 1/3 而已，故虑其升散太过或过凉诚属多余之虑。

（2）其次证之古人：仲景《伤寒论》葛根芩连汤证"喘而汗出"用葛根 0.25 公斤。《梅师方》治热毒下血用生葛根 1 公斤。

（3）三证之今人：有郭姓患者，女，33 岁。1983 年 2 月来诊，连日头项痛不能转侧，微恶寒，舌淡苔薄，脉浮紧，笔者头二诊 4 剂均用桂枝加葛根汤（葛根初诊 15g，二诊 30g），上午服药下午头项痛即止，转动自如。

1983 年秋，有李姓患儿，男性，2 岁。患秋季泄泻 3 天，日下十数行，前医以葛根芩连汤用葛根 12g 不效，笔者以同方葛根 30g，按上法处理，下午服药，当晚泻即止。由此看来，葛根重用而取奇效，无论从生活饮食或长期临床实践都说明葛根重用得当，可药到病除。

4. 慢性鼻窦炎

王秉岳经验：葛根用于治疗慢性鼻窦炎，为已故老中医贾亚夫所授。王氏在 20 余年的临床应用中，共治疗 170 例，有效率达 88%。基本方：葛根 30g，桂枝 6g，白芍 6g，生姜 3 片，大枣 6 枚。鼻塞重者加辛夷，涕黄黏者加用鱼腥草。水煎服，日 1 剂，分 2 次服。

5. 中暑

向守蓉经验：向氏早年曾遇一老妇冉氏，67 岁。顶日田间劳作中突感头昏、恶心、口渴、汗出、四肢无力而昏倒在地，继而手足搐搦、小便失禁，诊为中暑。当即抬置阴凉处，宽衣风凉，就地取野生鲜葛根一块捣汁，频频喂服半时许后上述诸症遂减，送返家中嘱家人自取野生鲜葛根捣汁，并与凉盐开水交替服用，4 小时后，上述诸症痊愈，次日照常劳作。

此后，每遇中暑患者均立即将其撤离高温湿热现场而置阴凉通风处，先兆中暑仅予鲜葛根捣汁频饮即愈；轻症中暑以鲜葛汁与凉盐开水交替饮服；对重症中暑予头部冷敷，鲜葛根、鲜藕分别捣汁，用生绿豆末冷盐开水绞汁，三汁交替饮服。以葛根为主共治疗中暑 63 例，均获良效。

6. 现代研究

现代药理研究，葛根有解热作用，乙醇浸剂较煎剂解热作用为强；葛根煎剂、浸剂和总黄酮都有一定降压作用。另外，葛根煎剂及葛根素有降血糖作用，所含异黄酮类化合物有降血脂作用，葛根素还有抗血小板聚集及益智、抗氧化、抗肿瘤等作用。

【选方组药】

《得配本草》：得葱白，治阳明头痛。佐健脾药，有醒脾之功；佐粟米，治热渴虚烦；同升、柴，有散火之力。阳气郁于脾胃者，状如表证，而饮食如常。

生葛汁解温病，并治大热吐衄。如无鲜者，滚水泡绞汁冲服。多用伤胃气，升散太过。太阳病初起勿用，误用引贼破家。表虚多汗，痘疹见点后，俱不宜用。

1. 治外感表证发热，无论风寒抑或风热，皆可选用，尤其以症见项背强痛者，更为适宜，如葛根汤、桂枝加葛根汤。

2. 治脾虚泄泻，常配伍党参、白术等同用，如七味白术散。

3. 治湿热泻痢，常配以黄连、黄芩等，如葛根芩连汤。

4. 治疹出不畅，常配升麻等同用，如升麻葛根汤，并以兼有津伤口渴者最为适宜。

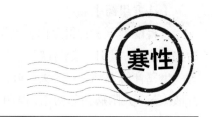
泽泻补阴而渗利

【按语】

泽泻，始载于《神农本草经》，列为上品，是泽泻科植物泽泻的干燥根茎。味甘淡，微苦，性寒，入肾与膀胱经，最重要的功效便是利水渗湿。但观其名，两字皆为水字旁，且泽泻多生于湖泊、水泽边，正所谓凉利之药生湿地，足见其利水之功非凡。

《神农本草经》上言茯苓能利小便，猪苓可利水道，泽泻能消水，三者都属淡渗之物，功用亦全在利水。故仲圣经方中的五苓散、猪苓汤，常把它们三者连用。三者同用，强强联合，称之为利水三药。

但猪苓利的是三焦水，三焦为水道；茯苓利的是膀胱水，膀胱乃州都之官，为水府，小便从此而出；而泽泻利的是肾水，肾者主水，百川归海，而泽泻利水之余还能泄热，故水热互结，或湿热为患，皆可用之。

【文献记载】

《神农本草经》：味甘，寒。主治风寒湿痹，乳难，消水，养五脏，益气力，肥健。久服耳目聪明，不饥，延年轻身，面生光，能行水上。

《日华子本草》：通小肠，止遗沥，尿血，催生难产，补女人血海，令人有子，叶壮水藏。下乳，通血脉。

《药类法象》：除湿之圣药也。治小便淋沥，去阴间汗。

《主治秘诀》：其用有四。入肾经，去旧水养新水，利小便，消水肿。

《景岳全书》：其功长于渗入祛湿，故能行痰饮，止呕吐泻痢，通淋沥白浊，大利小便，泻伏火，收阴汗，止尿血，疗难产疝痛，脚气肿胀，引药下行。《黄帝内经》云："除湿止渴圣药，通淋利水仙丹。"

《本草分经》：泻膀胱及肾经火邪，利小便，功专利湿行水。治一切湿热之病，湿热除则清气上行，故又止头旋。

《本草蒙筌》：泽泻，多服虽则目昏，暴服亦能明目，其义何也？盖泻伏水，去留垢，故明目；小便利，肾气虚，故目昏。二者不可不知。

《本草通玄》：盖相火妄动而遗泄者，得泽泻清之而精自藏，气虚下陷而精滑者，得泽泻降之而精愈滑矣。

《药品化义》：凡属泻病，小水必短数，以此（泽泻）清润肺气，通调水道，下输膀胱，主治水泻湿泻，使大便得实，则脾气自健也。因能利水道，令邪水去，则真水得养，故消渴能止。

《医经溯洄集》：张仲景八味丸（肾气丸）用泽泻，是则八味丸之用泽泻者非他，盖取其泻肾邪，养五脏，益气力，起阴气，补虚损之功。

【临床应用】

1. 古方选

《千金方》：治湿热黄疸，面目身黄，用茵陈、泽泻各一两，滑石三钱。水煎服。

《本草纲目》三白散：治冒暑霍乱，小便不利，头晕引饮，用泽泻、白术、白茯苓各三钱。水一盏，姜五片，灯心十茎，煎八分，温服。

2. 重用泽泻治肥胖

朱良春经验：泽泻甘淡性寒，其功长于利水，人皆知之，且经现代药理研究证实。但其用量若大于 30 g（汤剂），亦可通大便，此则朱氏在长期临床中观察所得。然他认为泽泻之功，尚不止此二端，常重用泽泻治疗单纯性肥胖、高胆固醇血症、脂肪肝、糖尿病及原发性高血压。朱老结合古今认识，对高脂血症及单纯性肥胖、脂肪肝曾拟一方，名"降脂减肥汤"（制苍术、黄芪、泽泻、淫羊藿、薏苡仁、冬瓜皮、冬瓜子、干荷叶、决明子、丹参、半夏、山楂、枳壳）水煎服，或改作丸剂亦可。

3. 泽泻汤治冒眩

刘渡舟医案：1967 年在湖北潜江县，治一朱姓患者，男，50 岁，因病退休在家，患病已 2 年，百般治疗无效。其所患之病，为头目冒眩，终日昏昏沉沉，如在云雾之中。且两眼懒睁，两手发颤，不能握笔写字，颇以为苦。切其脉弦而软，视其舌肥大异常，苔呈白滑，而根部略腻。辨证：此证为泽泻汤的冒眩证。因心下有支饮，则心阳被遏，不能上煦于头，故见头目冒眩；正虚有饮，阳不充于筋脉，则两手发颤；阳气被遏，饮邪上冒，所以精神不振，懒于睁眼。至于舌大脉弦，无非是支饮之象。

治法：渗利饮邪，兼崇脾气。处方：泽泻 24g，白术 12g。此方即泽泻汤。药仅两味，而功效甚捷。患者服药后的情况，说来亦颇耐人寻味。他服第 1 煎，因未见任何反应,乃语其家属曰:"此方药仅两味,吾早已虑其无效,今果然矣。"孰料第2煎服后,覆杯未久,顿觉周身与前胸后背渍渍汗出,以手拭汗而有黏感,此时身体变爽,如释重负,头清目亮,冒眩立减。又服2剂,继续又出些小汗,其病从此而告愈。

4. 单味泽泻治阵发性眩晕

范准成经验(《河北中医》):李某,男,74 岁,阵发性眩晕 3 个月。每隔一二天或六七天发作一次,发作时头目昏花,视物旋转,如坐舟中,不能站起,时有恶心,甚则呕吐痰涎。须闭目静卧 1 小时左右,方可减轻。发作过后,头昏如蒙,走路时头重脚轻,胸闷,食少,体力衰减,曾服中西药物不效。血压 120/80mmHg,舌苔薄白而腻,脉濡缓。2 年来左耳听力减退,逐渐加重。此乃痰浊内蕴,上蒙清阳而致眩晕,即丹溪所谓"无痰不作眩"也。嘱单服泽泻一味,每日 20g,沏水服。

服药 5 日,眩晕消失,恶心亦除,白腻之苔渐化,饮食恢复正常。服药至 10 日,头脑清爽,步行轻快,已能在田间劳动。1 年后随访,病情无反复。

体会:张仲景对痰饮引起的眩晕主张利小便,如"心下有支饮,其人苦冒眩,泽泻汤主之""吐涎沫而颠眩,此水也,五苓散主之"。

我以往在临床上,对眩晕甚则呕恶,证属痰浊者,常在复方中重用泽泻、茯苓等利尿渗湿药而收效。在此基础上,为观察单味泽泻的疗效,两年来,我单用泽泻一味治疗此病十余例,也收到了和复方类似的效果。李时珍谓:"泽泻,有治头旋、聪明耳目之功。"诚乃宝贵之谈。

5. 用量之别

《黄仕沛经方医话》:关于泽泻的用量,我也是以仲景书为"标杆"的。我们临床应该实事求是,不能持"医者意也",便无根据地忖测。仲景用泽泻治眩,两首方,一是五苓散,用十八铢,一是泽泻汤,用五两,上下幅度颇大。而泽泻汤是治"苦冒眩"的,苦者,苦楚也,是较严重的,且是突发的。可见,仲景用药是很重视"量效关系"的。量足才达到相应的药效。眩晕重且急,所以要大量。仲景方关于量效关系的方比比皆是。如桂枝加桂汤、大青龙汤等,所以泽泻治眩晕,尤其是较重的,非重不可。我以前用泽泻多是 45g、60g。效亦不错,但遇较重的往往不效,因此加重至 90g,或 120g,疗效明显增加。而且,服用相当一段时间都没有任何不适,也不会因用量重而尿量增多,或减少。

6. 现代研究

现代研究证明,泽泻有利尿作用,能增加尿量,增加尿素与氯化物的排泄,对肾炎患者利尿作用更为明显；并且还有降压、降血糖、抗菌、抗炎、抗脂肪肝作用。

【选方组药】

《得配本草》：畏海蛤、文蛤。忌铁。配白术，治支饮；配麋衔、白术，治酒风。健脾，生用或酒炒用；滋阴利水，盐水炒。多服昏目。肾虚者禁用。

1. 治水湿停蓄之水肿、小便不利，常与茯苓、猪苓等同用，如五苓散。

2. 治湿热蕴结膀胱之热淋，表现为小便短赤、淋漓涩痛，常与木通、车前子等同用。

3. 若湿热下注之带下，可与龙胆草、黄柏等配伍。

4. 治肾阴不足，相火偏亢所致之遗精、潮热、盗汗等症，常与山茱萸、熟地黄等同用，如六味地黄丸。

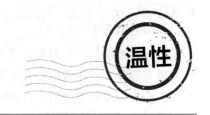

第 43 篇

麻黄散表邪之汗

【按语】

麻黄，始载于《神农本草经》，列为中品，为植物草麻黄、中麻黄或木贼麻黄的干燥草质茎，主产于西北地区，味辛，微苦，性温，归肺、膀胱经。麻黄有三大功效：发汗解表、平喘、利尿。质地很轻，能够轻清上浮而走表，世称发表散邪第一要药，发汗之力极强，著名的经方麻黄汤，即是发汗解表第一方。另，麻黄有双向调节功能，须切记，发汗用茎，止汗用根。

五脏之中，肺为上焦，主皮毛，一旦风寒侵袭，最易伤肺，麻黄能解表，亦能宣肺，故又称为宣肺平喘之要药，如著名经方小青龙汤、麻杏石甘汤等，皆是利用麻黄此功效。

中医有提壶揭盖之说，肺为水之上源，膀胱为水之下源，麻黄通过宣肺揭盖，进而开通水道，便有助于下焦膀胱利尿消肿。

注：元气虚及四肢无力者不能使用，否则会发汗不止，损伤元气。

【文献记载】

《神农本草经》：味苦，温。主治中风伤寒头痛，温疟，发表出汗，去邪热气，止咳逆上气，除寒热，破癥坚积聚。

《名医别录》：止好唾，通腠理，束伤寒头痛，解肌。不可多服，令人虚。

陶弘景：麻黄疗伤寒解肌第一药。

《主治秘诀》：其用有四。去寒邪，肺经本，发散风寒，去皮肤寒湿及风。

《本草纲目》：麻黄乃治肺经之专药，故治肺病多用之。仲景治伤寒，尤汗用麻黄，有汗用桂枝。

《本经疏证》：栽此物之地，冬不积雪，为其能伸阳气于至阴中，不为盛寒所凝耳。

《景岳全书》：若寒邪深入少阴、厥阴筋骨之间，非用麻黄、官桂不能逐也。但用此之法，自有微妙，则在佐使之间，或兼气药以助力，可得卫中之汗；或兼血药以助液，可得营中之汗；或兼温药以助阳，可逐阴凝之寒毒；或兼寒药以助阴，可解炎热之瘟邪。此实伤寒阴疟家第一要药，故仲景诸方以此为首，实千古之独得也。此外如手太阴之风寒咳嗽，手少阴之风热斑疹，足少阴之风水水肿，足厥阴之风痛目痛，凡宜用散者，惟斯为最。然柴胡、麻黄俱为散邪要药，但阳邪宜柴胡，阴邪宜麻黄，不可不察也。

《神农本草经百种录》：麻黄，轻扬上达，无气无味，乃气味之最清者，故能透出皮肤毛孔之外，又能深入积痰凝血之中。凡药力所不到之处，此能无微不至，较之气雄力厚者，其力更大。盖出入于空虚之地，则有形之气血，不得而御之也。

《医学衷中参西录》：麻黄，味微苦，性温。为发汗之主药。于全身之脏腑经络，莫不透达，而又以逐发太阳风寒为其主治之大纲。

陆九芝：麻黄用数分，即可发汗，此以治南方之人则可，非所论于北方也。盖南方气暖，其人肌肤薄弱，汗最易出，故南方有麻黄不过钱之语；北方若至塞外，气候寒冷，其人之肌肤强厚，若更为出外劳碌，不避风霜之人，又当严寒之候，恒用七八钱始能汗者。夫用药之道，贵因时、因地、因人，活泼斟酌以胜病为主，不可拘于成见也。

【临床应用】

1. 重用祛湿痹

雷仕卓经验：曾亲见一处方，方中麻黄生用量达 50g，询其曰该方为祖上所传，专治风寒湿痹，麻黄一药用量曾达 100g 之多，闻者咋舌，然其方确乎神效。

魏某，男，52 岁。主诉下肢痿软，无力行走，多拄杖勉而行之，时感疼痛，尤以阴雨天为甚，病程缠绵达 2 年之久。该医者遂拟一方：麻黄 50g，桂枝 50g，血竭 5g，白芷 10g，制二乌各 10g，川牛膝 10g，熟地黄 10g，制乳没各 10g，黄芩 10g，当归 10g，威灵仙 10g。每日 1 剂，研末吞服，早、晚各 1 次，服药 10 余剂后，患者即愈，现随访近 1 年，行走如常，疼痛全无，且工作多月。

麻黄生用发汗力强，医家一向慎之，然本方中麻黄不具发表的作用，而具温经通络、祛风除湿的作用。《外科证治全生集》有"麻黄得熟地则通络而无发表之功"之论，《金匮要略》中也载"风湿相搏，一身尽痛"，其诸多方中也常入麻黄，对于风寒湿痹所致疼痛，可明显提高止痛作用。就此方而论，麻黄性温能通，辛能散寒，故具温通经络、祛风散寒之功，对风湿痹阻所致疼痛，行之有效。

总之，方中不拘古法，大胆新奇，用麻黄50g，合用熟地黄10g，使麻黄失去发表之功，独奏活血通络、祛风除湿之效。诸药合用，直达病所，共建奇效。

2. 郑惠伯经验（《长江医话》）

（1）重症肌无力：属于中医痿证范围。1959年郑医师曾治一例。患者系女教师，30余岁。其咀嚼肌、吞咽肌、眼肌都麻痹，每日饭前必须注射新斯的明，才能咀嚼吞咽。中药曾用温补脾肾之类，如黄芪、附片、党参、白术、仙茅、淫羊藿、当归、川芎及人参再造丸，疗效不明显。后于方中加入麻黄，剂量由6g增至15g，患者病情大有好转，最后不用新斯的明亦能自己进食。

（2）颜面神经麻痹：中医谓风中经络，多以牵正散为主，辅以针灸治疗，有一定疗效，但收效缓慢。郑医师曾治何某，已用牵正散加味及针灸治疗1周无效。便在原方（白附子、全蝎、僵蚕、蝉蜕、防风、荆芥、当归、川芎、桂枝、白芍、白芷）中加入麻黄、葛根，服3剂患者颜面即牵正。此后，凡遇此病，开始就加入麻黄，疗效明显提高。

（3）治疗多发性神经根炎后遗症，将麻黄加入补阳还五汤中，经多例的临床观察，均获较好的疗效。

（4）遗尿，是小儿常见病，多为肾气不足，膀胱虚寒。常用方如缩泉丸、桑螵蛸散，有一定的效果，但很难速效。如加入麻黄，收效即快。

（5）用麻黄治子宫脱垂的来历，乃四川忠县黄天星医师用加味乌头汤治风湿痹，于无意中治愈老年妇女多年不愈的子宫脱垂（三度下垂），后在当地推广，曾治愈近百例二至三度子宫下垂。其方中有麻黄24g，他曾将麻黄减量，则效果较慢；若去麻黄，则基本无效。其方如下：黄芪24g，麻黄24g，二乌各15g，川芎12g，白芍12g，黄芩12g，生地15g，甘草6g，蜂蜜60g。

麻黄的以上妙用，古今已有所论，并非独创。至于麻黄的广泛运用，尚有不少新的苗头，如用于心律过缓、抗过敏、脑血栓等。麻黄的临床应用，还有一些奥妙，则非管窥所能见其全貌也。

3. 湿温病

甄绍先经验：甄氏近年来在治疗湿温、鼓胀等病，属湿浊久羁不去者，常加麻黄，屡收桴鼓之功，从中略受启迪。如治一湿温病，男，38岁。经用西药10余日，病无转机，乃求诊于余。证属湿重于热，初以藿朴夏苓汤、瓜蒌薤白半夏汤化裁，服药1周，热退身凉，病情缓解。但胸闷，脘痞，心悸不除，纳呆，大便干结，体倦肢怠，舌体胖大，边有齿痕，舌苔白润，脉濡缓，原方加麻黄6g，水煎服。用药2剂，诸症若失，嘱再进2剂，病告愈。

4. 麻黄递增治寒翳

肖国士经验：1968年春，肖氏遇一李姓老人，因患目翳前来门诊求治。其自诉：20年前，在四川患过此病，经某医投大剂麻黄内服而速愈，深信麻黄治翳之功。看过几家医院，请求开麻黄都被拒绝，再次请求开麻黄内服。言辞恳切，不可不信。经查看眼部，翳色深沉，白睛暗赤紫胀，且伴有畏冷、头痛、身痛、脉沉等症状，确为宜用麻黄发散之寒翳。

当即选四味大发散加当归尾、赤芍以活血；蝉蜕、木贼以退翳。投以常量，麻黄用9g。连服3剂，无不良反应。仍投前方麻黄增量到15g，又服3剂，仍无不良反应，自觉疼痛减轻，查看翳障较前缩小，白睛暗赤大减。仍投前方，麻黄增量到24g，连服2剂，患者自觉胸中有些不舒，头稍昏，但畏冷、头痛、身痛等症状已消失，翳障继续缩小，白睛暗赤基本消退。再减为常量，连服5剂。除黑睛留有薄翳外，其他症状全部消失。

5. 通便

邓全四经验：邓氏在临床中体会到麻黄有通便之功，配伍他药可治疗便秘症。如治董某，男性，80岁。10年来大便秘结，每次服用西药果导才能缓解，近期服用多种中西药，效不显，食欲减退，脉大无力，舌红苔薄白水滑。药用：麻黄25g，白术20g，杏仁15g，甘草5g。每日1剂，水煎服。服3剂大便通畅。每次便秘，投用此方即效。

白术、杏仁、甘草，三味药虽能治便秘，但在临床中不用麻黄只用这三味药，疗效不显著，有个别患者还出现胸闷感。特别是老年体虚，肺失宣降，气化不足，津液不能润大肠，泻下之药不可用，使用此方每能获效。邓氏长期用于临床，未见一例汗出不止，确为实践经验。

【选方组药】

《得配本草》：余当审证施治。如妄用误汗，为害不浅。得肉桂，治风痹冷痛；佐半夏，治心下悸病，寒气泄也；佐射干，治肺痿上气，寒气外包，火气不通达故痿；使石膏，出至阴之邪火，为石膏之使。

发汗用茎，折去根节，先煎十余沸，以竹片掠去浮沫。沫能令人烦，根节能止汗，故去之。或蜜拌炒用亦可。惟冬月在表，真有寒邪者宜之。凡服麻黄药，须避风一日，不尔，病复作难疗。用麻黄汗不止，冷水浸头发，用牡蛎、糯米粉扑之。

1. 治肺气壅遏所致之喘咳证时，多与杏仁等配伍，如三拗汤。

2. 治外寒内饮，咳嗽气喘，痰多清稀者，常与干姜、细辛等同用，如小青龙汤。

    3. 治肺热喘咳，可与石膏、甘草等同用，如麻杏石甘汤。

    4. 治水肿兼有表证时，常与白术、生姜等同用，如越婢加术汤。

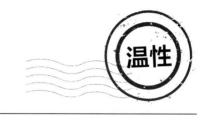

第44篇

官桂治冷气之侵

【按语】

　　肉桂，始载于《神农本草经》，列为上品，是肉桂树接近根部的干燥树皮，气味具厚，专往下走；而桂枝则以靠近树顶上的为最好，便于上行，升散。肉桂性味辛、温，入心、肝、脾、肾经。官桂，即指肉桂之品质佳，上乘桂皮，古代为"官人"所用进贡品，故称官桂。临床疗效较好，一般指十年以下肉桂之干皮和粗皮加工而成，不是指现时商品之官桂。

　　肉桂有三大作用：补火助阳、散寒止痛、温通经脉，在古籍中记载，肉桂还有引火归元之功，专能补命门之火，故有治下元虚冷之要药的美称。而与肉桂同属发散类药的还有附子、细辛，相对而言，肉桂香味较足，香能醒脾，故肉桂在发散温通的同时，还可以固守中土，而附子、细辛则是完全走散，有散无守，肉桂相对则比较温和。常用的方剂有著名的肾气丸、桂附理中丸、交泰丸等等。

【文献记载】

　　《神农本草经》：味辛，温。主上气咳逆，结气喉痹，吐吸，利关节，补中益气。

　　《名医别录》：坚骨节，通血脉，理疏不足；宣导百药，无所畏。

　　《珍珠囊》：去卫中风邪，秋冬下部腹痛。

　　《玉楸药解》：肉桂，温暖条畅，大补血中温气。

　　《用药心法》：散寒邪，治奔豚。

　　《药性赋》：气之薄者，桂枝也；气之厚者，肉桂也。气薄则发泄，桂枝上行而发表；气厚则发热，肉桂下行而补肾——此天地亲上、亲下之道也。

　　《本草崇原》：桂木凌冬不凋，气味辛温，其色紫赤，水中所生之木火也。

《本草新编》：肉桂数种，卷筒者第一，平坦者次之，俱可用也。

《本草汇》：肉桂，散寒邪而利气，下行而补肾，能导火归原以通其气，达子宫而破血堕胎，其性剽悍，能走能守之剂也。

《日华子本草》：治一切风气，补五劳七伤，通九窍，利关节，益精，明目，暖腰膝，破痃癖癥瘕，消瘀血，治风痹，关节挛缩，续筋骨，生肌肉。

《本草分经》：补命门相火之不足，能抑肝风而扶脾土，引无根之火降而归元，治痼冷沉寒，疏通血脉，发汗去营卫风寒。

《医学衷中参西录》：味辛而甘，气香而窜，性大热纯阳。其为树身近下之皮，故性能下达，暖丹田，壮元阳，补相火。其色紫赤，又善补助君火，温通血脉，治周身血脉因寒而痹，故治关节腰肢疼痛及疮家白疽。木得桂则枯，且又味辛属金，故善平肝木，治肝气横恣多怒，若肝有热者，可以龙胆草、芍药诸药佐之。《神农本草经》谓其为诸药之先聘通使，盖因其香窜之气内而脏腑筋骨，外而经络腠理，倏忽之间莫不周遍，故诸药不通透达之处，有肉桂引之，则莫不透达也。

【临床应用】

1. 古方选

《会约医镜》：桂附杜仲汤，治疗真寒腰痛，六脉弦紧，口舌青，阴囊缩，身战栗，肉桂三钱，附子三钱，杜仲二钱，煎热服。

《肘后方》：治产后腹中冷痛，用肉桂打粉，温酒送服方寸匕，每日三次。

2. 二桂合用

何任经验：何老常将肉桂末与桂枝合用，温阳气，鼓舞气血，治疗低血压病症，收到了良好的效果。如治患者沈某，男，33岁，1995年2月15初诊。某院诊为急性泛自主神经感染所致的直立性低血压。直立时经常要晕倒，测血压：卧位16/10.5kPa、坐位10.5/6.5kPa、站位6.5/1.3kPa。患者神情萎顿，苔薄白，脉满软。处方在参、芪补气血药物基础上，加桂枝9g、肉桂末3g（分2次，每次1.5g吞服）。前后坚持服药5个月左右，直立时晕倒症状已消失，日常生活能自理，测血压：卧位17/10kPa、坐位13/8.5kPa、站位10/7kPa，并能和健康人一样骑自行车或步行外出。药服至今诸症稳好，已恢复上班。

3. 敷贴肚脐治泄泻

孙谨臣经验：小儿泄泻，以伤食和风寒者为多。孙谨臣老中医常取川椒、肉桂为末，外敷脐窝。川椒、肉桂皆为"气厚纯阳"之品，两药合用，"入太阴燥湿，入少阴补火，入厥阴暖肝，系治寒凝、气滞、血瘀之妙品，苟非因重寒所致者则不宜轻投"。两药原用于内服，今外治小儿单纯性消化不良

腹泻不下百余例，安全有效。

蒋某，女，6个月。因过纳而伤脾胃，吐泻时作。便次日数行，薄如蛋花汤。舌苔白厚腻，指纹淡暗，即以肉桂、川椒各1.5g，共研细末，分作两份备用。先取一份置于脐窝，暖脐膏药一张贴护（亦可用纱布袋盛贮，置于脐上，束以绷带），24小时后揭去，将另一份用上，方法同前。经敷贴一次，泄泻止，腹胀消。嘱节制乳食，不宜过饱，庶免再泻。

4. 肾阳不足牙痛

于昌贵经验：钟某，素体阳虚，因工作劳倦太过而发牙痛。自认为牙痛多为热证，阳明胃火与风热相搏，图服药之便，自服牛黄解毒丸，初服痛虽减轻，继则复痛。求治于余，开始认为上牙痛属足阳明，下牙痛属手阳明，且过去给其他患者治牙痛，有内热者用玉女煎加细辛，清透阳明，喜透开塞，牙痛即止，乃亦投玉女煎与治，但无效。进一步细察其证因，阳虚之体，遇劳而发，牙痛绵绵不愈，令其口含冷水则痛剧，含热则舒，非属胃热之证，而为阳虚之故。投肉桂5g，泡开水饮服，当晚即能安睡，次晨痛止，继服5g，牙痛未见复发。

此病者体素阳虚，当为肾阳不足而致虚阳上越、肾火上浮所致的牙痛，用上肉桂温肾阳，引火归原，故有效也。

5. 单味肉桂治痛经

蒋健医案：陈某，女，18岁，2008年3月4日就诊。患者主诉素有痛经，月经来临时持续疼痛1～2天，伴胃脘疼痛、恶心。顷诊，经水即将来临，苔薄黄，舌下静脉迂曲，脉细。处方：肉桂末10g。嘱痛经欲发作开始时，吞服肉桂末2g，再痛再服。二诊（3月11日）：于痛经欲发作时，遵嘱吞服肉桂末2g，疼痛程度甚轻，半小时之内痛经即止，并无胃痛、恶心发生。后因痛未再至，故未再服药。诉数年来再未曾有过此痛经。

【选方组药】

《得配本草》：畏生葱、石脂。得人参、甘草、麦门冬、大黄、黄芩，调中益气；得柴胡、紫石英、干地黄，疗吐逆；蘸雄鸡肝，治遗尿。

入阳药，即汗散；入血药，即温行；入泄药，即渗利；入气药，即透表。痰嗽咽痛，血虚内燥，孕妇，产后血热，四者禁用。

1. 治肾阳不足，命门火衰所致的畏寒肢冷、腰膝软弱、阳痿、尿频等症，常与附子、熟地、山茱萸等温补肝肾药同用，如桂附八味丸。

2. 治脾肾阳衰所致的脘腹冷痛、食少便溏等症，常配附子、干姜、白术等同用，如桂附理中丸。

3. 治阴疽，可配熟地、鹿角胶、麻黄等，如阳和汤。

4. 气血虚寒，痈肿脓成不溃，或溃后久不收敛等外科疾患，常配黄芪、当归等，如托里黄芪汤。

5. 气衰血少之证，常以少量肉桂配入补气养血药中，有温运阳气，鼓舞气血生长的功效。如十全大补汤、人参养荣汤中皆用此。

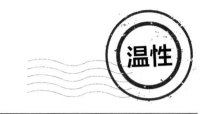

温性

第45篇

木香调气治腹痛

【按语】

木香，始载于《神农本草经》，列为上品，是一种依附在其他树上的藤类植物，但药用部分却是其根部。产于广东广西的为广木香，云南的为云木香，四川的为川木香，但以前两者为最佳。木香味辛，性温，入三焦、肝、脾三经，有行气止痛、调中导滞之效。

古籍中记载木香是专入三焦的气分药，因其上能泻肺气，中能和脾胃之气，下能疏肝肾之气，故又称其为治气之总药。且木香与补虚药同用，可奏补而不滞之效。

当三焦气滞，气化不利时，最典型的病症便是痢疾，即里急后重。而对治痢疾的常用药中，必不可少的便是木香，最常用的治痢疾方，即是香连丸，以木香调三焦之气，黄连清中焦湿热，两者结合，正中痢疾病机。而香连丸中的木香，多为煨木香，即是将木香用湿面团包住，置锅内炒干后，再将木香取出，如此，木香得谷气，则更加和缓。

【文献记载】

《神农本草经》：味辛，温。主治邪气，辟毒疫温鬼，强志，治淋露。久服不梦寤魇寐。

《名医别录》：治气劣，肌中偏寒，主气不足，消毒，杀鬼、精物、温疟、蛊毒，行药之精。

《药性赋》：调诸气不可无，泄肺气不可缺。

《药类法象》：木香，除肺中滞气，若治中下焦结滞，须用槟榔为使。

《本草会编》：木香，与补药为佐则补，与泄药为君则泄也。

《本草汇言》：广木香，言治气之总药，和胃气、通心气、降肺气、疏肝气、快脾气、暖肾气、消积气、温寒气、顺逆气、达表气、通里气，管统一身上下内外诸气，独推其功。然性味香燥而猛，如肺虚有热者，血枯脉躁者，阴虚火冲者，心胃痛属火者，元气虚脱者，诸病有伏热者，慎勿轻犯。

《日华子本草》：治心腹一切气，止泻，霍乱，痢疾，安胎，健脾消食。疗羸劣，膀胱冷痛，呕逆反胃。

《景岳全书》：味苦辛，性温。气味俱厚，能升能降，阳中有阴。行肝脾肺气滞如神，止心腹胁气痛甚捷。和胃气，止吐泻霍乱；散冷气，除胀疼呃逆。

《本经逢原》：生用理气，煨熟止泻。

【临床应用】

1. 古方选

《简便单方》：治一切走注，气痛不和，用广木香温水磨浓汁，加点热酒调服，可以行气止痛，治疗一切食物积滞胀满诸痛。

《阮氏小儿方》：治内钓腹痛（内钓者，腹痛多喘，唇黑囊肿，伛偻反张眼尾赤，此胎中受风及外惊所致），用木香、乳香、没药各五分，水煎服之。

一小儿曲腰而啼，面青唇黑，此寒气所乘内钓腹痛也。用五味异功散加木香、干姜一剂，与母服之顿愈。

《百一选方》：一人食蟹，多食柿子，至夜大吐，继而吐血，昏不知人。一道人云，唯木香可解，遂磨木香汁水灌之，随即渐渐苏醒而愈。

2. 参香汤

朱致纯经验：《药性论》里说木香"治霍乱吐泻"，《名医别录》里说苦参"除伏肠澼"。二药配伍使用是朱老师治疗湿热泻泄、肠游下痢的简易方剂，名"参香汤"。其药简力专，临床应用30余年疗效卓著，20世纪70年代朱老曾用本方系统治疗观察83例急性细菌性痢疾的住院患者尽获痊愈。参香丸机制和香连丸大同小异。

3. 胆绞痛

高冬来经验（《黄河医话》）：实践体会，胆绞痛，木香、大黄为必用之品，二药之剂量均以15g为宜。然木香属辛香燥烈之品，大剂久服必有伤阴之弊，故在痛止之后，即应减量乃至停服，以免用药过度，造成不良后果。

4. 治气闭耳聋

龚士澄经验：凡人恚怒之后，突然耳不闻声，或侧卧时耳紧贴枕、醒来听觉障碍，虽针刺听宫、听会穴不效，我们用生广木香适量，研细如灰，入麻油中，炖一沸，置冷，每次滴2～4滴于耳底，每日3次，能较快恢复听觉。

5. 水肿

巴昆杰经验（《安徽中医学院学报》）：曾治疗一水肿患者，用苓桂术甘汤合肾气丸加木香而愈。数年后患者以水肿复发就诊，辨证同前，故仍用前方治疗，惟缺广木香 1 味，患者服后不但无效，水肿反有欲增之势，疑病不胜药，仍以原方加大各药量，然药后仍不见寸功。遂嘱患者方中补入木香，果然服药后小便通利，水肿渐消。自此凡治水肿无论属虚属实，均在辨证选方基础上佐以木香，皆应手取效。笔者认为木香之功不在退肿，而在木香的协同之效，一则能行气以助气化，气行则水行；二则借其行散之性，使方中补药不致腻而不行；三则水肿之人脾胃多滞，广木香芳香悦脾，能助脾运化。一药三用而水肿遂消。

【选方组药】

《得配本草》：得木瓜，治霍乱转筋腹痛；得黄芩、川连，治暴痢；得川柏、防己，治脚气肿痛；配煨姜，治冷滞；配枳壳、甘草，治小儿阴茎肿或痛缩；配没药，疗便浊，如因热邪而浊者不宜用；配冬瓜子，治闭目不语，中气不省也；佐姜、桂，和脾胃；使皂角，治心痛；合槟榔，疗中下气结。

理气，生用不见火；实肠，面裹煨用。痰气，磨汁；治痢，川连制；温补调气，入药煎服。脏腑燥热，胃气虚弱，阴虚及气脱者，禁用。

1. 治脘腹气滞胀痛，常与枳壳、川楝子、延胡索等配用。

2. 治食积气滞，湿热互阻，下痢后重者，常与槟榔、枳壳、大黄、黄连等配伍，如木香槟榔丸。

3. 治脾运失常，导致肝失疏泄，症见湿热郁蒸、胁肋胀痛、口苦苔黄，甚或发生黄疸，常与疏肝理气的柴胡、郁金、枳壳及清热利湿的大黄、茵陈、金钱草等同用。

4. 治脾胃气虚，运化无力，见脘腹胀满、不思饮食，或呕吐腹泻、喜温喜按、舌苔白腻等症，常与党参、白术、砂仁等配伍，如香砂六君子汤。

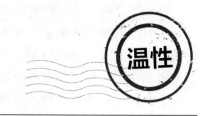

第46篇

沉香降气治腰疼

【按语】

沉香，即沉香树，主产来自国外东南亚地区，如马来西亚、菲律宾等，是一种热带植物，以含树脂多、香气浓、味苦者为佳。现国内主产在广东、海南一带，属于同科属的白木香树，现临床多用此，作用相同，并无明显差异。沉香因泡在水里，会自动沉到水底，或是半浮半沉在水中，且香气十足，故名沉香。

沉香是常用的理气药之一，味辛、苦，性温，归脾、胃、肾三经，有行气止痛、降逆调中、温肾纳气之功效，故用沉香为主药的中成药治疗胃病有意想不到的效果，可谓简、验、便、廉。北京同仁堂大药房里所记载的一千多个中医药方子里，用到沉香的药方多达三百个！《中国基本中成药》中使用沉香的中成药达四十七种。如：时疫救急丹、大活络丹、回天再造丸、沉香化滞丸、理气舒心丸、小儿奇应丸、十香返生丹、清心滚痰丸、妇宁丸、妇科通经丸、洁白丸等等，可见其珍贵的药用价值。

【文献记载】

《名医别录》：疗风水毒肿，去恶气。

《海药本草》：主心腹痛，霍乱，中恶邪鬼疰，清人神，并宜酒煮服之。诸疮肿，宜入膏用。

《本草衍义》：今医家用以保和卫气，为上品药，须极细为佳。今人故多与乌药磨服，走散滞气，独行则势弱，与他药相佐，当缓取效，有益无损。

《本草通玄》：温而不燥，行而不泄，扶脾而运行不倦，达肾而导火归元，有降气之功，无破气之害，洵为良品。

《药性赋》：其性暖，故能抑阴助阳，扶补相火；其气辛，故能通天彻地，条达诸气。除转筋霍乱，和噤口泻痢，调呕逆胃翻喘急，止心腹胀满疼痛，破癥瘕，疗寒痰，和脾胃，逐鬼疰恶气，及风湿骨节麻痹，皮肤瘙痒结气。

张洁古：辛热纯阳，补右肾命门。

《本草纲目》：治上热下寒，气逆喘急，大肠虚闭，小便气淋，男子精冷。

《本草备要》：诸木皆浮，而沉香独沉。故能下气而坠痰涎。怒则气上，能平则下气。能降亦能升。气香入脾，故能理诸气而调中。

《本草新编》：引龙雷之火下藏肾宫，安呕逆之气，上通于心脏，乃心肾交接之妙品。又温而不热，可常用以益阳者也。

《医林纂要》：坚肾，补命门，温中，燥脾湿，泻心，降逆气，凡一切不调之气皆能调之。并治噤口毒痢及邪恶冷风寒痹。

《本草再新》：治肝郁，降肝气，和脾胃，消湿气，利水开窍。

【临床应用】

1. 古方选

王好古《医垒元戎》：诸虚寒热，冷痰虚热，冷香汤，用沉香、附子（炮）等分，水一盏，煎七分，露一夜，空心温服。

吴球《活人心统》：胃冷久呃，用沉香、紫苏、白豆蔻仁各一钱，为末。每柿蒂汤服五、七分。

《百一选方》：心神不足，火不降，水不升，健忘惊悸，朱雀丸，用沉香五钱，茯神二两，为末，炼蜜和丸小豆大。每食后人参汤服三十丸，日二服。

《普济方》：肾虚目黑，暖水脏，用沉香一两，蜀椒（去目，炒出汗）四两，为末，酒糊丸梧桐子大。每服三十丸，空心，盐汤下。

严子礼《济生方》：大肠虚闭，因汗多，津液耗涸者，用沉香一两，肉苁蓉（酒浸焙）二两，各研末，以麻仁研汁作糊，丸梧桐子大。每服一百丸，蜜汤下。

2. 嗳气反酸

28 岁的梁小姐有嗳气反酸、上腹烧灼感等症状 1 年半，到多家医院就诊，医生均诊断为慢性胃炎（胃酸增多型），口服双层胃友、小檗碱、雷尼替丁等未见效，故到某上级医院中医科求诊。中医师诊断为胃痛（慢性胃炎胃酸增多型），给予沉香化气丸口服，7 天症状缓解；20 天症状消失。巩固治疗 1 个半月，随访 3 个月未见复发。

3. 现代研究

现代研究表明，沉香在治疗消化系统疾病、呼吸系统疾病、心脑血管疾病、神经系统疾病，以及外科、妇科、儿科、五官科和皮肤科疾病等方面都有显著疗效，在抗肿瘤、抗风湿病及美容等方面也有较好的作用。

【选方组药】

《得配本草》：切要忌火。得木香，治胞转不通；佐苁蓉，治大肠虚秘；佐熟地，能纳气归肾。中气虚及阴血衰，水虚火炎者，禁用。

1. 治寒凝气滞，胸腹胀闷作痛之症，常与乌药、木香、槟榔配伍，即沉香四磨汤。

2. 治胃寒呕吐、呃逆等症，可配丁香、白豆蔻、柿蒂等药同用。

3. 治下元虚冷，肾不纳气之虚喘，可与附子、肉桂、补骨脂等配伍。

4. 治痰饮咳喘，上盛下虚之症，常与苏子、前胡、厚朴、陈皮、半夏等化痰止咳、降气平喘之品同用。

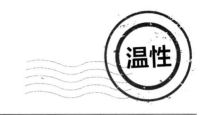

温性

第47篇

丁香止呕，暖胃家之冷

【按语】

丁香，始载于《药性论》，为桃金娘科植物丁香的干燥花蕾。多系栽培，主产于马来西亚、印度尼西亚等地，我国广东亦有栽培。丁香长似铁钉，上大下尖，又因其气味浓烈，故称丁香。味辛，性温，气味芳香浓烈，尝后有麻舌感。丁香温散沉降，药力较强，入脾、胃经，善温中散寒、降逆止呕，是治疗胃寒呕吐、呃逆之要药，如丁香柿蒂散，则以其为主药。又因其入肾经，故能温肾助阳。同属温热药，但肉桂温能发表，而丁香温则可和胃。

因丁香辛温香燥，容易伤阴助火，故热证及阴虚火旺者慎服。丁香还属于十九畏禁忌药，不能与郁金同用。

【文献记载】

《药性论》：臣，能主冷气腹痛。

《日华子本草》：治口气，反胃，鬼疰，虫毒，及疗肾气，奔豚气。

《开宝本草》：主温脾胃，止霍乱壅胀，风毒诸肿，齿疳䘌，能发诸香。其根疗风热毒肿。

《本草纲目》：治虚哕，小儿吐者，痘疮胃虚，灰白不发。

《药鉴》：消疳癖，气胀翻胃。腹内冷痛，壮阳暖腰。去胃寒，定呕酸。

《本经逢原》：温胃进食，止呕定泻，虚冷下痢白沫之要药。

《本草正》：温中快气。治上焦呃逆，除胃寒泻痢，七情五郁。

《本草汇》：疗胸痹、阴痛，暖阴户。

《医林纂要》：补肝，润命门；暖胃，去中寒；泻肺，散风湿。

《本草再新》：开九窍，舒郁气，去风，行水。

【临床应用】

1. 古方选

《简要济众方》：治伤寒咳噫不止及哕逆不定，用丁香一两，干柿蒂一两。焙干，捣罗为散。每服一钱，煎人参汤下，无时服。

《太平圣惠方》：治鼻中息肉，丁香绵裹纳之。

《百一选方》：治小儿吐逆，用丁香、半夏（生用）各一两。同研为细末，姜汁和丸，如绿豆大。姜汤下二三十丸。

《摘元方》：治朝食暮吐，用丁香二十五个研末，甘蔗汁、姜汁和丸，莲子大，噙咽之。

《千金翼方》：治霍乱、止吐，用丁香十四枚，以酒五合，煮取二合，顿服之。用水煮之亦佳。

《太平圣惠方》：治久心痛不止，用丁香半两，桂心一两，捣细。罗为散。每于食前，以热酒调下一钱。

《怪证奇方》：治痈疽恶肉，用丁香末敷之。外用膏药护之。

2. 表里俱虚与目疾

《本草纲目》：宋太医陈文中，治小儿痘疮不光泽，不起发，或胀或泻，或渴或气促，表里俱虚之证。并用木香散、异功散功效，倍加木香官桂，甚者丁香三五十枚，官桂一二钱，亦有服之而愈者。此丹溪所谓立方之时，必运气在寒水司天之际，又值严冬郁遏阳气，故用大辛热之剂发之者也。若不分气血、虚实、寒热、经络，一概骤用，其杀人也必矣。

《抱朴子》：凡有病在目者，以丁香、黄连、乳汁煎注之，皆愈。此得辛散苦降养阴之妙。

3. 呃逆

杜雨茂经验：用药经验的获得，有时也常来自意外的差错，或偶然的发现，甚至来自某一医疗事故的启示。对此也应注意留心，从中勘识恰到好处之量。

记得我曾治三原一因患幽门梗阻而呕吐不止的18岁患者，患者呃逆频作，食则即吐，形体明显消瘦，西安某医院经消化道钡透等检查，诊为幽门梗阻，给她准备手术治疗。术前，病家抱着一线希望求治于余。

余据证处以半夏泻心汤加砂仁、丁香等，嘱先取1剂，少量多次频服，若效，可续服。药后，患者呃逆减轻，呕吐开始缓解，遂继取前药2剂。但由于司药粗心，一时大意，竟将方中的丁香5分认作3钱（过去处方中，钱与分之手写体较相似）。患者服后，自述该药辛辣异常，迥非前药，但自觉咽部却顿时通利，而有豁然贯通之感，呃逆、呕吐不止之症随即顿除。患者家属来告，余也颇感蹊跷，后经检视其药，才知丁香量大之故。

余平时用丁香不过钱，由是凡遇幽门梗阻而吐、呃逆较甚者，余便不受此限，而放胆量大用之，获效甚捷。此非拣药有误，岂能识丁香量大之利，如此之意外发现，临床中不乏其例，应善于分析，及时总结。

4. 降气和胃

杜雨茂经验：旋覆代赭汤之益气降逆人所共知，可惜有时却疗效平平。笔者于方中加公丁香 2～3g，严重者可用至 9g。临床证实其降逆平嗳及止呕之效，远较原方为佳。曾经接触幽门不全性梗阻患者呈现呕吐、嗳气不止，身体日渐羸弱，病势危急者多人，经用此法调治，均转危为安，逐渐痊愈。公丁香气味芳香雄烈，性温而降，其化浊降逆、和胃之效堪为此类药之佼佼者，故可大大提高旋覆代赭汤之功用。

【选方组药】

《得配本草》：畏郁金。忌火。得五味子，治奔豚；配甘蔗、姜汁，治干呕。气血盛，火盛呕，口气盛，三者禁用。脾有郁火，溢入肺中，失其清和之气，而秽浊之气上行，则发为口气。

1. 治胃寒呕吐、呃逆，以及少食、腹泻等，常与人参、生姜同用，如丁香柿蒂汤。

2. 治胃寒呕吐，可与半夏同用。

3. 治脾胃虚寒，吐泻食少，可与砂仁、白术同用。

4. 治肾阳不足所致的阳痿、脚弱，可与附子、肉桂、巴戟肉等同用。

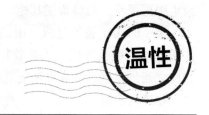

温性

第48篇

藿香止吐，壮胃脘以温

【按语】

藿香，又名山茴香，始载于《名医别录》，为唇形科植物广藿香和藿香的全草，味辛，性微温，归脾、胃、三肺经，是一味重要的芳香化湿理气之药。主产于广东、海南等地，其中以产于广州地区的质量最优，因此就有了"广藿香"的说法。藿香分藿香叶与藿香梗，叶偏于散邪，梗偏于宽中理气。

藿香一般生长在水湿之地，正所谓凉利之药生湿地，又因其芳香醒脾，故化湿之功显著。而藿香不单能解表，更能调和中焦脾胃，古籍言其"芳香而不嫌其猛烈"，不如香薷、苍术等药辛烈，因此它是一个微温的药。最著名的暑天常用药藿香正气散，即是以藿香为主药，专利用其芳香化湿，开胃止呕，以及发表解暑之功，对治各种暑天病症。

【文献记载】

《本草图经》：脾胃吐逆为要药。

《药类法象》：疗风水，去恶气。治脾胃，吐逆、霍乱、心痛。

《药性赋》：其用有二。开胃口能进食，止霍乱仍除呕逆。

《本草再新》：解表散邪，利湿除风，清热止渴。治呕吐霍乱，疟，痢，疮疥。梗：可治喉痹，化痰，止咳嗽。

《本草正义》：藿香，清芬微温，善理中州湿浊痰涎，为醒脾快胃，振动清阳妙品。

《药性解》：开胃口，进饮食，止霍乱，除吐逆。

《景岳全书》：此物香甜不峻，善快脾顺气，开胃口，宽胸膈，进饮食，止霍乱呕吐，理肺化滞。加乌药等剂，亦能健脾；入四君同煎，能除口臭。亦疗水肿，亦解酒秽。

《本草分经》：入脾、肺。快气和中，开胃止呕，去恶气及上中二焦邪滞。

【临床应用】

1. 古方选

《百一选方》：霍乱吐泻垂死者，服之回生。用藿香叶、陈皮各半两，水二盏，煎一盏，温服。

《滇南本草》：治小儿牙疳溃烂出脓血，口臭，嘴肿，用土藿香，入枯矾少许为末，搽牙根上。

《普济本事方》：治鼻炎，藿香为末，用牛胆汁或猪胆汁丸，每服一钱。

2. 霍乱

王堉医案（《醉花窗医案》）：管香病愈未一个月，其兄伟卿大令，在都候选，忽有友人招饮，醉饱之余，又苦炎热，自恃气壮，吃西瓜一颗。卧后觉腹中绞痛，吐泻并作。夜已四更，遣人招余。余询其由，知为霍乱，命服藿香正气丸，不必往视也。其家人逼之不已，疑予深夜懒行，因随之去。见伟卿呻吟不已，腹膨膨如鼓。余笑曰："西瓜作怪也。"问小便利否？曰："否。"乃命其家人循腹极力推下之，不十度，腹中辘辘有声，溺下数碗，而痛少止矣。因仍使服藿香正气丸。次午衣冠来谢曰："西瓜如此可恶，余当与绝交也。"为之一笑。

3. 干霍乱（绞肠痧、乌痧胀）

孙一奎医案（《续名医类案·霍乱》）：沈继庵内人，患发热头痛，遍身痛，干呕口渴，胸膈胀闷，坐卧不安。医与参苏饮，其干呕愈甚，又加烦躁。孙诊之，则右手洪大倍于左，左浮数，曰："干霍乱也。"以藿香正气散去白术、枯梗，加入白扁豆、香薷，一帖吐止。惟口渴额痛尚未除，以石膏、香薷、滑石各五钱，橘红、藿香、葛根各二钱，槟榔、木瓜各一钱，甘草五分，姜三片。一帖而愈。

4. 心腹极痛

陈三农医案：一妇，暑月方饭后，即饮水而睡，睡中心腹痛极，肢冷上过肘膝，欲吐利而不得吐利，绞痛垂死，六脉俱伏。令以藿香正气散，煎汤吐之。一吐减半，再吐而安矣。

5. 妊娠疟疾

薛己医案（《女科撮要·保胎》卷下）：一妊娠三个月，饮食后因怒患疟，连吐三次，用藿香正气散二剂，随用安胎饮，一剂而愈。

【选方组药】

《得配本草》：得滑石，治暑月吐泻，加丁香尤效；配豆仁，治饮酒口臭。胃弱、胃热而呕，阴虚火旺者，禁用。

1. 治湿阻中焦，中气不运，见脘腹胀满、食欲不振、恶心呕吐者，常与苍术、厚朴、半夏等同用，如不换金正气散。

2. 治暑月外感风寒，内伤生冷而致恶寒发热、头痛脘痞、呕恶泄泻者，常与紫苏、半夏、厚朴等同用，如藿香正气散。

3. 治湿温初起，湿热并重者，常与清热去湿的滑石、黄芩、茵陈蒿等同用，如甘露消毒丹。

4. 治脾胃湿浊引起的呕吐，常单用或配伍半夏，止呕效果更好。对其他呕吐，亦可随症配伍。如湿热者配黄连、竹茹；脾胃虚弱者，配党参、甘草；妊娠呕吐，配砂仁、半夏等等。

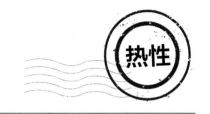

第 49 篇

吴茱萸走小腹疗寒疼

【按语】

吴茱萸,始载于《神农本草经》,列为中品,是吴茱萸树上的成熟果实,主产于江浙一带(古称吴地),故名吴茱萸。中药中还有一味叫"山茱萸"的药,与吴茱萸是完全不同的药类,要注意区分。

吴茱萸味辛、苦,性大热,有小毒,入肝、脾、胃、肾经,有散寒止痛、降逆止呕、助阳止泻之效。与花椒相似,皆属温热药,但花椒偏走脾肺,吴茱萸则偏走肝肾、脾胃之经。吴茱萸能温肝降逆,和清胃热的黄连配伍,便是有名的左金丸,专治肝郁化火、肝胃不和的呕吐等症。古籍称吴茱萸"散厥阴之风寒,燥脾家之湿,芳香,下气开郁,降浊"。常用到吴茱萸的汤方,如散寒止痛的温经汤、吴茱萸汤,温肾止泻的四神丸等等。

因吴茱萸是有小毒的药,一般用量都控制在 10g 以内,一旦超过,便容易引起头晕、视觉障碍等不良反应,这便是李时珍所说的"动火伤目"。故须及时停药,便可逐渐恢复。

【文献记载】

《神农本草经》:味辛,温。主温中下气,止痛,咳逆,寒热,除湿血痹,逐风邪,开腠理。

《名医别录》:主去痰冷,腹内绞痛。

《药性论》:能主心腹疾积冷,心下结气,疰心痛。治霍乱转筋,胃中冷气,吐泻腹痛,不可胜忍者。

《本草衍义》:此物下气最速,肠虚人服之愈甚。

《药类法象》:治寒在咽嗌,噎塞胸膈不利。下利寒气,用之如神,诸药不可代也。

《药性赋》:其用有四。咽嗌气噎塞而不通,胸中冷气闭塞而不利,脾胃停冷腹痛而不住，心气刺痛成阵而不止。

《本草纲目》：开郁化滞，治吞酸，厥阴痰涎头痛，阴毒腹痛，疝气血痢，喉舌口疮。

《药鉴》：又能顺折肝木之性，治吞吐酸水如神。厥阴头痛，引经必用。大哉！茱萸，乃驱阴之捷方，回阳之妙药也。

《本草分经》：疏肝燥脾，温中下气，除湿去痰，解郁杀虫，开腠理，逐风寒，治冲脉为病，气逆里急。性虽热而能引热下行，利大肠壅气，下产后余血。

【临床应用】

1. 古方选

《仁存堂经验方》：治多年脾泄，老人多此，谓之水土同化，用吴茱萸三钱，泡过，煎汁，入盐少许，通口服，盖茱萸能暖膀胱，水道既清，大肠自固，他药虽热，不能分解清浊也。

《太平圣惠方》：治小儿肾缩（乃初生受寒所致），用吴茱萸、硫黄各半两，同大蒜研涂其腹，仍以蛇床子烟熏之。

《濒湖集简方》：治口疮口疳，用吴茱萸末，醋调涂足心，亦治咽喉作痛（性虽热而能引热下行）。

《食疗本草》：治牙齿疼痛，用吴萸煎酒含漱之。

2. 卒发胸闷

贺骥侪经验：姚某，男，50岁。因工作繁忙至夜未停，午夜突发胸闷、短气，伴有腹痛不可忍。由床上跌到地上，邻居闻讯，急给患者口服十滴水，疼痛略缓。翌晨，家属送患者至某卫生院就医，经服3剂汤药症状不减，延请贺氏诊治。贺氏诊后阅先前处方以四气汤合吴茱萸汤治之，贺氏在原法基础上，将吴茱萸由9g改为15g，1剂而愈。

工作繁忙，思虑伤脾，发病在子时，为阴中之至阴。脾胃主时，证为中寒，思则气结，气失条达，故卒然发作。拟四气汤疏气，但非重用吴茱萸温中散寒不能得解，故于原方加大吴茱萸药量后，1剂奏效。

3. 吴光烈经验

（1）小儿夜啼：小儿夜啼，上半夜发作属心火上炎，用吴茱萸研末调醋贴于足心，引火下趋；下半夜发作为脏寒，用吴茱萸研末调醋涂于脐部，盖以棉花、纱布，再用胶布封固，此温脏也。余临证用之，疗效确实不逊，实奥妙也。

（2）麦疥：为收割大小麦之季节，小儿全身皮肤瘙痒不已，搔后皮肤发红，夜睡更甚，血出结痂，皮肤粗糙。此乃湿热毒邪郁结肌肤，当用燥湿清热解毒治之，用吴茱萸 15g，硫黄 10g，冰片 3g，合为粗末布包，浸于茶油内加热，取起俟温，擦于患处，每天 1～2 次，不数天而愈。吴茱萸为辛温走散要药，其功宏、其效速，皮肤之黄水疮疹、湿疹等用之亦效。

（3）妇人阴痒：吴茱萸 15g，明矾 15g，食盐 10g。水煎先熏外洗阴户，止痒甚效。湿能生虫故阴痒，吴茱萸为燥湿杀虫之要药，湿去阴户自不痒也。

4. 现代研究

现代研究表明，吴茱萸有镇痛作用，其镇痛成分为吴茱萸碱、吴茱萸次碱、异吴茱萸碱等；有镇吐作用，常与生姜共服；有降血压的作用；有抗血小板聚集及抗血栓形成的作用；所含挥发油具有芳香健胃的作用。

【选方组药】

《得配本草》：蓼实为之使。畏紫石英。恶丹参、硝石、白垩。

得硫黄、大蒜，研匀涂腹，治小儿肾缩；得茯苓，治痰饮；得盐水，暖膀胱，治脾泄；得干姜，治干呕及吞酸；配橘皮、附子，治肾气上哕；配川连，治下痢水泄，醋调贴足心，治喉舌生疮。

陈久者良。闭口者有毒。拣净，并去梗，泡去苦汁，晒干炒用。止呕，以黄连水炒；治疝，盐水炒；治血，醋炒；散寒，酒炒；生嚼数粒，擦痘疮口噤。多用伤神损元气，动火昏目，发疮咽痛；病非寒滞有湿者勿用；即有寒湿者，亦宜酌量少用；下气最速，阳虚者禁用。

1. 治寒凝诸痛及气滞疼痛，尤以中焦虚寒，肝寒上逆之厥阴头痛、干呕、吐涎沫、苔白、脉迟者为宜，常配伍生姜等同用，如吴茱萸汤，也可用治寒疝腹痛。

2. 治肝郁、肝胃不和之胁痛、口苦、呕吐，配以黄连同用，如左金丸。

3. 治脾肾阳虚，五更泄泻，多与补骨脂、肉豆蔻等同用，如四神丸。

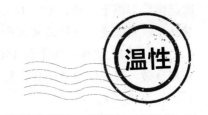

温性

第50篇

山茱萸壮腰肾以涩精

【按语】

山茱萸，始载于《神农本草经》，列为中品，是山茱萸科小灌木的成熟果实表面的果皮，因它类似于酸枣仁和大枣，因而有人称其为枣皮或酸枣皮，实则非也，故不可混淆。山茱萸味酸，性温，入肝、肾二经，主要有补肝肾、益精血、收涩固脱之用。

山茱萸又称山萸肉，用时一定要将中间的核去掉，因山萸核有涩精之用，而山萸肉和皮是固涩，用药只取其固涩之功，故须去核。山茱萸补而不峻，既能补阴，又能补阳，为补益肝肾之要药。临床治疗肾阴虚、肾阳虚、肾气虚等证，处方时多用山萸肉配伍，如六味地黄丸、知柏地黄丸、左归丸、肾气丸等，皆取其补肝肾，益精血之用。

张锡纯常用山萸肉进行急救，用量大，常达到60g、100g以上，其固脱之功不亚于独参汤、参附汤，后附医案。

【文献记载】

《神农本草经》：味酸，平。主治心下邪气，寒热，温中，逐寒湿痹，去三虫。

《药性论》：治脑骨痛，止月水不定，补肾气，兴阳道，坚长阴茎，添精髓，疗耳鸣，除面上疮。主能发汗，止老人尿不节。

《日华子本草》：暖腰膝，助水藏。

《药性解》：主通邪气，逐风痹，破癥结，通九窍，除鼻塞，疗耳聋，杀三虫，安五脏，壮元阳，固精髓，利小便。

《药鉴》：温胆补肾，而兴阳道。固精暖腰，而助水脏。

《医学衷中参西录》：山萸肉，味酸性温。大能收敛元气，振作精神，固涩滑脱。因得木气最厚，收涩之中兼具条畅之性，故又通利九窍，流通血脉，治肝虚自汗，肝虚胁疼腰疼，肝虚内风萌动，且敛正气而不敛邪气，与其他酸敛之药不同，是以《神农本草经》谓其逐寒湿痹也。其核与肉之性相反，用时务须将核去净，近阅医报有言核味涩，性亦主收敛，服之恒使小便不利，锥破尝之，果有涩味者，其说或可信。

山茱萸得木气得厚，酸收之中，大具开通之力，以木性喜条达故也。《神农本草经》谓主寒湿痹，诸家本草，多谓其能通利九窍，其性不但补肝，而兼能利通气血可知，若但视为收涩之品，则浅之乎视山茱萸矣。

【临床应用】

1. 张锡纯经验

愚临证数十年，于屡次实验中，得一救脱之圣药，其功效远过于参芪，而自古至今未有发明，其善治脱者其药非他，即山茱萸一味大剂煎服也。盖无论上脱、下脱、阴脱、阳脱、奄奄一息，危在目前者，急用生净萸肉三两，急火煎浓汁一大碗，连连温饮之，其脱即止。

（1）动怒腹痛：门生万某，曾治一壮年男子，因屡经恼怒之余，腹中常常作疼。他医用通气、活血、消食、祛寒之药，皆不效。诊其脉左关微弱，知系怒久伤肝，肝虚不能疏泄也。遂用净萸肉二两，佐以当归、丹参、柏子仁各数钱，连服数剂，腹疼遂愈。后凡遇此等证，投以此方皆效。

（2）痰喘：一人年四十余，外感痰喘，愚为治愈。但脉浮力微，按之即无。愚曰："脉象无根，当服峻补之剂，以防意外之变。"病家谓病患从来不受补药，服之则发狂疾，峻补之药，实不敢用。愚曰："既畏补药如是，备用亦可。"病家根据愚言。迟半日忽发喘逆，又似无气以息，汗出遍体，四肢逆冷，身躯后挺，危在顷刻。急用净萸肉四两，爆火煎一沸，即饮下，汗与喘皆微止。又添水再煎数沸饮下，病又见愈。复添水将原渣煎透饮下，遂汗止喘定，四肢之厥逆亦回。

（3）汗脱证：山萸肉之性，又善息内风。族家嫂，产后十余日，周身汗出不止，且四肢发搐，此因汗出过多而内风动也。急用净萸肉、生山药各二两，俾煎汤服之，两剂愈。

2. 安俊义经验

近代名医张锡纯每用山茱萸救治脱证，笔者受其启发，试用山茱萸救治脱证，果有效验。

（1）精脱案：王某，男，27岁，工人。1987年1月3日初诊。患者素体虚弱，复加乍病初愈，即行房事，未毕，感心慌气促、头晕目眩、汗出淋漓、被褥皆湿。急邀余诊治。查：面色苍白，四肢不温，脉搏疾数。血压82.5/53mmHg。此属精脱。急拟山茱萸 100g，武火煎浓汁约 300ml，首服 150ml，余药分 2 次间隔 4 小时饮完。半日许，精神好转，汗止脱回，血压恢复正常。

（2）液脱案：陈某，男，58 岁，农民。1989 年 7 月 17 日初诊。暑天饮冷，呕泻大作，3 小时内腹泻 10 余次，呕吐 3 次。延余诊治时，呼吸急促，心悸眩晕，面色苍白，四肢冰冷，躯体后挺，脉搏细弱。血压 78.8/48.8mmHg。病属脱液。急用山茱萸 120g，浓煎分服。半日后，上症基本消失，血压升至正常，唯腹泻仍作，用藿香正气散调理而康。

山茱萸固涩滑脱，收敛元气，振作精神，验之临床，屡试皆效。本例由津液亏损致阳气暴脱，山茱萸大剂煎服半日内收功。观今之医，抢救脱证每用参芪姜附，罕有用山茱萸者。笔者体会，山茱萸确是一救脱之良药。对于先由有形之津、液、精亏损导致无形之气暴脱，大剂煎服，分多次饮用，多可获立竿见影之效。

3. 现代应用

现代药理研究，山茱萸有调节免疫功能、降血糖、升高白细胞、抗菌等作用。

【选方组药】

《得配本草》：蓼实为之使。恶桔梗、防风、防己。命门火盛（服之助火精遗），阴虚血热，肝强脾弱（木克土则泻）小便不利，四者禁用。

1. 治肝肾阴虚之头晕目眩、腰酸耳鸣，常配以熟地黄、山药等同用，如六味地黄汤。

2. 治肾阳不足之腰膝冷痛、小便不利，常与肉桂、附子同用，如肾气丸。

3. 治肝肾亏虚，冲任不固之崩漏下血及月经过多，常与黄芪、龙骨等同用。

4. 治大汗欲脱或久病虚脱，常与人参、附子等同用。

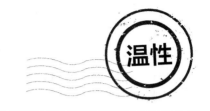
温性

第51篇上

豆蔻、砂仁理胸中之气食（之豆蔻）

【按语】

草豆蔻，始载于《名医别录》，是姜科植物草豆蔻的干燥近成熟种子。味辛，性温，入脾、胃经，有燥湿健脾、温胃止呕之效。砂仁、豆蔻、草果，这三味药都是姜科植物的果实或种子，药性非常相似。

豆蔻有好几种，如白豆蔻、草豆蔻、肉豆蔻，但它们性味辛温，大都入脾胃经，功效相近，皆有温中行气、燥湿运脾、暖胃消食之功。故名医张山雷讲"温胃醒脾，白豆蔻与草豆蔻、肉豆蔻异曲同工"，故皆名豆蔻。

然它们还有些温药的区别，如草豆蔻比白豆蔻更芳香，燥湿之力更强，所以在明朝以前，很多老百姓都把草豆蔻当做调味佐料，经常吃它，可以助消化，磨冷积。而单味草豆蔻，则是治疗脏寒泄泻的特效药。

【文献记载】

《名医别录》：味辛，温，无毒。主温中，心腹痛，呕吐，去口臭气。

《药性论》：可单用，能主一切冷气。

《玉楸药解》：草豆蔻调和脾胃，温燥寒湿，运行郁浊，推宕陈宿，亦与砂仁相仿，而性气颇烈，内郁稍重者宜之。

《本草衍义》：性温而调散冷气，力甚速。

《药类法象》：治风寒邪客在于胃口上。善去脾胃客寒，令人心胃痛。

《药性赋》：其用有二。去脾胃积滞之寒邪，止心腹新旧之疼痛。

《药性歌括四百味》：草豆蔻辛温，治寒犯胃，作痛呕吐，不食能食。

《本草纲目》：草豆蔻治病，取其辛热浮散，能入太阳、阳明，除寒燥湿，开郁化食之力而已。治瘴疠寒疟，伤暑吐下泻痢，噎膈反胃，痞满吐酸，痰饮积聚，妇人恶阻带下，除寒燥湿，开郁破气，杀鱼肉毒。

《药性解》：主风寒客邪在胃。其余与白者同功，而性躁急，不及白蔻有清高之气。

《本经逢原》：草豆蔻性温，入脾、胃二经。东垣曰："风寒客邪，在胃口之上，当心疼痛者宜之。"丹溪曰："草豆蔻性温，能散滞气。"若明知口食寒物，胃脘作疼，或湿郁成病者，用之神效；若热郁者不可用，恐积温成热也。然多用能助脾热，伤肺损目，故阴虚血燥者忌之。

【临床应用】

1. 古方选

《史载之方》豆蔻丸：治小儿藏寒泄泻不止，用草豆蔻一枚，剥开皮，入乳香一块在内，复用白面裹，慢火烧令熟，去面及豆蔻皮不用；上为细末，以粟米饮丸如麻子大。每服五七丸，米饮下，无时。

《肘后方》：香口辟臭，用豆蔻、细辛，为末含之。

《仁斋直指方》：治脾痛胀满，用草果仁二个，酒煎服之。

2. 呕吐腹痛

赵守真经验（《治验回忆录》）：刘某，男，50岁。性嗜酒，近月患腹痛，得呕则少安，发无定时，惟饮冷感寒即发。昨日又剧痛，遍及全腹，鸣声上下相逐，喜呕，欲饮热汤。先以为胃中寒，服理中汤不效。再诊，脉微细，舌白润无苔，噫气或吐痰则痛缓，按其胃无异状，腹则膨胀如鼓，病在腹而不在胃，审系寒湿结聚之证。盖其人嗜酒则湿多，湿多则阴盛，阴盛则胃寒而湿不化，水湿相搏，上下攻冲，故痛而作呕。治当温中宽胀燥湿为宜。前服理中汤不效者，由于参术之补，有碍寒湿之行，而转以滋胀，虽有干姜暖中而不化气，气不行则水不去，是以不效。

改以厚朴温中汤：厚朴（姜制）、橘皮（去白）以上各一两，甘草（炙）、草豆蔻仁、茯苓（去皮）、木香各五钱，干姜七分。

温中宫则水湿通畅，调滞气则胀宽痛止。但服后腹中攻痛尤甚，旋而雷鸣，大吐痰涎碗许，小便增长，遂得胀宽痛解。其先剧而后缓者，是邪正相争，卒得最后之胜利，亦即古人"若药不瞑眩，厥疾不瘳"之理也。再剂，诸症如失，略事调补而安。

3. 结肠癌

患者，男，67岁，结肠癌。症见腹胀满，6日未见大便，有便意。口中淡，不思饮，微恶寒，四肢凉，小便少，略黄，身体略瘦弱。医院先用药物泻下未通后，后以甘露醇灌肠仍然不通。症加重，腹部更加胀满不堪，几乎膨满欲死，呼吸欲绝。家属抗议，医院告知"别忘了这是结肠癌"，言外之意这种情况是不正常中的正常事，命该如此，没办法。

家属于绝望之际特聘一位老中医到场。可见患者面无血色，手足冷，腹满膨胀，如覆瓮状，腹皮菲薄，虚空，雷鸣切痛，痛则上冲胸咽，呼吸欲绝，大小便点滴未通，已属危状，脉沉细小。老中医见为大寒痛，上冲胸咽，于是处以大建中汤 2 剂，结果，毫无作用。于是，又根据以往用药经验：胀满、痛、虚寒等特点，果断应用厚朴温中汤（原方剂量）。

　　患者服药后，即觉腹中膨胀及疼痛略感宽松，约半小时后腹中蠕动增强，雷鸣大作，顷刻大便泻下，稀里哗啦一大桶，腹中顿觉宽松，胀满停止，疼痛消失，就连灌进去的肥皂水、甘露醇一同泻出。此时倍感身轻神松，全身从未有过如此舒泰，精神振作。原方连服 1 个月，一如常人，根本看不出是得结肠癌之人。

【选方组药】

　　《得配本草》：同知母，治寒热瘴疟。草果治太阴独胜之寒，知母治太阴独胜之热。同熟附子、姜、枣，治脾寒疟疾。寒多热少，或单寒不热，或大便泄，小便多，不能食。

　　1. 治湿阻脾胃之脘腹胀满，尤以寒湿偏盛者为宜，常与川朴、砂仁、陈皮等配合应用。

　　2. 治寒湿郁滞呕吐，常与半夏、生姜等配伍应用。

　　3. 治寒湿脚气兼有呕吐者可配吴茱萸、槟榔等同用。

　　4. 治寒湿困脾，症见脘腹冷痛、泛吐清涎者，可与吴茱萸、高良姜等同用，以增散寒止痛之功。

　　5. 治气虚寒凝之呕逆不食者，可与人参、甘草、生姜同伍。

　　6. 治痰饮凝聚之胸膈不利、呕吐涎沫者，可与半夏、陈皮等相配，以加强化痰和胃止呕作用。

　　7. 烹调用途之常用调味品，可去除异味，增加香味。

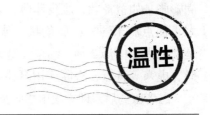

温性

第51篇下

豆蔻、砂仁理胸中之气食（之砂仁）

【按语】

砂仁，始载于《药性论》，又名阳春砂、缩砂仁，主产于南方，尤以广东阳春产的为上品。砂仁是一种草本植物，但它结的果与其他植物不一样。其他植物都是往上长开花结果，而砂仁是从脚下的根单独长出一个茎，这茎不长叶子，直接开花结果，这便叫附根而生，因此砂仁与其他芳香类药不同，能入下焦。砂仁剥开后，有很多小砂粒种子团，故名砂仁。

砂仁味辛，性温，入脾、胃、肾经，有化湿开胃、温脾止泻、理气安胎之效。能行浊滞之气，故助胃下纳；能温清阳之脾，故助土化谷，胃逆脾陷皆可用之，呕吐泄泻，并行不悖。故古籍称砂仁乃"醒脾调胃要药，和中之品莫如砂仁"。若砂仁与木香同用，治气病滞塞最速，故曰香砂六君子。

【文献记载】

《药性论》：君，味苦、辛。能主冷气腹痛，止休息气痢劳损，消化水谷，温暖脾胃，治冷滑下痢不禁。

《日华子本草》：治一切气，霍乱转筋，心腹痛。

《玉楸药解》：缩砂仁，和中调气，行郁消滞，降胃阴而下食，达脾阳而化谷，呕吐与泄泻皆良，咳嗽与痰饮俱妙，善疗噎膈，能安胎妊，调上焦之腐酸，利下气之秽浊。和中之品，莫如砂仁，冲和调达，不伤正气，调醒脾胃之上品也。

《本草汇言》：砂仁，温中和气之药也。若上焦之气梗逆而不下，下焦之气抑遏而不上，中焦之气凝聚而不舒，用砂仁治之，奏效最捷。

《本草衍义补遗》：安胎、止痛，行气故也。

《本草纲目》：补肺醒脾，养胃益肾，理元气，通滞气，散寒饮胀痞，噎膈呕吐，止女子崩中，除咽喉口齿浮热，化铜铁骨鲠。按韩懋《医通》云："肾恶燥，以辛润之，缩砂仁之辛，以润肾燥。"又云："缩砂主醒脾调胃，引诸药归宿丹田，故补肾药用同地黄丸蒸，取其达下之旨也。"

《本经逢原》：缩砂属土，醒脾调胃，为脾、胃、肺、肾、大、小肠、膀胱七经之气药。能引诸药归宿丹田。

【临床应用】

1. 古方选

《事林广记》：治一切食毒，用缩砂仁末，水服一二钱。

《纲目》缩砂酒：消食和中，下气止心腹痛，砂仁炒研，袋盛浸酒，煮饮。

《济生方》缩砂散：治妊娠胃虚气逆，呕吐不食，缩砂仁不拘多少，上为细末。每服二钱，入生姜自然汁少许，沸汤点服，不拘时候。

《简便单方》：治痰气膈胀，砂仁捣碎，以萝卜汁浸透，焙干为末。每服一二钱，食远，沸汤服。

2. 腹胀

刘华一教授经验：腹胀是中医脾胃科最常见的症状之一，很大程度上影响了临床患者的日常生活。刘华一教授在临床巧妙灵活运用木香、砂仁这一药对治疗腹胀，疗效显著。

患者，49岁，2015年8月31日就诊。

初诊：患者自述近日腹胀明显，时反酸，嗳气不畅，大便不成形，2次/日，舌暗苔薄白，脉弦细。刘师辨为肝强脾弱，肝旺乘脾，以致脾失健运之证。治疗着重于疏通肝气，醒脾和胃，调畅中焦气机。药用：柴胡15g，白芍15g，川芎10g，香附15g，木香10g，砂仁10g（后下），紫苏叶10g，陈皮10g，厚朴10g，枳壳30g，乌药20g，炒麦芽30g，炒鸡内金10g，香橼15g，佛手15g。水煎服，每日1剂，共7剂。

2015年9月7日二诊。患者腹胀减轻，嗳气不畅，有矢气，大便仍不成形，2次/日，舌暗苔薄白，脉沉细。刘师嘱：8月31日方，加玫瑰花10g，郁金10g，诃子20g。水煎服，每日1剂，共7剂。7剂后诸症大减，继服原方14剂后愈。

3. 细嚼砂仁治呃逆

刘维忠、王世彪经验：呃逆频频，扰人烦己，如何快速止住，中华中医药学会副会长、全国中医药养生专家刘维忠主任推荐细嚼砂仁有立竿见影之效，今推荐如下。

取砂仁3g，放入口中嚼烂成糊状，缓缓咽下。病轻者当下即可止呃，病程长且顽固者，或症状缓解后呃逆又起的，依前法治之，需多服几次才能稳定。

甘肃省名中医、甘肃省第二人民医院中医首席专家王世彪主任医师点评：

呃逆一症无论何种原因引起，其病机总属胃气不降使然。我们多年在临床中单用砂仁治疗呃逆，疗效满意。我曾亲尝之，其气清淡，其味微辛，无论气滞还是气虚皆可应用，但妊娠妇女及气虚者应当慎用。砂仁通常入煎剂后下，但我体会嚼服治呃逆效更佳。

　　如治疗关某，男，49岁，10天前因饮食不节，过食生冷，外感风寒出现呃逆频频门诊。主证：呃逆频频、声音洪亮、烦躁不安、口干、口苦、烧心、纳差、恶心呕吐、食入即吐、夜不能寐、大便秘结、小便短赤、舌暗红、苔黄、脉滑数。中医诊断：呃逆。证属郁热阴伤型。西医诊断：膈肌痉挛。患者因感受风寒致寒邪阻遏气机，肺胃之气失降，郁而化热致胃火上冲，复因膈间之气不畅故呃声短频，不能自制，胃中郁热则见烧心，胃气上逆则恶心呕吐，胃热伤津则口干口苦，舌暗红、苔黄、脉滑数皆为胃气上逆之象。治则以和胃降气平呃。嘱禁食生冷辛辣油腻之品，用上方治疗1天症状大减，2天痊愈。此法简、便、廉、验，值得推广。

【选方组药】

《本经逢原》：同熟地、茯苓，纳气归肾；同檀香、豆蔻，下气安肺；得陈皮、白术，和气益脾。

《得配本草》：得诃子、鳖甲、白芷黄良。吴茱萸、青皮为使，入肝；白豆蔻、檀香为使，入肺；人参、益智仁为使，入脾；黄柏、茯苓为使，入肾；赤白石脂为使，入大小肠。

　　1.治气滞食积，可配木香、枳实、白术，即香砂枳实丸。

　　2.治脾虚气滞，配党参、白术等，如香砂六君子丸。

　　3.治妊娠中虚气滞而致呕吐、胎动不安，可与白术、苏梗等配伍。

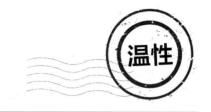

温性

第 52 篇上

腹皮、厚朴治腹内之胀膨（之腹皮）

【按语】

大腹皮，始载于《日华子本草》，是槟榔的干燥果皮，又名槟榔衣。主产于海南、广西、云南等地。味辛，性微温，入肺、脾、胃三经，有下气宽中、行水消肿之功。名为大腹皮，即能通人体大腹，对于那些大腹便便，腹中积水之症，都少不了腹皮，故又誉为宽中利气之捷药。

相比槟榔，腹皮下气之性更缓。槟榔可以消散无形的气滞，而槟榔迅猛，更能消有形的水积。就如同陈皮与青皮，一个如老爷子般缓和，一个如小伙子样迅猛。在藿香正气散中，则有大腹皮，正是利用其缓降胸膈之气。常用治疗水湿肿满的五皮饮（桑白皮、茯苓皮、生姜片、五加皮、大腹皮）中，亦是有大腹皮的一席。

【文献记载】

《日华子本草》：下一切气，止霍乱，通大小肠，健脾，开胃，调中。

《本草纲目》：降逆气、消肌肤中水气浮肿，脚气壅逆，瘴疟痞满，胎气恶阻胀闷。

《本草经疏》：大腹皮，即槟榔皮也。其气味所主，与槟榔大略相同。茅槟榔性烈，破气最捷，腹皮性缓，下气稍迟。

《得配本草》：降逆气以除胀，利肠胃以去滞。一切膜原冷热之气，致阴阳不能升降，臌胀浮肿等症，此为良剂。

《药鉴》：疏脾胃有余之气，定霍乱吐泻之疾。胀满者用之，气虚则忌。

《本经逢原》：槟榔性沉重，泄有形之积滞；腹皮性轻浮，散无形之滞气。故痞满膨胀，水气浮肿，脚气壅逆者宜之。惟虚胀禁用，以其能泄真气也。

《景岳全书》：主冷热邪气，下一切逆气滞气攻冲心腹大肠，消痰气吞酸痞满，止霍乱，逐水气浮肿，脚气瘴疟，及妇人胎气恶阻胀闷，并宜加姜盐同煎。凡用时，必须酒洗炒过，恐其有鸩鸟毒也。

《本草再新》：泻肺，和胃气，利湿追风，宽肠消肿，理腰脚气，治疟疾泻痢。

【临床应用】

1. 古方选

《圣济总录》：治乌癞风疮，用大腹子，生者或干者，连全皮勿伤动，以酒一升浸之，慢火熬干为末，腊猪脂和敷。

《全幼心鉴》二圣散：治疗小儿风痰壅闭，语音不出，气促喘闷，手足动摇，用诃子（半生半炮，去核）、大腹皮等分，水煎服。

《苏沈良方》无碍丸：治病喘手足皆肿，脾病横泻四肢，用大腹皮60g，蓬莪术、三棱各30g，槟榔0.3g，木香15g。上为末，炒麦捣碎，丸如梧桐子大，每服20～30丸，生姜汤下。方中大腹皮行气导滞，利水消肿，为君药。

2. 妊娠水肿

朱正泉经验（《陕西中医》）：大腹皮，《斗门方》配六君子汤，治中气虚滞而或腹胀者，服之即通，则安胎健胃之理，不外是矣。

以黄芪腹皮白术汤治疗妇女妊娠水肿，每日1剂，煎服，治30例，痊愈20例，显效7例，有效率90%。

3. 现代研究

现代研究，大腹皮有兴奋胃肠道平滑肌、促胃肠动力作用，并有促进纤维蛋白溶解、止泻、抗病毒、抗真菌、抗癌及预防胃溃疡等作用。

【选方组药】

1. 治食积气滞之脘腹痞胀、嗳气吞酸、大便秘结或泻而不爽，可与山楂、麦芽、枳实等同用。

2. 治湿阻气滞之脘腹胀满，可与藿香、陈皮、厚朴等同用。

3. 治水湿外溢之皮肤水肿、小便不利，可与茯苓皮、五加皮等同用，如五皮饮。

4. 治脚气肿痛、二便不通，可与桑白皮、木通等同用。

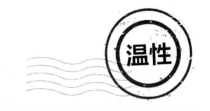
第 52 篇下

腹皮、厚朴治腹内之胀膨（之厚朴）

【按语】

厚朴，始载于《神农本草经》，列为中品，是厚朴树的干燥根皮。味辛、苦，性温，入脾、胃、大肠三经，有行气消积、燥湿除满、降逆平喘之效。厚朴气味芳香，善走窜，主下降，当胃下降力度不够，导致胀满、积食时，常需要在辨证方中加入厚朴，以起到推动下降之功。所谓腹满用厚朴，吃完厚朴后，会明显的放气，故又称厚朴为行气消积要药，如经方中的大小承气汤，皆是利用厚朴此功效。常用的半夏厚朴汤、苏子降气汤，则是利用厚朴降气，破开痰湿阻滞。

厚朴因其芳香，又带苦味，故能芳香化湿，苦温燥湿，如平胃散中，厚朴与苍术相须为用，共奏化湿之功。

【文献记载】

《神农本草经》：味苦，温。主治中风，伤寒，头痛，寒热，惊悸，气血痹，死肌，去三虫。

《名医别录》：主温中，益气，消痰，下气。

《药性赋》：其用有二。苦能下气，去实满而泄腹胀；温能益气，除湿满散结调中。

《本草衍义》：平胃散中用之，最调中，至今盛行。既能温脾胃，又能走冷气。

《景岳全书》：逐实邪，泻膨胀，散结聚，治胸腹疼痛之要药。

《本草新编》：主中风寒热，治霍乱转筋，止呕逆吐酸，禁泻利淋露，消痰下气。乃佐使之药，不可为君臣。

《本草分经》：泻实满，散湿满，平胃调中，消痰化食，破宿血，散风寒，杀脏虫，治一切客寒犯胃、湿气侵脾之症。

《医学衷中参西录》：治胃气上逆，恶心呕哕，胃气郁结胀满疼痛，为温中下气之要药。

【临床应用】

1. 张锡纯经验（《医学衷中参西录》）

（1）愚二十余岁时，于仲秋之月，每至申、酉时腹中作胀，后于将作胀时，但嚼服浓朴（厚朴）六七分许，如此两日，胀遂不作。服浓朴辛以散之，温以通之，且能升降其气化是以愈耳。

（2）一少妇因服寒凉开胃之药太过，致胃阳伤损，饮食不化，寒痰瘀于上焦，常常短气，治以苓桂术甘汤加乾姜（干姜）四钱、浓朴二钱，嘱其服后若不觉温暖，可徐徐将乾姜加重。后数月见其家人，言乾姜加至一两二钱、浓朴加至八钱，病始脱然。问何以并将浓朴加重？谓："初但将乾姜加重则服之觉闷，后将浓朴渐加重至八钱始服之不觉闷，而寒痰亦从此开豁矣。"由是观之，元素谓："寒胀之病，于大热药中兼用浓朴，为结者散之之神药，诚不误也。"

2. 帕金森病

李文瑞经验：厚朴一般用量 3 ～ 10g， 重用 25 ～ 50g，最大用至 80g。李师认为厚朴具有理气除胀、增强肠蠕动之功，与兴奋肠管的现代药理作用相符。重剂用于腹胀较甚者，方可获效。常在厚朴三物汤、枳术丸、厚朴七物汤等方中重用。临床主要用于帕金森病、腹部手术后、胃肠功能紊乱等。服药期间未见明显毒副反应。

如治一男性 80 岁患者，患帕金森病住院，经西药治疗肢体抖动等症状明显减轻，唯腹胀、便难如故，遂邀师会诊。症见腹胀如鼓，便软而难解，纳呆食少。舌淡红，苔薄白，脉弦细。证属气运失司，浊气不降。遂拟厚朴三物合枳术丸，重用厚朴至 80g，加莱菔子 10 ～ 15g。服 3 剂后略减，治疗月余症状缓解。

3. 单味治闭经

王恒照经验：女教师，同丈夫吵闹，家庭关系不好，经常脘腹胀满，有次因为丈夫赌钱，夫妻俩大吵，随后这女教师饮食无味，夜卧不安，腹中胀满，2 个月月经都没来，虽然屡服逍遥散，气机仍不顺，又用桃红四物汤不能逐开经闭，以为是寒凝血瘀，又用温经汤，经水仍然没来，于是又想水到渠成，必定精血暗耗，经水方闭塞，便用双补气血的十全大补汤，可一吃腹中胀满更重，经水还毫无动静。患者几乎失去信心，时常嗳气。后来见其舌苔偏腻，右关沉弦，明显这种地道不通乃中焦湿阻，遂用化湿降浊，流通气机之品，以生姜炮制过的厚朴 18g，单味煎汤。3 剂药后，腹胀大减，食谷有味，心情稍顺，嗳气转为放屁。此气化下行，气降则血降，效不更方，再服 3 剂，厚朴用 12g，月经遂至，随访 2 年，经水正常。

【选方组药】

《得配本草》：干姜为之使。恶泽泻、硝石、寒水石。忌豆。

得炒姜，治肠风下血，邪去血自归经；配黄连，治带下，湿热消也；配杏仁，治气逆急喘，寒邪去也；佐白茯苓，治尿浑，邪气消也；佐解表药，却卫气之有余，寒邪乘之则有余。佐分理药，清大肠之多阻。

暴泻如水，肠胃虚，忌辛散；胃虚呕恶脾阴不足，孕妇，服之损胎元；四者禁用。

《药鉴》：与枳实、大黄同用，则泄实满；与陈皮、苍术同用，则除湿满；同解利药，兼理头疼；同泄利药，能厚肠胃。

1. 治食积气滞之食欲缺乏、呕恶疼痛、便秘等症，常与大黄、枳实配伍，如厚朴三物汤。

2. 治热结便秘，常与大黄、芒硝同用，如大承气汤。

3. 治脾为湿困，运化失调所引起的脘腹胀满、痞闷等症，常配伍厚朴、陈皮等同用，如平胃散。

4. 治痰浊阻肺之肺气不降、咳喘胸闷等，多与紫苏子、陈皮等同用，如苏子降气汤。

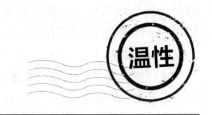

温性

第53篇

白豆蔻开胃口而去滞

【按语】

白豆蔻，始载于《药性赋》，是姜科植物草豆蔻的干燥近成熟种子，因外皮是白色，故称白豆蔻。味辛，性温，入肺、胃、脾三经，有化湿行气、温中止呕、开胃消食之效。因其色白，所以能入肺，走上焦。肺主一身之气，故白豆蔻更偏于行气。以白豆蔻为主的方剂中，最著名的则是治疗湿热的三仁汤。三仁汤以白蔻仁、杏仁、薏苡仁为主药，而只有白豆蔻这味药，在理肺气的同时还能温脾燥湿，其他两味药则是通过通利大肠与膀胱来达到祛湿之效。相对于其他豆蔻类的药，白豆蔻的温燥性最小，故而对治温热病或湿热病初起时，使用白豆蔻最为合适。

【文献记载】

《本草图经》：古方治胃，冷吃食即欲吐及呕吐，六物汤皆用白蔻，大抵胃主冷，即相宜也。

《药类法象》：荡散肺中滞气。主积冷气，宽膈，止反胃吐逆，消谷，下气，进食。

《药性赋》：其用有四。破肺中滞气，退目中云气，散胸中冷气，补上焦元气。

《景岳全书》：入脾肺两经，别有清爽之气。散胸中冷滞，温胃口止疼，除呕逆翻胃，消宿食膨胀，治噎膈，除疟疾，解酒毒，祛秽恶，能退翳膜，亦消痰气。欲其速效，嚼咽甚良，或为散亦妙。

杨士瀛：白豆蔻治脾虚疟疾，呕吐寒热，能消能磨，流行三焦，营卫一转，诸症自平。

《药性歌括四百味》：白蔻辛温，能祛瘴翳，温中行气，止呕和胃。

《玉楸药解》：白豆蔻清降肺胃，最驱膈上郁浊，极疗恶心呕哕。嚼之辛凉清肃，肺府郁烦，应时开爽。秉秋金之气，古方谓其大热，甚不然也。

【临床应用】

1. 古方选

《赤水玄珠》白豆蔻散：治胃寒作吐及作痛者，用白豆蔻仁三钱，为末，酒送下。

《随身备急方》：治胃气冷，吃饭即欲得吐，用白豆蔻子三枚，捣，筛，更研细，好酒一盏，微温调之，并饮三两盏。

《沈氏尊生书》白豆蔻汤：治呕吐哕，用白蔻、藿香、半夏、陈皮、生姜，水煎服。

2. 妊娠呕吐

徐正廷经验：徐氏在临床上常以白豆蔻一味捣碎开水泡茶含服治疗百余例妊娠呕吐患者，屡屡收效。如张某，女，37 岁，患者自诉，元旦结婚，停经 40 余天，觉头昏周身乏力，纳谷不香，且喜食酸物，每日晨起恶心呕吐，舌淡，苔薄，脉滑数。此乃早孕反应。即以白豆蔻 10g，捣碎用开水泡茶含服，服时嘱其缓缓举起左臂，服药后当即见效，令其如法续用 3 日，反应完全消失。

3. 发热恶寒

《中华中医药学刊》：三仁汤畅达三焦，小柴胡汤通达表里，二方合用多有治疗发热的机会。

一患者，男，46 岁。主诉发热 1 周。近 1 周精神欠佳，周身不适，每下午 6 时左右开始出现恶寒，渐发热，至 9 时左右体温上升至 39℃左右，口服退热药汗出热退。伴见口干多饮，咽干咽痛，时有咳嗽。静滴抗生素 6 天，效果不显。舌质淡暗，舌苔薄白腻，脉浮濡。证属湿阻肺卫，表里不和。治以宣肺化湿，和解表里。方用三仁汤合小柴胡汤加减。

处方：炒杏仁 12g，白蔻仁（后下）6g，生薏苡仁 15g，姜半夏 9g，厚朴 9g，通草 3g，滑石（包煎）15g，柴胡 12g，青蒿 12g，黄芩 12g，蝉衣 9g，桔梗 12g。5 剂水煎服。当日分 2 次进服 1 剂，恶寒、发热即明显减轻。服 3 剂即诸症俱退，周身轻爽。5 剂服完，停药。

【选方组药】

1. 治湿阻气滞、脘腹胀满等，常与苍术、陈皮等同用。

2. 治脾虚湿阻之胸腹虚胀，多与黄芪、白术等配伍。

3. 治湿温初起，胸闷不饥，若湿邪偏重，可配以薏苡仁、杏仁等，如三仁汤；热重于湿，可与黄芩、黄连等同用，如黄芩滑石汤。

4. 治胃寒湿阻气滞呕吐，可单用研细末吞服或配伍藿香、半夏等同用。

5. 治小儿胃寒吐乳，可与砂仁、甘草共研细末服用。

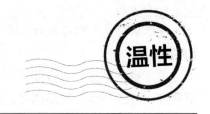

温性

第54篇

元胡索治气血亦调经

【按语】

元胡，始载于《开宝本草》，又名延胡索、玄胡，性温，味辛、苦，入心、肝、脾三经，有活血、行气、止痛之效。元胡通过行气活血，达到止痛作用十分显著，且持久而无毒性，凡是气滞血瘀导致的痛症，无论标本皆治，故有"中药止痛片"之美称。重用元胡，还有镇痛安眠之效（医案如下）。

元胡与三七，二者都用于活血，而三七能在破瘀血的同时固护正气，但元胡不能，所以在治疗瘀血较重的病症时，还需要配合补气药，尤其对于严重气虚的患者，元胡要慎用。临床一般用醋制元胡，能加强其流通血脉之功。

【文献记载】

《雷公炮炙论》：治心痛欲死。

《日华子本草》：除风，治气，暖腰膝，破癥癖，扑损瘀血，落胎及暴腰痛。

《药性赋》：其用有二。活精血，疗产后之疾；调月水，治胎前之症。

《药性解》：一切因血作痛之症并治。

《本草备要》：为治血利气第一药。

《本草纲目》：活血，利气，止痛，通小便。延胡索，能行血中气滞，气中血滞，故专治一身上下诸痛，用之中的，妙不可言。

《本草汇言》：延胡索，凡用之行血，酒制则行；用之上血，醋制则止；用之破血，非生用不可；用之调血，非炒用不神。随病制宜，应用无穷者也。

《药类法象》：主破血治气，止少腹痛、产后诸疾。妇人月水不调，小腹痛，温暖腰膝，破散癥癖。

《医学启源》：治脾胃气结滞不散，主虚劳冷泻，心腹痛，下气消食。

【临床应用】

1. 古方选

《太平圣惠方》：凡产后秽污不尽，腹满，及产后血晕，心头硬，或寒热不禁，或心闷手足烦热，气力欲绝诸病，并用延胡索炒研，酒服二钱，甚效。

《本草纲目》：荆穆王妃胡氏，因食荞麦面着怒，遂病胃脘当心痛，不可忍。医用吐下行气化滞诸药，皆入口即吐，不能奏功，大便三日不通。因思《雷公炮炙论》云："心痛欲死，速觅延胡，乃以延胡索末三钱，温酒调下。"即纳入，少顷大便行而痛遂止。

又华圭年五十年余，病下痢腹痛垂死，已备棺木。予用此药三钱，米饮服之，痛即减十之五，调理而安。

方勺《泊宅编》：一人病遍体作痛，殆不可忍。都下医或云中风，或云中湿，或云脚气，药悉不效。周离亨言："是气血凝滞所致。"用延胡索、当归、桂心等分，为末，温酒服三四钱，随量频进，以止为度，遂痛止。盖延胡索能活血化气，第一品药也。其后赵侍制霆因导引失节，肢体拘挛，亦用此数服而愈。

2. 治痛症

王幸福经验：临床上经常碰到一些患者捂着肚子喊疼找到你，叫给看一下，遇到这种情况肯定是先止痛，以解决当务之急。但作为一名中医这时你不可能给人家开汤药或派替啶。这不现实，但也不能拒之门外之。怎么办呢？

我有一个妙法，即用市售元胡止痛片，20 片碾碎，一次冲服，5 分钟即可解决问题，患者笑逐颜开。用这个方法时，一定要注意，先排除胃穿孔一类疾病，这一点不用多说了。切记：元胡止痛片一定要保证足量，而且必须碾碎冲服，不能减量或吞服。

举一例子。2009 年大约 7 月天热时，一患者在我那里排队等看病，实然叫起来，捂着胃部蹲下，说肚子痛，我只好放下手头事情，过去看看。经简单检查认为是胃痉挛，过去没有胃病，也没喝凉啤酒，我随手就拿了一小包元胡止痛片，2 毛钱，碾碎冲服，5 分钟后，患者安静下来，不痛了。旁边的人说，你这是啥药，这么厉害，几分钟就把痛止住了。我戏言，不能外传，祖传的。众人大笑不止。

3. 安神

马有度经验：1969 年我带领学生下乡巡回医疗，见农村痛证甚多，仓促之间，每用醋炒延胡粉 6g，开水送服，日服二三次，多有良效。有些患者求效心切，往往倍用顿服，不仅疼痛迅速缓解，而且昏昏入睡，因而悟出延胡似有安神之效。

为了弄个明白，于是查阅历代本草文献，但均未见有延胡能安神的记载，又查古今医案，亦无用其治疗不寐的报道。

后来，从一份内部资料中得知，将延胡索的有效成分试用于失眠患者，取得一定效果。

此后，每遇虚烦不得眠者，便在"枣仁双藤方"的基础上，再加入延胡粉，果然收效更捷，而且头昏、头痛的症状也迅速缓解。欣喜之中，又自称此方为"双粉双藤方"。有的患者，无法煎药，便减去双藤，仅用双粉，同样取得良好的安神之效。

这些零散的经验提示，枣仁和延胡在安神方面似有协同作用，继而约请研究单位进行药理实验。果然，酸枣仁的浓煎液和延胡索的有效成分，在镇静催眠方面确有协同作用，随着剂量的增大，其协同作用尤其明显。于此似可说明，凡在临床实践中确属有效者，必有其科学道理。

4. 重用延胡索治失眠

《任之堂跟诊日记》：第 13 个患者，是个教师，50 岁，也是一天到晚睡不着觉，一躺下想睡觉，浑身就发热，失眠了将近十年，他非常苦恼。

老师摸脉后说，你这是气滞血瘀，血脉都走不动，手脚都冰冷。老师给他开血府逐瘀汤，然后加延胡索 40g。老师说，延胡索重用可以治失眠，特别是醋制延胡索，能通过行气来安眠。大凡血瘀的疾病，都先有气滞的病因，气为血之帅，气滞是因，血瘀是果，所以治疗瘀血发热失眠的患者，不单要看到化瘀，更要看到他背后气机不通，需要用到理气。

【选方组药】

《得配本草》：得乳香、钩藤，治盘阳气痛；配全蝎，治疝气危急；配川楝子，治热厥心痛，并治小便不通；配益母草，行产妇恶血。

经事先期，虚而崩漏，或经血枯少不利，产后虚运，或气虚作痛者，皆禁用。

1. 治肝郁有热，心腹胁肋诸痛，配伍川楝子，为金铃子散。

2. 治室女血气相搏，腹中刺痛，痛引心端，经行涩少，或经事不调，以致疼痛，配伍橘红、当归，为三神丸。

3. 治妇人气滞血瘀，脘腹胀痛，配伍赤芍、蒲黄、桂皮、乳香、没药，为延胡索散。

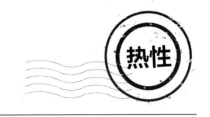

热性

第 55 篇

附子回阳，救阴寒之药

【按语】

附子，始载于《神农本草经》，列为下品，是旁生的子根，味辛，性大热，有毒，入心、脾、肾三经。

附子有三大功效：第一，回阳救逆，无论是久病阳气衰败，或是急症阳随阴脱的亡阳证，此时用附子，能温补心肾，挽回亡失的阳气，故称附子为回阳救逆第一品，如熟知的参附汤，即是用附子合人参，急救亡阳气脱之症。第二，补火救阳，即是补命门之火，补元阳，凡一切沉寒痼冷之症，用此无不奏效，如肾阳虚的水肿、小便不利、夜尿频多，脾阳虚的便溏腹泻、脘腹冷痛，心阳虚的心慌心悸、自汗等等，皆可用附子。故称其为补先天命门真火第一要剂。第三，散寒止痛，附子可以温经散寒，经脉温通，气血顺畅，则痛自止，故亦能止痛。

因附子毒性大，内用必须经过加工炮制，临床分为炮附子、淡附片、黑附片等等，一般用量都控制在 3～9g。但必须注意，附子要久煎，大约一小时左右，到没有一点麻味时才行，否则易中毒。此时解救的方法，便是用生姜或绿豆，加甘草煮水服用。

【文献记载】

《神农本草经》：味辛，温。主治风寒咳逆，邪气，温中，金创，破癥坚积聚，血瘕，寒湿，痿躄，拘挛，膝痛不能行步。

《名医别录》：味甘，大热，有大毒。主治脚疼冷弱，腰脊风寒心腹冷痛，霍乱转筋，下痢赤白，坚肌骨，强阴。又堕胎，为百药长。

《药类法象》：其性走而不守，亦能除肾中寒甚。以白术为佐，谓之术附汤，除寒湿之圣药也。温药中少加之，通行诸经，引用药也。及治经闭。

《药性赋》：其性浮而不沉，其用走而不息，除六腑之沉寒，补三阳之厥逆。

《本草乘雅》：附子、天雄、侧子，即乌头种子，奇生无偶者曰天雄，偶生旁立者曰附子，旁生支出者曰侧子。侧子青阳（少阳），附子显明（阳明），天雄巨阳（太阳）耳。

《药鉴》：血药用之，行经而能补血。气药用之，行经而能补气。非大虚寒之症，不可轻用。孕妇勿用。

戴元礼：附子无干姜不热，得甘草则性缓。

《本经逢原》：附子气味俱厚而辛烈，能通行十二经，无所不至。暖脾胃而通膈噎，补命门而救阳虚，除心腹腰膝冷痛，开肢体痹湿痿弱，疗伤寒呃逆不止，主督脉脊强而厥，救寒疝引痛欲死，敛痈疽久溃不收，及小儿脾弱慢惊，并须制熟用之。附子为阴证要药，凡伤寒阴证厥逆，直中三阴，及中寒夹阴，虽身热而脉沉细，或浮虚无力者，非此不治。或厥冷腹痛，脉沉细，甚则唇青囊缩者，急需生附以峻温散之。

《神农本草经读》：附子味辛气温，火性迅发，无所不到，故为回阳救逆第一品药。

喻嘉言：芪附可以治风虚，术附可以治寒湿，参附可以壮元神，三者亦交相为用。

【临床应用】

1. 古方选

《本草拾遗》：附子醋浸削如小指，纳耳中，去聋。去皮炮令坼，以蜜涂上炙之，令蜜入内，含之勿咽其汁，主喉痹。

《普济方》附子散：小便虚闭，两尺脉沉微，用利水药不效者，乃虚寒也，用附子一个，炮，去皮脐，盐水浸泡良久，泽泻一两，每服四钱，水一盏半，灯芯七茎，煎服即愈。

《济生方》回阳散：治阴毒伤寒，面青，四肢厥逆，腹痛身冷，一切冷气，用大附子三枚（炮裂，去皮脐）为末。每服三钱，姜汁半盏，冷酒半盏，调服。良久脐下如火暖为度。

《本草纲目》：乌附毒药，非危病不用，而补药中少加引导，其功甚捷。有人才服钱匕即烦躁不堪，而昔人补剂用为常药，岂古今运气不同耶？荆府都昌王，体瘦而冷，无他病。日以附子煎汤饮，兼嚼硫黄，如此数岁。蕲州卫张百户，平生服鹿茸、附子，至八十余，康健倍常。宋《医说》载：赵知府耽酒色，每日煎干姜熟附汤、吞硫黄金液丹百粒，乃能健啖，否则倦弱不支，寿至九十。他人服一粒即为害。若此数人，此皆脏腑禀赋之偏，不可以常理概论也。又《琐碎录》言：滑台风土极寒，民啖附子如啖芋栗，此则弛气使然乐。

2. 脾虚诸症

郭永惠经验：胃下垂以中气下陷者为多，故诸医多以补气升阳的补中益气汤治之。如脾虚日久，致成虚寒，水饮阻滞者，若予补气升阳，非但脾胃升降之序不得复，而且升之不升，降之不降，病难得解。法宜温补脾肾之阳，化水饮以治。余常用淡附片 9～30g，炒白术 9～15g，焦艾叶 12～30g，小茴香 9～12g，水煎服，屡见效应。

3. 纵欲加饮冷

赵寄凡经验：理中汤为仲景治疗太阴经脾胃虚寒证而设，赵氏运用理中汤必加用附子。他认为：寒邪入于太阴，脾阳伤则肾阳亦不能毫无所损，所以在理中汤方中加附子，使脾肾阳气速回，以驱散中焦寒湿之邪。赵氏生前曾讲述一病案，早年有人约赵氏之父出诊，不巧其父外出不在家，来人就对赵氏说："老先生不在家，少先生也可以。"当时赵氏还未独立应诊，勉随来人到病家，观患者病势之危急，鼻孔黑如烟煤，倚卧喘息，见此病情，碍难出手，但全家坚乞一方。正沉思间，忽见由西厢房走出一身穿洋红色小夹袄的年轻女子，顿时想起询问病情，知为新婚 2 天，曾服冰块、冷食半碗，立刻辨证为房事过度，误食生冷，而致阳气暴脱于外，应急速回阳救逆，遂处方以大剂量附子理中汤，方中药物各 5 钱，1 剂，急服之。药进后，阳回而腹泻 1 次，翌日再进 1 剂而愈。

4. 重用附子（张子琳经验）

（1）曾治五台县北大兴王某之子，年三四岁，忽喘促不止，村里医生视病情危急而推辞不敢为之用药，遂让我出诊治疗。至病家时，正遇二巫婆给患儿灌服冲有朱砂之类的"法水"（实际是反复饮服凉水）。视患儿则张口抬肩，心慌，气息不接，唇青，脉微，危在旦夕。分析病情，并无热象，加之巫婆频以凉水灌服，故诊为寒喘。遂重用附子，一剂喘定，后经调理而愈。

寒病之急者，唯寒喘、脉微欲绝与缩阳等数症，俱为必用附子之证，否则多难救治。故将附子称之为君（四大君药之一。补药中之人参，泻药中之大黄，热药中之附子，寒药中之石膏），确非过誉。

（2）附子，乃起死回生之神品，但必须用之得当。吾父常以大量附子治病救人，剂量常在 30～60g，屡见奇效。尝说："附子，要么不用，用则重用，量少则起相反作用。"何意？附子乃下焦药也，量少不能重坠下沉，反在上焦起火。另须注意者，附子煎剂宜冷服，取寒因寒用，反治之法。若热饮，易在上焦停留而产生不良反应，出现嘴麻、舌麻，继之浑身皆麻。但遇此亦无需惊慌，饮凉开水多能解之，或时过半日便自然缓解。附子之适应证是脉必沉迟、唇甲黑青，脉症相合，放胆使用，疗效可靠。

（3）附子产地四川，当地人服之无毒。我一友人系四川僧人，出家五台山，常备附子30余斤，每服半斤，常服无弊。但切莫东施效颦，天有阴阳之别，地有南北之异，人有个体之差，用药亦应随时、随地、随人而斟酌。

5. 功过悬殊话附子

王著础经验：1944年福州市郊霍乱流行，死亡甚众。陈某病势危笃，家属邀我往诊。症见吐泻交作，神呆色夺，昏不知人，浑身冰冷，口噤不开，六脉俱无，气息奄奄。举家恸哭，忙着准备后事。我诊后，认为是寒霍乱危候，杯水难济车薪，急以大剂四逆汤温经回阳。方用：炮附子、干姜各30g，炙甘草20g。但患者口噤不开，汤药难入。恰巧患者先天性上唇缺损，就将上药浓煎后，慢慢从唇裂处滴入。次日凌晨，患者苏醒过来，吐泻已平。继以调理以善其后。

附子性味大辛大热，气雄不守，通行十二经，功擅回阳救逆。用于阴寒内盛、阳气欲脱之证，确有奇效，故为回阳救脱主药。但附子毕竟刚燥，易于耗阴劫液，用之不当，祸必接踵而来。

【选方组药】

《得配本草》：畏防风、甘草、人参、黄芪、黑豆、绿豆、童溲、犀角。恶蜈蚣，忌豉汁。

得蜀椒、食盐，下达保命门；配干姜，治中寒昏困；配黑山栀，治寒疝诸痛；配生姜，治肾厥头痛；配肉果粥丸，治脏寒脾泄；配白术，治寒湿；配半夏、生姜，治胃中冷痰；配泽泻、灯芯，治小便虚闭，两尺脉沉者可用；配煅石膏等分为末，入麝香少许，茶酒任下，治头痛；合荆芥，治产后瘛疭，生用为宜；合肉桂，补命门相火。若血虚生热，热生风者，投之立毙。

回阳，童便制；壮表，面裹煨，亦是一法，或蜜炙用，或蜜煎用。中其毒者，生甘草、犀角、川连，煎汤服之可解。

1. 治亡阳证，症见冷汗自出、四肢厥逆、脉微欲绝，常与干姜、甘草同用，以加强回阳救逆之功效，即四逆汤。

2. 若阳衰气脱之大汗淋漓、气促喘急者，与大补元气之人参同用，以回阳固脱，即参附汤。

3. 治肾阳不足，命门火衰，症见畏寒肢冷、腰酸脚弱、阳痿尿频者，常与肉桂、熟地、山茱萸等同用，如桂附八味丸。

4. 治阴寒内盛，脾阳不振，症见脘腹冷痛、大便溏泄者，可与益气温脾之人参、白术、干姜等同用，如附子理中丸。

5. 治脾肾阳虚，水气内停，见小便不利、肢体浮肿者，常与健脾利水之白术、茯苓等同用，如真武汤。

6. 治痹痛，以寒湿偏盛、周身骨节疼痛较甚者为适宜，可与桂枝、白术等同用，如甘草附子汤。

第56篇

干姜治冷，转脏腑以温

【按语】

干姜，始载于《神农本草经》，列为中品。干姜并不是普通生姜晒干而成，而是用母姜（即种出仔姜后，再挖出来的原种）刮皮晒干，味辛，性热，有温中、回阳、温肺化饮之效。干姜以入中焦为主，最著名应用的便是理中汤。但干姜也可通行六经，兼顾上下，因此配五味子便可温肺，配人参便可温胃。

干姜与生姜的区别：都能温中，但干姜温中力量比生姜强；两者皆可温肺化饮，但干姜更强于生姜；生姜止呕力量比干姜强；生姜偏重发散风寒，干姜却能回阳通脉。

干姜在回阳这一功效上，常与附子配伍，如四逆汤，专治疗亡阳证。但附子主要作用于肾经，以治肾阳衰败所致的四肢逆冷亡阳证为主，而干姜主要能入心经，能振奋心阳，通阳复脉，因此附子叫回阳救逆，而干姜只能叫回阳通脉，这是两者的区别。

【文献记载】

《神农本草经》：味辛，温。主治胸满，咳逆上气，温中，止血，出汗，逐风湿痹，肠澼下痢。生者尤良，久服去臭气，通神明。

《药性论》：治腰肾中疼痛，冷气，破血去风，通四肢关节，开五脏六腑，去风毒冷痹，夜多小便。干者治嗽，主温中，用秦艽为使。主霍乱不止，腹痛，消胀满冷痢。治血闭，患者虚而冷，宜加用之。

《本草乘雅》：姜，疆也，界也。如营卫气血，阴阳表里，逾越疆界者，能使之各各旋归，有如捍御外侮之侵犯边疆者。

《日华子本草》：消痰，下气，治转筋，吐泻，腹藏冷，及胃干呕，瘀血扑损，止鼻洪，解冷热毒，开胃，消宿食。

《药性赋》：生则味辛，炮则味苦。可升可降，阳也。其用有二：生则逐寒邪而发表，炮则除胃冷而守中。

《医学心悟》：发散寒邪，如多用则耗散元气，辛以散之，是壮火食气故也，须以生甘草缓之。

《本草衍义补遗》：散肺气，与五味子同用治嗽，见火则止而不移。治血虚发热该与补阴药同用，入肺中利肺气，入肾中燥下湿，入气分引血药入血也。

《景岳全书》：味辛微苦，性温热。生者能散寒发汗，熟者能温中调脾。善通神明，去秽恶，通四肢关窍，开五脏六腑，消痰下气，除转筋霍乱，逐风湿冷痹，阴寒诸毒，寒痞胀满，腰腹疼痛，扑损瘀血，夜多小便。

孙真人：呕家圣药是生姜。故凡脾寒呕吐宜兼温散者，当以生姜煨熟用之。若下元虚冷而为腹疼泻痢，专宜温补者，当以干姜炒黄用之，若产后虚热虚火盛而唾血痢血者，炒焦用之。若产至黑炭，已失姜性矣，其亦有用以止血者，用其黑涩之性已耳。若阴盛隔阳，火不归元，及阳虚不能摄血而为吐血衄血下血者，但宜炒熟留性用之，最为止血之要药。若阴虚内热多汗者，皆忌用姜。

【临床应用】

1. 古方选

《补缺肘后方》：治卒心痛，用干姜末，温酒服方寸匕，须臾，六七服，瘥。

《千金方》：治中寒水泻，用干姜（炮）研末，饮服二钱。

《传信适用方》止逆汤：治头目眩晕吐逆，用川干姜二两（炮），甘草一两（炙）。上二味，为粗末。每服四五钱，用水二盏，煎至八分，食前热服。

2. 便血

张锡纯经验：邻村高某年四十余，小便下血，久不愈。其脉微细而迟，身体虚弱恶寒，饮食减少。知其脾胃虚寒，中气下陷，黄坤载所谓血之亡于便溺者，太阴不升也。为疏方：干姜、白术各四钱，生山药、熟地各六钱，乌附子、炙甘草各三钱，煎服一剂血见少，连服十余剂痊愈。

3. 治湿阴胸阳

李克绍医案：李某，男，23岁，未婚。主诉：1年前始觉胸闷不舒，背部沉重喜按压，饮食日减，心率渐慢，每分钟55次，且伴心悸不安，服天王补心丹，柏子养心丸等药，又增胸前区疼痛，时而牵及背部，惊悸憋气加重，夜间尤甚。心率减至每分钟45次。心电图检查：窦性心律不齐，心动过缓。服大量维生素C、维生素B及阿托品、麻黄碱等药，仍未获效，遂请李老诊治。

诊查：舌淡苔白滑，脉沉迟小紧。处方：半夏6g，陈皮6g，茯苓6g，白术6g，干姜10g，桂枝3g，炙甘草3g。服药3剂，食欲增加，胸痛消失，胸闷心悸减轻，心率每分钟 60 次。原方药继服 4 剂，心率每分钟 70 次，诸症亦随之消失。

点评：本案胸阳不振，寒湿内生，湿阻胸阳，胸阳更受其遏。重用干姜，取其大辛大热以宣通心阳，逐寒湿；又以苓桂术甘汤合二陈汤化饮温阳，经治胸阳振，诸症除。

4. 重用治腰痛

经方医案：严某，男，52 岁，初诊腰部紧束感 5 年。时腰腹冷，时小腿胀，无腰腹重坠之感，痰涎多，脉弦紧，舌淡润。多方医治，服药百余剂无效。治以甘草干姜苓术汤（肾着汤）加味：干姜 100g，炙甘草 30g，茯苓 60g，白术 30g，制半夏 20g，砂仁 15g。2 服。

复诊，腰部紧束感大减，腰部已觉很轻松，为近年少有，小腿胀消失，仍痰涎多，脉紧稍减仍弦，上方加细辛 20g，川木通 10g，3 服，愈。

按：《金匮要略》记载"肾着之病，其人身体重，腰中冷，如坐水中，形如水状，反不渴，小便自利，饮食如故，病属下焦，身劳汗出，衣里冷湿，久久得之，腰以下冷痛，腹重如带五千钱，甘姜苓术汤主之"。该患者诊断为肾着病。肾着之病，为太阴少阴寒湿证；本于脾湿，兼之肾阳温化不足，余着于肾府。病程 5 年，5 服治愈，疗效很好，患者颇为高兴。

【选方组药】

《得配本草》：畏、恶、反、使，与生姜同。

得北五味，摄膀胱之气；配良姜，温脾以祛疟；佐人参，助阳以复阴；合附子，回肾中之阳。

母姜去皮晒干者为干姜，白净结实，又曰白姜。凡入药并宜炮用。入止泻药煨用；入温中药泡用；入止血药炒炭用。

孕妇服之，令胎内消。气虚者服之，伤元。阴虚内热多汗者禁用。

1. 治胃寒呕吐，配伍降逆止呕的半夏，如半夏干姜散。

2. 治脾胃虚寒所致呕吐腹痛、腹满不食及中寒霍乱等，常与补脾益气的人参、白术、甘草配伍，如理中丸。

3. 治亡阳证，与附子同用，能辅助附子以增强回阳救逆之功效，并可减低附子的毒性。如四逆汤中用之，即是此义。

4. 治寒饮伏肺，症见咳嗽气喘、形寒背冷、痰多清稀，常与麻黄、细辛、五味子等同用，如小青龙汤。

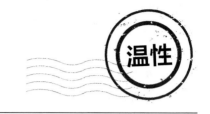

第57篇

草果消溶宿食

【按语】

草果始见于《太平惠民和剂局方》，又见于《饮膳正要》，最早作调料用之，如煮肉时加入草果一二枚，能芳香化浊，开胃，去油腻之气；调凉菜、凉皮时用草果调汁浇之，其味芳香，能促进食欲。

草果味辛，性温，入脾、胃二经，有燥湿健脾、除痰截疟之效，主治脘腹胀满、反胃呕吐、食积疟疾等症。草果与草豆蔻功效基本相同，然草果香燥功能大于草豆蔻，并兼有化痰之效，治疟疾的达原饮，则是利用草果温中香燥，将伏藏的疟邪去除。现代好多中成药亦是不离草果配方，如透骨搜风丸、益肾丸、开郁舒肝丸、宽胸利膈丸、洁白丸等。

【文献记载】

《饮膳正要》：治心腹痛，止呕，补胃，下气。

《本草求真》：草果与草豆蔻，诸书皆载气味相同，功效无别，服之皆能温胃逐寒。然此气味浮散，凡冒巅雾不正瘴疟，服之直入病所而皆有效。

《本草便读》：治太阴独胜之寒，辛温入胃，破瘴疠疟邪之积，刚猛宣中，质燥气雄，味多浊恶，利痰解郁，性却瞑眩。

《本草蒙筌》：气每熏人，因最辛烈。消宿食立除胀满，去邪气且却冷疼。同缩砂温中焦。佐常山截疫疟。

《药性歌括四百味》：草果味辛，消食除胀，截疟逐痰，解瘟辟瘴。

《药性解》：主疟疾、胸腹结滞呕吐、胃经风邪。

《本草正义》：草果，辛温燥烈，善除寒湿而温燥中宫，故为脾胃寒湿主药。

《景岳全书》：能破滞气，除寒气，消食，疗心腹疼痛，解酒毒，治瘴疠寒疟，伤暑呕吐，泻痢胀满，反胃吐酸，开痰饮积聚噎膈，杀鱼肉毒，开郁燥湿，辟除口臭，及妇人恶阻气逆带浊。

《本经逢原》：与知母同用，治瘴疟寒热，取其一阴一阳，无偏胜之害。盖草果治太阴独胜之寒，知母治阳明独胜之火也。然疟亦有不由于岚瘴气，而实邪不盛者忌服。凡湿热瘀滞，伤暑暴注，溲赤口干者禁用。

【临床应用】

1. 古方选

《仁斋直指方》：脾痛胀满，用草果仁二个，酒煎服之。

《传信适用方》草果饮：治肠胃冷热不和，下痢赤白，及伏热泄泻，脏毒便血，用草果子、甘草、地榆、枳壳（去穰，麸炒）。上等分为粗末。每服二钱，用水一盏半，煨姜一块，拍碎，同煎七分，去滓服，不拘时候。

《瘟疫论》达原饮：治瘟疫初起，先憎寒而后发热，日后但热而无憎寒，初起二三日，其脉不浮不沉而数，昼夜发热，日晡益甚，头身疼痛。槟榔二钱，厚朴一钱，草果仁五分，知母一钱，芍药一钱，黄芩一钱，甘草五分。用水二盅，煎八分，午后温服。

2. 大便黏滞

王杰经验（《中国中医药报》）：草果味辛性温，为燥湿温中，祛痰截疟，消食化积之药，目前临床并不常用。王杰临证擅用喜用此药。此药化湿浊之力非凡。明代吴又可治疗温疫名方达原饮，方中即用草果，取其芳香可透达膜原湿浊之邪的作用，疗效显著。对三焦寒湿、湿浊壅滞之患者，方中配伍草果一味，每每收到佳效。

病案举例：杨某，女，46岁，农民。大便黏滞不爽10余年，面色晦暗，形体肥胖，语高声浊，伴头晕乏力，脘腹胀满，食少纳呆，舌质暗红，苔白厚腻，脉沉滑。高脂血症，因便滞求医，数服苦寒泄热通便之品，便通继滞，久病深痼。

王杰认为其素体雍胖，脾虚不化，聚湿成痰，脾阳被困，脾气不升，浊气内壅，治宜燥湿化浊，醒脾理气。处方：草果、石菖蒲、枳实各10g，薏苡仁、冬瓜仁各30g，肉苁蓉、海浮石各20g，全瓜蒌60g，生、干姜各2g，浙贝母15g，蚕沙（另包）12g。7剂，药后便通，脘腹畅适，诸症已缓。效不更方，继守本方，7剂后舌转淡红，厚腻削薄，症状改善，改健脾利湿之剂调服。

3. 湿温

《刘渡舟验案精选》：秦某，男，32岁。因尿血住某医院。经西医治疗，尿血已愈，欲将出院，忽然发热，体温在39.6℃～40℃。西医检查：心肺（－），肝脾不大，肥达氏反应（－），未查出疟原虫。二便自调，经注射各种抗生素，高热仍持续不退，急邀先生出诊。患者头痛身疼，发热而汗自出，又时发寒战，其状如疟，口中干渴欲饮。

视其舌苔白黄厚腻，切其脉弦细而数。发热每于日晡时分为高。辨为湿温之邪横连膜原，又犯少阳、阳明两经。方用柴胡 12g，黄芩 9g，生石膏 30g，知母 10g，苍术 10g，草果 3g（小柴胡汤合白虎汤、达原饮）。服 1 剂即热退，再剂则诸症皆愈。

某生随诊在侧，问曰："师之方不为温病所载，而何所本耶？"先生笑曰："此方乃柴胡百合方加苍术、草果而已，其源盖出于仲景之法，孰云无所本耶？"

【选方组药】

《本草求真》：合常山用则能以截久疟；同知母用则能以除瘴疟寒热；义详草豆蔻。同橘、半用则能以治膈上痰；同楂、曲用则能以解面湿鱼肉。

1. 治寒湿中阻之脘腹冷痛、呕吐呃逆、舌苔浊腻者，常与吴茱萸、干姜、半夏等温中散寒，降逆止呕之品同用。

2. 治寒湿泄泻或肠胃冷热不和之下痢赤白，与地榆、枳壳等同用，如草果饮。

3. 治疟疾寒战高热，休作有时者，常与其他截疟药配伍，与常山、槟榔等同用，如草果饮。

4. 若疟疾但热不寒，或热多寒少者，常配伍和解退热药，与柴胡、黄芩等同用，如清脾饮。

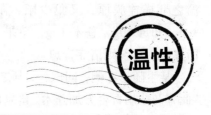

温性

第58篇

槟榔去积推陈

【按语】

槟榔，始载于《名医别录》，又名玉片，因其切片成花纹状，质地很硬，故而有很好的降气之功，古人言槟榔"性如铁石之降"，能将人体最高位的滞气都降泻下来，如呃逆、嗳气、奔豚等。

槟榔与益智仁、砂仁、巴戟天并称四大南药，味苦、辛，性温，入脾、胃、大肠三经，有杀虫、消痰、行气、利水之效。槟榔杀虫效果极好，自古以来，槟榔多为临床治疗各种虫积、饮食停滞所应用。

【文献记载】

《名医别录》：味辛，温，无毒。主消谷，逐水，除痰癖，杀三虫，去伏尸，治寸白。

《药性论》：能主宣利五脏六腑壅滞，破坚满气，下水肿，治心痛风血积聚。

《日华子本草》：除一切风，下一切气，通关节、利九窍、补五劳七伤，健脾调中，除烦，破癥结，下五膈气。

《药类法象》：治后重如神，性如铁石之沉重，能坠诸药至于下极。

《药性赋》：其用有二。坠者药性如铁石，治后重验如奔马。

《本草衍义补遗》：纯阳，破气，泄胸中至高之气。

《本草纲目》：醒能使之醉，醉能使之醒，饥能使之饱，饱能使之饥，又且赋性疏通而不泄气，禀味严正而更有余甘，有是德故有是功也。泻痢后重，心腹诸痛，大小便气秘，痰气喘急，疗诸疟，御瘴疠。

《本草备要》：攻坚去胀，消食行痰，下水除风，杀虫醒酒。治痰癖癥结，瘴疠疟痢，水肿脚气。脚气冲心，尤须用之，童便姜汁温酒调服。治大小便气秘，里急后重。同木香用，木香能利气。过服则损真气。岭南多瘴，以槟榔代茶，其功有四：醒能使醉，醉能使醒；饥能使饱，饱能使饥。然泄脏气，无瘴之地忌用。

【临床应用】

1. 古方选

《千金方》：治寸白虫，槟榔二七枚。治下筛。水二升半，先煮其皮，取一升半，去滓纳末，频服暖卧，虫出。出不尽，更合服，取瘥止。宿勿食，服之。

《太平圣惠方》：治诸虫在脏腑久不瘥者，槟榔半两（炮）为末。每服二钱，以葱蜜煎汤调服一钱。

《普济方》槟榔散：治大小便不通，亦治肠胃有湿，大便秘涩，槟榔至大者半枚。用麦门冬煎水磨一钱，重汤烫热服之。

秦医：槟榔二枚，一生一熟捣末，酒煎服之，善治膀胱诸气也。

2. 便秘

刘沈林医案：张某，男，35 岁。2004 年 12 月 7 日初诊。大便秘结 2 年未缓解，脘腹痞胀，苔薄白质红，细裂，脉细弦。治当润肠通腑，以增液汤合麻仁丸加减。

大生地 15g，玄参 15g，白芍 10g，全当归 10g，桃仁 10g，枳实 10g，槟榔 15g，火麻仁 15g，郁李仁 15g，厚朴 10g，台乌药 10g，川牛膝 10g，7 剂愈。

3. 乳糜尿

1986 年《江西中医药》：治疗乳糜尿，用槟榔、海藻各 60g，并随症加减，水煎服，日 1 剂。治疗 9 例，3 例 1 周见效，5 例 2 周见效。以上 8 例经乳糜实验检查均为阴性，尿常规正常。其中 2 例半年后复发，复用上方收效。1 例治疗 1 个月后症状缓解，但尿检未转阴。

【选方组药】

《得配本草》：得童便，治脚气上冲，或入姜汁；得橘皮，治金疮呕恶；配良姜，治心脾作痛；配麦冬，治大便秘及血淋；配枳实、黄连，治伤寒痞满。

疟非瘴气，气虚下陷，似痢非痢者，禁用。

1. 治多种肠寄生虫病，槟榔有泻下之功，有助于驱除虫体，可与南瓜子配合同用，能增强驱杀牛肉绦虫之力。

2. 治食积气滞，腹胀便秘，以及泻痢后重等症，常与木香、青皮、大黄等品配伍同用，如木香槟榔丸。

3. 治水肿实证，常与商陆、茯苓皮、泽泻等配伍，如疏凿饮子。

4. 治脚气肿痛证属寒湿者，常与木瓜、吴茱萸、陈皮、紫苏等配用，如鸡鸣散。

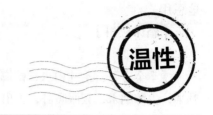

第59篇

苁蓉壮阳而固本

【按语】

肉苁蓉，始载于《神农本草经》，列为上品，又名大芸、地精，是一种寄生性肉质草本植物，多生于沙漠，没有绿叶，整体是肉质的，故名为肉苁蓉。味甘咸，性温，入肾与大肠经，有补肾阳、益精血、润肠通便之效。而肉苁蓉虽为补肾阳之药，但作用平缓，可久服，可谓从容不迫，故名肉苁蓉。

肉苁蓉既能养肾，又可养血，还可通大便，一举三得。一般通便之药，如大黄、决明子、番泻叶等，大多为寒凉之品，过服则易伤阴，而肉苁蓉治疗血枯阴虚所致的便秘，是可以久服的，因其不单滋腻，更有补养作用。

【文献记载】

《神农本草经》：味辛，微温。主治五劳七伤，补中，除茎中寒热痛，养五脏，强阴，益精气，多子，妇人癥瘕。

《名医别录》：除膀胱邪气、腰痛，止痢。

《日华子本草》：治男绝阳不兴，女绝阴不产，润五脏，长肌肉，暖腰膝，男子泄精尿血遗沥，带下阴痛。

《神农本草经读》：肉苁蓉是马精落地所生，取治精虚者，同气相求之义也。凡五劳七伤，久而不愈，未有不伤其阴也，苁蓉补五脏之精，精足则阴足矣。

《景岳全书》：以其补阴助阳，故禁虚寒遗沥泄精，止血崩尿血；以其性滑，故可除茎中寒热涩痛，但骤服反动大便。若虚不可攻而大便闭结不通者，洗淡。暂用三四钱，一剂即通，神效。

《本草汇言》：肉苁蓉，养命门，滋肾气，补精血之药也。男子丹元虚冷而阳道久沉，妇人冲任失调而阴气不治，此乃平补之剂，温而不热，补而不峻，暖而不燥，滑而不泄，故有从容之名。

《本经逢原》：苁蓉止泄精遗溺，除茎中热痛，以其能下导虚火也。老人燥结，宜煮粥食之。

《玉楸药解》：暖腰膝，健筋骨，滋肾肝精血，润肠胃结燥。肉苁蓉滋木清风，养血润燥，善滑大肠而下结粪。其性从容不迫，未至滋湿败脾，非诸润药可比。

【临床应用】

1. 古方选

《药性论》：治女人血崩，壮阳日御过倍，大补益，主赤白下。补精败，面黑劳伤。用苁蓉四两，水煮令烂，薄切细研精羊肉，分为四度，下五味，以米煮粥，空心服之。

《本草拾遗》：强筋健髓，苁蓉鲜鱼（鳝鱼）为末，黄精（黄精打汁）酒丸服之，力可十倍。

《本草拾遗》：肉苁蓉三钱，三煎一制，热饮服之，阳物终身不衰。

2. 大便燥结

《先醒斋医学广笔记》：唐震山，年七十余，大便燥结，胸中作闷。仲淳曰："此血液枯槁，命门火衰之候也。"遂用肉苁蓉三两，白酒浸洗，切片，以三碗水煎一碗顿服，大便遂通，胸中快然。

3. 老年尿频

《浙江中医杂志》：治老年性多尿症，肉苁蓉、粳米各 30g 煮粥服食，每日 1 次，连服 1 周，治老年人多尿症数十例，均尿次减少，恢复正常。

4. 抗衰老

1993 年，在国际医学会日内瓦年会上曝出一条新闻：中国阿拉善盟查干希热跻身世界长寿之乡。顿时，查干希热成了人们关注的热点。由中外专家组成的调查小组不惜用 4 个月的时间对查干希热进行调查。他们发现，只有 139 人的查干希热（嘎查）村有百岁老人 4 人，人均寿命 87.5 岁；高血压、胃病、肾病、前列腺肥大等常见病的发病率极低。专家组发现与当地居民的饮食结构有关，其中两点就是这里的人们炖羊肉习惯放入肉苁蓉，还有饮自家酿的苁蓉酒。

【选方组药】

《得配本草》：忌铜、铁。得山萸肉、北五味，治善食中消；得沉香，治汗多虚秘；合菟丝子，治尿血泄精；佐精羊肉，治精败面黑，肾中无火精亦败。大便滑，精不固，火盛便闭，阳道易举，心虚气胀，皆禁用。

1. 治肾虚精亏，肾阳不足而致阳痿，配伍熟地、菟丝子、五味子等，如肉苁蓉丸。

2. 治精血亏虚不能怀孕，常配伍鹿角胶、当归、熟地、紫河车等。

3. 治腰膝冷痛，筋骨无力，常配伍巴戟天、萆薢、杜仲等，如金刚丸。

4. 治肠燥津枯之大便秘结，常配伍火麻仁、沉香同用，如润肠丸，也可大剂量煎汤服。

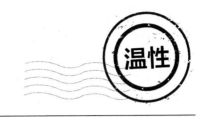

温性

第 60 篇

鹿茸益肾而生精

【按语】

鹿茸，始载于《神农本草经》，列为中品，是指梅花鹿或马鹿的雄鹿未骨化而带茸毛的幼角。味甘咸，性温，入肝、肾二经，有壮肾阳、益精血、强筋骨、调冲任、托疮毒之效。

鹿是我国传统的名贵药用动物，汉代时就有"鹿身百宝"的说法，是灵丹妙药的象征，而鹿的初生幼角——鹿茸，更是被视作"宝中之宝"。因其为高原鹿之顶角，乃鹿阳气上聚所化，因此最能通督脉达巅顶，可以引众药壮阳以补益脑髓，在所有补肾阳药中，鹿茸作用最强，因此称其为"峻补元阳要药"。

鹿茸在补肾阳的同时，还可益精血，温而不燥，因此又赞其为"有血有肉之品"。但为何同样大补肾阳，不用鹿茸治疗亡阳证？就在于鹿茸补阳作用虽强，但收效很缓，不如附子、干姜来得迅猛，因此鹿茸多适合慢性病，而不适合危重的亡阳证。

【文献记载】

《神农本草经》：角，主治恶疮，痈肿，逐邪恶气，留血在阴中。

《本草蒙筌》：入剂研细，任合散丸。益气滋阴，扶肢体羸瘦立效；强志坚齿，止腰膝酸痛殊功。破留血隐隐作疼，逐虚劳洒洒如疟。治女人崩中漏血，疗小儿寒热惊痫。塞溺血泄精，散石淋痈肿。骨热可退，疳痒能驱。

《景岳全书》：益元气，填真阴，扶衰羸瘦弱，善助精血，尤强筋骨，坚齿牙，益神志。道家云："惟有斑龙顶上珠，能补玉堂关下血者，即此是也。"

《本经逢原》：鹿茸功用，专主伤中劳绝，腰痛羸瘦，取其补火助阳，生精益髓，强筋健骨，固精摄便，下元虚人，头旋眼黑，皆宜用之。

《本草崇原》：鹿性纯阳，息通督脉，茸乃骨精之余，从阴透顶，气味甘温，有火土相生之义。

《神农本草经百种录》：鹿茸之中，惟一点胚血，不数日而即成角，此血中有真阳一点，通督脉，贯肾水，乃至灵至旺之物也，故入于人身为峻补阳血之要药。又其物流动生发，故又能逐瘀通血也。

《本草新编》：鹿一身皆益人者也，而鹿茸最胜。凡阳痿而不坚者，必得茸而始能坚，非草木兴阳之药可比。

【临床应用】

1. 古方选

戴原礼《证治要诀》：治头眩晕，甚则屋转眼黑，或如物飞或见一为二，用茸珠丹（又名斑龙丸，斑龙丸用鹿胶霜，苓柏菟脂熟地黄，等分为丸酒化服，玉龙关下补元阳）甚效。或用鹿茸，无灰酒三盏，煎一盏，入麝香少许，温服亦效。

《百一方》：鹿角屑熬黄为末，酒服，主腰脊虚冷刺痛。四肢酸痛，头眩眼黑，崩带遗精，一切虚损劳伤，惟脉沉细相火衰者宜之。

2. 地黄丸加鹿茸

杜雨茂经验：外行看热闹，内行看门道，学习别人的医疗经验也是如此。仔细揣摩一些名家巨匠的处方，常可发现其不同凡响、"画龙点睛"的神来之笔。西安一名老中医对肝肾阴亏较甚的患者予六味地黄丸时辄加鹿茸而收捷效，即此之例也。其立意在于鹿茸为血肉有情之品，性温而不燥，助阳以生阴，且峻补精血，使六味地黄丸三补之力倍增，又不至影响三泻之能。用心之巧妙，非粗工所能企及。

3. 精冷不育

《新中医》：对于精冷不育的患者，多选用鹿茸末，每日 $1 \sim 3g$，调和进米粥，或用米酒冲服，这样元阳足则精暖，精子活动力增加，数目增多，有助于生育，必须忌一切生冷伤阳气的食物或习惯。

【选方组药】

《得配本草》：通督脉之气舍，达奇经之阳道，生精补髓，养血益阳。止鬼交，疗崩带，破瘀血，散痈肿，治石淋，止遗尿。一切阳虚，以致耳聋目暗、眩晕虚痢等症，得此自治。

配苁蓉、麝香，治酒泄骨立；配参、芪，提痘浆；配狗脊、白蔹、艾，治冷带不止。阴火盛者禁用。

1. 治肾阳不足，精血亏虚之畏寒肢冷、阳痿早泄、宫冷不孕、小便频数、腰膝酸痛、头晕耳聋、精神疲乏等症，可单用研末服，也可配伍人参、熟地、枸杞子等补气养血益精药同用，以增强疗效，如参茸固本丸。

2. 治精血不足之筋骨无力或小儿发育不良、骨软行迟、囟门不合等症，常配伍熟地、山药、山萸肉等药同用，如加味地黄丸。

3. 治妇女冲任虚寒，带脉不固之崩漏不止，常配伍当归、乌贼骨、蒲黄等；白带过多，则配伍狗脊、白蔹。

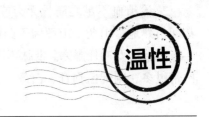

温性

第 61 篇

锁阳子最止精漏

【按语】

锁阳，始载于《本草衍义补遗》，与肉苁蓉一样，也是多年生肉质寄生草本植物，生于沙漠。味甘，性温，入肝、肾、大肠经，有补肾阳、益精血、润肠通便之效。功能与肉苁蓉几乎相同，只不过作用更缓和一些，因此在没有肉苁蓉的情况下，可用锁阳代用。

锁阳又名不老药，能防衰抗老。人体衰老，如同夕阳西下，阳气虚衰之象也。人体的气力，都归于肾中阳气所主，锁阳能固锁阳气，直接补肾助阳，等于倍力气，所以士兵服之，骁勇善战，老弱之人服之，能够强壮，无力排便者服之，能够排便有力。此皆锁阳助阳倍力之效也。

【文献记载】

《本草衍义补遗》：味甘可啖，煮粥弥佳。补阴气，治虚而大便燥结者用，虚而大便不燥结者勿用，亦可代苁蓉也。

《本草纲目》：润燥养筋，治痿弱。

《本草原始》：补阴血虚火，兴阳固精，强阴益髓。

《内蒙古中草药》：治阳痿遗精，腰腿酸软，神经衰弱，老年便秘。

《雷公炮制药性解》：锁阳咸温，宜入少阴，《神农本草经》不载，丹溪续补，以其固精，故有锁阳之名。主用与苁蓉相似，老人枯闭，最为要药。大便不实者忌之。

【临床应用】

1. 古方选

《丹溪心法》虎潜丸：治痿，黄柏半斤（酒炒），龟板四两（酒炙），知母二两（酒炒），熟地黄、陈皮、白芍各二两，琐阳一两半，虎骨一两（炙），干姜半两。上为末，酒糊丸，或粥丸。

《本草切要》：治阳弱精虚，阴衰血竭，大肠燥涸，便秘不运，锁阳三斤。清水五斗，煎浓汁二次，总和，以砂锅内熬膏，炼蜜八两收成，入磁瓶内收贮，每早、午、晚各食前服十余茶匙，热酒化服。

2. 老年便秘

龚士澄经验：老年便秘，大多由于精气亏虚，气血运行不畅，致肠液枯燥，腑行不利而致，往往难以根治，或通而复秘。我们用锁阳、肉苁蓉各15～20g，连续煎服7剂，然后与米煮粥，再服食1周，便即易解。此二味性质相似，锁阳侧重壮阳，润肠之力不及肉苁蓉，但皆益精血、润肠燥。

3. 现代运用

《中国沙漠地区药用植物》：治心衰心脏病心肌劳损，用冬季采集的锁阳，以猪油或奶油炸后，泡茶服，二十日为一疗程。

《中草药手册》：治妇人白带清冷，用锁阳水煎服。

【选方组药】

《得配本草》：佐虎骨胶，治痿弱。

1. 治腰膝痿弱、筋骨无力，多与熟地、龟板、虎骨等养阴补血强筋骨药同用，如虎潜丸。

2. 治肠燥津枯的大便秘结，可与火麻仁、当归等润肠药同用。

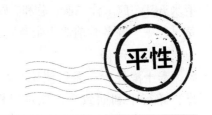

第 62 篇

菟丝子偏固天真

【按语】

菟丝子，始载于《神农本草经》，列为上品，是寄生性草本植物，藤是肉质的，种子在春天发芽后，会立马断掉，没有根，因此缠绕在其他植物上，前人因为找不到根，因此又叫其为无头藤或无根藤，大多入药为种子。

菟丝子味辛、甘，性平，入肝、肾二经，有补阳益阴、固精缩尿、明目止泻之功。一味菟丝子，温而不燥，滋而不腻，补而不峻，乃肾虚尿频、肝虚目不明、精亏肠不通之要药。对于肝肾不足的老年习惯性便秘，效果比较好，不过要重用，一般用量超过 20g，就会使大便通畅，而无腹痛。同时，它更是安胎要药，如寿胎丸，以下有医案记载。

【文献记载】

《神农本草经》：味辛，平。主续绝伤，补不足，益气力，肥健。汁：去面奸（gǎn，面部雀斑）。

《药性论》：能治男子女人虚冷，添精益髓，去腰痛膝冷。又主消渴热中。

《日华子本草》：补五劳七伤，治鬼交泄精，尿血，润心肺。

《本草蒙筌》：虚寒膝冷腰疼，正宜多服；鬼交梦遗精泄，勿厌频吞。肥健肌肤，坚强筋骨。服之久久，明目延年。茎叶煎汤，小儿可浴。解热毒痱疹，散痒塌痘疮。

《本草正义》：健脾而不燥，养血而不滋腻，能鼓舞清阳，振动中气而无刚燥之弊。

《本经逢原》：菟丝子祛风明目，肝肾气分药也。其性味辛温质黏，与杜仲之壮筋暖腰膝无异。

《本草崇原》：凡草木子实，得水湿清凉之气后能发芽。菟丝子得沸汤火热之气，而有丝芽吐出，盖禀性纯阴，得热气而发也。气味辛甘，得手足太阴天地之气化，寄生空中，丝茎缭绕，故主续绝伤。

《神农本草经读》：菟丝肺药也，然其为用在肾，而不在肺，子中脂膏最足，绝类人精，金生水也。主续绝伤者，子中脂膏如丝不断，利于补续也。

《本草思辨录》：菟丝子汁去面皯，徐氏不解，叶香岩（叶天士）谓升少阴，徐氏复不信，不知此最易晓耳。菟丝延草木则根断，子中脂膏最足，故补肾精而主升。面为阳明之脉，而菟丝甘辛而温，能由阳明经上入于面，以施其滑泽之功，面皯焉得不去，窃愿以此释徐氏之疑。

《医学衷中参西录》：愚于千百味药中，得一最善治流产之药，乃菟丝子。寿胎丸，重用菟丝子为主药，而以续断、寄生、阿胶诸药辅之，凡受妊之妇，于两个月之后徐服一料，必无流产之弊。

【临床应用】

1. 古方选

《事林广纪》：消渴不止，菟丝子煎汁，任意饮之，以愈为度。

《老学庵笔记》：予族弟少服菟丝子，凡数年，饮食倍常，血气充盛，忽因浴见背肿，随视随长，乃大疽也。适值金银花开，饮至数斤，肿遂消。

《本草新编》：遇心虚之人，日夜梦精频泄者，用菟丝子三两，水十碗，煮汁三碗，分三服，早午夜各一服即止，且永不再遗。他如夜梦不安，两目昏暗，双足乏力，皆可用至一二两。同人参、熟地、白术、山茱之类用之，多建奇功。

2. 补肾安胎

罗元恺经验：补肾安胎的药物，以菟丝子为首选，故应作为主药而加以重用。《本草正义》说："菟丝子多脂微辛，阴中有阳，守而能走，与其他滋阴诸药之偏于腻者绝异。"《食鉴本草》谓其能"益体添精，悦颜色，黑须发"。它对于安胎和去面部暗斑，效果是比较理想的。补气健脾药中，党参是首选之品，《本草正义》谓："健脾而不燥，养血而不滋腻，能鼓舞清阳，振动中气而无刚燥之弊。"故菟丝子、党参二味，应列为首选药物加以重用。

3. 风湿

兰友明等医案：受程良玉老中医启示，用菟丝子为主治疗类风湿关节炎，疗效满意。李某，男，43岁。患类风湿关节炎6年，经用芬必得、雷公藤、消炎痛及中药治疗均收效不显。刻诊：双手指关节肿大变形、屈伸不利、疼痛，握物困难，晨起时痛甚。有时双膝、踝关节胀痛。舌质暗红、苔白厚腻，脉弦滑。中医辨证为热痹，治拟祛风除湿清热，通络止痛。方用白虎桂枝汤加地龙、胆南星、忍冬藤、威灵仙、全蝎，连服 30 剂无效。后于方内加菟丝子 30g，水煎服，每日 1 剂。服药 8 剂后，关节疼痛明显减轻，手指屈伸较前灵活。效不更方，将原方中菟丝子改为 50g。连服 30 剂，肿消痛止，病告痊愈。随访 2 年未见复发。

类风湿关节炎属中医痹证范畴。笔者对重症患者，在辨证处方中加入菟丝子，每获良效，对于轻症患者，单味菟丝子水煎服，即能获效。每日用量为 30～50g，30 天为 1 个疗程。笔者临床观察治疗类风湿关节炎 50 例，均收效显著，未见明显不良反应。对类风湿因子转阴亦有明显促进作用。

4. 治闭经

《中医杂志》2000 年 10 期：菟丝子是补肝肾的要药，益阴而又能固阳。传统用法多治肝肾不足所致的腰痛、遗精、小便频数、目暗、目眩等症。笔者根据多年的临床经验，多用此药治疗闭经和阴道干涩症。疗效甚佳，现举例介绍如下。

闭经是常见的妇科病，临床多因气血不足，肝郁肾虚，寒凝气滞致冲任不调，胞脉不通而发为此病。笔者认为不论何种原因导致，均可重用菟丝子 20～30g 宣通百脉，促使月经来潮。夏某，23 岁，停经 72 天，15 岁月经初潮，继而月经先后不定期，月经延后而致闭经。近 3 年来症状加重，反复出现。平素性情忧郁。症见腰膝酸软无力、头昏、腹胀、白带少、舌红苔薄、脉弦细。证属肝气郁结，肾气不足，冲任不调，胞脉不通。

自拟调经冲任汤：菟丝子 20g，枸杞子 15g，车前子 15g，川芎 15g，丹参 15g，瞿麦 15g，郁金 12g，川牛膝 15g。服药 2 剂，白带增多，脉弦滑有力，再服 1 剂，重用菟丝子 30g，月经来潮。

近年来用此治多例，均获疗效。已婚妇女阴道干涩，或老年性阴道炎阴道干涩疼痛者，均可用菟丝子 30g 研末调麻油搽外阴及阴道，5 天为 1 个疗程。笔者用菟丝子治疗闭经正取其调和阴阳，流通百脉的作用。阴阳两补，调和冲任，使胞脉通畅，月经来潮。

【选方组药】

《得配本草》：得酒良。薯蓣、松脂为之使。

得玄参，补肾阴而不燥；配熟地，补营气而不热；配麦冬，治赤浊；配肉豆蔻，进饮食，胃暖则开；佐益智仁，暖卫气；使车前子，治横生；调鸡子白，治目暗。

米泔水，淘洗，酒浸四五日，蒸晒四五次，研作饼，焙干用，补肾气，淡盐水拌炒；暖脾胃，黄精汁煮；暖肌肉，酒拌炒；治泄泻，酒米拌炒。

孕妇，其性滑；血崩，温能行血；阳强，便结，肾脏有火，阴虚火动，六者禁用。

1. 治腰膝酸痛，以菟丝子、杜仲等分，山药糊丸服。

2. 治阳痿遗精，配伍枸杞子、覆盆子、五味子等，为五子衍宗丸。

3. 治小便不禁，配伍鹿茸、桑螵蛸、五味子等，为菟丝子丸。

4. 治遗精、白浊或尿有余沥，配伍白茯苓、石莲子，为茯菟丸。

5. 治肝肾不足之目暗不明，配伍熟地、车前子，为驻景丸。

6. 治脾气不足之饮食减少、大便不实，可配伍黄芪、党参、白术等。

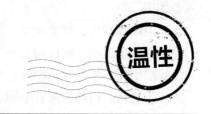

温性

第63篇

没药、乳香散血凝之痛

【按语】

没药，始载于《药性论》；乳香，始载于《名医别录》，二者皆是小灌木树皮上像松树的松香一样的树脂，因此乳香又叫滴乳香。两味药最初都是佛教用品，产于东非等地。因为两味药功效相同，通常都是共同使用，故一起论述。

两者味辛、苦，性温，入心、肝、脾三经，有活血止痛、消肿生肌之效。两味药行气作用强，对于瘀血疼痛之症，可广泛使用，尤其是外伤、疮痈等，外用有很好的止痛作用。既可以内服，但更适合外敷。内服多用醋制，增强其活血止痛作用，外敷多碾成细粉，局部外敷，还有很好的生肌作用。

前人认为，乳香功擅活血伸筋，没药偏于散血化瘀。故在治疗痹证的蠲痹汤中，选用乳香而不用没药；而治血瘀气滞较重之胃痛，选用没药而不用乳香，如手拈散，以之配合五灵脂、延胡索、香附同用。

【文献记载】

1. 没药

《日华子本草》：破癥结宿血，消肿毒。

《本草蒙筌》：主坠堕跌打损伤，疗痛疽疮痿溃腐。破血立效。止痛如神。

《本草新编》：内、外可用之药，而外治更奇也。

《景岳全书》：破宿血癥瘕，及堕胎产后血气作痛。凡治金刃跌坠，损伤筋骨，心腹血瘀作痛者，并宜研烂热酒调服，则推陈致新，无不可愈。

2. 乳香

《本草纲目》：乳香香窜，能入心经，活血定痛，故为痈疽疮疡，心腹痛要药。

《素问》：诸痛痒疮疡，皆属心火是矣。产科诸方多用之，亦取其活血之功矣。李嗣立治痈疽初起，内托护心散，云："香彻疮孔中，能使毒气外出，不致内攻也。"杨清叟云："凡人筋不伸者，敷药宜加乳香，其性能伸筋。"

《药性解》：乳香辛香发散，于十二经络无所不入。

3. 合用

《本草纲目》：乳香活血，没药散血，皆能止痛消肿生肌。故二药每相兼用。散血消肿，定痛生肌。

《医学衷中参西录》：乳香，气香窜，味淡，故善透窍以理气。没药，气则淡薄，味则辛而微酸，故善化瘀以理血。其性皆微温，二药并用为宣通脏腑流通经络之要药。

故凡心胃胁腹肢体关节诸疼痛皆能治之。又善治女子行经腹疼，产后瘀血作疼，月事不以时下。其通气活血之力，又善治风寒湿痹，周身麻木，四肢不遂及一切疮疡肿疼，或其疮硬不疼。外用为粉以敷疮疡，能解毒、消肿、生肌、止疼，虽为开通之品，不至耗伤气血，诚良药也。

乳香、没药不但流通经络之气血，诸凡脏腑中，有气血凝滞，二药皆能流通之。医者但知其善入经络，用之以消疮疡，或外敷疮疡，而不知用之以调脏腑之气血，斯岂知乳香、没药者哉。

乳香、没药，最宜生用，若炒用之则其流通之力顿减，至用于丸散中者，生轧作粗渣入锅内，隔纸烘至半熔，候冷轧之即成细末，此乳香、没药去油之法。

【临床应用】

1. 古方选

《卫生易简方》：治咽喉骨鲠，用乳香一钱，水研服之。

《梅师集验方》：治齿虫痛不可忍，嚼熏陆香（即乳香）咽其汁。

陈自明《妇人良方》：薪州施少聊，得神寝丸方于薪州徐太丞，云妇人临产月服之，令胎滑易生，极有效验。用乳香半两，枳壳一两，为末，炼蜜丸梧子大，每空心酒服三十丸。

《医学衷中参西录》活络效灵丹：治气血凝滞，痃癖症瘕，心腹疼痛，腿酸臂疼，内外疮疡，一切脏腑积聚，经络湮瘀，用当归五钱，丹参五钱，生明乳香五钱，生明没药五钱。上药四味作汤服，若为散，一剂分作四次服，温酒送下。

《本草汇言》：治跌扑折伤筋骨，用乳香、没药各一钱五分，当归尾、红花、桃仁各三钱。水煎服。

《外科发挥》乳香定痛散：治疮疡疼痛不可忍，用乳香、没药各二钱，寒水石（煅）、滑石各四钱，冰片一分。为细末，搽患处。

2. 癥瘕

张锡纯医案：一人年三十许，当脐忽结癥瘕，自下渐长而上，初长时稍软，数日后即硬如石，旬日长至心口，向愚询方，自言凌晨冒寒得于途间，愚再三思之，不得其证之主名，然即形迹论之，约不外气血凝滞，为疏方当归、丹参、乳香、没药各五钱，流通气血之中，大具融化气血之力，连服十剂痊愈。此后用此方，治内外疮疡、心腹肢体疼痛。凡病之由于气血凝滞者，恒多奇效。

3. 消化性溃疡

陈耀堂医案，沈庆法整理：岳某，男，60岁。一诊：因患长期慢性腹泻，久治不愈，于1975年经某医院确诊为溃疡性结肠炎，并做了部分结肠切除手术，术后腹泻未减。晨起必大便数次，便前腹痛，第一次大便尚可见有粪便，且夹大量黏液，第二次大便全为黏冻。并伴胃纳减退，食而不化，神疲少力，内热口干，形瘦骨立。做乙状结肠镜检查，诊断为慢性非特异性溃疡性结肠炎。以往也曾用过很长一段时间中药，包括清化湿热、健脾温肾、调和肝脾、固涩止泻、通因通用等法，均无明显疗效。西药曾服柳氮磺吡啶、复方樟脑酊，氢化可的松灌肠等，也未见效。

陈老诊治时，察其舌质红、舌体胖、舌前半苔少而舌根有腻苔，脉细弦数。证属脾肾阳虚，久泻伤阴，阴阳两虚。治以健脾温肾，阳胃扶土，佐以固涩。处方：炙乳没各4.5g，炒白术12g，炙甘草3g，补骨脂9g，五味子3g，肉豆蔻9g，诃子肉9g，地榆炭9g，木香9g，石斛12g，另用灶心黄土60g先煎代水。

二诊：服药14天后，病情即大有好转，腹泻减至一日2次，黏液已少，腹痛也见减轻。后来以此加减（乳没二药一直未减），调治2个月，多年的腹泻完全治愈。随访至今，未见复发。

体会：考乳香、没药二药，名海浮散，常用作调气活血，化瘀止痛。询之陈老，谓陈藏器《本草拾遗》有"止大肠泄游"之记载，它既能使皮肤溃疡收口，对内部胃肠道的溃疡也应有效。先前曾用精制乳没研成粉末，装入胶囊，每次服5个（约1.5g），每日2～3次，对消化性溃疡引起的胃脘痛有很好效果。继而试用于溃疡性结肠炎，效果也好。

【选方组药】

《得配本草》：乳香功专活血而定痛，没药功专散血而消肿。

乳没，得虎胫骨，治历节风痛；配血竭、童便，去产后恶血。

痈疽已溃，血虚腹痛，孕妇，三者禁用。

气血疼痛，疮毒痈肿，皆用乳、没治之。盖血滞则气瘀，气瘀则经络满，故痛而且肿。得乳、没以通其气血，肿痛自除。然气血之瘀滞，亦有气虚不行，血虚不动者；有邪气入于肌肉，致气血凝滞者。宜审其虚实，或补或散，以乳、没为佐，勿专恃散血活血之剂以为功也。

1. 治痛经、经闭，乳香可配当归、川芎、香附等。

2. 治胃脘疼痛，乳香可配川楝子、延胡索等。

3. 治风寒湿痹，乳香可配羌活、秦艽、当归、海风藤等，如蠲痹汤。

4. 治肠痈，乳香可配红藤、紫花地丁、连翘、银花等，如红藤煎。

5. 治损伤瘀痛，乳没可配血竭、红花、麝香等，如七厘散。

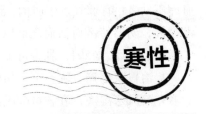

寒性

第64篇上

二丑、巴豆（二位相反）攻便闭不通（之二丑）

【按语】

二丑，即是牵牛花的种子，始载于《名医别录》。牵牛子的花分为深色花和浅色花，结出的种子根据种皮的颜色被叫做黑牵牛子和白牵牛子。牛对应地支中的丑，所以牵牛被叫做丑牛，黑白牵牛功效相同，故名二丑。

牵牛子味苦，性寒，入大肠、胃、肺、肾、膀胱四经。它的基本功效是逐水、退肿、泻饮，尤为明显的是利尿作用，可通过二便来排出体内的水湿，是一个有明显利尿作用的峻下逐水药，并且在这类药中，牵牛子毒性相对较小。

在不同用量（剂量）下，牵牛子分别具有逐水、攻下、去积的作用，因泻下的强度不同，而能满足临床的不同需要，可以收到不同的效果。在用量偏大的时候（3g或多于3g），出现的是峻下逐水的效果；中等量（2g左右）时，是一个攻下药，类似于大黄、芦荟，有明显的泻下作用，可治疗热结便秘；用小剂量（1.5g或小于1.5g）时，不会引起明显的腹泻，主要起到缓泻导滞的作用，或用在儿科。与其他泻下药一样，牵牛子的泻下成分是不溶于水的，因此主要用作丸散而不是煎煮。

【文献记载】

《名医别录》：味苦，寒，有毒。主下气，治脚满水肿，除风毒，利小便。

《日华子本草》：取腰痛，下冷脓，泻蛊毒药，并一切气壅滞。

王好古：以气药引之则入气，以大黄引之则入血。

《本草纲目》：牵牛治水气在脾，喘满肿胀，下焦郁遏，腰背胀肿，及大肠风秘气秘，卓有殊功。

《本草蒙筌》：牵牛有黑白两种，黑者属水力速，白者属金效迟。炒研煎汤，并取头末。除壅滞气急，及痃癖蛊毒殊功；利大小便难，并脚满水肿极验。

《本经逢原》：牵牛，专一行水，峻下之剂。白者属金利肺，治上焦痰饮，除壅滞气逆，通大肠风秘，除气分湿热；黑者属水泻肾，而兼泻脾胃之湿，消肿满脚气，利大小便秘。

《景岳全书》：攻癥积，落胎杀虫，泻虫毒，去湿热痰饮，开气秘气结。古方多为散丸，若用救急，亦可佐群药煎服。然大泄元气，凡虚弱之人须忌之。

【临床应用】

1. 古方选

《本草衍义》：可微炒，捣取其中粉一两，别以麸炒去皮尖者，桃仁末半两，以熟蜜和丸如梧桐子，温水服三十丸，治大肠风秘壅热结涩。不可久服，亦行脾肾气故也。

《千金方》：治水肿，牵牛子末之，水服方寸匕，日一，以小便利为度。

《儒门事亲》禹功散：治停饮肿满，黑牵牛头末四两，茴香一两（炒），或加木香一胡。上为细末，以生姜自然汁调一二钱，临卧服。

附医案：20世纪60年代，贵阳有卢老太太者，即用牵牛子末配生姜汁、红糖蒸饼治疗肾炎水肿，退肿之效甚捷，当时中医界几无人不知卢老太太验方者，可见牵牛子逐水消肿之功甚为确实。

2. 多年肠结便秘

李时珍医案：一宗室夫人，年六十。平生苦肠结病，旬日（十天）一行，甚于生产。服养血润燥药则泥膈不快，服硝黄通利药则若罔知（不知人事），如此三十余年矣。时珍诊其人体肥膏粱，而多忧郁，日吐酸痰碗许乃宽，又多火病。此乃三焦之气壅滞，有升无降，津液皆优为痰饮，不能下滋肠腑，非血燥比也。润剂留滞，消黄徒入血分，不能通气，俱为痰阻，故无效也。乃用牵牛末、皂荚膏丸与服，即便通利。自是但觉肠结一服就顺，亦不妨食，且复精爽。盖牵牛能走气分，通三焦。气顺则痰逐饮消，上下通快矣。

3. 食积

岳美中经验（《名中医治病绝招》）：黑丑、白丑各等分，上药炒熟，碾筛取末，治疗偏食或食积发热。用时以一小撮药与糖少许喂服。此方为岳氏老友高聘卿所传，屡经投用，效如桴鼓。

4. 重用牵牛

刘绍勋医案：1972年国庆节前夕，家母因过食膏粱厚味，当夜脘腹剧痛，辗转反侧、痛苦万分，经吞服开胸顺气丸1包暂缓症状。次日仍胃痛胁痛不已，嗳腐厌食，腹部胀满，尿道涩痛，溲中带血，舌质绛，苔黄腻，口渴思饮，脉象弦滑有力，一派食积停聚，湿热蕴结之象。家母当年已是82岁高龄，病情发展如此迅猛，阖家惊骇。我反复思量，如投鸡内金、三仙等消导之品，恐怕病重药轻，贻误病机。考虑再三，遂与消食和胃之品中，加入熟牵牛子20g，仅服1剂，症状大减。继服1剂，病趋稳定遂停服汤剂，仅以米粥调理而告痊愈。

本市李某，男性，现年20岁。6年前因颜面及四肢水肿，腹部胀满如鼓向我求医，经医院诊断为"肾炎合并尿毒症"，住院治疗月余未效。观其脉症，已属湿热蕴毒传入脏腑，气血衰微之候。我拟用扶正与祛邪兼并法，在清热解毒、通关利湿、扶正益气之品中，重用熟牵牛子30g。该患服药2小时许，排尿一小水桶（约1000ml），诸症豁然减轻，后继续治疗，方药随加减，竟获痊愈。以上2例说明，临床中应用牵牛子，必须辨证准确，药症相符，要胆大心细，当机立断，只有药达病所，牵牛子才会兀见殊功。

【选方组药】

《得配本草》：得干姜、青木香良；得皂角，治痰壅肠结；得川楝子，治湿热便闭。精隧阻塞，则二便闭，加穿山甲、茴香更有力。

辛热雄烈，泄人元气。病在血分，脾胃虚弱而痞满者，禁用。

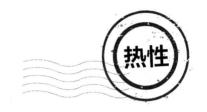

二丑、巴豆（二位相反）攻便闭不通（之巴豆）

【按语】

巴豆，始载于《神农本草经》，是小乔木巴豆的成熟果实，硬壳之下的种子长似黄豆，故古人以为豆类，加之主产于四川、湖北一代，古时称为巴，故名巴豆。

巴豆味辛，性热，入大肠、胃、肺经，有泻下、逐水、祛痰利咽之效。作为泻下药一类，巴豆毒性最大，泻下功用最峻猛。但同时，巴豆亦是此类药中唯一热下的代表，专治冷积，凡是便秘有寒者，少量用即可达通便之效。

一般使用巴豆，都会制作成巴豆霜，即将巴豆碾成泥状，再用油纸层层糊住，将巴豆油吸掉后，功效便会变得缓和，毒性相对较小。

【文献记载】

《神农本草经》：味辛，温。主治伤寒，温疟，寒热，破癥瘕，结聚坚积，留饮痰癖，大腹水肿，荡练五脏六腑，开通闭塞，利水谷道。

《本草拾遗》：腹内积聚，冷气血块，宿食不消。

《日华子本草》：通宣一切病，泄壅滞，除风补劳，健脾，治恶疮息肉及疥癞疔肿。

《药性赋》：其用有二。削坚积，荡脏腑之沉寒；通闭塞，利水谷之道路。

《本草经疏》：巴豆生于盛夏六阳之令，而成于秋金之月，故味辛气温，得火烈刚猛之气，故其性有大毒。

《本草蒙筌》：有荡涤攻击之能，诚斩关夺门之将。

《本草分经》：峻下，开窍宣滞，去脏腑沉寒积滞，治喉痹急症。生用急治，炒黑缓治，去油名巴豆霜。大黄、黄连、凉水、黑豆、绿豆汁能解其毒。

223

《本草纲目》：巴豆气热味辛，生猛熟缓，能吐能下，能上能行，是可升可降药也。《名医别录》言其熟则性寒，张氏言其降，李氏言其浮，皆泥于一偏矣。盖此物不去膜则伤胃，去心则作呕，以沉香水浸则能升能降，与大黄同用泻人反缓，为其性相畏也。王充《论衡》云："万物含太阳火气而生者，皆有毒。"故巴豆辛热有毒。

巴豆峻用则有戡乱（kān，即平定叛乱）劫病之功，微用亦有抚缓调中之妙。譬之萧、曹、绛、灌，乃勇猛武夫，而用之为相，亦能辅为太平。王海藏（王好古，李东垣之徒，医学大家）言其可以通肠，可以止泻，此发千古之秘也。

《本草通玄》：巴豆，禀阳刚雄猛之性，有斩关夺门之功，气血未衰，积邪坚固者，诚有神功，老羸衰弱之人，轻妄投之，祸不旋踵。巴豆、大黄，同为攻下之剂，但大黄性冷，腑病多热者宜之；巴豆性热，脏病多寒者宜之。故仲景治伤寒传里恶热者，多用大黄，东垣治五积属脏者，多用巴豆，世俗未明此义，往往以大黄为王道之药，以巴豆为劫霸之剂，不亦谬乎？

【临床应用】

1. 古方选

《千金方》：治寒癖宿食，久饮不消，大便秘。巴豆仁一升，清酒五升。煮三日三夜，研，令大热，合酒微火煎之，丸如胡豆大，每服一丸，水下，欲吐者服二丸。

《古今医鉴》：治小儿痰喘。巴豆一粒，杵烂，绵裹塞鼻，痰即自下。

内蒙古《中草药新医疗法资料选编》：治肝硬化腹水。巴豆霜一钱，轻粉五分。放于四五层纱布上，贴在肚脐上，表面再盖二层纱布。经一至两小时后感到刺痒时即可取下，待水泻。若不泻则再敷。

《本草纲目》：一老妇年六十余，病溏泄已五年，肉食、油物、生冷犯以即作痛。服调脾、升提、止涩诸药，入腹则泄反甚。延余诊之，脉沉而滑，此乃脾胃久伤，冷积凝滞所致。王太仆所谓大寒凝内，久利溏泄，愈而复发，绵历岁年者。法当以热下之，则寒去利止。遂用蜡匮巴豆丸（即三物备急丸，由巴豆配伍干姜、大黄）药五十丸与服，二日大便不通亦不利，其泄遂愈。自是每用治泻痢积滞诸病，皆不泻而病愈者近百人。妙在配合得宜，药病相对耳。苟用所不当用，则犯轻用损阴之戒矣。

2. 痰食胶结，昏迷不语

叶橘泉经验：仲景《伤寒论》有桔梗白散，是典型的巴豆剂（巴豆霜1分，桔梗、贝母各3分）。原方主治"寒实结胸，无热症者"。

我曾用于痰食胶结昏迷不语之老人，获得意外之疗效。如郑姓老人年70余，素嗜酒，并有慢性气管炎，咳嗽痰多，痰湿恒盛。时在初春，其家有喜庆事，此老人嚼酒肉饭食后，即入床睡眠，翌日不起，家人在忙碌中初当不知，至晚始发觉患者昏糊，询之瞠目不知答，木然如痴呆。

因其不气急，不发热，第3天始邀余诊。两手脉象滑大有力，检视口腔，满口痰涎粘连，舌苔则厚腻垢浊，呼之不应，问之不答，两目呆瞪直视，瞳孔反应正常，按压其胸腹部，患者蹙眉，似有痛闷感拒按状，揭被时发觉有尿臭，始知其遗尿在床，然大便不行。

当考虑其脉象舌苔是实证，不发热，不咳嗽，不气急，病不在脑而在胃，因作寒实结胸论治，用桔梗白散5分，嘱分3次以温开水调和缓缓灌服。2次灌药后，呕出黏腻胶痰样吐物甚多，旋即发出长叹太息呻吟声，3次灌药后，腹中鸣响，得泻下2次，患者始觉胸痛、发热、口渴，欲索饮，继以小陷胸汤2剂而愈。

3. 泄泻

李中梓医案（《墨余录》）：明代著名医家王肯堂，80岁高龄患泄泻病，自治不愈，邑中诸医也遍治无效，迁延数月，病情日重，于是写信请李中梓为其诊治。

李中梓日夜兼程，来至肯堂病榻前，经过凭脉审证，仔细诊视，终于弄清病变的症结在于前面诸医咸云病缘于年高体衰，故屡用补剂，愈补则愈滞，治疗惟有采取"通因通用"之法。

由于王比李年长，名气也高，李颇有为难之处。于是便对王肯堂说："公体肥多痰，当有迅利荡涤，能勿疑乎？"

王曰："当世之医，推君与我，君定方，我服药，又何疑也。"

李中梓便一反他医治法，遂用"巴豆霜一味，下痰涎数升，其疾顿愈"。

两位名医彼此相互敬重，相互信任，一时遂被传为医林佳话。

4. 慢性结肠炎

吕承全经验：余曾治疗一商人，形体丰腴，又喜进食肥甘，患鸡鸣泄（慢性结肠炎）半年有余。用参苓白术散、附子理中丸、四神汤、罂粟壳等健脾补肾、固涩止泻之品，久治皆无效。该患者在行路时偶得一粒巴豆，放入口袋中。晚间去看戏，又买了些花生放入口袋中，边看戏边吃。夜间患者突然腹泻数次，方知自己误食了巴豆，急来诊治。余嘱其饮用冷水，以解巴豆毒。患者饮冷水后，腹泻渐渐停止。自此，患者鸡鸣泻竟获治愈。

余之同乡万某参加解放军，在淮海战役中到敌后侦察。万某通晓些中药药性，出发前万某自购巴豆10余枚，捣烂后涂于右上臂皮肤，不久右上臂出现显著水肿，在敌后万某遇敌军抓壮丁，伪称右上臂骨折，得以解脱。完成侦察任务返回后，万某将右上臂置于冷水桶中漫泡，不久右上臂水肿消退如初。在临床上须注意，有细虫者不宜服用巴豆，因其易引起肠穿孔。

5. 哮喘

李静经验：忆早年有一开饭店的邻居老太太，偶尔谈及哮喘病时，老太太说自己曾患过哮喘病，经人传方用巴豆放入苹果内蒸服而治愈，至今已 10 余年未发作。并问我知不知道此方，我回说此方书中有载，每日服 1 粒。她说开始也是如此服，但服好久效并不显，后乃逐渐加量，每日增加 1 粒，后服至每日 10 余粒其效方显，后直至病愈。受此启发，后遇寒喘患者每用之，发作时仍服用应症汤药，缓解后服此单方屡用有效。笔者曾自服巴豆仁生用装胶囊中吞服，从小量开始服至每日 12 粒巴豆仁，并无腹泻，但不可打碎服之。

1981 年一友人之子，年 16 岁，来我家中，看我桌子上放有巴豆粒，自认为是松子，去皮服下数粒，不一会吐泻交作，知其中午无恙，何以突然如此？询之服过何物，说"就是服了几粒你桌子上的松子"，方悟是巴豆嚼服所致，嘱其服冷开水 2 碗方止。俗语说巴豆不去油，力量大如牛，可见此药服法需慎用之。

【选方组药】

《得配本草》：芫花为之使。畏大黄、藜芦、黄连、芦笋、酱豉、豆汁、冷水。恶蘘草、牵牛。

得乳、没、黄占，治积痢；得硼砂、杏仁、牙皂，水丸服，治痰哮。燃灯吹灭，以烟熏鼻，治中风痰厥。

用之不当，脏腑溃烂。中其毒，绿豆汁解之。

1. 治寒邪食积，阻结肠道，突然腹满胀痛、大便不通，甚至气急暴厥者，每用巴豆为主药，配干姜、大黄为丸服，即三物备急丸。

2. 治小儿乳食停积、痰多惊悸者，配伍巴豆霜与神曲、南星、朱砂同用，如儿科成药保赤散。

3. 治大腹水肿，配伍巴豆、杏仁炙黄为丸服。

4. 治喉痹，痰涎壅塞气道，呼吸急促，甚至窒息欲死者。用巴豆霜吹入喉部，引起呕吐，排出痰涎；或伴有腹泻，使梗阻症状得以解除。

5. 治疮痈脓成未溃，可配伍乳香、没药等药同用，以促使破溃，有利排脓；若疮痈溃后腐肉不去，可与雄黄、轻粉等同用。

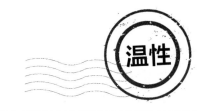

温性

第65篇

紫苏散邪寒，更能下气

【按语】

紫苏，始载于《神农本草经》，列为上品，味辛，性微温，入肺、脾二经，有解表散寒、行气宽中之效。根据其药用部位不同，而有不同的效果。如解表散寒多用苏叶，行气宽中则用苏梗，和胃止呕则苏叶与苏梗合用，降气消痰则用苏子，可以说，紫苏全身皆是宝，真乃妙药也。紫苏更是一味药食同源之药，平时家中煮鱼，常会用到紫苏，则是利用其解鱼蟹毒的功用。

【文献记载】

《神农本草经》：气味辛，微温无毒，主下气，杀谷，除饮食，辟口臭，去邪毒，辟恶气。

《名医别录》：除寒中，其子尤良。

《日华子本草》：补中益气，治心腹胀满，止霍乱转筋，开胃下食，并一切冷气，止脚气，通大小肠。

《本草纲目》：近世要药也。解肌发表，散风寒，行气宽中，消痰利肺，和血，温中止痛，定喘安胎。

《本草蒙筌》：发表解肌，疗伤风寒甚捷；开胃下食，治胀满易差；脚气兼除，口臭亦辟。梗下诸气略缓，体稍虚者用宜。子研祛痰，降气定喘。润心肺，止咳逆，消五膈，破癥坚。利大小二便，却霍乱呕吐。

《药鉴》：惟其性轻浮，故能散上膈及在表之寒邪。

《本草求真》：取其辛能入气，紫能入血，香能透外，温可暖中，使其一身舒畅，故命其名曰苏。苏与稣同。

【临床应用】

1. 古方选

《肘后备急方》：伤寒气喘不止，紫苏一把，水三升，煮一升，稍稍服之。

《千金方》：卒哕不止，紫苏浓煮，顿服三升良。

《普济方》：咳逆短气，紫苏茎叶二钱，人参一钱，水一盏，煎服。

《简便方》：治上气咳逆，苏子入水研滤汁，同粳米煮粥食。

2. 风寒感冒

龚士澄经验：紫苏之苏，有舒散之义，故凡气弱表虚而无风寒外感及出血证患者，均应慎用之。

在临证中遇到外感风寒咳嗽，痰中带血者试用紫苏叶 5～6g，蘸醋以后，炒干，入煎剂，既散风寒，亦止痰血，取效较捷。是取紫苏叶"外开皮毛，泻肺气而通腠理"，以代麻、辛、桂、姜，取醋之酸收，以代小青龙汤中之五味子也。如率投阴柔药止血，则留邪，病必纠缠。

3. 紫苏叶茎治疗腹泻

陈笑夫经验（《医海拾贝——江苏当代老中医经验选》）：紫苏叶，除了常用于治疗感冒风寒，作为发散药之外，还偏重于用来治疗某些腹泻（相当于过敏性结肠炎），而收良效。这种腹泻，在急性发病后，往往余"毒"未清，常因饮食不节，反复发作，迁延日久，遂致酿成慢性。该药的适应范围：患者有可追忆的食物过敏史；曾有类似急性胃肠炎的发病过程。这些引起发病的食物，主要是海产品中的虾、蟹、蛤类及某些鱼。

急性发病时，症见肠鸣、腹痛、腹泻、呕吐，并有恶寒发热等。重用紫苏叶茎 30g，陈皮 10g，焦山楂 10g，焦麦芽 10g，焦六曲 10g，炒苍术 10g，姜川朴 10g，干姜 5g。本方以紫苏叶茎为主药，配陈皮，每方必用，一两剂可获显效。但治疗必须彻底，方可免于导致慢性。

到了慢性阶段，腹泻时发时止，一日数次，夹有黏液，并肠鸣、腹痛绵绵、食欲减退。治疗用药仍以紫苏叶茎 30g 为主药，配陈皮 10g。并可因证选用温中、补阳、理气等药。获效后，仍要耐心服药，以固疗效。用青木香 3g，玉桔梗 9g，淮山药 20g，莲子 15g，炒白芍 15g，干姜 3g，甘草 9g，紫苏叶茎 30g，陈皮 10g，服至症状全部消失。

无论急、慢性腹泻，紫苏叶必须与茎同用，并须配陈皮。获效后，必须忌口，由哪一种食物引起发病，就忌哪一种食物。

4. 苏子治吐衄

吴少怀经验：吐衄之病，吴氏发前人所未发，认为冲为血海，冲脉之气上逆多致吐衄，治疗此病，多配用平冲降气之苏子。

5. 解鱼蟹毒

俞正求医案：上洪供销社经理爱人，买草鱼半斤 1 尾者 12 尾，尽收其胆，蒸熟后加油盐炒好，当晚食其约半。次日，急性呕吐，伴寒热头痛。遂送往公社医院，诊为急性胃炎。住院2日，其症加剧，出现黄疸。追问病史，乃知鱼胆中毒，急送往县中医院。经输液、护肝、强心，并结合中医清热利湿等治疗，仍无明显好转。见患者精神萎靡，面色晦暗，巩膜黄染，时发呕吐，尿少，按脉细数、偶有间歇。即嘱煎紫苏1斤，加糖盐少许，2日分服。服后，汗出，呕吐止，精神好转，脉无间歇，尿量增多。后进参苓白术散加紫苏梗，调理治愈出院。

【选方组药】

《得配本草》：得香附、麻黄，发汗解肌；得橘皮、砂仁，行气安胎；得桔梗、枳壳，利膈宽肠；配藿香、乌药，温中除痛；配杏仁、萝卜子，消痰定喘；配木瓜、厚朴，解暑湿脚气；佐川芎、当归，散血。捣罨伤损出血及蛇犬伤。做羹，解鱼蟹毒。

痘前干热者暂用。虚自汗，脾虚滑泄者，禁用。

1.治风寒表证而兼气滞，见胸脘满闷、恶心呕逆者，常与香附、陈皮等药同用。

2.治风寒表证而兼咳喘痰多，常与杏仁、桔梗同用，如香苏散。

3.治中焦气机郁滞之胸脘胀满、恶心呕吐，偏寒者，常与温中止呕的砂仁、丁香等配伍；偏热者，常与清胃止呕之黄连、芦根等药同用。

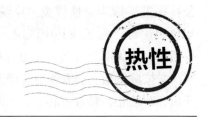

热性

第66篇

川椒退蛔厥，核治喘升

【按语】

　　川椒，始载于《神农本草经》，列为上品，是花椒的外皮，因主产于四川，故称川椒，又称蜀椒。味辛，性热，入脾、胃、肾三经，有温中止痛、杀虫止痒之效。常用于脘腹冷痛、呕吐泄泻、虫积腹痛等症，外用还可治湿疹、阴痒。川椒香味浓郁，麻口浓烈，是厨房常用的调味品之一，也是药食同源的一味妙药。川椒驱蛔虫之效，在于它既能驱虫，又能止痛，在蛔虫躁动而引起腹痛时，可用川椒安定，如乌梅丸，这是川椒作为温中祛寒之药中，又最为特殊的功效。

【文献记载】

　　《神农本草经》：味辛，温。主治邪气咳逆，温中，逐骨节皮肤死肌，寒湿痹痛，下气。久服之头不白。

　　《名医别录》：主除五脏六腑寒冷，伤寒，温疟，大风汗不出，心腹留饮、宿食，止肠澼、下痢，泄精。

　　《药性论》：主腹内冷而痛，除齿痛。

　　《日华子本草》：疗阴汗，暖腰膝，缩小便。

　　《本草纲目》：散寒除湿，解郁结，消宿食，通三焦，温脾胃，补右肾命门，杀蛔虫，止泄泻。

　　吴猛真人《服椒诀》：椒禀五行之气而生，口青、皮红、花黄、膜白、子黑、其气馨香，其性下行，能使火热不达，不致上薰，芳草之中，功皆不及。

　　《本草备要》：入肺发汗散寒，治风寒咳嗽；入脾暖胃燥湿，消食除胀，治心腹冷痛，吐泻澼痢，痰饮水肿。

　　《本草蒙筌》：除骨节皮肤死肌，疗伤寒温疟不汗。上退两目翳膜，下驱六腑沉寒。通气脉，开鬼门，仍调关节；坚齿发，暖腰膝，尤缩小便。理风邪，禁咳逆之邪；治噫气，养中和之气。消水肿黄疸，上肠癖痢红。多食乏气失明，久服黑发耐老。

【临床应用】

1. 古方选

《本草衍义》：其子谓之椒目，治盗汗尤功。将目微炒，捣为极细末，用半钱匕，以生猪上唇煎汤一合，调，临睡服，无不效。盖椒目能行水，又治水蛊。

《寿域神方》：治冷虫心痛，川椒四两，炒出汗，酒一碗淋之，服酒。

《食疗本草》：治齿痛，蜀椒醋煎含之。

《妇人良方》：治寒湿脚气，川椒二三升，稀布囊盛之，日以踏脚。

2. 李时珍经验

《本草纲目》：一妇年七十余，病泻五年，百药不效。予以感应丸（丁香、木香、杏仁、肉豆蔻、干姜、巴豆、百草霜）五十丸投之，大便二日不行。再以平胃散加椒子、茴香、枣肉为丸服，遂瘳。后又每因怒食举发，服之即止，此除湿消食，温脾补肾验也。

戴原礼云："凡人呕吐、服药不纳者，必有蛔在膈间，蛔闻药则动，动则药出而蛔不出，但于呕吐药中，加炒川椒十粒，良，盖蛔见椒则头伏也。"观此，仲景治蛔厥乌梅丸中用蜀椒，亦此义也。许叔微云："大凡肾气上逆，须以川椒引之归经则安。"

3. 多食饱胀

龚志贤经验：凡多食饱胀，气逆上冲，心胸痞闷者，以开水吞椒10余粒印散，取其能通三焦正气，下恶气，消宿食尔。淋雨感受寒湿，头及四肢骨节酸痛，用生姜10g，红糖30g，煎汤吞服生川椒10余粒即解。

4. 前列腺肥大

《中医杂志》：近年来，笔者重用花椒，配伍小茴香，治疗老年因前列腺肥大引起的尿频、尿浊收效颇佳，现举例介绍如下。王某，男，59岁，初诊，患者半年来尿浊、尿频，夜间尤重，少则3～4次，多则5～6次，且尿量大，尿道外口有分泌物，伴腰酸、腰痛，舌淡苔白，脉缓。查体：前列腺压痛，B型彩超示前列腺增大。处方：花椒100g，小茴香50g，分为3等分，每日1份，水煎早晚分服。二诊：述尿量及次数明显减少，余症同上。遂加大剂量，花椒150g，小茴香75g，服法同上。三诊：述白天尿次及尿量基本正常，夜间2～3次，其余症状均消失，即拟方花椒200g，小茴香100g，服法仍同上，3日后诸症尽除，B型彩超示前列腺未见异常，随访1年未复发。

花椒，别名川椒，辛、温，有小毒，多用于里虚寒证。《本草纲目》记载能"入右肾补火，治阳衰溲数"。小茴香亦为温里常用药，二者配伍见于《经验良方大全》，用治阴囊潮湿。笔者用于本症属临床偶得，经不断变化配伍剂量，发现当二者比例为 2：1 时，疗效最为理想。花椒单剂最大量用至 120g，亦未发现不良反应。

5. 花椒泡脚方

施今墨经验，武国忠记述：施今墨每天晚上临睡前都要做一件事情，准备花椒 20 粒和食盐 10g，用水煮开后以小火熬 10 多分钟。取出汁液以后，再加入热水来泡脚。据说，这种"花椒盐水"是施今墨大师使用多年的足浴妙方，对预防流行性感冒和其它传染性疾病很有好处。

除此之外，施今墨大师还发现了花椒的很多妙用——对于因冷热刺激而形成的牙痛，可将花椒放在患齿上，痛感会慢慢消失；而在伤风受寒的时候，也可以适当服用一些花椒，有扶助阳气、驱散寒邪的作用。可以说，花椒和盐水搭配为人形成了一道天然的"抗病毒屏障"，有非凡的保健意义。而在没有医用酒精的古代，医师们在给患者实施外科手术前，也用花椒盐水给手术器具和患者消毒。武国忠建议，在流感高发的冬季，大家不妨和施今墨一样，用此方来保护自己。

值得一提的是，由于花椒盐水具有解毒止痒的功效，所以在冬天里容易犯痔疮的人可用它来清洗肛周，有不错的效果。此外，脚癣、脚臭、湿疹患者也可以用它来清洗患处。不过，孕妇或病重之人不要轻易接触花椒盐水。

【选方组药】

《得配本草》：得盐良。杏仁为之使。畏款冬花、防风、附子、雄黄、冷水、麻仁浆。

得醋煎熟，入白矾稍许服，治伤寒呕蛔；得生地自然汁，煎稠和丸，治元脏伤惫；配乌梅，伐肝气；配益智仁，缩小便；配茯苓、蜜丸，补益心肾；配茴香、枣肉丸，治久泻；配苍术、醋丸，治飧泄不化。

1. 治脾胃虚寒之脘腹冷痛或呕吐，可与人参、干姜、饴糖配伍，即大建中汤。

2. 治寒湿泄泻，可与苍术、厚朴、陈皮等配伍。

3. 治蛔虫引起的腹痛、呕吐或吐蛔，常与乌梅、干姜、黄连等配伍，如乌梅丸。

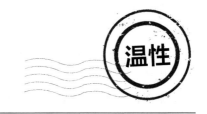

温性

第67篇

五灵脂治心腹之血痛

【按语】

五灵脂，始载于《开宝本草》，是鼯鼠科动物复齿鼯鼠的干燥粪便。复齿鼯鼠又名寒号鸟、飞鼠，是天坑溶洞群的特有动物，又叫"六不像"，脸面似狐，双眼如猫，尖嘴类鼠，耳朵像兔，脚爪若鸭，尾同松鼠。

复齿鼯鼠系昼伏夜出动物，性情孤僻，喜安静。一般一洞一鼠独居，除哺乳期外很少有2～3只在一起。月夜特别活跃，拂晓前返回洞巢。滑翔最远可达200米。头部向外，尾负于背，遮向头部，或将尾垫于腹下，呈蜷卧姿势。鼯鼠素有"千里觅食一处屙"的习性，即不管到多远的地方觅食，大小便总是回来排泄在一个不居住的固定洞穴内。

因其粪便形如凝脂，寓意吸入五行之灵气，故称五灵脂。味苦、甘，性温，入肝经，有活血止痛、化瘀止血之效，是妇科要药，主治血滞、经闭、腹痛、胸胁刺痛、跌扑肿痛和蛇虫咬伤等症。五灵脂合蒲黄，即是治疗瘀滞疼痛的名方失笑散，常用于治疗冠心病、心绞痛等。

【文献记载】

《开宝本草》：味甘，温，无毒。主疗心腹冷气，小儿五疳，辟疫，治肠风，通利气脉，女子月闭。

《本草蒙筌》：行血宜生，止血须炒。通经闭及治经行不止；去心疼，并疗血气刺疼；驱血痢肠风，逐心腹冷气；定产妇血晕，除小儿疳蛔。

《景岳全书》：若女中血崩，经水过多，赤带不止，宜半炒半生，酒调服之。

《本草新编》：功专生血止血，通经闭，又治经行不止，去心疼，并疗血气刺痛，祛血痢肠风，逐心腹冷气，定产妇血晕，除小儿疳蛔，善杀虫，又止虫牙之痛，药笼中亦不可缺也。或问五灵脂长于治血，不识诸血症可统治之乎？夫五灵脂长于行血，而短于补血，故瘀者可通，虚者难用耳。

《本草分经》：除风杀虫，化痰消积，治气血诸痛一切血病。

《本草纲目》：寒号虫，其屎名五灵脂者，谓状如凝脂而受五行之灵气也。五灵脂，足厥阴肝药。气味俱厚，阴中之阴，故入血分。肝主血，诸痛皆属于木，诸虫皆生于风。故此药能治血病，散血和血而止诸痛。止惊痫，除疟痢，消积化痰，疗疟杀虫，治血痹、血眼诸症，皆属肝经也。失笑散不独治妇人心痛血痛，凡男女老幼，一切心腹、胁肋、少腹痛、疝气并胎前产后血气作痛及血崩经溢，百药不效者，俱能奏功，屡用屡验，真近世神施。

【临床应用】

1. 古方选

《鸡峰昔济方》：治卒暴心痛，不可忍者。五灵脂，为细末。每服二钱，热酒下，妇人醋汤下。

《仁斋直指方》灵脂醋：治恶血牙痛，川五灵脂，以米醋煎汁含咽。

《太平惠民和剂局方》失笑散：治产后心腹痛欲死。蒲黄（炒香）、五灵脂（酒研，淘去砂土）等分。为末，先用酽醋调二钱，熬成膏，入水一盏，煎七分，食前热服。

《本草衍义》：五灵脂行经血有功，不能生血。尝有人病眼中翳，往来不定，如此乃是血所病也。盖心生血，肝藏血，肝受血而能视。目病不治血，为背理。此物入肝最速。一法：五灵脂二两，没药一两，乳香半两，川乌头一两半，炮去皮，同为末，滴水丸如弹子大。每用一丸，生姜温酒磨服，治风冷气血闭，手足身体疼痛冷麻。又有人被毒蛇所伤，良久之间已昏困。有老僧以酒调药二钱，灌之，遂苏。及以药滓涂咬处，良久，复灌二钱，其苦皆去。问之，乃五灵脂一两，雄黄半两，同为末，止此耳。后有中毒者，用之无不验。

2. 噎膈证

《脉诀汇辨》：有个官夫人，经常忧忿交加而吃饭，因此犯了严重的噎膈证，胸中隐痛，饭食不下。这妇人阳脉滑而阴脉搏，明显是痰血互凝之象，于是用二陈汤加归尾、桃仁、郁金、五灵脂，连续服用四剂，症状未有大改善。

于是又想到人参与五灵脂相搭配，善于融化瘀血，便在前面方中加人参两钱，焙用五灵脂，然后再服用，这样死血遂从大便出，服用十剂时，噎膈止，胃口开，胸中隐痛消失，遂愈。

3. 人参五灵脂配伍治疗肝脾肿大

谷济生经验（《中华名医特技集成》）："人参最怕五灵脂"是"十九畏"中的一畏，属中药配伍禁忌的一类，然而《珍珠囊药性赋·雷公炮制药性解》一书中有四物加人参、五灵脂以治血块的记载；《东医宝鉴》一书中有"人参芎归汤"，其中有人参、五灵脂同用的记述，先生将二药配伍治疗慢性肝炎、肝脾肿大每获良效，从未发现副作用，现举病例1则，以供参考。

孙某，男性，54岁，患慢性乙型肝炎10余年，肝功反复异常，1970年求诊于先生。自述体倦乏力，腰膝疲软，肝区疼痛，腹胀，面色晦滞，舌质暗红边有瘀点，苔白滑，脉弦涩。B超提示：肝大肋下3cm，脾大肋下4.5cm，诊为气虚血瘀型。处方：黄芪30g，人参10g（先煎），五灵脂10g，当归10g，山甲15g，炙龟甲、鳖甲各15g，白术10g，丹参15g，赤芍20g，鸡骨草15g，枳壳10g，郁金20g。每日1剂，本处方连续服用2月，再次B超：肝肋下1.2cm，脾肋下0，后以原方配制丸剂，每日20g，连续1年，迄今20余年肝功正常，肝脾大消失。

吴仪洛《本草从新》：人参配五灵脂"因相恶而效更奇"。久病多虚，久病多瘀，既虚且瘀，需要益气活血。人参得五灵脂则补而不滞，益气化血而无留瘀之弊；五灵脂得人参则扶正祛邪而无伤正之虞。章次公先生早在30年代编写的《药物学》中即指出：二者完全可以同用，希望医药界同仁勿为成说束缚。

【选方组药】

《得配本草》：恶人参。损人。

甘，温。入足厥阴经血分。治痰涎挟血成窠，去胸腹血结疼痛，愈疟痢，疗目翳，驱肠风。

得半夏，治痰血凝结；得蒲黄，治心腹疼痛；佐胡桃、柏子仁，治咳嗽肺胀；合木香、乌药，理周身血气刺痛；酒调，治蛇咬昏聩。

1.治脘腹疼痛，可与延胡索、香附、没药同用，即手拈散。

2.治出血而内有瘀滞的病症，如妇女崩漏经多，见色紫多块、少腹刺痛者，可配参三七、生地、丹皮等同用。

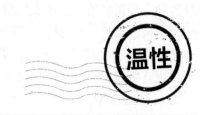

温性

第68篇

大茴香治小肠之气痛

【按语】

大茴香即大料，学名"八角茴香"，是八角茴香科八角属的一种植物，香气浓烈，可作香料、佐料，供药用。其同名的干燥果实是中国菜和东南亚地区烹饪的调味料之一。大茴香生长在湿润、温暖半阴环境中的常绿乔木，高可至20米，主要分布于南方。大茴香味辛、甘，性温，入心、脾、膀胱三经，有温肾阳、开胃止呕、散小肠寒疝之效。

【文献记载】

陶弘景：煮臭肉下少些（茴香），即无臭气。臭酱入（茴香）末亦香，故曰茴香。

《药性歌括四百味》：大茴香味辛，疝气脚气。肿痛膀胱，止呕开胃。

《品汇精要》：主一切冷气及诸疝疗痛。

《本草蒙筌》：主肾劳疝气，小肠吊气挛疼，干、湿脚气，膀胱冷气肿痛。开胃止呕，下食，补命门不足。（治）诸瘘，霍乱。

《医学入门》：专主腰痛。

《本草正义》：除齿牙口疾，下气，解毒。

《医林纂要》：润肾补肾，舒肝木，达阴郁，舒筋，下除脚气。

《雷公炮制药性解》：主一切臭气，肾脏虚寒，癫疝肿痛及蛇伤。调中止呕，下气宽胸。茴香气厚，为阳中之阳，故入少阴、太阴、太阳，以理虚寒诸症。

《玉楸药解》：降气止呕，温胃下食，暖腰膝，消癥疝。茴香性温下达，治水土湿寒，腰痛、脚气、固瘕、寒疝之症。

【临床应用】

《仁斋直指方》：治小肠气坠，八角茴香、小茴香各三钱，乳香少许，水（煎）服取汗。

《仁斋直指方》：治腰重刺胀，八角茴香，炒，为末，食前酒服二钱。

《卫生杂志》：治疝气偏坠，大茴香末一两，小茴香末一两。用猪尿泡一个，连尿入二末于内，系定罐内，以酒煮烂，连泡捣丸如梧子大。每服五十丸，白汤下。

《简便单方》：治腰痛如刺，八角茴香（炒研）每服二钱，食前盐汤下。外以糯米一二升，炒热，袋盛，拴于痛处。

《永类钤方》：治大小便皆秘、腹胀如鼓、气促，大麻子（炒，去壳）半两，八角茴香七个。上作末，生葱白三七个，同研煎汤，调五苓散服。

【选方组药】

暂无。

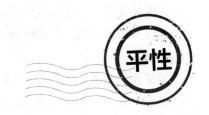

第69篇

甘草为和中之国老

【按语】

甘草，始载于《神农本草经》，列为上品。味甘，性平，入心、肺、脾、胃经，有补脾益气、润肺止咳、缓急止痛、调和执中之效。其色黄，是禀坤土之气最重最全的一味药物，能补益并固守中焦脾土。故甘草又名"国老"，有中药"四大天王"之一、解毒圣药的称号，能解百毒，和百药，是应用最广泛的一味药。

甘草因其炮制不同，而各有其效，分为生甘草、炙甘草、粉甘草，生甘草长于清火，能清热解毒、润肺止咳；炙甘草，长于温中，能补中益气、缓急止痛；粉甘草是去皮的生甘草，偏于清内热、泻心火，能消肿毒、利关节。

【文献记载】

《神农本草经》：味甘，平。主治五脏六腑寒热邪气，坚筋骨，长肌肉，倍力，金疮肿，解毒。

《名医别录》：主温中下气，烦满短气，止渴，通经脉，利血气，解百药毒。

《汤液本草》：治肺痿之脓血，而作吐剂；消五发之疮疽，与黄芪同功。

《本草纲目》：甘草外赤中黄，包兼坤离；味浓气薄，资金土德。协和群品，有元老之功；普治百邪，得王道之化。赞帝力而人不知，敛神功而已不与，可谓药中之良相也。解小儿胎毒、惊痫，降火止痛。

《药性赋》：生之则寒，炙之则温。生则分身梢而泻火，炙则健脾胃而和中。解百毒而有效，协诸药而无争，以其甘能缓急，故有国老之称。

《药性论》：治七十二种乳石毒，解一千二百般草木毒，调和使诸药有功，故号国老之名矣。

《日华子本草》：安魂定魂，补五劳七伤，一切虚损，惊悸烦闷、健忘，通九窍，利百脉，益精养气，壮筋骨，解冷热。入药久用。

《主治秘诀》：其用有五。和中，补阳气，调和诸药，能解其太过，去寒邪，此为五也。腹胀则忌之。又能养血补肾。生甘草梢子去肾茎之痛，胸中积热非梢子不能除。

《景岳全书》：甘味至甘，得中和之性，有调补之功，故毒药得之解其毒，刚药得之和其性，表药得之助其升，下药得之缓其速。

《千金方》：甘草解百药毒，如汤沃雪。有中乌头、巴豆毒，甘草入腹既定，其验乃奇也。

【临床应用】

1. 古方选

《养生必用方》：治阴下瘙痒，用生甘草一尺，切碎，煎水，熏洗之，每日三五次。

《仁斋直指方》：治痘疮烦渴，用粉甘草（炙）、栝楼根等分，水煎服之。

2. 肺痈（肺结核）

《医学衷中参西录》：古方治肺痈初起，有单用粉甘草四两，煮汤饮之者，恒有效验。愚师其意，对于肺结核之初期，咳嗽吐痰，微带腥臭者，恒用生粉甘草为细末，每服钱半，用金银花三钱煎汤送下，日服三次，屡屡获效。若肺病已久，或兼吐脓血，可用粉甘草细末三钱，浙贝母、三七细末各钱半，共调和为一日之量，亦用金银花煎汤送下。若觉热者，可再加玄参数钱，煎汤送服。皮黄者名粉甘草，性平不温，解毒清火剂中尤良。

3. 咽痛如刀割

岳美中医案：昔在山东时，曾治一患者咽痛如刀刺，曾用中西药无效，细察咽喉，局部不红不肿，诊断为少阴咽痛。病由少阴经气不能舒展所致。予服《伤寒论》之甘草汤，生、炙甘草并用，以舒其痉挛，饮后二日，其痛若失。

4. 消药积

《醉花窗医案》：一商人，平素急躁，常胸满不思饮食，腰酸短气乏力，医生以为肾虚，便用补益之药，谁知药后，诸症加重，后又请一位医生，这医生便开平胃散加焦三仙之品，患者不解地问："我素无食积，你用消食药是什么道理？"这医生笑着说，世人皆知平胃散焦三仙能消食积，不知它们更善于消药积，药积不解，胸中难以快利。患者便欣然服之，三日后胸中宽展，乃思饮食，气力倍增，诸症自愈。随后这医生感慨地说道："世人都知道药物治病为妙，但不知道用药不当，反而会为害。药毒积在身体，反而会导致新的疾病，或者加重旧病，甚至气机紊乱，升降混淆，吃医药之误也。先用消药积之法，乃可愈病。"

5. 鼠溪沟筋疝

刘渡舟医案：李某，男，25岁，右腿鼠蹊部（即下腹部与双侧下肢连接的部位）生一肿物，形如鸡卵，表面不红，用针管抽不出内容物，右腿拘紧，伸而不能直，强伸则剧烈疼痛，足跟不能着地。每到夜晚，小腿抽筋，痛苦不堪，脉弦细而数，舌红而少苔，脉症合参，可知本证属阴血不濡，筋脉失养，挛而收引，故筋聚而成包块，腿难伸直，拘急筋作痛。为疏方：白芍24g，炙甘草12g，嘱服3剂，以观后效，仅1剂而筋不抽痛，夜得安睡；进2剂，则鼠溪包块消退；服第3剂，足跟即能着地；又服1剂，而诸症皆除。

【选方组药】

《得配本草》：术、苦参、干漆为之使。恶远志。反大戟、芫花、甘遂、海藻。忌猪肉。

得猪胆汁炙为末，米泔调，灌婴儿月内目闭不开，或肿羞明，或出血者，名慢肝风。得桔梗，清咽喉；配大豆汁，解百药毒，奇验；佐陈皮，和气；佐茯苓，泄胀。入汗剂，解肌；入凉剂，泻热；入峻剂，缓正气；入辛热药，温散血中之结；入润剂，养阴血；入辛凉药，行肝胃污浊之血宜用头。

酒家、呕家、行下焦、酒痢初起、中满者，禁用。

1. 治脾胃虚弱，中气不足之气短乏力、食少便溏，常配伍人参、白术、茯苓等补气健脾药同用，如四君子汤。

2. 治风寒犯肺之喘咳，常配伍麻黄、杏仁，即三拗汤。

3. 治肺有郁热喘咳，以三拗汤加生石膏，即麻杏石甘汤。

4. 治咽喉肿痛，配伍桔梗，即桔梗汤。

5. 治痈肿疮毒，可配伍银花、蒲公英等清热解毒药。

6. 治脾胃虚寒之脘腹挛急作痛，配伍桂枝、芍药、饴糖等，如小建中汤。

7. 治营血受伤之四肢拘挛作痛，或脚挛急不伸，配伍芍药，如芍药甘草汤。

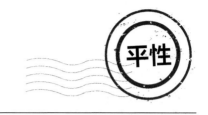

平性

第70篇

人参乃补气之元神

【按语】

人参，始载于《神农本草经》，列为上品，与三七同属五加科植物，因其根部酷似人形，故称人参，又名人衔、鬼盖。野生称之为"山参"，人工栽培称为"园参"，蒸制后干燥者便是红参。在使用人参时，必须去掉参芦，因参芦有催吐作用，对于体虚者，有时还可代瓜蒂使用。

人参味甘、微苦，性平，入脾、肺、心、肾经。有大补元气之美名，对于元气虚脱之证，一味人参单用，20～30g，又名独参汤，可益气救脱。人参不单是一味温补药，同时还能益气生津，治疗气阴两伤的口渴多饮等症。

人参是一味极其珍贵又神奇的圣药，但也不可滥用，一旦过用，则会造成各种不良后果，如正气不虚之人，长期服用人参，反倒容易导致血压升高、失眠、出血等症。故有俗语讲"人参杀人无过"，正是因人不晓此中理。

【文献记载】

《神农本草经》：味甘，微寒。主补五脏，安精神，定魂魄，止惊悸，除邪气，明目，开心益智。

《本草新编》：乃补气之圣药，活人之灵苗也。能入五脏六腑，无经不到。

《日华子本草》：调中治气，消食开胃。

《主治秘要》：补元气，止泻，生津液。

《滇南本草》：治阴阳不足，肺气虚弱。

《本草蒙筌》：定喘嗽，通畅血脉，泻阴火，滋补元阳。

《长沙药解》：入戊土而益胃气，走己土而助脾阳，理中第一，止渴非常，通少阴之脉微欲绝，除太阴之腹满而痛，久利亡血之要药，盛暑伤气之神丹。

《本草纲目》：治男女一切虚证，发热、自汗、眩晕、吐血、嗽血、下血、血淋、血崩、胎前产后诸病。

《名医别录》：主治肠胃中冷，心腹鼓痛，胸胁逆满，霍乱吐逆，调中，止消渴通血脉，破坚积，令人不忘。

《本草经解》：人参气微寒，秉天秋令太阴之气，入手太阴肺经；味甘无毒，秉地中正之土味，入足太阴脾经。气厚于味，阳也。肺为五脏之长，百脉之宗，司清浊之运化，为一身之橐龠，主生气。人参气寒清肺，肺清则气自旺，而五脏俱补矣。

【临床应用】

1. 古方经验

《本草新编》：盖人气脱于一时，血失于顷刻，精走于须臾，阳绝于旦夕，他药缓不济事，必须用人参一二两，或四五两，作一剂煎服以救之，否则阳气遽散而死矣。

《医林锥指》：一吐血重症的患者，连续吐血数日，倾碗盈盆，止血药如棕榈炭、大黄炭等服之无效，奄奄一息，后医生用人参30g煎汤服之而愈。

《名医类案》：一妇人三阴交无故出血如箭射，气息将绝，以手按其窍，缚之以布条，妇人昏仆不止人事，以人参30g煎灌而愈。

2. 腹泻伤阳

钟明远医案：谢某，男，6个月。患儿腹泻多日，泻下水样便，当地乡医给予输液，肌注抗生素，服止泻药等中西药并进而罔效。家人惶急，遂邀钟师往诊。症见患儿神情淡漠，睡中露睛，四肢发凉，腹壁起皱而无弹力，身有微汗，息微音低，口唇淡白无华。钟师仔细辨证，认为患儿脾胃素虚，加之腹泻多日，所见一派泻利过损脾阳之候，症情险急。即投予：石柱人参3g（切开，米炒），嘱炖汁少少与之灌服。药后小儿安睡至当晚子时，即能醒目思乳，腹泻亦止。翌晨，患儿精神大振，想吃羹汤。复以参苓白术散加白豆蔻1粒，藿香2g，水煎服，连投2剂，调理而愈。

3. 独参汤催生

魏承宗医案：旷某，临盆2日，接生员报告：儿生不下，打针服药不应，儿头已抵玉门，子宫开口约四指。诊之，脉弱无力，面白形衰，语言低细。病者自诉，气常下陷，倦怠异常，头晕不能动摇，动则欲倒。证属气虚至极，乃嘱服独参汤，一次30g，先后进服90g而获平产。若家贫无力具参，可仿高鼓峰法，每用党参、黄芪各30g，当归15g，川芎10g，冬月加肉桂10g以温之，屡试有验。

4. 误服人参

吕广振经验：人参服之不当，会造成各种恶果，如清代《余听鸿医案》

中报道 5 例服人参受害的患者，其中 1 例用 2 两（60g）人参同鸭子煮食，服后当夜目盲，经治月余始愈；2 例服人参后发现痴呆；2 例因患疟疾，久病后体虚，服人参后，当夜皆亡。再如我目睹一农妇，年 50 余岁，春季服自泡的人参鹿茸酒，服后尿血，经治年余始愈。还有一人春季服人参酒喝，几日后，鼻子出血，口渴索饮，经服养阴增液药后始渐愈。

5. 产后暴盲

《四川中医杂志》：李某，女，23 岁，患者 4 日前足月顺产一男婴，2 日后开始哺乳。今日双目视力急剧下降，明暗不分，视无所见，查双侧瞳孔扩大，对光反应消失。伴见面色㿠白，神疲乏力，自汗，舌淡苔薄，脉搏虚弱，诊断为暴盲。处方：红参 5g 煎汤频吸，最后嚼食红参，每日 1 剂，并嘱其加强营养。2 剂后，精神好转，自汗减轻，2 日可见眼前指动，视物不清，瞳孔对光反射迟钝。继服 4 剂，视力基本恢复正常，1 周出院，多次随访，病未复发。

【选方组药】

《得配本草》：茯苓、马蔺为之使。畏五灵脂。恶皂荚、黑豆、卤咸、人溲。反藜芦。忌铁器。动紫石英。

得茯苓，泻肾热（肾脏虚则热）；得当归，活血；配广皮，理气；配磁石，治喘咳（气虚上浮）；配苏木，治血瘀发喘；配藜芦，涌吐痰在胸膈；佐石菖蒲、莲肉，治产后不语；佐羊肉，补形；使龙骨，摄精；入峻补药，崇土以制相火；入消导药，营运益健；入大寒药，扶胃使不减食；入发散药，驱邪有力（宜少用以佐之）。

去芦，隔纸焙熟用；土虚火旺，宜生用；脾虚肺怯，宜熟用。补元恐其助火，加天冬制之；恐气滞，加川贝理之；加枇杷叶，并治反胃；久虚目疾者，煎汁频洗自愈。肺热，精涸火炎，血热妄行者，皆禁用。

1. 治大失血、大吐泻及一切因元气虚极出现的体虚欲脱、脉微欲绝之症，兼见汗出肢冷等亡阳现象者，可加附子同用，即人参附子汤。

2. 治脾气不足，生化无力，出现倦怠无力、食欲缺乏、上腹痞满、呕吐泄泻等症，常配伍白术、茯苓、炙甘草等健脾胃药同用，如四君子汤。

3. 治肺气亏虚出现呼吸短促、行动乏力、动辄气喘、脉虚自汗等症，多与胡桃、蛤蚧等药同用，如人参胡桃汤、人参蛤蚧散。

4. 治热病气津两伤之身热而满、汗多脉大无力之症，多与石膏、知母、甘草、粳米同用，如白虎加人参汤。

5. 治热伤气阴之口渴多汗、气虚脉弱者，又可与麦冬、五味子同用，即生脉散。

6. 治心神不安、失眠多梦、惊悸健忘，多配伍当归、龙眼肉、酸枣仁等养血安神药同用，如归脾汤。

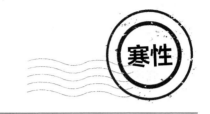
第71篇

葶苈降肺喘而利水，苦甜有别

【按语】

葶苈，始载于《神农本草经》，列为下品，是十字花科植物独行菜或播娘蒿的种子，分为北葶苈子与南葶苈子两种，前者味道较苦，故又称苦葶苈，作用较峻猛；后者味道较淡，作用较缓。

葶苈子是一种很小的种子，比紫苏子更小，味辛、苦，性寒，入肺、膀胱经，作用与桑白皮基本一致，有泻肺平喘、利水消肿之效。但葶苈子寒性更强，味道更苦，主要能逐痰水，多用于痰水壅滞的喘咳实证，著名使用葶苈清热泻肺的经方则是葶苈大枣泻肺汤。而葶苈子利水消肿的作用，更适用于心源性水肿。研究发现，葶苈子含有强心苷，类似于西药的强心药，因此由心功能衰竭而导致的水肿，葶苈能强心利水。

【文献记载】

《神农本草经》：味辛，苦，寒。治癥瘕积聚，结气，饮食寒热，破坚逐邪，通利水道。

《名医别录》：下膀胱水，腹留热气，皮间邪水上出，面目肿，身暴中风热痱痒，利小腹。

《药性论》：能利小便，抽肺气上喘息急，止嗽。

《日华子本草》：利小肠，通水气虚肿。

《药性赋》：其用有四。除遍身之浮肿，逐膀胱之留热，定肺气之喘促，疗积饮之痰厥。

《本草纲目》：甘、苦二种，正如牵牛黑白二色，急缓不同；又如葫芦，甘、苦二味，良、毒亦异。大抵甜者，下泄之性缓，虽泄肺而不伤胃；苦者，下泄之性急，既泄肺而易伤胃，故以大枣辅之。然肺中气水满急者，非此不能除。但水去则止，不可过剂尔。既不久服，何重杀人？

《淮南子》：大戟去水，葶苈愈胀，用之不节，乃反成病，亦在用之有节。通月经。

《药鉴》：逐膀胱伏留热气殊功，消面目浮肿水气立效。肺痈喘不得卧，服之即愈。痰饮咳不能休，用之立痊。主癥瘕聚结气，理风热瘙痒痱疮。

【临床应用】

1. 古方选

《肘后方》：治卒大腹水病，小便不利，葶苈子一两，杏仁二十枚，炒黄捣碎分十次服，小便去，则愈。

《世医得效方》：葶苈散治肺壅咳嗽脓血，喘嗽不得睡卧，甜葶苈二两半（隔纸炒令紫），为末，每服二钱，水一盏，煎至六分，不拘时温服。

2. 骨伤后小便不解

郭汉章医案：孙某，骨盆骨折，伤后小便不解，患者腹胀难忍。因导尿管多次插而不进，无奈每天行膀胱穿刺，以解尿闭之急。曾内服萹蓄、翟麦等利水之剂而不效。邀我会诊，检查患者，见其小腹胀满，腹痛拒按，舌红脉滑，证系外伤瘀血，瘀滞化热，三焦不畅。服用清热利水之药效果不著，是因药物力缓量轻。因思家祖有"葶苈子，利小肠，强似大黄利大肠"之教诲，遂处以葶苈子、白茅根，令其煎汤饮服。服药次日即可解小便，3剂后小便自如。

葶苈子上可泻肺，下可利水，通利三焦，效猛力峻，尿闭病急、体壮属实证者，皆可选用。属寒者，可加用肉桂；有瘀者，可配用活血之剂；体虚者，可与补中益气汤配服。又遇几位患者，如同上法施用，每每见效。

3. 重用葶苈子

李文瑞经验：葶苈子，一般用量 3～10g，重用 15～25g，最大用至30g。李师认为葶苈子具有泻肺排热痰、消心胸之水之功效，部分功效与现代的强心药物药理作用基本相合。重剂用于心胸之水，痰热壅盛等病症，方可获效。常在葶苈大枣泻肺汤、小陷胸汤、千金苇茎汤、麻杏石甘汤等方中重用。临床主要用于肺炎、感冒所致之痰多色黄及心包积液，胸腔积液等。服药期间未见耗气、减慢心率等不良反应。

如治一女性24岁患者。咳嗽8月余，偶作喘。初诊时症见咳嗽痰多，色黄质黏，咯出不爽，胸闷憋气，纳食尚可，小便色黄，大便偏干。舌淡红，苔黄微腻，脉弦滑。证属痰热壅肺，宣肃失司。遂投予葶苈大枣泻肺汤合小陷胸汤。重用葶苈子30g，并加紫菀25g。服5剂后，咳嗽有缓，痰排出甚多。原方再进5剂，痰量减少。遵原方加减，继服2周，病告痊愈。未再复发。

【选方组药】

《得配本草》：得酒、大枣良。恶白僵蚕。

得大枣，治肺壅（葶苈大枣泻肺汤），不伤胃；配防己，治阳水暴肿。

虚人禁用，泄真气也。仲景曰："葶苈敷头疮，药气入脑杀人。"

1. 治水肿实证之胸腹积水、小便不利，每与防己、椒目、大黄同用，如己椒苈黄丸。

2. 治结胸证之胸胁积水，与杏仁、大黄、芒硝配伍，如大陷胸丸。

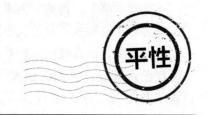

平性

第72篇

茯苓补脾虚而利渗，赤白须分

【按语】

茯苓，始载于《神农本草经》，列为上品，是寄生在腐朽松树根上的一种很大的真菌。古人认为松树有灵气，因此将茯苓也看作是松树的灵气所化生，所以最早将茯苓称为"伏灵"。茯苓味甘、淡，性平，入心、脾、肾三经，有利水渗湿、健脾、宁心之效。茯苓中间有松树根穿过的则是茯神，古人认为其更长于宁心安神。

茯苓是利水渗湿的代表药，尤其在经方之中更是占了半壁江山。如治疗膀胱气化不利，水湿泛溢的五苓散；治疗痰饮阻隔，胸胁支满的苓桂术甘汤；治疗呕吐心悸，眩晕痞满的小半夏加茯苓汤；治疗心下停饮，汗出不渴的茯苓甘草汤等，皆是以茯苓为主药，可见其用途之广泛，功效之神奇。

【文献记载】

《神农本草经》：味甘，平。主胸胁逆气，忧恚，惊邪恐悸，心下结痛，寒热，烦满，咳逆，止口焦舌干，利小便。久服安魂魄养神。

《神农本草经百种录》：茯苓生山谷之中，得松柏之余气，其味极淡，故为调补脾阴之药。

《名医别录》：止消渴，好睡，大腹淋沥，膈中痰水，水肿淋结，开胸府，调脏气，伐肾邪，长阴，益气力，保神守中。

《本草分经》：白者入气分，益脾宁心，渗湿。功专行水，能通心气，于肾入肺，泻热而下通膀胱。

《药性赋》：其用有六。利窍而除湿，益气而和中，小便多而能止，大便结而能通，心惊悸而能保，津液少而能生。白者入壬癸（水），赤者入丙丁（火）。

《本草纲目》：茯苓气味淡而渗，其性上行，生津液，开腠理，滋水之

248

源而下降，利小便。

《肘后方》：服用茯苓至百日，肌体润泽，延年耐老，面若童子。

《本草蒙筌》：通便不走精气，功并车前；利血仅在腰脐，效同白术。为除湿行水圣药，生津液缓脾，祛痰火益肺。和魂炼魄，开胃厚肠。却惊痫，安胎孕。

《药性解》：主补脾气，利小便，止烦渴，定惊悸。赤者专主利水。抱根而生者名茯神，主补心安神，除惊悸，治健忘。

【临床应用】

1. 古方选

《仁斋直指方》：治心虚梦泄或白浊，白茯苓末二钱。米汤调下，日二服。

《儒门事亲》：治小便多、滑数不禁，白茯苓（去黑皮）、干山药（去皮，白矾水内湛过，慢火焙干）。上二味，各等分，为细末。稀米饮调服之。

《原病式》茯苓汤：治湿泻，白术一两，茯苓（去皮）七钱半。上细切，水煎一两，食前服。

《补缺肘后方》：治奸，白蜜和茯苓涂上，满七日。

2. 产后心悸

张锡纯经验，友人竹某曰："嵊县吴氏一家，以种苓为业。春间吴氏之媳病，盖产后月余，壮热口渴不引饮，汗出不止，心悸不寐，延余往治。病患面现红色，脉有滑象，急用甘草、麦冬、竹叶、柏子仁、浮小麦、大枣煎饮不效；继用酸枣仁汤，减川芎加浮小麦、大枣，亦不效；又用归脾汤加龙骨、牡蛎、萸肉则仍然如故。当此之时，余束手无策，忽一人进而言曰：'何不用补药以缓之'，余思此无稽之谈，所云补药者，心无见识也，姑漫应之。时已届晚寝之时，至次日早起，其翁奔告曰：'予媳之病昨夜用补药医痊矣，余将信将疑，不识补药究系何物。'乃翁持渣来见，钵中有茯苓四五两，噫！茯苓焉，胡为云补药哉？余半晌不能言。危坐思之，凡病有一线生机，皆可医治。茯苓固治心悸之要药，亦治汗出之主药。仲景治伤寒汗出而渴者五苓散，不渴者茯苓甘草汤。伤寒厥而心下悸者宜先治水，当服茯苓甘草汤。可知心悸者汗出过多，心液内涸，肾水上救入心则悸，余药不能治水，故用茯苓以镇之。是证心悸不寐，其不寐由心悸而来，即心悸亦从汗出而来，其壮热口渴不引饮、脉滑，皆有水气之象，今幸遇种苓家，否则汗出不止，终当亡阳，水气凌心，必当灭火，是谁之过软？余引咎而退。"观竹某此论，不惜暴一己之失，以为医界说法，其疏解经文之处，能将仲景用茯苓之深意，彰彰表出，固其析理之精，亦见其居心之浓也。

3. 脾虚痔疮

《东坡杂记》：治疗脾虚痔疮，黑芝麻去皮，九蒸晒，茯苓去皮，入少白蜜为面。食之甚美，如此服食多日，气力不衰，而痔减退。只吃此面，不消别药，百病自去，此长年真诀也。

孙思邈说"茯苓久服百病除"。苏东坡采用茯苓芝麻面治疗痔疮的方法距今已有 900 多年，至今民间仍用此法治疗痔疮。方法：把炒熟后的黑芝麻碾碎，与茯苓粉混合，每天服用 20g。

4. 风湿

相传成吉思汗在中原作战时，下了好几个月连绵不断的小雨，大部分将士水土不服，染上了风湿病，成吉思汗十分着急。有几个士兵因偶尔服食了茯苓，风湿病得以痊愈。听说此事后，成吉思汗大喜，急忙派人到盛产茯苓的罗田县运来大批茯苓给将士们吃，将士们吃后风湿病就好了，成吉思汗最后打了胜仗。茯苓治疗风湿病的神奇功效也被广为传诵。

5. 苓术散治疗小儿流涎

韩世荣经验，组成与用法：白术、茯苓各 10g，共研为粗末，纱布包后置瓷碗中，加冰糖 10g，水 100ml，在锅中加盖蒸 30 分钟，去药取液，分 3 次服。

笔者用上述自拟方治疗小儿流涎病 13 例，病程最短半个月，最长 1 年。经治疗后痊愈 10 例，好转 2 例，无效 1 例。一般 1 剂痊愈，多则不过 3 剂。

马某，女，3 岁。近 2 个月来口唇内起小白点，溃烂，流清涎不止，纳差，时有便溏。曾用中西药治疗无效。舌淡、苔白润，脉细滑。用本方益气健脾，温中摄涎，2 剂告愈。随访 2 年未复发。

【选方组药】

《得配本草》：得甘草、防风、芍药、麦门冬、紫石英，疗五脏。马蔺为之使。畏地榆、秦艽、牡蒙、龟甲、雄黄。恶白蔹。忌米醋、酸物。

得人参，通胃阳；得白术，逐脾水；得艾叶，止心汗；得半夏，治痰饮；得木香，治泻痢不止；配黄醋，治浊遗带下；配君川连、花粉，治上盛下虚之消渴；加朱砂，镇心惊。能利心经之热，故可治惊。

利水，生用；补脾，炒用。研细入水，浮者是其筋膜，误服之损目。

上热阳虚，虚阳上浮，故热。气虚下陷，心肾虚寒，汗多血虚，水涸口干，阴虚下陷，痘疹贯浆，俱禁用。

1. 治小便不利、水肿及停饮等水湿证，常与猪苓、泽泻同用以加强利水渗湿作用，为五苓散。

2.治湿热配车前子、木通；寒湿配附子、干姜。

3.治脾虚证，每与党参、白术、甘草等补脾药同用，即四君子汤。

4.治心悸、失眠，常与朱砂、枣仁、远志等安神药同用。

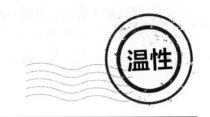

第73篇

黄芪补卫而止汗

【按语】

黄芪，始载于《神农本草经》，列为上品，是豆科植物蒙古黄芪或膜荚黄芪的根部。黄芪在古籍中称为"黄耆"，耆表示最年长者，称为耆年之人，古时，黄芪在补气药中，被认为是最好，甚至还在人参之上，盛赞其为"补气第一""补气之圣药"，故名"黄耆"，表示其在补气领域的重要性。

黄芪味甘，性微温，入脾、肺经，有补气升阳、益卫固表、脱毒生肌、利水消肿四大功效，是最常用的中药之一。在经方之中，仲景使用黄芪有三个剂量段：大量（五两）治疗水气，黄汗，浮肿；中量（三两）治疗风痹，身体不仁；小量（一两半）治疗虚劳不足。

历代医家对黄芪都赞誉极高，无论是李东垣脾胃论，使用黄芪补中气；亦或是王清任的补阳还五汤，使用黄芪升阳举陷；现代国医大师邓铁涛邓老，更是将黄芪重用之功发挥到登峰造极，黄芪真不负圣药之名。

【文献记载】

《神农本草经》：味甘，微温。主治痈疽，久败疮排脓止痛，大风癞疾，五痔，鼠瘘，补虚，小儿百病。

《名医别录》：主治妇人子藏风邪气，逐五脏间恶血，补丈夫虚损，五劳羸瘦，止渴，腹痛泻痢，益气，利阴气。

《药类法象》：治虚劳自汗，补肺气，实皮毛，泻肺中火，如脉弦自汗。善治脾胃虚弱，疮疡血脉不行，内托阴证疮疡必用之。

《本草分经》：补肺气，温三焦，壮脾胃，实腠理，泻阴火，解肌热。气虚难汗者可发；表疏多汗者可止。

《药性赋》：其用有四。温分肉而实腠理，益元气而补三焦，内托阴证之疮疡，外固表虚之盗汗。

《景岳全书》：生者微凉，可治痈疽；蜜炙性温，能补虚损。

《本经疏证》：黄芪根茎皆旁无岐互，独上独下，其根中央黄，次层白，外层褐，显然三层界书分明。又其味甘，其气微温，直入中土而行三焦，故能内补中气。

《本草思辨录》：黄芪与牛膝，皆根长二三尺，《名医别录》皆言利阴气。惟牛膝一茎直下而味苦酸平，黄芪一茎直上而味甘微温。故牛膝利阴气，是下利其阴气。黄芪利阴气，是从阴中曳阳而上而阴以利。

《医学衷中参西录》：性温，味微甘。能补气，兼能升气，善治胸中大气（即宗气，为肺叶阖辟之原动力）下陷。《神农本草经》谓主大风者，以其与发表药同用，能祛外风，与养阴清热药同用，更能息内风也。谓主痈疽、久败疮者，以其补益之力能生肌肉，其溃脓自排出也。表虚自汗者，可用之以固外表气虚。小便不利而肿胀者，可用之以利小便。妇女气虚下陷而崩带者，可用之以固崩带。为其补气之功最优，故推补药之长，而名之曰耆也。

【临床应用】

1. 古方选

《太平惠民和剂局方》：治老人便秘，用绵黄芪、陈皮去白各25g，为末。每服15g，用大麻子1合，研烂，以水滤浆，煎至乳起，入白蜜1匙，再煎沸，调药空心服，甚者不过2服。此药不冷不热，常服无秘塞之患，其效如神。

《妇人良方》：治胎动不安腹痛，下黄汁，用黄芪、川芎合50g，糯米1合，水1升，煎半升，分服。

《太平圣惠方》：治肺痈得吐，用黄芪100g，为末。每服10g，水1中盏，煎至6分，温服，日三四服。

2. 张锡纯经验

（1）滋阴：本村张媪年近五旬，身热劳嗽，脉数至八至，先用六味地黄丸加减煎汤服不效，继用左归饮加减亦不效。踌躇再三忽有会悟，改用生黄芪六钱，知母八钱，煎汤服数剂，见轻，又加丹参、当归各三钱，连服十剂痊愈。盖虚劳者多损肾，黄芪能大补肺气以益肾水之上源，使气旺自能生水，而知母又大能滋肺中津液，俾阴阳不至偏胜，而生水之功益普也。至数剂后，又加丹参、当归者，因血痹虚劳，《金匮要略》合为一门，治虚劳者当防其血有瘀而不行之处，故加丹参、当归以流行之也。

（2）疮毒：奉天张某，年三十余。因受时气之毒，医者不善为之清解，转引毒下行，自脐下皆肿，继又溃烂，睾丸露出，少腹出孔五处，小便时五孔皆出尿。为疏方：生黄芪、花粉各一两，乳香、没药、银花、甘草各三钱，煎汤连服二十余剂。溃烂之处，皆生肌排脓出外，结疤而愈，始终亦未用外敷生肌之药。

3. 邓铁涛经验

（1）脱肛：邓老推荐内蒙古《中草药新医疗法资料选编》的载方，用黄芪120g，防风9g。此方突出王清任治脱肛之黄芪防风汤，王氏方：黄芪四两，防风一钱。李东垣认为：防风能制黄芪，黄芪得防风其功愈大，乃相畏而相使也。则见王清任之黄芪防风汤源出于东垣，防风之分量不宜多用。

（2）下死胎：张锡纯认为黄芪之升补，尤善治流产崩带。但重用黄芪可下死胎，这是邓老的经验。邓老曾治一气阴两虚之胎死腹中患者，初用平胃散加芒硝，并配合针灸，后用脱花煎，皆因药证不符而未效，再经仔细辨证，借用王清任治产难之加味开骨散，重用黄芪120g，外加针灸，一剂而死胎产下。

开骨散是以宋代龟甲汤加川芎而成，明代又名加味芎归汤，此方重用当归、川芎以行血，龟甲潜降，血余炭引经而止血，本方不用攻下药和破血药，故明代以后多用以治产难。清代王清任认为本方治产难有效有不效，缘只着重于养血活血，忽视补气行气，故主张在开骨散的基础上，重用黄芪以补气行气，使本方更臻完善。

（3）补气必须行气：邓老强调在运用补气药时，需佐以少量之陈皮或枳壳行气，因补则气滞，反佐行气可防止此弊，但行气之药量宜轻不宜重，重则耗气，反于病无补，故陈皮用量不过3g，仅为黄芪用量之1/40～1/20，这又是邓老运用强肌健力饮心法之一。

（4）严重截瘫：补阳还五汤治气虚有瘀偏瘫、截瘫。邓老曾用此方治疗各种脑血管意外后遗症属气虚血瘀之偏瘫者，都有不同程度的疗效，有恢复五成的，也有恢复八九成的。曾治一例严重截瘫之女性青年，就诊时已卧床数月，两腿消瘦，自膝以下皮包骨头，需人推扶起坐，坐亦不能持久，面目虚浮，月经3个月未行，唇舌色暗，苔白，脉细涩。乃予补阳还五汤，黄芪用120g，家人见方，初不敢服，后试配半剂，服后翌日月经得通，始有信心。二诊时自觉精神较好，月经已净，腰部稍有力，再予补阳还五汤加桂枝、黑老虎，黄芪用至200g，归尾改为全当归。进服10剂后已能自动起坐，胃纳甚佳，面色无虚浮而转红活，上半身转胖，腿肉稍长。守方再服十多剂，能下床稍站片刻。嘱其注意锻炼学站，进而扶双拐杖学步。照上方加减，服药8个多月，并经艰苦锻炼，已能扶拐杖缓慢行进。1年后参加工作，2年后能去掉手杖跛行，后结婚生一子。

邓老认为使用补阳还五汤需注意两点：一者辨证须是气虚血瘀之证；二

者黄芪必需重用至 120g，不宜少于 60g 方效，其他药量亦可略为增加，但绝不能轻重倒置。

4. 黄芪薯蓣（山药）汤治妊娠水肿

张善修经验："子肿"，即妊娠水肿，《医宗金鉴》称为"子肿""子气""子满"。成因不外脾虚、肾虚、气滞。治法不离健脾、温肾、理气。惟傅青主认为是"脾肺气虚"所致，总以健脾补肺为大纲。方用加减补中益气汤。傅氏还认为，方中"白术一味……以白扁豆、山药代之较妥"。余仿其意，化裁成黄芪薯蓣汤。凡妊娠水肿，黄芪和薯蓣各 30g，若小便不利，薯蓣用 60 ～ 90g。临证应用 30 余年，多能取效。个人认为黄芪薯蓣汤无过温渗利之弊。黄芪大补宗气，宗气者气之原动力也，薯蓣以补益脾肾之阴见长。两药合用，能补土生金。金能生水，金水相生，则小便自利，利水不伐阴液，津液得保，水湿之邪亦除，病自康复矣。李某，女，26 岁，城镇居民。妊娠 7 个月时，始起颜面浮肿，继则全身及四肢浮肿，小便检查无蛋白尿。之后小便短少，下肢更肿，行走不便，其他无异常。投服黄芪薯蓣汤，3 剂而愈。

【选方组药】

《得配本草》：茯苓为之使。恶白鲜皮、龟甲。

得枣仁，止自汗；配干姜，暖三焦；配川连，治肠风下血；配茯苓，治气虚白浊；配川芎、糯米，治胎动、腹痛，下黄汁；佐当归，补血；使升、柴，发汗。

补虚，蜜炒；嘈杂病，乳炒；解毒，盐水炒；胃虚，米泔炒；暖胃，除泻痢，酒拌炒，泻心火，退虚热，托疮疡。生用恐滞气，加桑白皮数分。

血枯助气生火，血愈枯也；中风，阳气升，风益疾，痰益盛；火动生痰，内脏虚甚，升气于表也；上热下寒，气升，上益热，下益寒；痘色不润，助气血愈枯；肝气不和，黄芪能动三焦之火，皆禁用。

1. 治中气下陷之久泻脱肛、子宫下垂，可与人参、白术、升麻等同用，如补中益气汤。

2. 治气虚不能摄血的便血、崩漏，可与人参、龙眼肉、枣仁等同用，如归脾汤。

3. 治阴虚引起的盗汗，配伍生地、黄柏等滋阴降火药，如当归六黄汤。

4. 治气血不足所致痈疽不溃，配伍当归、人参、肉桂等，如十全大补汤。

5. 治气虚失运、水湿停聚引起的肢体面目浮肿、小便不利之症，配伍防己、白术等，如防己黄芪汤。

6. 治肢体麻木，配伍桂枝、白芍、生姜、大枣，即黄芪桂枝五物汤。

7. 治肩臂风湿痹痛，配伍羌活、防风、当归、片姜黄等，如蠲痹汤。

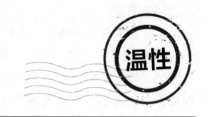

第74篇

山药益脾而补中

【按语】

山药，始载于《神农本草经》，列为上品。古代名薯蓣，薯通部署的"署"，蓣通预备的"预"，古人认为，种山药时，需要提前挖好深洞，插好直棍，这样山药才能长得长直又好，就像是预先部署好的一样，因此名薯蓣。后来为了避讳帝号，改名为山药。

山药为四大怀药之一，味甘，性温，入肺、脾、肾三经，有补脾养胃、生津益肺、补肾涩精之功。尤善气阴双补，无论是脾气虚的纳食不健、胃脘胀，还是脾阴虚的口渴喜饮、体瘦干瘪等，都有十分好的疗效。张锡纯对山药情有独钟，常一味山药，即薯蓣饮，药量大，但却常是一剂知，二剂愈（案例下文描述）。

【文献记载】

《神农本草经》：味甘，温。主治伤中，补虚羸，除寒热邪气，补中，益气力，长肌肉。

《名医别录》：主治头面游风、风头、眼眩，下气，止腰痛，补虚劳、羸瘦，充五脏，除烦热，强阴。

《药性论》：镇心神，安魂魄，开通心孔，多记事，补心气不足，患人体虚羸，加而用之。

《药品化义》：山药，温补而不骤，微香而不燥，循循有调肺之功，治肺虚久嗽，何其稳当。

《本草崇原》：山药气味甘平，始出中岳，得中土之专精，乃补太阴脾土之药，故主治之功皆在中土。

《本草纲目》：山药益肾气，健脾胃，止泻痢，化痰涎，润皮毛。

李东垣：治皮肤干燥，以山药润之。

《本草新编》：治诸症百损，益气力，开心窍，益智慧，尤善止梦遗，健脾开胃，止泻生精。

《神农本草经读》：此药因唐太宗名葙，避讳，故改为山药，生捣最多津液而稠黏，能补肾填精，精足则阴强，目明耳聪。

仲景书中凡两用薯蓣，一为薯蓣丸，一为肾气丸。薯蓣丸，脾肺之剂也，肾气丸，肺肾之剂也。

《医学衷中参西录》：色白入肺，味甘归脾，液浓益肾。能滋润血脉，固摄气化，宁嗽定喘，强志育神，性平可以常服多服。宜用生者煮汁饮之，不可炒用，以其含蛋白质甚多，炒之则其蛋白质焦枯，服之无效。若作丸散，可轧细蒸熟用之（医方篇一味薯蓣饮后，附有用山药治愈之验案数则可参观）。

【临床应用】

1. 古方选

《简便单方》：治痰气喘急，山药捣烂半碗，入甘蔗汁半碗，和匀，顿热饮之。

《救急易方》：治项后结核，或赤肿硬痛，生山药一挺（去皮），蓖麻子二个。同研贴之。

《百一选方》：治噤口痢，干山药一半炒黄色半生用。研为细末，水饮调下。

《儒门事亲》：治冻疮，山药少许，于新瓦上磨为泥，涂疮口上。

2. 张锡纯经验

（1）停经：一室女，月信年余未见，已成劳瘵，卧床不起。治以拙拟资生汤，复俾日用生山药四两，煮汁当茶饮之，一个月之后，体渐复初，月信亦通。

（2）产后身热：一妇人产后十余日，大喘大汗，身热，咳嗽不止。脉虚弱，遂用生山药六两煮汁，徐徐饮之。饮完后，添水再煮，以代茶饮，喘促减轻，连续服用三天，喘促遂愈。

（3）泄泻：一妇人，年三十，泄泻数日不止，病势垂危，虽屡请诸医治疗，却百药乏效。后用生山药打粉，煮粥食之，日三次，两日痊愈，又服数日，完全恢复健康。

3. 消渴

《中医验方汇选》：王某，男，39岁，患消渴症半年多，经常口中燥渴难耐，后用山药蒸熟，每次饭前，直接吃山药，100～200g，然后再吃饭，这样20多天，消渴消失。

按：消渴严格来说，亦属于久虚劳损，身体透支的表现，正如汽车长途行驶，没有加水，必定水箱干燥欲裂，此时山药能补肺、脾、肾经验。古人称山药乃治虚劳无上妙品，这样五脏津液得润，其渴自消。

【选方组药】

《得配本草》：恶甘遂。

得菟丝子，止遗泄；配人参，补肺气；佐羊肉，补脾阴；佐熟地，固肾水；合米仁，治泄泻。入补脾药，微炒；入补肺药，乳拌蒸。治阴火，生用；恐气滞，佐以陈皮，力薄须倍用。阴虚火动者，久必脾气衰败，泄泻不止，用白术、米仁以燥土，肾水益致干涸。惟此同芡实、莲子以实之，则补土不妨于水，乃为善治。

1. 治脾虚气弱之食少便溏或泄泻，常与人参、白术、茯苓等同用，如参苓白术散。

2. 治肺虚久咳或虚喘，常可与党参、麦冬、五味子等药同用。

3. 治肾虚遗精，常与熟地、山萸肉同用，如六味地黄丸。

4. 治肾虚尿频，常与益智仁、乌药同用，如缩泉丸。

5. 治消渴，多以本品大量（一日 250g）水煎代茶饮；也可与黄芪、葛根、知母、天花粉等同用，如玉液汤。

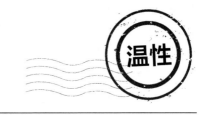
第75篇

莪术、三棱消坚积之痞块

【按语】

莪术，为姜科植物广西莪术、温郁金、蓬莪术的干燥根茎，又称蓬莪术；三棱，黑三棱科植物黑三棱的块茎。

莪术味辛、苦，性温，入肝、脾二经，和郁金的功效很相似，既是活血药也是行气药，是比较典型的血中气药。而郁金主要用于肝郁气滞，莪术主要用于胃肠气滞。

三棱味辛、苦，性平，亦入肝、脾二经，和莪术功效一样，都是破血逐瘀、行气止痛。二者常相须为用，既可治癥瘕积聚，又可用于妇科病瘀血引起的月经不调等症，还可以用于饮食积滞所导致的气滞腹痛等。此二药多醋制使用，可以增强入肝活血的效果。

【文献记载】

《日华子本草》：莪术得酒醋良。治一切气。开胃，消食，通月经，消瘀血，止扑损痛下血及内损恶血等。

三棱味甘，淡，凉。治妇人血脉不调，心腹痛，落腰消恶血，补劳，通月经，治气胀，消扑损瘀血，产后腹痛血运，并宿血不下。

《本经逢原》：蓬莪术入肝破血，治妇人血气结积痛，痰癖冷气，跌扑损痛，下血及内损恶血，通肝经聚血，盖此药专破气中之血也。

三棱，肝经气分药也。能破血中之气，散血结，通肝经积血，主寒癖结块，破产后恶血，血结腹痛，通月水堕胎。以其力峻，故难久服。

《本草图经》：莪术，古方不见用者。今医家治积聚诸气，为最要之药。与荆三棱同用之良，妇人药中亦多使。

《医学衷中参西录》：气味俱淡，微有辛意。莪术：味微苦，气微香，亦微有辛意。性皆微温，为化瘀血之要药。以治男子痃癖，女子癥瘕，月闭

259

不通，性非猛烈而建功甚速。其行气之力，又能治心腹疼痛，胁下胀疼，一切血凝气滞之症。若与参、术、芪诸药并用，大能开胃进食，调血和血。若细核二药之区别，化血之力三棱优于莪术，理气之力莪术优于三棱。

药物恒有独具良能，不能从气味中窥测者，如三棱、莪术性近和平，而以治女子瘀血，虽坚如铁石亦能徐徐消除，而猛烈开破之品转不能建此奇功，此三棱、莪术独具之良能也。而耳食者流，恒以其能消坚开瘀，转疑为猛烈之品而不敢轻用，几何不埋没良药哉。

三棱、莪术，若治陡然腹胁疼痛，由于气血凝滞者，可但用三棱、莪术，不必以补药佐之；若治瘀血积久过坚硬者，原非数剂所能愈，必以补药佐之，方能久服无弊。或用黄芪六钱，三棱、莪术各三钱，或减黄芪三钱，加野台参三钱，其补破之力皆可相敌，不但气血不受伤损，瘀血之化亦较速，盖人之气血壮旺，愈能驾驭药力以胜病也。

【临床应用】

1. **古方选**

《新疆中草药手册》：①治血瘀经闭，小腹痛，三棱三钱，当归三钱，红花一钱五分，生地四钱。水煎服。②治食积腹胀，三棱、莱菔子各三钱。水煎服。③慢性肝炎或迁延性肝炎，三棱、莪术、当归各三钱，赤芍四钱，丹参八钱，白茅根一两，青皮三钱。水煎服。

《本草纲目》：郁金入心，专治血分之病；姜黄入脾，兼治血中之气；莪术入肝，治气中之血，稍为不同。

王执中《资生经》：执中久患心脾疼，服醒脾药反胀。用耆域所载蓬莪术面裹炮熟研末，以水与酒醋煎服，立愈。盖此药能破气中之血也。

三棱能破气散结，故能治诸病。其功可近于香附而力峻，故难久服。

戴原礼：有人病癥癖腹胀，用三棱、莪术，以酒煨煎服之，下一黑物如鱼而愈。下乳汁。消积须用醋浸一日，炒或煮熟焙干，入药乃良。

2. **理冲汤破癥瘕**

张锡纯医案：邻村武生李卓亭夫人，年三十余。癥瘕起于少腹，渐长而上，其当年长者尚软，隔年则硬如石，七年之间，上至心口，旁塞两肋，饮食减少，时而昏睡，剧时错睡一昼夜，不饮不食，屡次服药无效。后愚为诊视，脉虽虚弱，至数不数，许为治愈，授以拙拟理冲汤方（方中有三棱、莪术各三钱）。患者自揣其病断无可治之理，竟置不服。次年病益进，昏睡四日不醒。愚用药救醒之，遂恳切告之曰："去岁若用愚方，病愈已久，何至危困若此。"然此病尚可为，慎勿再迟延也，仍为开前方。患者喜，信愚言，连服三十余剂，痞块皆消。惟最初所结之病根，大如核桃之巨者尚在。又加水蛭（不宜炙），服数剂痊愈。

从来医者调气行血，习用香附，而不习用三棱、莪术。盖以其能破癥瘕，遂疑其过于猛烈。而不知能破癥瘕者，三棱、莪术之良能，非二药之性烈于香附也。愚精心考验多年，凡习用之药，皆确知其性情能力。若论耗散气血，香附尤甚于三棱、莪术。若论消磨癥瘕，十倍香附亦不及三棱、莪术也。

3. 小儿疳积

董廷瑶医案：李某，男，3岁。初诊：形体瘦弱，面色萎羸，胃口不开，平时口馋喜啮衣被，腹痛常作，大便间隔，舌苔薄腻，脉象细数，针四缝穴液少。证属疳积，治以消疳杀虫为主。胡连2g，醋炒五谷虫6g，使君子9g，青皮6g，煨三棱4.5g，煨莪术4.5g，炒谷芽9g，佛手6g，广木香3g，炒神曲9g。6帖。

按：本例患儿，以四诊合参，加之针刺四缝穴见液，实属疳积虫扰。临诊时凡遇此类病孩，可在消疳理脾药中参入三棱、莪术二味。《本草经疏》：三棱，从血药则治血，从气药则治气，老癖癥瘕积聚结块，未有不由血瘀、气结、食滞所致。苦能泄而辛能散，甘能和而入脾，血属阴而有形，此所以一切凝结停滞有形之坚积也。我们体会，对重度疳积患儿见到腹满，按之而硬者，选用三棱、莪术施治，收效甚佳。

【选方组药】

《得配本草》：莪术得醋、酒良。配木香，疗冷气攻心；使阿魏，治小儿盘肠，积邪破也。以醋炒，或以酒炒，能引入血分；或磨用，宜合参、术，不损元气。病患积块，攻之始破其结，补之益助其邪。然攻之不得其方，致令元气日亏，积聚愈逞，医者每致束手。当此惟有外用散气消积膏药，内用补气滋阴等剂，庶几攻补并得其效，莪术非可轻进也。

三棱得丁香，治反胃恶心、血膈；配大黄，治痃癖。欲其入气，火炮；欲其入血，醋炒。真气虚、素有血证者，禁用。

1. 治气滞血瘀所致的经闭腹痛，莪术、三棱常与川芎、牛膝等配伍。

2. 治癥瘕积聚，可与三棱、丹参、鳖甲等同用。

3. 治饮食不节，脾运失常所致的积滞不化、脘腹胀满疼痛之症，莪术、三棱常与木香、枳实、山楂等配伍；若兼见脾胃虚弱之症，当配合党参、白术等益气补脾药同用。

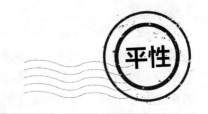

平性

第76篇上

麦芽、神曲消饮食而宽膨（之麦芽）

【按语】

麦芽，始载于《药性论》，是大麦的成熟果实，即麦粒，泡水待其发幼芽后，晒干而得。味甘，性平，入脾、胃二经。

麦芽分为三种：生麦芽，有生发之性，能健脾和胃、疏肝行气，多用于脾虚食少，乳汁郁积；炒麦芽，有行气消食、回乳之功，多用于食积不消，妇女断乳；焦麦芽，焦黄入脾，能消食化滞，多用于食积不消，脘腹胀痛，如常用的焦三仙，即是以焦麦芽配伍焦神曲、焦山楂。

【文献记载】

《药性论》：味甘，无毒。消化宿食，破冷气，去心腹胀满。

《本草纲目》：消化一切米、面、果食积。

《药性解》：主温中下气，开胃健脾，催生下胎，化宿食，除胀满，止吐逆，破癥，消痰痞。蜜为之使。

《本草分经》：治脾胃，营血，破血，活血，燥胃消食。陈者良。

《本草汇言》：大麦芽，和中消食之药也。补而能利，利而又能补，如腹之胀满，膈之郁结，或饮食之不纳，中气之不利，以此发生之物而开关格之气，则效非常比也。

《本草求原》：凡麦、谷、大豆浸之发芽，皆得生升之气，达肝以制化脾土，故能消导。凡怫郁致成膨膈等症，（麦芽）用之甚妙，人知其消谷而不知其疏肝也。

《医学衷中参西录》：性平，味微酸。能入脾胃，消化一切饮食积聚，为补助脾胃药之辅佐品。若与参、术、芪并用，能运化其补益之力，不致作胀满。为其性善消化，兼能通利二便，虽为脾胃之药，而实善舒肝气。夫肝主疏泄为肾行气，为其力能舒肝，善助肝木疏泄以行肾气，故又善于催生。

至妇人之乳汁为血所化，因其善于消化，微兼破血之性，故又善回乳。入丸散剂可炒用，入汤剂皆宜生用。

【临床应用】

1. 下胎

《外台秘要》：麦芽一升，蜜一升，服下胎神验。薛立斋治一妇人丧子，乳胀几欲成痈，单用麦芽一二两炒，煎服立消，其破血散气如此。《良方》：神曲亦善下胎，皆不可轻用。久服消肾气。王好古：麦芽、神曲，胃虚人宜服之，以伐戊己腐熟水谷。

2. 张锡纯经验

（1）一妇人年三十余，气分素弱，一日忽觉有气结上脘，不能上达亦不下降，俾单用生麦芽一两，煎汤饮之，顿觉气息通顺。

（2）妇人年近四旬，胁下常常作疼，饮食入胃常停滞不下行，服药数年不愈，此肝不升、胃不降也。为疏方用生麦芽四钱以升肝，生鸡内金二钱以降胃，又加生怀山药一两以培养脏腑之气化，防其因升之降之而有所伤损，连服十余剂，病遂痊愈。

（3）张锡纯曰：麦芽虽为脾胃之药，而实善疏理肝气。生麦芽还有利胆退黄之妙用，彼"凡遇黄疸症，必加数钱于药中，亦奏效颇著。然药铺中麦芽皆干者，若能得鲜麦芽，且长至寸余用之，当更佳。或当有麦苗时……以麦苗煎汤当茶饮之亦可"，因"麦苗之性，能疏通肝胆，兼能清肝胆之热，犹能消胆管之炎，导胆汁归小肠也"。如张氏在黄疸门黄疸兼外感案中所书之处方，即用生麦芽和茵陈、鲜茅根、龙胆草、生杭芍、生山药、甘草等药相伍，共奏利胆退黄、清肝滋肾之功。

3. 回乳

王幸福医案：处方为炒麦芽150g，神曲50g，牛肉250g。煮肉喝汤，服用1剂或2剂即能回乳。

验案：2007年11月，西安某大药房开业，请我去坐诊。没几天，遇到一青年女子，约二十七八岁，手持一方找我说，孩子1岁多了，想断奶回乳，省中医院的老大夫给开了一方，吃了好几天了，奶还没有回去，请你给看一看。接过方子一看乃炒麦芽30g，水煎服。我说方子不错，只是量太小，故而无效。随手开出上方，并要求买生麦芽回去自己炒黄出香味，并许诺1剂见效，3剂无乳。该女子持方抓药而去，第2天一大早刚上班就找到我，喜形于色地告诉我，吃完1剂奶就回去了，你这方子真神！随后又介绍了几个好朋友来看妇科病，此是后话。

说起此方，还真有点来历。我在临床上早年治回乳也都是照本宣科地开炒麦芽 15～30g，可以说疗效平平，90% 不效。我曾经纳闷过，前贤用过的方子，均云"一剂大效，三剂即已"，怎么到我手里就不灵了呢？是前人瞎说，抑或我用得不对？思之良久，不得其解。后在药房坐诊无事时，仔细查看了药斗，发现炒麦芽都成了黑炭了，怎么能有效呢？这才悟到问题的症结。后在看《提高中医疗效的方法》一书时，发现了另一个问题。书中《不传之秘是药量》一节中说道："用炒麦芽断乳，古今医籍多有记载，然临床中，有的效如桴鼓，有的用之无效，原因何在？问题的关键还是在于量要大，须用麦芽 180g，微火炒黄，加水浓煎温服，才能收到满意效果。"至此恍然大悟，得到真谛。以后验之临床，治疗该症疗效显著提高。

【选方组药】

　　《得配本草》：得川椒、干姜，治谷劳嗜卧。多服伤肾气，孕妇禁用。

　　1. 治食积不化、消化不良、不思饮食、脘闷腹胀等症，常与山楂、神曲、鸡内金等配伍同用，如化积散。

　　2.《证治准绳·类方》：治积滞胀满，常配伍白术、人参、茯苓、陈皮、厚朴（姜制）等，如化滞调中汤。

　　3.《杂病源流犀烛·内伤外感门》：治脾虚不能消化水谷，见胸膈痞闷，腹胁膨胀，日久不愈，食减嗜卧，口无味者，配伍神曲、炒乌梅肉、炮姜，如消谷丸。

　　4.《民间经验方选》：回乳，配伍熟地、当归、白芍、川芎、甘草，为回乳四物汤。

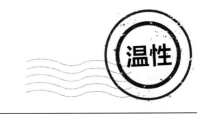

温性

第76篇下

麦芽、神曲消饮食而宽膨（之神曲）

【按语】

神曲，始载于《药性论》，是用面粉、赤豆、杏仁、青蒿、苍耳、辣蓼六种混合后发酵而制成的曲剂，故又称六神曲。味甘、辛，性温，入脾、胃二经，主要功效就在于消食和胃，是小儿常用药。

与六神曲十分相似的有建神曲，因曲类多产于福建，以泉州此地产的质优，故六神曲又有建神曲之称，因此人们往往认为建神曲就是六神曲，而实际上两药虽然在制作工艺上基本相同，但在药物组成和功效上却有所区别。

建神曲由枳壳、枳实、香附、白芍、莪术、首乌、白扁豆、元胡、槟榔、良姜、青皮、川椒、大黄等43味药所制成，此两种药虽同有健脾消食的作用，但建神曲含有薄荷、防风、荆芥、紫苏、柴胡等解表药，能疏风解表，对感冒头痛、头眩发热，加生姜煎汤温服，有很好的发汗解表作用；六神曲则没有解表作用。两药仅一字之差，但六神曲不等于建神曲，故不可相互代用。

【文献记载】

《药性论》：化水谷宿食、癥结积滞，健脾暖胃。

《本草衍义补遗》：性温入胃，麸皮面性凉，入大肠，俱消食积。红曲，活血消食，健脾暖胃，赤白痢，下水谷，陈久者良。

《本草纲目》：按《启微集》云，神曲治目病，生用能发其生气，熟用能敛其暴气也。消食下气，除痰逆霍乱，泻痢胀满诸疾，其功与曲同。闪挫腰痛者，煅过淬酒温服有效。妇人产后欲回乳者，炒研，酒服二钱，日二即止，甚验。

《本草经疏》：古人用曲，即造酒之曲。其气味甘温，性专消导，行脾胃滞气，散脏腑风冷，故主疗如诸家所言也。神曲，乃后人专造以供药用，力倍于酒曲。胀欲死者，煮曲汁饮之立消。

《本草蒙筌》：下气调中，止泻开胃。化水谷，消宿食。破癥结，逐积痰。疗妇人胎动不安，治小儿胸腹坚满。

《本草求真》：散气调中，温胃化痰，逐水消滞。

《本草备要》：辛散气，甘调中，温开胃。化水谷，消积滞。

【临床应用】

1. 古方选

《医余》：有伤粽子成积，用曲末少加木香，盐汤下，数日口中闻酒香，积遂散。治痰逆癥结，泻痢胀满。回乳（炒研，酒服二钱，日二）。下胎。产后血晕，末服亦良。亦治目病。

《方脉正宗》：治脾虚不能磨食，神曲（炒）四两，白爪（炒）三两，人参（炒）一两，枳实（麸拌炒）五钱，砂仁（炒）四钱。共为末。饴糖为丸，梧子大。每早晚各服三钱，白汤下。

《本草汇言》：治产后瘀血不运，肚腹胀闷，渐成臌胀，陈久神曲一斤。捣碎，微炒磨为末。每早晚各服三钱，食前砂仁汤调服。亦可治小儿食臌胀。

《千金方》：治产乳运绝，亦治产难，神曲末，水服方寸匕。

《百一选方》：断下丸治暴泻，神曲（微炒）、吴茱萸（绿色者拣净，泡洗七遍）各一两。上二味为细末，以酸米醋为丸，如梧桐子大。每服五十丸至一百丸，空心食前米饮汤下。

《医方集解》：治饮食不消，气虚邪微及小儿食积，大安丸组方为神曲、山楂、半夏、茯苓、陈皮、连翘、莱菔子、白术。

【选方组药】

《得配本草》：得吴茱萸，治暴泄不止。

1. 治食积不化、脘腹胀满、不思饮食及肠鸣泄泻等症，常与山楂、麦芽等品配伍同用。

2. 治泄泻，以焦神曲，有止泻之功，配伍焦山楂、焦麦芽，为焦三仙。

3. 对丸剂中有金石药品，难于消化吸收者，可用神曲糊丸以助消化，如磁朱丸。

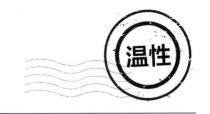

温性

第77篇

顺气化痰陈皮可用

【按语】

陈皮，始载于《神农本草经》，列为上品，是橘子的干燥皮，通过保存三五年甚至更长时间，便是陈皮。味苦、辛，性温，入肺、脾经，有健脾理气、燥湿化痰之功。中医药典多有记载——橘，浑身是宝，其叶、皮、白、红、络、核、饼、幼果、根都作药用。橘叶最善治肝气郁结之胁肋痛，或乳房长包块；橘核能疏降肝气下达，以核通核，能治睾丸肿痛；橘子果皮里面有些白色的筋膜，像络脉那样，又叫橘络，能够通络顺气、化痰止咳。而陈皮以广东新会产的为最佳，因而又称新会陈皮。陈皮越放久越好，故而有"千年灵芝，百年老陈皮"之美名。

陈皮作用广泛，常作为佐使药运用于方中。因陈皮随补药则补，随泻药则泻，随升药则升，随降药则降，没有一定的性质。最著名使用陈皮的方剂有理气化痰的二陈汤，温脾燥湿的平胃散，补土泄木的痛泻要方等。

【文献记载】

《神农本草经》：气味苦辛平，无毒，主治胸中瘕热，逆气，水谷。久服去臭，下气通神。

《药性论》：能治胸膈间气，开胃，主气痢，消痰涎，治上气咳嗽。

《日华子本草》：治游风，热毒。风疹，恶疮，疥癣，小儿壮热，并煎汤浸洗。橘皮，暖，消痰止嗽，破癥瘕疹癖。

《开宝本草》：止呕除膀胱留热，下停水，五淋，利小便。

《本草分经》：能散能和，能燥能泻，利气调中，消痰快膈，宣通五脏，统治百病。入和中药留白，入疏通药去白，亦名橘红。兼能除寒发表。广产为胜，名广皮。陈者良，名陈皮。

《药性赋》：其用有二。留白者（白即橘皮上的白络）补胃和中，去白

267

者消痰泄气。

《本草纲目》：橘皮，苦能泄，能燥；辛能散；温能和。其治百病，总是取其理气燥湿之功。同补药则补，同泻药则泻，同升药则升，同降药则降。疗呕吐反胃嘈杂，时吐清水，痰痞疟疟，大肠秘塞，妇人乳痈。入食料，解鱼腥毒。

唐容川（清代医学家）：橘络、瓜蒌皆能治胸膈间结气，取橘之筋络，蒌之膜瓤，类似人胸中之隔膜，故能治之。橘皮体圆，类似人腹之象，皮主大腹，故此物又善治人大腹之气。此皆取其象也。

《古今医彻》：既伤于食，必审其何物所伤，何药能制，如山楂制肉，莱菔制面与豆，陈皮制蛋，杏仁制粉，葛根制酒，茗制谷气之类，一物一制，用其为君，以它药佐之，就容易建功。

【临床应用】

1. 古方选

《简便单方》：治痰膈气胀，用陈皮三钱，水煎热服。

《食医心镜》：单用陈皮可化痰消食。

《易简方论》：用陈皮可以制饮食过多，胀满痰浊，恶心呕臭，若暴饮暴食，不戒厚味，则痰根流连，非药物所能去也。

《普济方》：治大便秘结，用陈皮煮至软，然后焙干打粉，每次用温酒调服两钱。

2. 胸满

《本草纲目》：《泊宅编》云，橘皮宽膈降气，消痰饮，极有殊功。他药贵新，惟此贵陈。外舅莫氏得疾，凡食已辄胸满不下，百方不效。偶家人合橘红汤，因取尝以，似相宜，连日饮之，一日忽觉胸中有物坠下，大惊目瞪，自汗如雨。须臾腹痛，下数块如铁弹子，臭不可闻，自此胸次廓然，其疾顿愈，盖脾之冷积也。其方用橘皮（去穰）一斤，甘草、盐花各四两，水五碗，慢火煮干，焙研为末，白汤点服，名二贤散，治一切痰气特验。世医徒知半夏、南星之属，何足以语此哉？珍按：二贤散，丹溪变以为注下丸，用治痰气有效。惟气实人服之相宜，气不足者不宜用之也。

3. 重剂陈皮汤治疗乳腺增生

吴启尧经验：陈皮汤组成为陈皮80g，夏枯草、王不留行、丝瓜络各30g。随症加减：热重者加金银花30g，蒲公英30g；湿重者加半夏15g，茯苓30g；胁胀甚者加香附15g，青皮15g；疼痛重者加延胡索15g，川楝子15g；苔黄厚腻加瓜蒌30g，川贝母15g；冲任不调加鹿角胶10g，菟丝子20g；病程较长，久治不消加橘核 30g，穿山甲 15g，海藻 30g，昆布 15g。每日 1 剂，分早、晚 2 次服。治疗 120 例，治愈 81 例，显效 24 例，好转 9 例，无效 6 例，总有效率为 95%。在治愈的 81 例中，服药最少者 18 剂，最多者 146 剂。

一 28 岁女患者，自觉乳房胀痛 2 年多，按之有肿块，医院检查是乳腺增生，多次服药效果不理想，自此胸闷抑郁，两胁胀痛，加上结婚快 5 年了，还没生孩子，夫妻因此更闹不和。后来这肿块比鸡蛋还大。舌淡、苔腻，脉弦。明显肝郁脾滞，遂重用陈皮汤加味，连服 15 剂，肿块缩小，胁痛大减，再服 60 余剂，肿块全消，心情愉悦，胁痛遂愈。

4.补气药中加陈皮

戴裕光经验：补气药并用陈皮，行滞而升清。忆 20 世纪 50 年代初学补中益气汤时，遇一老人，头昏、纳食不馨、腹不胀、少气懒言，舌苔薄白，脉浮按之无力，辨证为脾阳不足、脾肺气虚证。给予处方：黄芪 15g，党参 12g，当归 6g，陈皮 12g，白术 12g，蜜柴胡 6g，蜜升麻 6g，炙甘草 9g，生姜两片，大枣 9g。每日 1 剂，嘱服 3 剂。二诊时老人食欲大增，周身力气也添，但述头昏不减。我想气虚补气已收到效果，如果再服，头昏必止，效不更方，继服 3 剂。三诊老人仍述头昏，遂请教方鸣谦师，师曰："将陈皮改为 4.5g，再服 3 剂。"四诊老人头昏已去，十分高兴。师令给补中益气丸 9g，每天 3 次，续服 1 周，以固疗效。自此方知，陈皮理气健脾，然而与补气药同用，主要目的为补气升清，陈皮要轻用，这里有一个量效关系。如上方重用陈皮则有破气之嫌。气虚头昏，又补气，又破气行气，如何能达到补气而治疗因气虚证的头昏呢？

补中益气汤中所以用陈皮，是因为补益药多壅滞，易致中满，如陈皮取理气健脾、燥湿和中之功。陈皮入补剂能顾护脾胃，促进运化，使滋补药补而不滞，滋而不腻，更好地发挥补益作用。

【选方组药】

《得配本草》：得川连、猪胆，治小儿疳瘦；得麝香，治乳痈，研末酒下；配干姜，治寒呃；配竹茹，治热呃；配白术，补脾；配人参，补肺；配花粉，治咳嗽；配炙甘草、盐，治痰气；配藿香，治霍乱；配槟榔，治气胀；佐桃仁，治大肠血秘；佐杏仁，治大肠气秘；合生姜、半夏，治呕哕厥冷。

去白名橘红，消痰下气，发表邪，理肺经血分之郁；留白和中气，理脾胃气分之滞。治痰，姜汁炒；下气，童便炒；理下焦，盐水炒；虚人气滞，生甘草、乌梅汁煮炒。汗家，血家，痘疹灌浆时，俱禁用。

1.治胃失和降之恶心呕哕，可配生姜同用，即橘皮汤。

2. 治肝气乘脾所致的腹痛泄泻，可配白术、白芍、防风同用，即痛泻要方。

3. 脾胃气虚而消化不良者，常与党参、白术、炙甘草等药配伍，如异功散。

4. 治湿浊中阻所致的胸闷腹胀、纳呆倦怠、大便溏薄等症，常配苍术、厚朴以燥湿健脾，如平胃敢。

5. 治痰湿壅滞，肺失宣降之咳嗽痰多气逆等症，常配半夏、茯苓以燥湿化酸，如二陈汤。

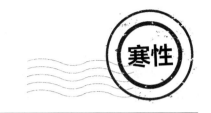

寒性

第78篇

宽中快膈枳壳当行

【按语】

枳壳，始载于《药性论》，是酸橙（即枳）的干燥成熟果实。《晏子春秋》里讲"橘生淮南则为橘，橘生淮北则为枳"，枳一般长在北方，以陕西商州产的为最好。枳壳味苦、辛、酸，性微寒，入肺、胃、大肠经，有破气除痞、化痰消积之功，能泄肺气、除胸痞。中医理论中，有"左郁金，右枳壳"之说，肝从左升，肺从右降，因此当肝气不能很好地上升时，则用郁金，以解肝郁；而当肺气不能很好地肃降时，则要用枳壳，以促进肺胃之气下降。肺气主降，胃气也主降，枳壳就正好顺应了肺、胃二经。

而枳未成熟的果实，就叫枳实，在后面的章节会有专门的论述（第82篇）。枳实与枳壳的区别，与青皮和陈皮的区别一样，枳实是小伙子，性急，降气速度快；枳壳则是老头，性缓，降气速度缓和。因此在辨证中，如果患者体虚脉弱，则多用枳壳；体壮脉强，则可用枳实。

【文献记载】

《药性论》：枳壳，使，味苦，辛。治遍身风疹，肌中如麻豆恶痒，主肠风痔疾，心腹结气，两胁胀虚，关膈壅塞。根浸洒煎，含治齿痛。消痰有气，加而用之。

《药性解》：主下胸中至高之气，消心中痞塞之痰，泄腹中滞塞之气，推胃中隔宿之食，削腹内连年之积，疏皮毛胸膈之病，散风气痒麻，通大肠闭结，止霍乱，疗肠风，攻痔疾，消水肿，除风痛。陈久者良。

《药鉴》：枳壳，气药也，唯泄胸中至高之气，此便是降火妙剂。

《本草经疏》：枳壳气味所主，与枳实大略相同，但枳实形小，其气全，其性烈，故善下达，如少年猛悍之将，勇往直前，而一无回顾者也。枳壳形大，其气散，其性缓，故其行稍迟，是以能入胸膈肺胃之分，及入大肠也。其主风痒麻痹，

271

通利关节，止风痛者，盖肺主皮毛，胃主肌肉，风寒湿入于二经，则皮肤瘙痒，或作痛，或麻木。此药有苦泄辛散之功，兼能引诸风药入于二脏，故为治风所需。

《本经逢原》：枳壳破气化痰，泄肺走大肠，多用损胸中至高之气。枳壳主高，枳实主下，高者主气，下者主血，故壳主胸膈皮毛之病。

《本草纲目》：大抵其功皆能利气。气下则痰喘止，气行则痞胀消，气通则痛刺止，气利则后除。故以枳实利胸膈，枳壳利肠胃。然仲景治胸痹痞满，以枳实为要药；诸方治下血痔痢，大肠秘塞，里急后重，又以枳壳为通用。则枳实不独治下而枳壳不独治高也。盖自飞门至魄门，皆肺主之，三焦相通，一气而已，则二物分之可也，不分亦无伤。

湖阳公主苦难产，有方士进瘦胎散方，用枳壳四两，甘草二两，为末，每服一钱，白汤点服，自五个月后一日一服，至临月，不惟男产，仍无胎中恶病也。洁古改以枳术丸日服，令胎瘦易生，谓之束胎丸。而宗言：胎壮则子有力易生，令服枳壳药反致无力，兼子亦气弱难差，所谓缩胎易产者，大不然也。以理思上，寇氏之说似觉为优。或胎前气盛壅滞者宜用之，所谓八九胎必用枳壳，苏梗以顺气，胎前无滞，则产后无虚也。若气禀弱者，即大非所宜矣。治里急后重。

【临床应用】

1. 古方选

《全幼心鉴》：治小儿秘涩，枳壳（煨，去穰）、甘草各一钱。以水煎服。

《经验后方》：治风疹痒不止，枳壳三两，麸炒微黄，去瓤为末。每服二钱，非时，水一中盏，煎至六分，去滓服。

《山东医刊》：治直肠脱垂，十岁以下小儿，每日用枳壳一两，甘草一至三钱，水煎，分三至五次服；成人每日用枳壳一至二两，升麻三钱，炙甘草二至四钱，台参、生黄芪，据身体强弱，适当增减，水煎分二次服。

2. 张剑秋经验

张剑秋教授素以善治内科杂病及疑难重症而知名。尤擅使用理气药、通腑药，主张以通为补、以通为用，对枳壳、香附、大黄等通下行气之品，具独到心得，其应用广涉心、肝、脾、肺、肾各脏，处方率多达所用方的85%～90%，药量多则20g，少则3g，随症选择，灵活变通，临床疗效卓著。

（1）枳壳合桂枝振心阳：张师曾治一胸痹心痛患者，女，55岁。因胸闷憋气、心悸怔忡，虽予多种中西药物治疗，其效不显。先生认为证属心气不足、心阳不振、心脉失养，投生黄芪、桂枝、枳壳、丹参各15g，14剂后，胸闷、心悸好转，能参加轻微劳动。守方加减治疗3个月，症状基本消失。盖因通则不病，病则不通，气血以通为顺。患者因心气不足、心阳不振而致气血不畅，投以益气振阳、通脉活血之品，必能收效。

（2）枳壳配瓜蒌通腑气：先生曾遇一年高老妪沈某，85岁。因胃肠功能失调，大便数日一行，且需强通。腹胀反恶，舌苔垢腻，精神不振。先生谓其耄耋之年脾胃本虚，不耐攻下。但若是腑气不通，则浊气上升，胃气不降。宜投以枳壳、瓜蒌理气润肠，通腑降浊，斯能治标而不忘本，祛邪但无伤正。4剂后渐有便意，续服4剂腑气得通，恶心亦止，舌苔厚腻始化，患者心情舒畅，精神转振。嘱其再服半个月，以巩固疗效。

（3）枳壳伍黄连治肠痈：肠痈乃外科急腹症之一，常用大黄牡丹皮汤和薏苡附子败酱散治疗。如治刘某，男，58岁。右下腹痛3天，拒按，伴恶心欲吐。证属湿热蕴结大肠。投枳壳15g，黄连6g加味治疗，病情即缓解。先生认为枳壳苦辛凉，入肺、脾、大肠经，今肠痈可疑，投川黄连清热解毒，合枳壳理气消痞、破癥积痃癖。

（4）枳壳配桔梗宣肺气：对急慢性咳嗽，痰出不畅，伴胸闷者，先生善以桔梗、枳壳同用，以降助升，宣发肺气，增强止咳化痰效果。如治徐某，女，56岁。咳嗽痰多3月余，痰出黄白相间，咳之不畅，迭经止咳化痰药物治疗，均未见明显效果，咽喉作痒，大便干结，舌苔白腻微黄，脉来弦滑。先生投以枳壳9g，桔梗6g于清肺止咳化痰方中，7剂而愈。可见枳壳不但长于理气，兼有行痰消积治痞之功，下气则痰喘止，行气则痞胀消。

（5）枳壳配防风疗肤疾：皮肤瘙痒乃皮肤病之主证。先生喜在祛风养血药中加枳壳。如一女性患者，每年秋冬全身皮肤瘙痒，有抓痕血迹，经常规治疗无效，患者痛苦不堪。先生遂在原方中加入枳壳一味，疗效即显。盖肤痒属风热结于肌肤，枳壳有苦泄辛散之功，兼能引诸风药于肺脾两脏，肺主皮毛，脾主肌肉，故为治风所需，风邪既散，则皮肤瘙痒日愈。

此外，先生还常以枳壳配木通治气滞而有虚火；配龙胆草治气滞而有肝火；配万年青根以理气强心，均获效奇佳。

3. 补中益气汤加枳壳

关思友医案：关老治疗胃下垂属中气下陷者，每投以补中益气汤重加枳壳（枳实）、全蝎，临床运用体会，其疗效较单纯用补中益气汤为佳。

王某，女，55岁，初诊自述两胁胀满，紧束已月余，就医时诊为肝气郁滞，曾服柴胡疏肝散合金铃子散加减数剂，鲜效。刻下：食欲缺乏，胃脘隐痛两胁胀满，紧束，时轻时重，喜叹息，舌质淡紫、苔薄黄，脉沉无力。病因缘于3天前，婆媳争吵所致。审视脉证，脉与肝气郁滞不符，乃疑而细询，告曰：

"食后两胁胀满紧束，站立时加重，平卧时症状若失。"忽悟之，遂嘱 X 射线钡餐透视，报告胃底位于两髂嵴连线下 5cm。于是辨证辨病结合，诊为肝郁脾虚，中气下陷，治宜补中益气。升阳举陷处方：黄芪 30g，陈皮 12g，升麻 12g，柴胡 12g，党参 30g，甘草 12g，当归 24g，枳壳 18g，炒白术 25g，全虫 5g（冲服），3 剂，水煎服。

二诊时，两胁紧束感减半，脘痛几失，药已中的，效不更方，上方略事加减，共服药 20 剂，症状消失，一如常人。

投补中益气汤加枳壳或枳实、全虫，疗效比单用补中益气汤好。据临床观察和文献报道，枳壳和全虫对脏器弛缓，有紧上固下的功能，但是用量是个关键，一般来说，枳壳须用 15g 以上，全虫须用 5g 以上，全虫研面冲服较之入煎，药效宏专。

【选方组药】

《得配本草》：得桂枝、姜、枣，治胁骨疼痛；得木香，治呃噫；得黄连、木香，治赤白痢；得槟榔、黄连，治痞满；得甘草，治小儿二便秘涩；佐川连、槐蕊，灭诸痔肿痛；佐石膏、蒌仁，祛时疫热邪。入黄芪煎汤，浸产后肠出。

脾虚服之，气滞作胀。气血弱者禁用。

活血之剂，宜加枳壳佐之。医方云：枳壳散肌肤之麻痒，殊有神效，所谓气行风自灭也。

1. 治伤寒痞气，胸中满闷者，多与桔梗相配，使升降结合，以宣通胸中气滞，如《苏沈良方》枳壳汤。

2. 治胸中痰滞，气塞短气者，每与橘皮相伍，以化痰行气，如《医学入门》枳橘汤。

3. 治痰饮兼有食积者，可与半夏、桔梗、官桂同用，以化痰理气蠲饮，如《医方选要》快活丸。

4. 治脾胃虚弱，运化无力而致食滞脘胀者，宜与党参、白术等配伍，以益气健脾、消补兼施，如《太平圣惠方》枳壳散。

5. 治嗳气呕逆、心腹胀闷、不欲饮食者，可与橘皮、木香等相佐，以降气宽中，如《普济方》降气丸。

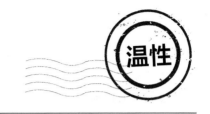

温性

第79篇

白术健脾而去湿

【按语】

白术，始载于《神农本草经》，列为上品。白术是根部入药，味苦、甘，性温，入脾、胃经，有健脾益气、燥湿利水之效。白术有"补气健脾第一要药"的美誉，因其味苦可燥脾湿，甘可补脾，温可运脾，气味芳香可醒脾，正是投脾所好，送其所要。因此在许多补脾益脾等方剂中，都以白术为主力军，如枳术丸、四君子汤、理中汤、苓桂术甘汤等。而白术还有双向调节功用，当汗多时，则可收汗；当不出汗时，又可发汗。

由于白术性偏燥，因而对于脾虚湿重者，则可用，而脾阴虚、湿不重者，则需少用。当需健脾止泻时，多用炒白术或土炒白术、焦白术，以增强其燥湿止泻之效。

【文献记载】

《神农本草经》：气味甘温，无毒，治风寒湿痹、死肌、痉疸，止汗、除热、消食。

《名医别录》：主大风在身面，风眩头痛，目泪出，消痰水，逐皮间风水结肿，除心下急满，及霍乱吐下不止，利腰脐间血，益津液，暖胃，消谷嗜食。

《药性论》：主面光悦，驻颜，去黑。

《药类法象》：除温益燥，和中益气，利腰脐间血，除胃中热。去诸经之湿，理胃。

《本草经疏》：白术其气芳烈，其味甘浓，其性纯阳，为除风痹之上药，安脾胃之神品。

《药性赋》：其用有四。利水道，有除湿之功；强脾胃，有进食之效；佐黄芩有安胎之能；君枳实有消痞之妙。

《本草蒙筌》：除湿益燥，缓脾生津。驱胃脘食积痰涎，消脐腹水肿胀满。

止呕逆霍乱，补劳倦内伤。手足懒举贪眠，多服益善；饮食怕进发热，倍用正宜。

术虽二种，补脾燥湿，功用皆同，但白者补性多，且有敛汗之效；苍者治性多，惟专发汗之能。凡入剂中，不可代用。

《本草备要》：在血补血，在气补气。同血药则补血，同气药则补气。无汗能发，有汗能止。

《本经逢原》：入诸补气药，饭上蒸数次用；入肺胃久嗽药，蜜水拌蒸；入脾胃痰湿药，姜汁拌晒；入健脾药，土炒；入泻痢虚脱药，炒存性用；入风痹痰湿、利水破血药，俱生用。

【临床应用】

1. 古方选

《本草新编》：白术，往往可用一味以成功，世人未知也，吾今泄天地之奇。如人腰疼也，用白术二三两，水煎服，一剂而疼减半，再剂而痛如失矣。

《千金方》：治自汗不止，白术末，饮服方寸匕，日二服。

《夏子益治奇疾方》：治牙齿逐日长，渐渐胀，开口难为饮食，盖髓溢所致，只服白术愈。

2. 腰痛

于伟臣经验：白术补益脾气，化湿利水，常用量 5～15g。清·王旭高《医学当言》腰痛门记载"陈修园治腰痛久不愈，用白术一两为主……据云神效"。陈士铎《辨证录》腰痛门，自制 12 方，无一方不用白术，最小量 5 钱，最多 1 剂半斤，指出"白术善通腰脐之气…""必须多用乃神"。

3. 眩晕

李华医案：余之宗兄曾病眩晕，据证情笔者投以补中益气汤加减与之。方中白术之量，初用为 15g，药下数剂后，诸症悉减，惟眩晕仍迟迟未尽消失，乃求教于老中医姜发。姜老曰："方可也，惟白术之量何其小也，宜倍增之。"余依姜老之意，增白术为 30g，再进 3 剂，眩晕一症即完全告愈。

4. 张锡纯经验

（1）泄泻：一妇人年三十许，泄泻半载，百药不效，脉象濡弱，右关尤甚，知其脾胃虚也，俾用生白术轧细焙熟，再用熟枣肉六两，和为小饼，炉上炙干，当点心服之，细细嚼咽，未尽剂而愈。

（2）止渴：一少年咽喉常常发干，饮水连连不能解渴。诊其脉微弱迟濡，当系脾胃湿寒，不能健运，以致气化不升也。投以四君子汤加干姜、桂枝尖，方中白术重用两许，一剂其渴即止。

5. 重用白术治便秘

魏龙骧经验：便秘一症，医书所载，治方不少。然有效亦有不效者，轻则有效，重则无效；暂用有效，久则失效。东垣所谓"治病必求其源，不可一概用牵牛巴豆之类下之"。源者何在？在脾胃。脾胃之药，首推白术。尤需重用，始克有济。然后，分辨阴阳，佐之它药可也。重用白术，运化脾阳，实为治本之图。故余治便秘，概以生白术为主，少则30～60g，重则120～150g，便干结者加生地以滋之，时或少佐升麻，乃升清降浊之意，若便难下而不干结，或稀软者，其苔多里黑灰而质滑，脉亦多细弱，则属阴结脾约，又当增加肉桂、附子、厚朴、干姜等温化之味，不必通便而便自爽。

1977年6月，患者于某来诊。谓患便秘六七年。多年来，应用各种治法，服汤药数百剂，然便秘之苦不解，颇为失望。余诊之，心烦易汗，寝食日减，脉细，舌苔薄滑。上症皆由便秘过久，脾胃功能失调所致。当授生白术90g，生地黄60g，升麻3g。患者半信半疑，以为仅仅三味又无一味通下药，默然持方而去，实则并未服药。终因便不自下，姑且试之。不期4小时后，一阵肠鸣，矢气频转，大便豁然而下，为数年之所未有如此之快者。此后，又继服20余剂，六七年之便秘，竟获痊愈，患者喜出望外，称谢而去。

高龄患便秘者实为不少。一老人患偏枯。步履艰难，起坐不便，更兼便秘，查其舌质偏淡，苔灰黑而腻，脉见细弦。此乃命门火衰，脾失运转，阴结之象也。处方以生白术60g为主，加肉桂3g，佐以厚朴6g，大便遂能自通，灰苔亦退。

6. 白术煎汤治骨刺

刘力红医案：一患者双足跟长骨刺，疼痛厉害，导致足跟不能落地，人觉得甚是辛苦，用常规思路补肾活血除痹之法，皆无明显疗效。后来用白术煎汤，让患者浸泡足跟，每日二三次，每日20分钟，出乎意料，不过数日之间，足跟痛大减，能够落地走路，再过数日，病疾痊愈。

【选方组药】

《得配本草》：防风、地榆为之使。

得当归、白芍，补血；得半夏，止呕吐；配姜桂，治五饮（一留饮，水停心下；二癖饮，水在两肋；三痰饮，水在胃中；四溢饮，水在五脏；五流饮，水在肠间）；配莲肉，止泻痢；配茯苓，利水道；君枳实，化癥瘕；佐人参、黄芪，补气止汗；佐川连，去湿火；佐黄芩，安胎清热；合车前，除肿胀；入广皮，生津液。

胃腹嘈杂，恐助脾胃之火；肝肾动气，恐伤阴气；怒气伤肝，术能引肝邪以入脾；脾阴不足，术能耗液；溃疡，气闭脓生而多痛；奔豚，术能增气；

哮喘，术多闭气；烦渴，术性燥；痘已成脓，术性燥。九者禁用。

1. 治脾虚气弱之症，常与人参、茯苓、炙甘草同用，即四君子汤。

2. 治脾胃虚寒之脘腹冷痛、大便泄泻者，常配党参、干姜、炙甘草同用，即理中汤。

3. 治脾虚而有积滞，食欲缺乏、脘腹痞满，可以攻补兼施，用白术健脾，配合枳实消除痞满，即枳术丸。

4. 治脾虚不能运化，水湿停留，而为痰饮水肿等症，配伍桂枝、茯苓、炙甘草，即苓桂术甘汤。

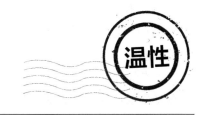

第80篇

当归补血以调经

【按语】

当归，始载于《神农本草经》，列为中品，味甘、辛、微苦，性温，入心、肝、脾经，有补血活血、调经止痛、润肠通便之效。当归，顾名思义，能使血有所归，是一味血中气药，能够补气补血、行气行血，无论是血热妄行、血虚血亏、津血失养等，一切与血相关的病症，都少不了当归。同时当归更被称为女科之圣药，在妇科病里用得尤其多，如妇科第一方四物汤，以及当归芍药散、生化汤、王清任五逐瘀汤（血府、通窍、膈下、身通、少腹）等，皆是以当归为主药，因此古人处方用药有"十方九归"之说。

当归分为头、身、尾三个部分，当归头能破血、化瘀；当归身能守中焦而养血；当归尾可往下走，行血使瘀化下行；全当归则可兼具破血、养血、行血之功。当归还是治疗痹症常用的一味药，是依据"治风先治血，血行风自灭"的治疗原则，如蠲痹汤。

【文献记载】

《神农本草经》：味甘，温。主治咳逆上气，温疟寒热，洗在皮肤中，妇人漏下绝子，诸恶疮疡，金创，煮饮之。

《名医别录》：主温中，止痛，除客血内塞，中风至，汗不出，湿痹，中恶，客气虚冷，补五脏，生肌肉。

《本草分经》：散内寒，补不足，去瘀生新，润燥滑肠。

《药性论》：止呕逆，虚劳寒热，破宿血，主女子崩中，下肠胃冷，补诸不足，止痢腹痛。单煮饮汁，治温疟，主女人沥血腰痛，疗齿疼痛不可忍。患人虚冷，加而用之。

《日华子本草》：治一切风，一切血，补一切劳，去恶血，养新血，及主癥癖。

《药性赋》：其用有四。头止血而上行，身养血而中守，梢破血而下流，全活血而不走。

《本草纲目》：治头痛，心腹诸痛，润肠胃筋骨皮肤，治痈疽，排脓止痛，和血补血。

《本经逢原》：当归气味俱厚，可升可降，入手少阴、足太阴、厥阴血分，凡血受病及诸病夜甚，必须用之。

《本草求真》：使血滞能通，血虚能补，血枯能润，血乱能抚，俾血与气附，气与血固，而不致散乱无所归耳，故名当归。

【临床应用】

1. 古方选

《医学从众录》：治血虚头晕头痛，用当归补血汤，或用当归二两，酒四杯，煎成一杯半，分两次服，特效。

《圣济总录》：治大便不通，用当归、白芷等分为末，每服二钱，米汤下。

2. 张锡纯经验

一少妇，身体羸弱，月信一次少于一次，浸至只来少许，询问治法。时愚初习医未敢疏方，俾每日单用当归八钱煮汁饮之，至期所来经水遂如常，由此可知当归生血之效也。

一人年四十余，得溺血证，自用当归一两酒煮饮之而愈。后病又反复，再用原方不效，求为延医，愚俾单用去皮鸦胆子五十粒，冰糖化水送下而愈。后其病又反复，再服鸦胆子方两次无效，仍用酒煮当归饮之而愈。夫人犹其人，证犹其证，从前治愈之方，后用之有效有不效者，或因血证之前后凉热不同也，然即此亦可知当归之能止下血矣。

3. 治便秘

缪仲醇经验：一妇人产后一段日子，突然身体发热，头痛身痛，四肢酸楚，不想吃饭，大便也秘结，一位医生说这是外寒兼有食滞，气血不和，便用五积散，服完药后，各种症状减轻消失，唯独头痛不止，大便难通，再服药均无效果，便请教缪仲醇先生，缪先生察色按脉后说，这是血虚肠道滋润不够，便给他加了一两当归，一服大便通畅，头痛遂止。

4. 治痢疾

巫君玉经验：治痢有"调气行血"之箴，余初时于湿热两盛之赤白痢怯用血分药，第以清化湿热为务，于气分药虽所方必用，然亦第为止痛而设，未解为后重计也。忆执业之第三年夏末初秋间，远戚陆某患痢，陆业木工，体方壮盛，素常喜饮，痢日夜二三十行，里急后重，下赤白如冻，壮热纳呆，脉滑数大，舌苔黄腻满而于舌，舌质红绛，一派湿热熏迫之象。

余投芍药汤去归、桂、大黄，加枳壳，一剂不效，二三剂益入大黄亦不效，痢次不减，体力渐愈。余以戚故，逐日一诊，以为大队清热化湿之治，药证相符而不效者何。四诊前就商前辈冯祖英处，冯氏悉症情后问投何方，曰芍药汤，冯良久复问曰："予当归否？"曰："恐血药助湿热，未放。"曰："试用之或可效。"是日遂于原方中益入当归三钱（9g），二剂，嘱日夜四次服尽。

翌日午后自往诊询，陆告：自午夜以来，痢次、窘迫已减十之六，今午亦已稍进稀食，一周来无此快也，诊得身热、脉数、苔黄腻等况均减，遂复略增醒胃之品，投方二剂而愈。于以知"调气"之必合"行血"也。后阅四明名医裘氏笔记，治痢之久不愈者有用当归、芍药各一两（30g）之方，余试之亦验，于以知古训之不可不究，要在用之当耳。当日乡间之习，延医治病二剂不效即易医，设陆氏于余非戚故，当无三诊四诊之可言，而古训理亦无可体矣，故余于此三致意焉，且前辈提携尤有不可忘者，惜冯氏于 1970 年忧患殁于胃癌，高风不可再接矣。

5. 佛手散治崩漏危症

王家瑞经验：王老认为此误患者之性命也。此类崩症细察病情就可以发现，虽面白声微，甚至倦卧昏睡，但腹部常有包块拒按，脉虽沉但涩，此虚少实多，或虚为假而实为真矣。须知，瘀血为患，越用止血之塞药，瘀积越甚，血不仅不止，反迫血外溢，瘀积之疾越补越助邪，邪势嚣张，一发不可收拾也。根本之法在于辨证准确，对症下药，祛瘀是为首务，故王老特别推崇寻源澄本，认为塞、补两法用于此类崩症须慎之又慎。

有产妇胡某，在市某院分娩产后出血约 1500ml，仍出血不止，血压测不出，处于严重休克状态。急邀王老会诊抢救，王老至病房见患者正进独参汤，用过麦角等，已输千余毫升全血，出血尚不见止。王老检查病妇，见其面色苍白无华，表情淡漠，呼吸急促，脉沉而滑。触诊少腹有一包块质硬。即令停服独参汤；急取当归 30g，川芎 15g，当即在病房内炭火煎之即喂，5 分钟后，子宫开始收缩，一刻钟后助产士报告出血已停止。血压逐渐回升，生命得以挽救。

事后王老释之曰："粗看产妇一派虚象，照理应投大剂补元气之品，但细察病由，乃产后瘀阻胞脉，下腹包块就是明证。胞脉受阻，血不归经，迫血外溢，故治乃不可乱投补药，当以祛瘀为主。"王老临床数十年，救治崩漏危重症不少。遣方用药最喜用《佛手散》（当归、川芎），他常说："别看小小两味药，救人性命建奇功。"前述崩漏危症多属瘀血阻塞胞宫，为何不用红花、桃仁、三棱、莪术呢？王老认为这些药为逐瘀峻猛之品，产后出血患者毕竟正气亏耗，峻猛之品伤正气，不如用佛手散逐邪而不伤正。就是佛手散也只能进 1～2 剂，血止停药，不可久用。王老用佛手散独具一格，主张大剂量，当归、川芎都可用至 30g，至少也在 15g 以上，他认为非大剂量不足以制邪祛病。现代医学认为产后大出血主要原因是子宫收缩乏力，现代药理认为川芎小量可使子宫收缩，大量则抑制子宫收缩。王老认为临床并不尽然，他体会当归、川芎大剂量相互配合使用能使子宫收缩更为有力，中药之运用当以中医理论为指导，中医辨证为主体。

当归补血活血，理血调气；川芎，通奇脉，行血中之气，血分有郁者最宜。二药配伍破瘀而不伤正，调经而引血归经，产后出血瘀滞为主的崩症用之最为合适。1950 年王老治一张某患者，产后大出血，选进中药，又注射麦角、维生素 K、卡巴克洛等连续 3 天，仍出血不止而至昏厥。询之患者一向健康，诊之虽面色惨白。但腹部有一小儿头大硬块，脉虽沉但涩。乃曰："此瘀血结聚成块，阻塞经脉正常隧道，血不归经，逐投大剂佛手散，当归 30g，川芎 15g 炖服，次日复诊，血已止而腹痛减，令再服 1 剂，腹痛止并可行走矣。"

【选方组药】

《得配本草》：畏菖蒲、生姜、海藻、牡蒙，制雄黄。

得茯苓，降气；配白芍，养营；配人参、黄芪，补阴中之阳；配红花，治月经逆行，从口鼻出，先以好京墨磨汁服，止之。君黄芪，治血虚发热，症似白虎，但脉不长实，误服白虎汤即死；佐荆芥、生附，治产后中风；佐柴、葛，散表。入泻白散，活痰；入失笑散，破血。合桂、附、吴茱萸，逐沉寒；同大黄、芒硝，破热结。

大便滑泄，自汗，辛散气；肺虚，辛归肺，肺散气也；肝火盛，归性温；吐血初止，归动血；脾虚不食，恐其散气润肠。五者禁用。

1. 治肢体瘀血作痛，配伍丹参、没药、乳香，如活络效灵丹。

2. 治跌打损伤，配伍大黄、桃仁、红花等，如复元活血汤。

3. 消肿止痛，配伍银花、赤芍、炮山甲等，如仙方活命饮。

4. 排脓生肌，配伍黄芪、人参、熟地、肉桂等，如十全大补汤。

5. 治血虚肠燥便秘，多配伍肉苁蓉、生首乌、火麻仁等润肠药。

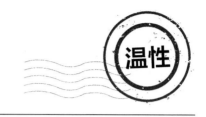

第81篇

温性

半夏治痰燥胃

【按语】

半夏，始载于《神农本草经》，是一种天南星科小本草植物的块茎。《周礼》记载，五月半夏生，农历五月，正是半夏苗生出之时，半夏生长时间短，古人说其只得了半个夏天的气，因而名半夏。

半夏味辛，性温，入脾、胃、肺经。因其禀夏之气而生，正是天地间热燥气最盛之时，所以半夏性燥烈，正能化湿健脾，是化痰的主药，故有"除湿化痰、开郁止呕之圣药"的美誉。著名的化痰名方二陈汤、半夏厚朴汤、小陷胸汤等，皆是以半夏为主药。

因半夏有毒，必须经过炮制才可入药食用，生半夏只能外用，有消痈肿、疗癣瘅等效。炮制半夏，分为法半夏、姜半夏、清半夏等。法半夏，为生半夏经白矾、甘草、石灰加工炮制，燥性较缓和，既能燥湿化痰，还可调和脾胃；姜半夏为法半夏加鲜姜加工炮制，降逆止呕之效更佳；清半夏为生半夏用白矾加工炮制，化痰作用更佳。

【文献记载】

《神农本草经》：味辛，平。主治伤寒寒热，心下坚，下气，喉咽肿痛，头眩，胸胀，咳逆，肠鸣，止汗。

《名医别录》：主消心腹胸中膈痰热满结。

《本草图经》：胃冷呕哕，方药之最要。

《药类法象》：治太阴经痰厥头痛，非此药不能除也。

《药性赋》：除湿化痰涎，大和脾胃气，痰厥仍头疼，非此莫能治。

《神农本草经百种录》：主伤寒寒热，寒热之在肺胃间者。心下坚，下气，辛能开肺降逆。喉咽肿痛，头眩，开降上焦之火。胸胀，咳逆，肠鸣，气降则通和，故能愈诸疾。止汗。涩敛肺气。半夏色白而味辛，故能为肺经燥湿之药。

《本草分经》：和胃健脾，兼行胆经。发表开郁，下气止呕，除湿痰，利二便，能行水气以润肾燥，和胃气而通阴阳。治一切脾湿之症，血症、渴家、汗家慎用。肺燥者不可误服，须制用，亦有造曲者。

《本草思辨录》：半夏味辛气平，辛则开结，平则降逆，为治呕吐胸满之要药。

《医学衷中参西录》：凡味辛之至者，皆禀秋金收降之性，故力能下达为降胃安冲之主药。为其能降胃安冲，所以能止呕吐，能引肺中、胃中湿痰下行，纳气定喘。能治胃气厥逆、吐血、衄血。惟药房因其有毒，皆用白矾水煮之，相制太过，毫无辛味，转多矾味，令人呕吐，即药房所鬻之清半夏中亦有矾，以之利湿痰犹可，若以止呕吐及吐血、衄血，殊为非宜。愚治此等证，必用微温之水淘洗数次，然后用之，然屡次淘之则力减，故须将分量加重也。

【临床应用】

1. 古方选

《金匮要略》小半夏汤：治心下有支饮（呕家本渴，渴者为欲解，今反不渴），用半夏一升，生姜半斤。上二味，以水七升，煮取一升半，分温再服。

《丹溪心法》：治湿痰喘急，止心痛，用半夏不拘多少，香油炒，为末，粥丸梧子大。每服三五十丸，姜汤下。

《濒湖集简方》：治喉痹肿塞，用生半夏末搐鼻内，涎出效。

2. 张锡纯经验

邻村王姓童子，年十二三岁，忽晨起半身不能动转，其家贫无钱购药，赠以自制半夏，俾为末每服钱半，用生姜煎汤送下，日两次，约服二十余日，其病竟愈。盖以自制半夏辛味犹存，不但能利痰，实有开风寒湿痹之力也。

英国一军医屡屡吐，绝食者久矣。其弟与美医某氏协力治疗之，呕吐卒不止，乞诊于余，当时已认患者为不起之人，但求余一决其死生而已。美医等遂将患者之症状及治疗之经过一一告余。余遂向两氏曰："余有一策，试姑行之。"遂辞归检查汉法医书，制小半夏加茯苓汤，贮瓶令其服用，一二服后奇效忽显，数日竟回复原有之康健。至今半夏浸剂，遂为一种之镇呕剂，先行于医科大学，次及于各病院与医家。

3. 消瘀止血

朱良春经验：朱老认为"半夏用治吐衄诸症，不仅仅在于能降胃气，其本身即有良好的消瘀止血作用"。这就道破了血症用半夏的真谛。清代吴仪洛认为，半夏"能散血""破伤仆打皆主之"，可谓极有见地。而以生半夏研极细末，多种外伤出血外掺之，恒立能止血，且无局部感染现象

王某，女，34岁，夙患胃溃疡，胃痛经常发作，作则呕吐酸涎，甚则夹有血液。此番发作一如前状，舌苔薄黄，脉弦细。此肝邪犯胃，胃气上逆，络脉受损之咎。半夏既能降逆，又能止血，并可制酸，呕宜选用。遂予：法半夏、杏仁泥、生杭白芍、赤石脂各12g，代赭石18g（先煎），马勃、木蝴蝶各5g，作煎剂。一服痛定、呕平、血止。续服5剂以巩固之，追访半年，旧恙未作。

4. 大剂生姜半夏汤治眉棱角痛

邓朝纲经验：生姜半夏汤出自《金匮要略》。该方用于"病人胸中似喘不喘，似呕不呕，似哕不哕，和胸中愦愦然无奈者，生姜半夏汤主之"。笔者借古方新用，加大剂量，疗效更著。治愈眉棱角痛之患者108例。用量及服法：鲜生姜30～50g，生半夏30～60g（一剂量），用沸水泡后频频服用，或用武火煎半小时后频频服用。

刘某，男，38岁，木工。患眉棱角痛，发时痛如锥刺，历经7载，求医20余人，痛乃依然。余投生姜半夏汤治之：鲜生姜30g，生半夏50g。嘱滚水泡服，代茶频饮。患者惧疑，言两味药是毒性之品，能疗我之顽疾乎？余曰："不妨试之。"服之果效。1剂痛减，2剂痛止。为巩固疗效，再服2剂。1983年4月，复发一次，仍投原方治愈。多年痼疾，豁然而除，迄今未发。

余在近40年的临床中，用生半夏，特别是以大剂量的生半夏治眉棱骨痛和其他顽痰怪病，未见中毒症状。生半夏力猛，大剂量功宏，但须注意先煎、久泡或以鲜生要同配为要。而当茶频频呷服乃防其不测，

5. 小儿腹泻

康红医案：笔者将生半夏研末，白酒调湿贴敷于双侧天枢穴处，治疗小儿腹泻，收到了满意的疗效。治疗方法：将本品捣烂研极细末，患者就诊时，取适量药末，用白酒调湿，敷于穴位上，覆盖纱布，外用胶布固定，每日更换1次，一般3次即愈。

病例：王某，女，4岁，初诊，其母述患儿因夜间着凉，晨起腹泻，大便每日4次，曾服西药治疗，效果不佳，遂来中医科治疗。诊见患者腹部喜温喜按，按之稍痛，大便质稀如水，不臭，纳呆，四肢不温。遂用上法，1次后，腹部压痛消失，大便1日2次，质稀。再用上法2次而愈。

【选方组药】

《得配本草》：射干、柴胡为之使。畏生姜、干姜、秦皮、龟甲、雄黄。

恶皂荚。反乌头。忌海藻、羊肉、羊血、饴糖。

配秫米（即高粱米），和营卫，湿去故也；配猪苓、牡蛎，治梦遗；配白蔹，治金刃入骨；入苦寒药，能散火，辛以散之；入气分药，和中气，湿气去，中气和；入阴分药，散郁热，辛以散之；佐滋阴药，能开燥，湿热下行，则脏腑润；佐竹茹，治惊悸，痰聚经络则心惊；佐蒌仁，治邪热结胸；佐芩、连，治火痰、老痰；佐姜、附，治寒痰、湿痰。

1. 治胃虚呕吐，常配伍人参、白蜜，如大半夏汤。

2. 治痰热互结所致的胸脘痞闷、呕吐等症，以本品配黄连、瓜蒌，如小陷胸汤。

3. 治气郁痰结、咽中如有物阻的梅核气证，无热象者，常与厚朴、苏叶、茯苓等药同用，如半夏厚朴汤。

4. 治瘿瘤痰核，可与昆布、海藻、浙贝等软坚散结药同用。

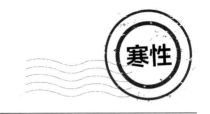

第 82 篇

枳实去积推陈

【按语】

枳实，始载于《神农本草经》，是酸橙（即枳）的干燥未成熟果实，味苦、辛、酸，性微寒，入脾、胃、大肠经，有破气消积、化痰散痞之效。枳实因为是还未成熟的果实，因此性子较烈，降气之力迅猛，古人称其有"冲墙倒壁"之功，故有"破胸锤"的美名，能冲开人体七冲之门［即飞门（唇），户门（齿），吸门（会厌），贲门（胃的上口），幽门（胃的下口），阑门（大小肠交界处），魄门（肛门）］。枳实还常用于痢疾的治疗，有行气导滞之功，如枳实导滞丸。

【文献记载】

《神农本草经》：味苦，寒。主治大风在皮肤中，如麻豆苦痒，除寒热，热结，止痢，长肌肉。利五脏。

《名医别录》：主除胸胁淡癖，逐停水，破结实，消胀满、心下急、痞痛、逆气、胁风痛，安胃气、止溏泄，明目。

《药类法象》：除寒热，破结实，消痰痹。治心下痞，逆气胁痛。

《药性赋》：其用有四。消胸中之虚痞，逐心下之停水，化日久之稠痰，削年深之坚积。

《药性解》：主消胸中之痞满，逐心下之停水，化日久之稠痰，削年深之坚积，除腹胀，消宿食，定喘咳，下气逆。

《药鉴》：仲景加承气汤内，取疏通破结之功。丹溪入泻痰药中，有推墙倒壁之能。

《本草纲目》：大抵其功皆能利气。气下则痰喘止，气行则痞胀消，气通则痛刺止，气利则后除。故以枳实利胸膈，枳壳利肠胃。然仲景治胸痹痞满，以枳实为要药；诸方治下血痔痢，大肠秘塞，里急后重，又以枳壳为通用。则枳实不独治下而枳壳不独治高也。盖自飞门至魄门，皆肺主之，三焦相通，一气而已，则二物分之可也，不分亦无伤。

【临床应用】

1. 古方选

《补缺肘后方》：治猝患胸痹痛，枳实捣（末），宜服方寸匕，日三，夜一服。

《世医得效方》：治大便不通，枳实、皂荚等分，为末，饭丸，米饮下。

《经验方》：治肠风下血，枳实半斤（麸炒，去瓤），绵黄芪半斤（洗，锉，为末），米饮非时下二钱匕，若难服，以糊丸，汤下三五十丸。

2. 枳实散治阴挺

言庚孚经验：枳实散乃言老医师经验方。其制法是取枳实 500g 麸炒后，焙黄，研成细末，瓶封备用。每次 6g，开水冲服，每日 2 次。据言老医师经验，此方有通升气血、益举胞宫之功，用治阴挺一症，与补中益气汤配合，相得益彰，收效尤著。

3. 当归芍药散治呃逆

蒋家道经验：呃逆是指胃气上逆动膈，以气逆上冲，喉间呃呃连声，声短而频，令人不能自止为主要临床表现的病证。

《黄帝内经》首先提出本病病机为气逆，与寒气有关。《灵枢·口问》曰："谷人于胃，胃气上注于肺。今有故寒气与新谷气，俱还人于胃，新故相乱，真邪相攻，气并相逆，复出于胃，故为哕。"

蒋老师说："西医学中的呃逆为膈肌痉挛。"认为《黄帝内经》提出呃逆的病机为气逆，然而气逆也属气机运动失常，总属"风"，临床中往往运用"丁香、柿蒂"之类治疗呃逆无效，尤其对顽固性呃逆，蒋老师运用"枳实芍药散"加减治疗，疗效甚佳。

案：陈某，男，71 岁。呃逆多年，经西医诊治，未效，无奈求助中医，呃声洪亮，连续不断，夜间入睡后自止，烦渴便干，小便短赤，苔黄，脉滑数。证属胃火上炎，实证。蒋老师认为病程长，非一般药物能达效，给予"枳实芍药散"加减治疗，方药如下：枳实 60g，白芍 60g，盐黄柏 6g，盐海蛤壳 6g。3 剂服后，症状大减，守方续进 3 剂，病情痊愈。

4. 枳实薤白桂枝汤治风瘴

《六经辨证和经方研究》：男，34 岁，荨麻疹，全身红色风团，瘙痒，喘，咳泡沫痰落地即化为水。舌诊：舌淡胖颗粒苔色白水滑，舌尖边略红。脉诊：浮短小无力，缓，有紧之象。

分析：由于患者自己所学专业为中西医结合，也懂中医，也经常开中药，自认为当用麻黄桂枝各半汤。我思索半天：红色风团、痒当属热，咳泡沫痰落地即化为水当属寒饮（如果是真热当是黄痰），由此可见当是寒热夹杂、虚实夹杂，脉浮当属表或上焦，由此想到《金匮要略》胸痹章，但各家注解只有上面提到的脉诊的前三种情况，心里很疑惑，反复念叨阳微阴弦，一瞬间想明白了上面分析的情况，果断用枳实薤白桂枝汤，方剂：枳实 12g，厚朴 12g，薤白 15g，桂枝 3g，栝楼 20g。4 剂。

患者不理解，不想用，我说那算了。患者无奈服了 2 剂，不想效果很好，电话告知又加服了 2 剂，痊愈。

【选方组药】

《得配本草》：配芍药，治腹痛；配黄芪，治肠风下血；佐大黄，推邪秽；佐蒌仁，消痞结。

大损真元，非邪实者，不可误用。孕妇及气血虚者禁用。

1. 治热结便秘、腹痛胀满，可配厚朴、大黄以行气破结、泻热通便，即小承气汤。

2. 治脾胃虚弱，运化无力，食后脘腹痞满作胀者，常与白术配伍，即枳滞丸。

3. 治湿热积滞，泻痢后重者，可配大黄、黄连、黄芩等药，如枳实导滞丸。

4. 治心下痞满，食欲缺乏、神疲体倦者，可配厚朴、半夏曲、白术等品，如枳实消痞丸。

5. 治病后劳复，身热、心下痞闷者，可配栀子、豆豉，即枳实栀子豉汤。

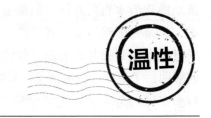
第83篇

川芎治头疼之要药

【按语】

川芎，始载于《神农本草经》，是四川的地道药材，古代称之为芎藭。味辛、甘，性温，入肝、胆二经，主要有活血祛风、行气止痛之效。与当归一样，皆为血中气药，既能行血活血，又可行气解郁，故佛手散则是以此二药专治妇人产后各类血症。

川芎气芳香，善走窜，能升清阳，故有"头痛不离川芎"之说。依据其药量不同，而有不同功效。如少用3～5g，则升清阳，可治头目痛；中等剂量用6～10g，可行气活血，条达肝郁，如柴胡疏肝散；重用20～30g，能够止血，收缩子宫，减少出血量。

同时，川芎还是祛风解表药，能发散风寒，常用于风寒感冒，如解表剂荆防败毒散、九味羌活汤、川芎茶调散，皆少不了川芎。

【文献记载】

《神农本草经》：味辛，温。主治中风入脑头痛，寒痹，筋挛缓急，金创，妇人血闭无子。

《本经逢原》：川芎辛温上升，入肝经，行冲脉，血中理气药也。

《名医别录》：主除脑中冷动，面上游风去来，目泪出，多涕唾，忽忽如醉，诸寒冷气，心腹坚痛，中恶，卒急肿痛，温中内寒。

《药性赋》：其用有二。上行头角，助清阳之气止痛；下行血海，养新生之血调经。

《本草纲目》：燥湿，止泻痢，行气开郁。

王好古：搜肝气，补肝血，润肝燥，补风虚。

《本草求真》：凡肝因风郁，而见腹痛、胁痛、血痢、寒痹、筋挛、目泪，及痈疽一切等症，川芎治之皆能痊。

《本草新编》：川芎，功专补血。凡吐血、衄血、溺血、便血、崩血，俱能治之。血闭者能通，外感者能散，疗头风甚神，止金疮疼痛。

【临床应用】

1. 古方选

《斗门方》：治偏头疼，用京芎细锉，酒浸服之。

《简便单方》：治风热头痛，用川芎一钱，茶叶二钱，水一钟，煎五分，食前热服。

《奇方类编》：治产后血晕，用当归一两，川芎五钱，荆芥穗（炒黑）二钱，水煎服。

2. 张锡纯经验

友人郭某妻，产后头疼，用当归、川芎各一两煎服即愈。此盖产后血虚兼受风也。愚生平用川芎治头疼不过二三钱。

又治一人，因脑为风袭头疼，用川芎、菊花各三钱，煎汤服之立愈。

3. 治头痛

尹志美经验：尹老在葛洪《肘后备急方》重用川芎治疗头痛的启发下，数十年来，重用川芎治愈多例顽固性神经性头痛、血管性头痛和偏头痛。其常用方为川芎茶调散和清空膏。头痛不严重仅感头昏者，川芎用量在18～24g；头痛明显者，川芎至少用30g，临床疗效显著。曾有一陈姓90岁高龄患者苦头痛，他医以川芎茶调散加连翘、蝉蜕，川芎仅用12g而不效，尹老去连翘、蝉蜕，将川芎用量加至30g，其他药物不变而收全功。

4. 单味川芎治子宫出血

张和平经验：笔者根据《华佗神方》"华佗治崩中神方"，用单味川芎煎服治疗功能性子宫出血29例，效果满意。治疗方法：每日取川芎24～28g，加白酒30ml，水250ml，浸泡1小时后，加盖用文火炖煎分2次服，不饮酒者，可单加水顿服。一般2～3日血即止。病程较长者，可在血止后减量续服8～12日，以巩固效果。

张某，49岁，医生。已婚。阴道出血已25天，曾经刮宫及服止血药、激素等药效不明显，近2天出血量增多，以紫暗血块为主，伴有腹痛，乏力，腰膝酸软，面色萎黄，舌淡有瘀斑，脉细涩。即每日用川芎28g，加白酒30ml，水250ml，浸泡1小时后，以文火炖，分早、晚2次服。当日出血明显减少，2日后血止。为巩固疗效继服8日，1年后随访，未复发。

【选方组药】

《得配本草》：得细辛，治金疮；得麦曲，治湿泻；得牡蛎，治头风吐逆；

得腊茶，疗产风头痛；配地黄，止崩漏，血不滞；配参、芪，补元阳，理气之功；配薄荷、朴硝，为末，少许吹鼻中，治小儿脑热，目闭赤肿；佐槐子，治风热上冲；佐犀角、牛黄、细茶，去痰火、清目疾。

单服久服，肝木反受金气之贼；辛归肺，肺气偏胜，肝反受刑，久则偏绝而猝死；气升痰喘，火剧中满，脾虚食少，辛散气；火郁头痛。皆禁用。

1.治月经不调，可配合当归、赤芍、香附等药。

2.对肝郁气滞而致血行失畅的胁痛，可与柴胡、香附等药合用。

3.对疮痈化脓，体虚不溃者，常与黄芪、金银花、皂角刺等同用，如托里消毒散。

4.治外感风寒头痛，常配白芷、防风、细辛等品，如川芎茶调散。

5.治风湿头痛，可配羌活、藁本、防风等品，如羌活胜湿汤。

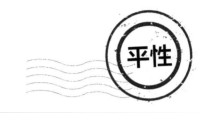

平性

第84篇

桃仁破瘀血之佳珍

【按语】

桃仁，始载于《神农本草经》，是木桃或山桃的种仁。一般人工培育的桃子，只能供人食用，里面的种仁不能入药。而木桃与山桃都是野生，虽然果肉很小，但种仁却很大，很饱满，因而适合入药。

桃仁味苦、辛，性平，入肝、肺、大肠经，能缓肝气、逐瘀血、生新血。作为活血化瘀药，桃仁常与红花共用，花生子降，桃仁能入六腑，红花能走五脏，二者合用，治疗各种瘀血证皆有奇功。著名活血化瘀的桃红四物汤、桃仁承气汤、复原活血汤等，皆少不了桃仁，是使用很广泛的一味药。

【文献记载】

《神农本草经》：味苦，平。主治瘀血，血闭瘕邪气，杀小虫。

《名医别录》：主咳逆上气，消心下坚，除卒暴击血，破癥瘕，通月水，止痛。

《药性赋》：其用有二。润大肠血闭之便难，破大肠久蓄之血结。

《本草纲目》：主血滞风痹骨蒸，肝疟寒热，鬼疰疼痛，产后血病。桃仁行血，宜连皮尖，生用。润燥活血，宜汤浸去皮尖，炒黄用。或麦麸同炒，或烧存性，各随其方。双仁者毒，不可食。

《药鉴》：润大肠血燥难便，去小腹血凝成块。多用逐瘀血而止痛，少用生新血而通经。

《本经逢原》：桃仁入手、足厥阴血分，为血瘀血闭之专药。

徐灵胎：桃得三月春和之气以生，而花色鲜明似血，故一切血郁血结之征，不能调和畅达者，此能入于其中而和之散之。

《本草思辨录》：桃有肤毛为肺果，仁则主攻瘀血而为肝药，兼疏肤腠之瘀。惟其为肝药，故桃核承气汤、抵当汤、抵当丸治在少腹，鳖甲煎丸治在胁下，大黄牡丹汤治在大肠，桂枝茯苓丸治在癥瘕，下瘀血汤治在脐下。惟其为肺果兼疏肤腠之瘀，故大黄䗪虫丸治肌肤甲错，《千金方》苇茎汤治胸中甲错，王海藏以桂枝红花汤加海蛤桃仁治妇人血结胸，桃仁之用尽于是矣。

【临床应用】

1. 古方选

《汤液本草》：治老人虚秘，用桃仁、柏子仁、火麻仁、松子仁等分。同研，烙白蜡和丸如桐子大，以少黄丹汤下。

《唐瑶经验方》：治产后血闭，用桃仁二十枚（去皮、尖），藕一块。水煎服之。

《食医心镜》：治上气咳嗽、胸膈痞满、气喘，用桃仁三两，去皮、尖，以水一大升，研汁，和粳米二合，煮粥食。

2. 祛瘀

《章次公医术经验集》：吾家太炎先生尝论骨蒸（肺结核）之治，当以祛瘀为第一义。先生所说，时下医工闻之，未有不骇怪以为妄者。其实李时珍谓桃仁主治骨蒸，堪相印证。曩年西藏白普仁大师（白喇嘛）来内地为人治肺病，服红花，病者难之，大师告以须瘀血去，而鲜血生方愈也。此更可为上说之佐证。

然则肺病之攻瘀一法，亦有采用之价值，惟水蛭、虻虫，病者栗栗不敢服，赤芍、红花其力又薄弱不堪用，就中惟桃仁是此等病症之专品耳。且桃仁以新说言之，谓有镇咳之效，于新旧学理，俱无背戾。但桃仁之性，虽平于水蛭、虻虫，亦易遭时医之攻击，招病家之疑忌，可与知者道，难为俗人言也。广东有印赠善书者，末附恶核奇方，以桃仁为主药，余亦祛瘀之品。

治一形瘦中年男子，颈际瘰疬，大如龙眼，凡三四枚成串，治瘰疬普通方剂，如滋阴养肝、降火消痰，前医均已与服，不得不别出途径，遂以桃仁为主药，而以赤芍、牡丹皮、鳖甲片佐之，药数服，瘰疬由硬而软，嗣以便利起见，日服大黄蛰虫丸，而以昆布、海藻、夏枯草煎汤送丸，效大见。

3. 久咳

《临证方药运用心得》：古今治咳嗽喘息，大多非杏仁莫属。由于邪气先伤气分，即需杏仁之苦泄；继则伤及血分，痰瘀肺络，可致咳逆日久，愈咳愈剧，或昼夜俱咳无已时，此时需用桃仁之通润。夫气者血之用，气行则血濡，血者气之体，血行则气降。桃仁、杏仁能调肺间气血痰瘀，我们常用于阴虚劳嗽之外的一切久咳喘满、喉干、胸痛，以及痰涎胶滞欲咳不出诸症，悉见显效。考《食医心镜》原方，有治上气咳嗽、胸满气喘，单用桃仁三两（90g），去皮、尖，以水一升（1000ml），研汁，和粳米二合（200ml），煮粥，分次服食之记载。证明古人早有用桃仁止咳的经验。

4. 桃核承气汤治惊狂

刘渡舟医案（《经方临证指南》）：杜某，女，18 岁。因遭受惊吓而精神失常，或哭或笑，惊狂不安。伴见少腹疼痛，月经延期不至。舌质紫暗，脉弦滑。此乃情志所伤，气机逆行，血瘀神乱。桃核承气汤主之。桃仁 12g，桂枝 9g，大黄 9g，炙甘草 6g，柴胡 12g，丹皮 9g，赤芍 9g，水蛭 9g，2 剂。药后经水下行，少腹痛止，精神随之而安。

【选方组药】

《得配本草》：香附为之使。配元胡、川楝子，治肝厥胃痛；入小柴胡汤，治热入血室。行血，连皮尖生用；润燥活血，浸去皮尖，炒用或麸皮同炒研用。双仁者有毒，不可用。

一切血虚致经闭、便闭等症，俱禁用。

1. 治瘀血阻滞之妇科病症及癥瘕痞块，常配伍红花、当归、川芎、赤芍等，如桃红四物汤。

2. 治损伤瘀痛，常配伍红花、当归、酒大黄、穿山甲等，如复元活血汤。

3. 治热郁瘀滞的肺痈，常配伍鲜芦根、冬瓜子、薏苡仁，如苇茎汤。

4. 治热郁瘀滞的肠痈，常配伍大黄、牡丹皮、冬瓜子、芒硝，如大黄牡丹汤。

5. 治肠燥便秘，常配合火麻仁、瓜蒌仁等。

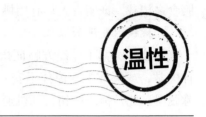

第85篇

艾叶安胎而治崩漏

【按语】

艾叶，始载于《名医别录》，味苦、辛，性温，主入肝、脾、肾三经，有温经止血、散寒止痛之效。全国皆产艾，唯湖北蕲春的最好，故又名蕲艾。五月初五端午节，接近夏至，是一年中阳气最盛之时，故艾叶汲取的正是天地间纯阳之气，此时是采收艾叶的最佳时期。

艾叶最常用的即是艾灸，必须是储存了一年以上的陈蕲艾。古籍讲蕲艾有透翁之功，在装有酒的酒罐外，用蕲艾灸后，罐里的酒都有艾香，可见蕲艾透达之功极强。金元四大家之一的朱丹溪，曾以艾灸神阙，救治中风脱证。

艾叶是一味极为重要的药，不单能通行全身、温煦全身，更能调节寒热，虽为热药，却能引寒药找到合适的位置，而不是熄灭，可见艾叶温和之性。同时，艾叶也可内服，常用醋炒艾叶，或艾叶炭，最经典使用艾叶的方子，则是艾附暖宫丸及胶艾四物汤，是妇科常用方。

【文献记载】

《名医别录》：味苦，微温，无毒。主灸百病，可作煎，止下痢，吐血，下部匿疮，妇人漏血，利阴气，生肌肉，辟风寒，使人有子。又艾生寒熟热。主下血、衄血、脓血痢，水煮及丸散任用。

《药性论》：使。能止崩血，安胎，止腹痛，醋煎作煎，治癣，止赤白痢，及五脏痔泻血。煎叶，主吐血。炒艾作馄饨，吞三五枚。以饭压之良。长服止冷痢，又心腹恶气。取叶捣汁饮，又捣末和干姜末为丸，一服三十丸，饭压，日再服，治一切冷气，鬼邪毒气，最去恶气。

《药性解》：主灸百病，温中理气，开郁调经，安胎种子，止崩漏，除久痢，辟鬼邪，定霍乱。生捣汁理吐衄血。

《日华子本草》：止霍乱转筋，治心痛，鼻洪，并带下，及患痢人后分寒热急痛和蜡并诃子烧熏神验。

《本草纲目》：艾叶生则微苦太辛，熟则微辛太苦，生温熟热，纯阳也。可以取太阳真火，可以回垂绝元阳。服之则走三阴，而逐一切寒湿，转肃杀之气为融和。炙之则透诸经，而治百种病邪，起沉疴之人为康泰，其功亦大矣。

《景岳全书》：能通十二经，而尤为肝脾肾之药。善于温中逐冷除湿，行血中之气、气中之滞。凡妇人血气寒滞者，最宜用之。

《本草备要》：理气血，逐寒湿，暖子宫，止诸血，温中开郁，调经安胎。

《本草求真》：凡一切病因寒湿而见血衄崩带，腹痛冷痢，霍乱转筋，胎动腰痛，气郁经水不调，子宫虚冷，虫动疮疥者，诸症俱就寒湿论。服之立能见效。

孟子：犹七年之病，求三年之艾也。

【临床应用】

1. 古方选

《补缺肘后方》：治卒心痛，用白艾成熟者三升，以水三升，煮取一升，去滓，顿服之。若为客气所中者，当吐出虫物。

《卫生易简方》：治脾胃冷痛，用白艾末煎汤服二钱。

《单方验方新医疗法选编》：治肠炎、急性尿道感染、膀胱炎，用艾叶二钱，辣蓼二钱，车前一两六钱。水煎服，每天一剂，早晚各服一次。

2. 女灸治学家鲍姑

《云笈七笺》：鲍姑是河南陈留县人，名潜光，仕宦家庭出身，自幼博览群书，尤喜医学，精通针法，是我国医学史上第一位女灸治学家。后来和葛洪在广东罗浮山炼丹行医，其足迹遍及广州、惠阳、博罗等地。她治赘疣、赘瘤最为得心应手，具体方法是用采自越秀山脚下的红脚艾制成艾绒，用火点燃，在女子的脸上熏灼，不久，脸上的疙瘩便全部脱落。这些在《鲍姑祠记》中有所记述，如"鲍姑用越岗天产之艾，以灸人身赘瘤，一灼即消除无有，历年久而所惠多"。由于鲍姑医德高尚，深受群众的爱戴，至今广州越秀山麓三元宫里，还设有鲍姑殿和塑像，其中有两副对联是：

妙手回春虬隐山房传医术，就地取材红艾古井出奇方。

仙迹在罗浮遗履燕翎传史话，医名播南海越岗井艾永留芳。

3. 胶艾四物汤治不孕

中医人网站：刘某，28岁，已婚，工人，初诊。平日经期错后，经量时多时少，色淡清稀，少腹冷痛，已婚5年，未孕。近日夫妻发生口角，月经提前而至，暴下如注。诊见面色苍白无华，神疲体倦，伴口干不饮，少腹胀痛，腰痛绵绵，舌淡苔白，脉弦无力。证属血寒气滞之崩漏。治宜温经养血，佐以理气。方用胶艾四物汤加味：阿胶 12g，艾叶炭 12g，当归 9g，熟地 15g，白芍 12g，川芎 6g，香附（醋制）12g，乌药 9g，小茴香 6g。服药 2 剂后，得矢气后少腹胀痛止，血量减少过半，继服补益之八珍汤加减，月经正常，年余后生一女婴。

4. 艾灸案例

《针灸集成》：广西有一人，少时多病，遇一异人，教令每岁灸脐中，自后康健，竟年逾百岁而甚健壮。

艾灸大师马少群医案：1976 年 3 月，叶剑英元帅身患心脑血管病，经中西医治疗效果不佳，延请马少群先生用温灸治疗，第一次治 2 个月，第二次治疗半年后病体痊愈，身体完全康复，后寿至 90 岁。

【选方组药】

《得配本草》：苦酒、香附为之使。得生姜，治男女下血；得干姜，驱冷气；得乌梅，治盗汗，热在阴分而汗者，不宜用；配香附，气以治腹痛；佐阿胶，安胎，兼治虚痢，虚热而胎不安者，不宜用。捣汁饮，治一切冷气鬼气；烧灰，吹鼻血不止。

酒制助其焰，醋炒制其燥。火灸下行，入药上行。煎服宜鲜，灸火宜陈。

1. 治妇女崩漏下血，常炒炭用，与阿胶、地黄等药配伍，如胶艾汤。

2. 治血热妄行的衄血、咯血，可用鲜艾叶配合凉血止血的鲜生地、鲜侧柏叶、鲜荷叶同用，即四生丸。

3. 治下焦虚寒，见腹中冷痛、月经不调等症，常与当归、香附等同用。

4. 煎汤外洗，可治皮肤湿疹瘙痒。

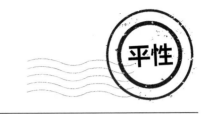

第86篇

香附顺气而亦调经

【按语】

香附，始载于《名医别录》，又名莎草根，是多年生的草本植物，以浙江金华产的最好。香附味辛、微甘，性平，主入肝、脾、三焦经，气味芳香，善走窜，主要有两大功效：行气和调经。《本草纲目》称其为"气病之总司，女科之主帅"，能通行十二经脉的气分，既是疏肝解郁、行气止痛之要药，又为调经止痛之要药，气为血之帅，血为气之母，香附能行气以和血，使气血通利，疏泄调达，而妇人月经自调。著名的柴胡疏肝散、越鞠丸等，皆是以香附为主药。

因炮制不同，香附亦有不同功效，下文《得配本草》中有详解。

【文献记载】

《名医别录》：主除胸中热，充皮毛，久服利人，益气，长须眉。

《本草衍义补遗》：大能下气，除胸膈中热。

《本草纲目》：散时气寒疫，利三焦，解六郁，消饮食积聚，痰饮痞满，胕肿腹胀，脚气，止心腹、肢体、头目、齿耳诸痛，痈疽疮疡，吐血下血尿血，妇人崩漏带下，月候不调，胎前产后百病。

《本经逢原》：香附之气，平而不寒，香而能窜，乃足厥阴肝、手少阳三焦气分主药，兼入冲脉。开郁气，消痰食，散风寒，行血气，止诸痛。月候不调，胎产崩漏，多怒多忧者之要药

《本草蒙筌》：香附，乃气中血药。凡诸血气方中所必用者也。快气开郁，逐瘀调经。除皮肤瘙痒外邪，止霍乱吐逆内证。

李杲（东垣）：治一切气，并霍乱吐泻腹痛，肾气，膀胱冷，消食下气。

韩懋：香附能推陈致新，故诸书皆云益气。

【临床应用】

1. 古方选

《濒湖集简方》：治心气痛、腹痛、少腹痛、血气痛不可忍者，用香附子二两，蕲艾叶半两。以醋汤同煮熟，去艾，炒为末，米醋糊为丸梧子大。每白汤服五十丸。

《本事方》：治下血不止或成五色崩漏，用香附子（去皮毛，略炒），为末。每服二钱，清米饮调下。

《中藏经》铁罩散：安胎，用香附子，炒，去毛，为细末，浓煎紫苏汤调下一钱。

2. 疮疡痈疽

《本草备要》：香附一味末服，名独胜丸，治痈疽由郁怒得者。如疮初作，以此代茶，溃后亦宜服之。大凡疮疽喜服香药，行气通血，最忌臭秽不洁触之。故古人治疡，多用五香连翘饮。康祖左乳病痈，又臆间生核，痛楚半载，祷张王梦授以方：姜汁制香附为末，每服二钱，米饮下，遂愈。

朱丹溪医案（《续名医类案》）：予见吴兄，厚味气郁，而形实体重，年近六十，患背疽，医与他药皆不效，唯香附末饮之甚快，始终只此一味，肿溃恃此以安。

3. 重用香附

于伟臣医案（《四川中医》）：重用香附50g治疗经行不畅的痛经病症，效果不错。如吴某，女，24岁。经水未见，小腹胀痛不可忍，约1周经止痛定。困顿2年，服药多剂，时有小瘥。此次经将行，小腹刺痛，胸满闷，处调经饮加味：当归、茯苓、桃仁、红花各16g，青皮、柴胡、牛膝各10g。2剂，效不明显。原方增香附50g，1剂经畅痛减，3剂经止痛定。

4. 香附益母汤治月经不调

黄开林经验：香附益母汤加味治疗月经不调。香附益母汤由香附子、益母草二药组成。用量：香附10～15g，益母草20～50g。煎服。

李某，38岁，月经长期不调。经前乳胀腹痛，胸脘满闷，二便不畅，经期落后，量少色暗，舌紫苔腻，边有瘀斑，脉象弦滞。证属木郁土衰，气滞血瘀，因而引起胞宫气血失调。治宜疏肝理脾，活血调经。用本方加郁金、橘核、桃仁、桂枝、枳壳、柴胡，于经前服5剂，当月病情大减。经后再用本方合逍遥散5剂，眠食转佳。如法连服2个月，经调怀孕。

【选方组药】

《得配本草》：得川芎、苍术、醋、童便良。

得夏枯草，治睛痛，肝气疏不痛；得黑山栀、川连，降郁火；得藿香、甘草，治妊娠恶阻；得海藻，治疝气；得参、芪，治虚怯，补之不滞，则气自生；得茯神，交心肾，心肾之气不滞则交；得川芎、苍术，治血郁头痛；得归、地，补阴血，气滞则血不生；得真艾叶，暖子宫，治心腹诸痛；得紫苏，散外邪；配广木香，疏中气；配厚朴、半夏，决壅胀；配沉香，升降诸气；配檀香，理气醒脾；配荔枝核，治血气刺痛；配细茶，治头痛。

生用，上行胸膈，外达皮肤；熟用，下走肝肾，外彻腰足。解血郁，生用；止血，炒黑；理肾气，清盐水炒；气滞，酒炒；消肝积，醋炒；化痰消咳，姜汁炒；散痞，童便炒；润燥，盐水炒。入凉补药，童便浸，煮干，炒炭用。痈肿疮疡，煎汤代茶。

久服助火耗血散气。气虚作胀，血虚内热，月事先期，精血枯闭，皆禁用。

香附、川芎、薄荷、木贼、天麻、紫草、柴胡，皆入肝经，以散肝气，而其间亦当分别施治。柴胡表肝经之风热；川芎升肝经之血气；香附解肝经之郁结；木贼散肝经之寒邪；天麻通肝脏之血脉；薄荷去肝经之风火；紫草败肝中之热毒。治之各有所当，勿得杂投以伤肝气。

1. 治肝郁气滞诸痛，常配伍疏肝行气之品柴胡、枳壳等同用。

2. 治寒凝气滞的胃脘疼痛，常配伍高良姜，如良附丸。

3. 治疗疝气疼痛，时作时止，或阴囊偏坠，常与小茴香、吴茱萸、乌药等同用。

4. 治肝郁气滞之月经延期，常配伍活血调经之品，与当归、川芎等同用，如香附芎归汤。

5. 治胞宫虚寒之月经不调，常配伍温经散寒之品，与艾叶、肉桂、吴茱萸等同用，如艾附暖宫丸。

6. 治肝郁气滞之乳房胀痛结块，常与青皮、瓜蒌、柴胡等配伍，以增强行气散结作用。

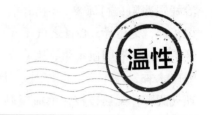

第87篇

杏仁止风寒之嗽

【按语】

杏仁，始载于《神农本草经》。杏仁分为苦杏仁与甜杏仁两种，能入药用的是苦杏仁，平时常吃的是甜杏仁，很少入药。杏仁味苦、辛，性微温，入肺、大肠经，有止咳平喘、润肠通便之效。苦味能降，辛味能散，因而杏仁既能苦降肺气，又能开宣肺气，适用于外感风寒，如麻黄汤、三拗汤、桑菊饮、桑杏饮，其中都有杏仁，则是利用其能治咳嗽气喘的作用。

凡仁皆润，杏仁还有润肠通便之效，但与桃仁一样，能用，效果不佳。因为杏仁和桃仁都有一定毒性，多用则容易导致中毒，润肠药大多制成丸剂，用量大，故杏仁和桃仁都不适合。

【文献记载】

《神农本草经》：味甘，温。主治咳逆上气，雷鸣，喉痹，下气，产乳，金创，寒心，奔豚。

《名医别录》：主治惊痫，心下烦热，风气去来，时行头痛，解肌，消心下急，杀狗毒。

《景岳全书》：散风寒，止头痛，退寒热咳嗽，上气喘急，发表解邪，疗温病脚气。

《药类法象》：除肺中燥，治气燥在胸膈间。

《药性赋》：其用有二，利胸中气逆而喘促，润大肠气闭而难便。

李东垣：杏仁下喘，用治气也，桃仁疗狂，用治血也。桃、杏仁具治大便秘，当以气血分之。

《本草纲目》：杏仁能散能降，故解肌散风，降气润燥，消积治伤损药中用之。治疮杀虫，用其毒也。

《本草蒙筌》：专入太阴肺经，乃为利下之剂。除胸中气逆喘促，止咳嗽坠痰；润大肠气闭便难，逐奔豚散结。研纳女人阴户，又治发痒虫疮。

《神农本草经读》：杏仁气味甘苦，其实苦重于甘，其性带湿，其质冷利，冷利者，滋润之意也，"下气"二字，足以尽其功用。肺实而胀，则为咳逆上气；雷鸣喉痹者，火结于喉为痹痛，痰声之响，如雷鸣也，杏仁下气，所以主之。

【临床应用】

1. 古方选

《食医心镜》：治气喘促浮肿，小便淋沥，用杏仁一两，去皮尖，熬研，和米煮粥极熟，空心吃二合。

《本草拾遗》：利喉咽，去喉痹，痰唾咳嗽，喉中热结生疮，用杏仁，去皮熬令赤，和桂末，研如泥，绵裹如指大，含之。

《本草纲目》：治诸疮肿痛，用杏仁，去皮，研滤取膏，入轻粉、麻油调搽，不拘大人小儿。

《药鉴》：予尝用杏仁三钱，马兜铃三钱，蝉蜕二钱，白矾五钱，白砒五分，乳细，红枣肉为丸，如梧桐子大，食后冷水送下，男七女六，治哮神效。

2. 小儿瘾疹

王其玉经验：曾治1周岁乳子，发热1天后胸腹发瘾疹、瘙痒，邀余诊治。首用消风散，继施五福化毒丹，又服防风通圣散。不但丝毫无功，且病势加重，蔓延周身，色白奇痒。皮肤麸皮样脱屑，触之如飞絮。无奈间，猛想起《医宗金鉴》有用苦杏仁、猪脂外用治痒一法。决定试之，遂开方：苦杏仁60g（捣），猪板油15g，二味调匀绢包外擦。然患者家长治病心切，不及备齐猪板油，即自用一味苦杏仁捣烂布包外擦。是夜患儿安然入睡，上法连用2日痒止，4日后无脱屑，疹消退而病愈。

考白疕一症，俗名"蛇虱"（即银屑病）。《医宗金鉴·外科》载有其症，其生于皮肤，形如疹疥，可发遍身，色白脱屑，瘙痒异常。乃由风邪客于皮肤，血燥不能荣养所致。杏仁治风燥，润皮肤，且可杀虫，治诸疮疥。余用之治白疕瘙痒，屡试皆效。

3. 杏地蛋清膏治眼部诸疾

陈溪南经验：杏地蛋清膏，即用生地黄30g和杏仁15g捣烂与新鲜鸡蛋清调匀，敷于患眼处，可达消肿止痛之良效，常用于暴风客热（急性结膜炎之重症）、眼部术后感染或眼外伤并发感染后，局部较甚的肿痛。

陈某，男，55岁。双眼突发红肿疼痛，眼内沙涩，烧灼感，畏光流泪，按其脉浮数洪大，视其舌质红苔黄腻，乃暴风客热之重症。用上药外敷患处，患眼即感清凉舒适，症状明显减轻。

黄某，女，25岁。右眼穿孔伤后失明，行眼内容物摘出术，麻醉过后，疼痛难忍，注射止痛针效果不著，翌晨改用本方敷贴手术眼，连续3天，肿消病除。

廖某，男，25岁。右眼撞击受伤后，眶周青肿，眼结膜下出血，前房积血，局部压痛明显，用上药敷患部，每日1次，6天后，局部肿胀消退，积血吸收。

【选方组药】

《得配本草》：恶黄芩、黄芪、葛根。

得陈皮，治便闭；配天冬，润心肺；佐柿饼，治咯血；合紫菀，利小便。开水中之气以解结。

发散，连皮尖研用。双仁者有毒，不可用。肺虚而咳，虚火炎肺，二者禁用。

1. 治风热咳嗽，常与桑叶、菊花等配伍，如桑菊饮。

2. 治燥热咳嗽，常与桑叶、贝母、沙参等同用，如桑杏汤。

3. 治肺热咳喘，常与麻黄、生石膏等合用，如麻杏石甘汤。

4. 治肠燥便秘，常与火麻仁、当归、枳壳等同用，如润肠丸。

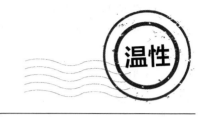

温性

第 88 篇

五味敛肺气之升

【按语】

五味子，始载于《神农本草经》，列为上品。因地域不同，而分为南五味子（主产华中、华南、西南地区）和北五味子（主产东北）两种。一般认为北五味子质量较好。药名五味，则寓意其五味皆有，但以酸、甘为最明显。五味子主要的功效是敛肺、固精、涩肠、敛汗，作为收敛之药，所有收涩作用，除了止血外，五味子全有，如敛肺、敛汗、涩肠、固精、锁尿、止带、固脱等，可见五味子收敛之功十分强大，常用的方剂如四神丸、五味子散、都气丸等，皆是以五味子为主药（医案附下文）。

同时，五味子还有补益之效，能补心、肺、脾、肾之气，因此久咳虚喘(肺)、心神不宁、失眠健忘（心）、遗尿滑精（肾）、久泻久痢（脾），用五味子加入辨证方中，皆有奇效。

【文献记载】

《神农本草经》：味酸，温。主益气，咳逆上气，劳伤羸瘦，补不足，强阴，益男子精。

《名医别录》：主养五脏，除热，生阴中肌。

《本草分经》：性温，五味俱备，酸咸为多。敛肺补肾，益气生津，涩精明目，强阴退热，敛汗止呕，宁嗽定喘，除渴止泻。

张洁古：五味子，大益五脏气。

孙真人：五月常服五味子，以补五脏之气。

《本草蒙筌》：南北各有所长，藏留切勿相混。风寒咳嗽南五味为奇，虚损劳伤北五味最妙。收敛耗散之金，滋助不足之水。生津止渴，益气强阴。驱烦热，补元阳。解酒毒，壮筋骨。霍乱泻痢可止，水肿腹胀能消。冬月咳嗽肺寒，加干姜煎汤，治效；夏季神力困乏，同参芪麦柏（人参、黄芪、麦门冬、黄柏皮），服良。

《本经逢原》：五味子，右肾命门本药。

《神农本草经读》：气温味酸，得东方长生之气而主风，人在风中而不知风，犹鱼在水而不见水，人之鼻息出入，顷刻离风而死，可知人之所以生者风也，风气通于肝，即人生之木气。《庄子》云："野马也，尘埃也，生物之息以相吹也。"息字有二义，一曰生息，一曰休息。五味子温以逐木气之发荣，酸以敛木气之归根，生息休息，皆所以益其生生不穷之气。

【临床应用】

1. 古方选

《经验良方》五味子丸：治白浊及肾虚，两腰及背脊穿痛，用五味子一两，炒赤为末，用醋糊为丸，醋汤送下三十丸。泻，用蕲艾汤吞下。

《本草新编》：治疮疡溃烂，皮肉欲脱者，用五味子炒焦，研末，敷之，可保全如故。

2. 慢性咳嗽

邹孟城医案：余临证间，亦恒用五味子以治慢性咳嗽，于肺金气阴伤损之"老年性慢性支气管炎"，辄加用于辨证处方中，收效之良，非他药可比拟。余于十四五年前治一女同事，自幼得气管炎，经年咳嗽不已。春夏咳稀，秋冬咳甚，三十余年历治不愈。余详察四诊，知其内外无邪，纯属虚证，适于中药西制之五味子糖浆，服一瓶后咳嗽大减，连进五大瓶（每瓶 500ml），三十余年之痼疾，竟得根治。

3. 五味子散治晨泄

郭国兴经验：先师郭国兴诊余时言传，五更泄泻凡用四神丸、真人养脏汤等方不效者，用五味子散皆效。由五味子 60g、吴茱萸 15g 组成。二味炒香熟为度，共为细末，每日 3 次，每次 6g，用陈米饮送下。

晨泄为脾肾阳虚，命门大衰，如釜底无薪，不能腐熟水谷。考五味子酸温，酸能收敛，温能暖肾。《本草纲目》："五味子，入补药熟用，入嗽药生用。""五味子酸咸入肝而补肾，辛苦入心而补肺，甘入中宫益脾胃。"吴茱萸温中，止痛，理气、燥湿、暖膀胱，清水道，固大肠，分解清浊，药虽二味，功专职明。脾肾得暖，寒湿自散，晨泄自止。妙在二味炒香熟，芳香燥湿渗湿之功增强，陈仓米饮滋五脏，养脾胃，渗利水湿。此方经济简便，药轻效著，可收事半功倍之效果。

4. 重用五味子

《中药趣话》：内蒙古民族医学院李忠堂先生治疗自汗盗汗，常用玉屏风散和当归六黄汤，效果不显，后又按常用量在上述方中加入五味子15g，以图收敛之效，亦不能如愿。一日，偶阅《谢映卢医案》，其治疗自汗盗汗方内均重用五味子，深受启发，再遇自汗盗汗，五味子用量加至25g，服药后果然汗出顿减，直至痊愈。湖北名医李培生教授曾重用五味子50g，配合茯神50g，合欢花、法半夏各15g，称之为"五味安眠汤"，专治顽固失眠健忘症，收效颇奇。更有甚者，四川已故名老中医刘祯吉，素以单方治大病而闻名，他擅长大剂量应用五味子达100～150g之多，治疗疲劳综合征，每获良效。北京已故名医蒲辅周，对五味子的用法曾云："凡用五味子，必须捣破，五味乃全。"此为经验之谈，可资借鉴。

【选方组药】

《得配本草》：苁蓉为之使。恶玉竹。胜乌头。

佐半夏，治痰；佐阿胶，定喘；佐干姜，治冬月寒嗽；佐参、芪，治夏季困乏；佐蔓荆子，洗烂弦风眼；佐麦冬、五倍，治黄昏咳嗽；合吴茱萸，治肾泄，即五更泻；入醋糊为丸，治胁背穿痛。黄昏嗽，乃火气浮入肺中，不宜用凉剂，宜五味子、五倍子敛而降之。

痨嗽，宜用北者；风寒，宜用南者。滋补药，用熟；治虚火，用生。敛肺，少用；滋阴，多用；止泻，槌碎；益肾，勿研。润肺、滋水，蜜可拌蒸。

多用遏抑经道，则元气不畅，郁而为火。嗽痢初起有实火者禁用。

1.治肺气虚喘之咳嗽气短、神疲乏力，常与人参、黄芪、紫菀等同用，如补肺汤。

2.治肺肾两虚，常与山茱萸、熟地黄、山药等同用，如都气丸。

3.治久泻不止，常与肉豆蔻、赤石脂同用，如豆蔻饮。

4.治阴虚盗汗，常与熟地黄、山茱萸、麦冬等同用，如麦味地黄丸。

5.治心悸失眠多梦，常与麦冬、丹参、酸枣仁等同用，如天王补心丹。

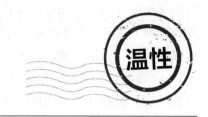

温性

第 89 篇

防风乃诸风之必用

【按语】

防风，始载于《神农本草经》，列为上品，是伞形科植物防风的干燥根茎，主产于东北及内蒙古东部，故又名关防风、北防风。味辛、甘，性微温，入膀胱、肝、脾经，主要有祛风解表、胜湿止痛、解痉的功效。古代称其为屏风，即是喻义其御风如屏障也。俗言"风随草偃"，任何草在风的吹动下都会摇动，但唯独防风这位草药，风吹不动它，古人取类比象，故称其为防风，为风药之统领也。

而临证使用防风，因其配伍不同，而有不同的双向调节功能，既能发汗，又可止汗。譬如银翘散用防风配荆芥，九味羌活汤以防风配羌活，皆是利用其发汗散邪之效；而玉屏风散用防风配黄芪，则是利用其止汗固表之效。

凡风药皆性燥，而唯独防风性偏温润，故又有"风中润剂"的美誉。

【文献记载】

《神农本草经》：味甘温。主治大风，头眩痛，恶风，风邪，目盲无所见，风行周身，骨节疼痹，烦满。

《日华子本草》：治三十六般风，男子一切劳劣，补中益神，风赤眼，止泪及瘫痪，通利五脏关脉，五劳七伤，羸损盗汗，心烦体重，能安神定志，匀气脉。

《本草崇原》：防风茎、叶、花、实，兼备五色，其味甘，其质黄，其臭香，禀土运之专精，治周身之风证。盖土气厚，则风可屏，故名防风。

《药类法象》：疗风通用，泻肺实如神，散头目中滞气，除上焦风邪之仙药也。

《本草蒙筌》：尽治一身之痛，而为风药中之润剂也。治风通用，散湿亦宜。身，去身半以上风邪，梢，去身半以下风疾。

《神农本草经百种录》：防风治周身之风，乃风药之统领也。

《药鉴》：行周身骨节疼痛之要药也。

《长沙药解》：行经络，逐湿淫，通关节，止疼痛，舒筋脉，伸急挛，活肢节，起瘫痪，敛自汗、盗汗、断漏下、崩中。

《景岳全书》：虽膀胱脾胃经药，然随诸经之药，各经皆至。气味俱轻，故散风邪，治一身之痛，疗风眼，止冷泪。

【临床应用】

1. 古方选

《症因脉治》防风汤：治风邪伤卫，有汗恶风，用防风、荆芥、葛根。

《简便单方》：消风顺气，治老人大肠秘涩，用防风、枳壳（麸炒）各一两，甘草半两。为末，每食前白汤服二钱。

《本经逢原》：治妇人风入胞门，崩中不止，独圣散用一味防风，面糊酒调丸服。然惟血色清稀，而脉浮弦者为宜。如血色浓赤，脉来数者，又属一味子芩丸（即黄芩丸，以黄芩合当归组成）证，不可混也。

《本草衍义》：防风、黄芪，世多相须而用。王太后病风，不能言，脉沉难对，医告术穷。嗣宗曰："饵液不可进。"即以黄芪、防风煮汤数十斛，置床下，气如雾熏薄之，是夕语。

2. 顽固性腹泻

任德勋经验：程某，女，38岁，农民。因腹泻10日始求医，经治疗症减，唯遗留触及风寒即腹泻。近2个月病情加重，终日卧床避触风寒免腹泻之苦。体胖，面色苍白，纳食正常，触及风寒即腹胀，肠鸣，泄利窘迫，大便呈粥状，舌苔白腻，脉缓。证属风寒湿杂至，大肠传导失司。治以祛风、散寒、除湿。方药：防风18g，水煎服，日1剂。服3剂药后，周身汗出而黏，腹部舒适，腹泻症减。效不更法，继服5剂，诸症悉除，随访未见复发。

冯某，男，31岁，农民。因感受风寒，当晚遍身瘙痒，黎明腹泻数次。经乡医治疗瘙痒除，黎明腹泻久治不应。历3个月。西医诊断为过敏性肠炎，治疗不效。头昏，四肢酸楚，纳食正常，每日黎明即腹泻2～3次，大便水粪夹杂或呈粥状，舌苔黄腻，脉弦。证属风寒入络传里，下迫大肠。治以祛风、散寒、燥湿。方药：防风20g，生姜5片。水煎服。每日1剂。5剂效应，黎明仍有便意，继服5剂，诸症悉除。

3. 重用防风治疗胃下垂

黄融琪经验：黄融琪医师在其经验方"益气防风汤"中重用防风20～30g治疗胃下垂，每获良效。其基础方为炒防风、黄芪各20～30g，人参、白术、炒当归各 10g，升麻、柴胡各 4.5g。

4. 重用防风治耳鸣

刘强医案：刘师临证多重用防风（30～40g）治耳鸣，其效甚捷。1980年 11 月，治一刘姓男子，年 30 余岁。患耳鸣近 3 月余，无有休止。经西医检查，诊断为神经性耳鸣，服西药未能缓解。后延中医诊治。初以龙胆泻肝汤不效，继用杞菊地黄汤治疗月余罔效。刘师应邀为其诊治。患者除诉其耳鸣隆隆不休以外，尚有头部昏沉且重如裹，时眩晕泛恶，胸胁满闷，食少，便溏，舌质胖淡苔白，脉沉弦滑。证属浊阴上逆蒙蔽清窍，刘师初以苓桂术甘汤 2 剂，其眩晕、泛恶略除，但耳鸣不减，后刘师在前方基础上加防风 30g，患者服药 1 剂耳鸣减轻，2 剂后耳鸣及诸症皆除。

后魏氏又遵刘师之经验治疗耳鸣患者多例取效。如张某，年 47 岁，患眩晕、耳鸣，服用中西药治之不效。据辨证以泽泻汤加防风 40g，服药 7 剂后而取效。

【选方组药】

《得配本草》：畏萆薢。恶干姜、藜芦、白蔹、芫花，制黄芪，杀附子毒。

得白术、牡蛎，治虚风自汗；得黄芪、白芍，止自汗；配白芷、细茶，治偏正头风；配浮小麦，止自汗；配炒黑蒲黄，治崩中下血；配南星末、童便，治破伤风；配白及、柏子仁，等分为末，人乳调，涂小儿解颅，一日一换；佐阳起石、禹余粮，治妇人胞冷。

上部病，用身；下部病，用梢；止汗，麸炒。叉头者，令人发狂；叉尾者，发人痼疾。元气虚，病不因风湿者禁用。

1. 治风寒表证之头痛身痛，兼恶风寒者，常配伍荆芥、羌活等药，如荆防败毒散。

2. 治皮肤瘙痒，常配伍麻黄、白芷、苍耳子等同用，如消风散。

3. 治三焦实热，常配伍荆芥、朴硝、大黄等，如防风通圣散。

4. 治外伤风邪，肝木乘土，完谷不化而泄泻者，常配伍陈皮、白芍、白术，如痛泻要方。

5. 治风湿寒痹之肢节疼痛、筋脉挛急者，配伍羌活、独活、秦艽等祛风湿止痹痛之品，如蠲痹汤。

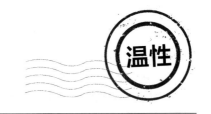

第 90 篇

荆芥清头目而疗崩

【按语】

荆芥，始载于《神农本草经》，列为中品，古代称之为假苏。味辛，性微温，入肺、肝经，有祛风解表、清头目、利咽喉、透疹等效。作为发散风寒类药物，荆芥药性最为平和，解表作用相对较好，无论是外感风寒或风热，皆可以用荆芥。如治疗风寒感冒的荆防败毒散是以荆芥为主药，而治疗风热感冒的银翘散亦是少不了荆芥。

同时，荆芥利用其祛风止痒之效，可治疗荨麻疹、风疹等皮肤病。因其炮制不同，而有不同功效。生用荆芥，药性温，味辛，有发散解表之效；炒炭后的荆芥，药性平，味涩，则有收涩止血之效。而荆芥还有一个穗状的花，名荆芥穗，祛风效果更好。

【文献记载】

《神农本草经》：味辛，温。主治寒热，鼠瘘，瘰疬，生疮，结聚气破散之，下瘀血，除湿痹。

《本草拾遗》：本功外，去邪，除劳渴，主疗肿，出汗，除风冷，煮汁服之。

《药性论》：可单用。治恶风贼风，口面歪斜，遍身疹痹，心虚忘事，益力添精，主辟邪毒气，除劳。

《开宝本草》：治妇人血风及疮疥为要药。

《本草思辨录》：荆芥散血中之风，为产后血晕第一要药。其芳温之性，又足以疗瘰疬疮疥，然无非利血脉去风毒而已。

《本草纲目》：入足厥阴经气分，其功长于祛风邪，散瘀血，破结气，消疮毒。盖厥阴乃风木也，主血，而相火寄之，故风病、血病、疮病为要药。其治风诸家皆赞之。

《本草蒙筌》：发表汗解利诸邪，通血脉传送五脏。下瘀血除湿痹，破结聚散疮痍。

《药性解》：主结气瘀血、酒伤食滞，能发汗去皮毛诸风，凉血热疗痛痒诸疮。其穗治产晕如神。陈久者良。

《本草求真》：荆芥入肝经气分，驱散风邪。凡风在于皮里膜外，而见肌肤灼热、头目昏眩、咽喉不利、身背疼痛者，用此治无不效。时珍曰："其治风也，贾丞相称为再生丹；许学士谓有神圣功；戴院使许为产后要药；萧存敬呼为一捻金；陈无择隐为举卿古拜散，夫岂无故而得此隆誉哉？不似防风气不轻扬，祛风之必入人骨肉也。是以宣散风邪。用以防风之必兼用荆芥者。以其能入肌肤宣散故耳。"

【临床应用】

1. 古方选

《眼科龙木论》：治头目诸疾，血劳，风气头痛，头旋目眩，用荆芥穗，为末。每酒服三钱。

《经验方》：治大便下血，用荆芥，炒，为末。每米饮服二钱，妇人用酒下。亦可拌面作馄饨食之。

《简便单方》：治痔漏肿痛，用荆芥煮汤，日日洗之。

2. 荨麻疹

白正学经验：用单味荆芥穗治疗荨麻疹多例，疗效显著。如治张某，男，30岁，周身皮肤反复出现鲜红色或苍白色风团，时隐时现达3年之久，风团成批出现，发作时剧烈瘙痒，应用西药虽可暂时好转，但病情不久又反复。来诊时正值春季。第1天用荆芥穗9g，武火水煎5分钟后改用文火煎10分钟，早饭后趁热顿服，服后患者无汗出，症状不减。第2天加大剂量至15g，如前法煎服，仅微汗出，症状略有减轻。遂于第3天加大剂量至20g，服后患者汗出如浴，皮肤风团、瘙痒等症随之全部消失，此后再无复发。

3. 新生儿脐风

周文川经验：荆芥穗有入血搜风之功效。曾遇一新生儿（5天）患脐风，口噤不开，项背强直，家长相求治之，以期死里求生。当时因偏僻乡村别无他药可施，见其家中悬荆芥1捆，嘱以荆芥穗半两（15g）蝉蜕1两（30g），煎水少少与之频服。事隔3载又重逢，不期此儿活泼天真地给来客搬凳。家长告云，此儿当年服药后，口噤、背强直顿消而愈。嗣后余又治3例"四六风"，均以此法获生。由此可知《本草纲目》芥穗"入足厥阴"，《食性本草》谓"主血劳风气""祛风理血"不假。余佐蝉蜕，入血搜风之力捷妙。

4.妙用止清涕

陈幼珊经验：吾曾治一老翁，每于受凉即清涕长流，伴轻微寒热，咳吐黄色黏痰。他医诊为风热犯邪，予桑菊饮治之，药后寒热及咳嗽减轻，唯清涕竟生。其脉浮，舌边尖红，苔薄。乃以桑菊饮中加荆芥一味，清涕竟止。又诊一6岁女孩，其母曰："小女自幼流清涕，致使双鼻孔皮肤都被清涕浸蚀发红。"查其小女孩，除双鼻孔下被清涕成两道红沟外，无鼻阻流浊涕，舌边尖红，苔薄，双额窦、鼻窦均无压痛，予疏风清热之桑菊饮加荆芥2剂。药后清涕大减。仍拟上方2剂，1周后，清涕已止，鼻孔下仅留干燥红色痕迹。

【选方组药】

《得配本草》：得童便，治产后中风；配灵脂炭，止恶露不止；配生石膏，治风热头痛；配槐花炭，治大便下血；配缩砂末，糯米饮下，治小便尿血；佐桃仁，治产后血晕；若喘加杏仁、炙甘草；调陈皮汤，治口鼻出血如涌泉，因酒色太过者。

血晕，用穗；止血，炒炭；散风，生用；敷毒，醋调；止崩漏，童便炒黑。表虚有汗者禁用。风在皮里膜外者，荆芥主之；风在骨肉者，防风主之。

1.治风邪外束之皮肤瘙痒等，与蝉蜕、防风等同用，如消风散。

2.治血热妄行之吐血、衄血，常与地黄、白茅根等凉血止血药配伍。

3.治血热便血、痔血，常与地榆、槐花等凉血止血药同用。

4.治妇女崩漏下血，常与茜草、贯众同用。

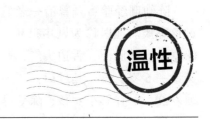
温性

第91篇

山楂消肉食之积

【按语】

山楂，始载于《本草经集注》，多以北方产的为好，故又称北山楂。味酸、甘，性微温，入脾、胃、肝经，有消食化积、散瘀行滞的功效，尤其擅长消化油腻肉积，是为要药。健胃消食的著名方剂保和丸，则是以山楂为主药，配合神曲、陈皮、连翘等。同时，山楂入肝经血分，又能活血化瘀，多用于产后瘀滞腹痛、经闭、胁肋瘀滞痛等症。

山楂分为生山楂、炒山楂、焦山楂三种，生山楂长于消食化瘀，炒山楂长于消食健胃，焦山楂酸敛止泻。此外，现代药理研究表明，山楂对于心血管系统有多方面药理作用，能扩张冠状动脉，舒张血管，有降血脂、降血压、强心等作用。

【文献记载】

《本草分经》：酸、甘，微温。健脾行气，散瘀化痰，消肉积乳积。多食伐气，小者入药。

《本草蒙筌》：一名糖球子，俗呼山里红。益小儿摩宿食积，扶产妇除儿枕疼。消滞血，理疮疡。行结气，疗颓疝。脾胃可健，膨胀立驱。煮肉少加，须臾即烂。

《本草图经》：治腰痛有效。

《唐本草》：汁服主利，洗头及身上疮痒。

《本草再新》：治脾虚湿热，消食磨积，利大小便。

《本草纲目》：凡脾弱食物不克化，胸腹酸刺胀闷者，于每食后嚼二三枚绝佳，但不可多用，恐反克伐也。《物类相感志》言："煮老鸡、硬肉，入山楂数颗即易烂，其则消肉积之功，益可推矣。"珍邻家一小儿，因食积煮肿，腹胀如鼓。偶往山楂树下，取食之至饱。归而大吐痰水，其病遂愈。

《医学衷中参西录》：味至酸微甘，性平。皮赤肉红黄，故善入血分为化瘀血之要药。能除疯癖癥瘕、女子月闭、产后瘀血作疼。为其味酸而微甘，能补助胃中酸汁，故能消化饮食积聚，以治肉积尤效。其化瘀之力，更能蠲除肠中瘀滞，下痢脓血，且兼入气分以开气郁痰结，疗心腹疼痛。若以甘药佐之，化瘀血而不伤新血，开郁开而不伤正气，其性尤和平也。

女子至期，月信不来，用山楂两许煎汤，冲化红蔗糖七八钱服之即通，此方屡试屡效。若月信数月不通者，多服几次亦通下。

痢疾初得者，用山楂一两，红、白蔗糖各五钱，好毛尖茶叶钱半，将山楂煎汤，冲糖与茶叶在盖碗中，浸片时，饮之即愈。

【临床应用】

1. 古方选

《方脉正宗》：治诸滞腹痛，山楂一味煎汤饮。

《丹溪心法》：治一切食积，山楂四两，白术四两，神曲二两。上为末，蒸饼丸，梧子大，服七十丸，白汤下。

2. 痢疾腹痛

《医钞类编》：治痢疾赤白相兼，山楂肉不拘多少，炒研为末，每服一二钱，红痢蜜拌，白痢红白糖拌，红白相兼，蜜砂糖各半拌匀，白汤调，空心下。

《中医验方汇选》：李某，男，32岁，痢疾腹痛，肛门重坠，服药5天未愈，用山楂150g，红、白糖各50g，水煎4次分服，1日服完。2剂治愈。

3. 产后腹痛

孔令举经验：以单味山楂治疗产后瘀滞腹痛116例，收效颇著，均在用药1～4剂后获愈。治疗方法：取焦山楂30～50g，水煎后冲红糖适量，在盖碗中浸泡片刻，分早、晚2次口服。

毛某，女，25岁，5天前生产，产后自觉少腹疼痛，近日加剧，按之痛甚。诊见面色青白，四肢欠温，恶露量少，舌暗红有瘀点，脉弦涩有力。予焦山楂50g，水煎后加红糖服用，服1剂后，症安而愈。

4. 经期受寒

周教平经验：综观诸先贤医家之医案医话，常以山楂治妇科瘀血之疾，本人临床亦多次试以山楂治血滞经病，屡用屡验。

叶某，女，16岁，中学生。14岁初潮，月经常见延后，经色暗而不泽，但无痛经史。日适潮，因贪凉戏水，一个时辰后即感下腹疼痛"如抽"，拒按揉，但喜温，经量少，甚至点滴而下，色暗，四肢冷，不食欲呕。证属寒凝血滞，即以生山楂40g，生姜5片，煎熬至半碗，加入赤砂糖20g。一服痛轻，再服痛止。

本例实系寒凝血滞、胞络被阻所致，故效朱震亨以山楂合砂糖治血滞之儿枕痛、恶露不绝及李时珍用山楂治血滞胀痛之法，以化滞行瘀，合生姜辛甘化阳散阴寒，合赤砂糖酸甘化阴，缓急止痛，故收良效。

【选方组药】

《得配本草》：得紫草煎酒调服，发痘疹；得茴香，治偏坠疝气；配鹿茸，治老人腰痛。入艾汤调服，治肠风下血。

去核用。核能化食磨积，治疝，催生。研碎，化瘀；勿研，消食。童便浸，姜汁炒炭，去积血甚效。气虚便溏，脾虚不食，二者禁用。服人参者忌之。

1.治食滞不化，常与神曲、麦芽等配伍，以增强消食化积之力。

2.若兼见脘腹胀痛者，可加木香、枳壳等品以行气消滞。

3.治产后瘀阻腹痛、恶露不尽，常与当归、川芎、益母草等配伍。

4.治疝气偏坠胀痛对后者，可与小茴香、橘核等同用。

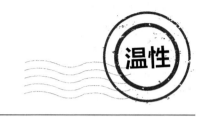

温性

第 92 篇

细辛止少阴头疼

【按语】

细辛，始载于《神农本草经》，列为上品，是马兜铃科的三种不同植物——北细辛、汉城细辛、华细辛，一般以东北产的北细辛、汉城细辛为常用。味苦、辛，性温，入肺、肾二经，有散寒祛风、通窍止痛、温肺化饮之效。细辛芳香善走窜，能通彻表里上下，祛风散寒之力极强，既可以入肺散在表之风寒，又可以入肾除在里之寒邪，故古籍有"细辛散风邪，无处不到"的说法。

《伤寒论》《金匮要略》中使用细辛的经方共有十七方，如麻黄附子细辛汤、小青龙汤、射干麻黄汤、当归四逆汤等，可见其应用之广泛。

自古有"细辛不过钱"的古训，但仲景经方中，重用细辛达三两（折合约 45g），以深入透出筋脉骨髓之中的寒邪。实则细辛入汤剂后，煎煮时间只要够长，毒性就容易被破坏；而作为散剂，则不可多用，不可久服，容易引起中毒等不良反应。

【文献记载】

《神农本草经》：味辛，温。主治咳逆，头痛，脑动，百节拘挛，风湿痹痛，死肌。

《名医别录》：主温中，下气，破痰，利水道，开胸中，除喉痹，齆鼻，风痫癫疾，下乳结，汗不出，血不行，安五脏，益肝胆，通精气。

《日华子本草》：治嗽，消死肌，疮肉，胃中结聚。

《本草纲目》：治口舌生疮，大便燥结，起目中倒睫。

《长沙药解》：降冲逆而止咳，驱寒湿而荡浊，最清气道，兼通水源。

《本草蒙筌》：其根甚细，其味甚辛。药中惟采根煎，故因名曰细辛也。止本经头痛如神，治诸风湿痹立效。安五脏尤益肝胆，温阴经旋去内寒。利窍通精，清痰下气。

《神农本草经百种录》：此以气为治也，凡药香者，皆能疏散风邪。细辛气盛而味烈，其疏散之力更大。且风必挟寒以来，而又本热而标寒。细辛性温，又能驱逐寒气，故其疏散上下之风邪，能无微不入，无处不到也。

【临床应用】

1. 古方选

《普济方》：治鼻塞不通，用细辛末少许，吹入鼻中。

《卫生家宝方》：治小儿口疮，用细辛末，醋调，贴脐上。

《龚氏经验方》聪耳丸：治耳聋，用细辛末溶在黄蜡中，团成小丸。每棉裹一丸，塞耳中。须戒怒气。

2. 鼻流清涕

朱宗云医案：余用细辛治疗过敏性鼻炎，配以黄芪、当归、补骨脂、五味子、制首乌等补气血、益肝肾之品。服用数月疗效良好，并无耗伤正气之不良反应。

如患者戚某，患过敏性鼻炎多年，每日晨起打喷嚏几十次，集体宿舍同事戏之曰"起床钟"，鼻流清涕，以致有时用手帕多达十多块。平时畏寒乏力，腰膝酸冷，脉细尺不足，舌淡红，辨之为肺脾肾虚寒。处方为生黄芪9g，党参9g，白术9g，白芍9g，五味子1～5g，细辛1.5g，生地黄12g，熟地黄12g，栀子9g，川续断9g，牡蛎30g，补骨脂9g，制狗脊9g。本方加减连续服用1个月，患者打喷嚏及流清涕明显减少，两天仅用一块手帕。

3. 癃闭

刘沛然医案：谷某，男，71岁。因外出被雨淋，体表恶寒，随即小便闭。凤质体弱，面暗黄，下肢浮肿，时方6月，着衣重裹，无汗，不欲食饮。气壅咳嗽，舌体薄，质淡，薄白苔，肢凉，脉细紧。年老感淫邪客肺，邪不解，肺失清肃，凤质阴液亏虚，阴阳不相营运，肾气被侮，气化不及州都，关津不利，尿闭。此中馁客忤，玄府不得交通，肺气不宣，州府不利，仿再造散法拟方：红人参15g，麻黄10g，黄芪15g，桂枝12g，杏仁18g，细辛15g（后下），附子3g，甘草10g，葱根寸许，鲜姜20片。一剂汗出，尿亦下，通阳而愈。

本案利用细辛能"利水道"，重用治疗癃闭。所用方剂为麻黄附子细辛汤加味，刘沛然喜欢用该方加减治疗伤寒之少阴证，寒邪在肾经。以麻黄发其表寒，附子驱其里寒，细辛降其阴邪。并疗风冷腰痛，风冷头痛，慢性寒喘及阴缩（睾丸上吊）等。

4. 失音

王琦医案：李某，男，56岁。夜班一旬，寒邪外袭，初见寒热咽痛，继则声嘶乃至失音，视其咽部微红不肿，舌质淡，苔薄白，脉象沉细，证属暴瘖。盖足少阴之脉其直者从肾上贯肝膈，入肺中，循喉咙，挟舌本，乃寒邪直犯少阴使然。用麻黄附子细辛汤温而散之。麻黄 9g（先煎去沫），制附片 9g（先煎），细辛 2g。服药 2 剂，咽痛已愈，声音亦扬。

【选方组药】

《得配本草》：畏滑石、硝石。恶黄芪、狼毒、山茱萸。反藜芦。

得黄蜡为丸，绵裹塞耳聋；使川连，掺口疮齿䘌；使桂心，治客忤。研末吹鼻中，治暗风猝倒，不省人事。并治鼻中息肉。

风热、阴虚、血虚头痛者，禁用。

1. 治阳虚外感，表里俱寒，症见恶寒无汗、发热、脉沉者，常与附子、麻黄同用，如麻黄附子细辛汤。

2. 治风寒湿痹之腰膝冷痛，常与独活、桑寄生、防风等药同用，如独活寄生汤。

3. 治鼻塞不通、鼻渊头痛，常与白芷、苍耳子、辛夷等散风寒药配伍。

4. 治外感风寒，水饮内停，症见恶寒发热、无汗、喘咳、痰多清稀者，常与麻黄、桂枝、干姜等同用，如小青龙汤。

5. 治寒痰饮停犯肺之咳嗽胸满、气逆喘急者，常与茯苓、干姜等同用，如苓甘五味姜辛汤。

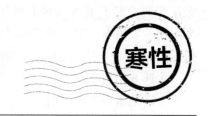

第93篇

紫薇花通经而堕胎

注：此处应为紫葳，故注疏以紫葳为主。

【按语】

紫葳，始载于《神农本草经》，列为中品，又名凌霄。紫葳是一种很小型的藤本植物，老干扭曲盘旋，苍劲古朴，大多攀附在古松之上，如同爬山虎，花开在很高的地方，故名凌霄花。陆游有一首《凌霄花》的诗记载到"庭中青松四无邻，凌霄百尺依松身。高花风堕赤玉盏，老蔓烟湿苍龙鳞"。即是形象地描绘了紫葳。

紫葳味辛，性微寒，入肝、心包经。有破瘀血、通经脉、散癥瘕、消肿痛之功，现多用于妇科疾病的治疗。紫葳在各地有很多别名，如云南称为堕胎花，因其破血散瘀，孕妇服后易堕胎；又有称搜骨风或接骨丹，因其能止痛，治跌打损伤。紫葳凉血祛风之效尤佳，故对于血分有热的症状，如周身瘙痒、便血、崩漏等症，紫葳皆有很好的效果。

【文献记载】

《神农本草经》：主妇人产乳余疾，崩中，癥瘕，血闭，寒热羸瘦。

《本草备要》：能去血中伏火，破血去瘀。生产乳余疾，崩带癥瘕，肠结（不大便）血闭，风痒，血热生风之证。女科多用，孕妇忌之。

《药性歌括四百味》：紫葳味酸，调经止痛。崩中带下，癥瘕通用。

《本草纲目》：凌霄花及根，甘酸而寒，茎叶带苦，行血分，能去血中伏火，故主产乳崩漏诸疾及血热生风之证也。

《长沙药解》：紫葳酸寒通利，破瘀消癥，其诸主治，通经脉，止淋沥，除崩中，收带下，平酒齄，灭风刺，治癫风，疗阴疮。

《药性论》：主热风，风痫，大小便不利，肠中结实，止产后崩血不定，淋沥。

《履巉岩本草》：降诸草毒。

《医林纂要》：缓肝风，泻肝热。治肝风巅顶痛。

《天宝本草》：行血通经，治跌打损伤，痰火脚气。

《本草求真》：凡人火伏血中，而见阳结血闭，风痒、崩带、缀痛，一切由于血风血热而成者，所当用此调治，盖此专主泻热，热去而血自活也。是以肺痈之药，多有用此为君。

【临床应用】

1. 古方选

《徐氏胎产方》：治女经不行，用凌霄花为末。每服10g，食前温酒下。

《医学正传》：治通身痒，用凌霄花为末，酒调服5g。

《传信适用万》：治痫疾，用凌霄花，为细末。每服15g，温酒调下，空心服。

《斗门方》：治暴耳聋，用凌霄叶，烂杵自然汁，灌耳内，瘥。

2. 酒渣鼻

《百一选方》凌霄花散：治酒渣鼻，用凌霄花、山栀子，上等分，为细末。每服10g，食后茶调下，日进二服。临川曾景仁尝苦此疾，一日得此方于都下一异人，不三次遂去根本。

3. 巅顶头痛

临床常用藁本上达巅顶以祛风定痛，然配用凌霄花则效尤显。另如妇女郁证，肝气上犯巅顶，疼痛按之不适，不宜用藁本，却适用凌霄花，与疏肝解郁方药，如郁金、合欢花、香附等相伍。

4. 皮肤瘙痒

《中医辨治经验集萃——当代太湖地区医林聚英》：老年人皮肤瘙痒颇多，属血虚风燥者，凌霄花配当归、女贞子、豨莶草、胡麻；气虚风胜者，配玉屏风散、蝉蜕。凌霄花还可煎水洗浴治肤痒难忍之症，或加米糠（包）同煮，其效尤著。

【选方组药】

《得配本草》：浸好酒，治粪后血。调鲤鱼胆，搽阴户疮。

1. 治血瘀经闭，可与当归、红花、赤芍等同用，如紫葳散（出自《妇科玉尺》）。

2. 治瘀血癥瘕积聚，可配鳖甲、丹皮等用，如鳖甲煎丸（出自《金匮要略》）。

3. 治跌打损伤，可单用捣敷，亦可配乳香、没药等药用。

4. 治血热生风之周身瘙痒，可与生地、丹皮、白蒺藜、蝉衣等配伍同用。

5. 治皮肤湿癣，可配合黄连、白矾、雄黄等，外涂。

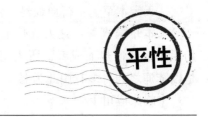

第94篇

酸枣仁敛汗而安神

【按语】

酸枣仁，始载于《神农本草经》，列为上品。酸枣是北方贫瘠山上的一种枣树，皮厚肉少核大，与我们常吃的枣不一样。其果核的饱满，代表酸枣能将能量紧紧地封藏在果核里，从而能够养心收敛。

酸枣仁味甘、酸，性平，入心、肝、胆经，为养心安神之要药。入肝则能安魂魄，治失眠；入心则能敛心阴，止盗汗；入胆则能补胆虚，除烦热。仲景经方中最著名治失眠方，就是以酸枣仁为主药的酸枣仁汤。还有补益心脾的归脾汤、天王补心丹，都是使用酸枣仁的经典方。

【文献记载】

《神农本草经》：味酸，平。主治心腹寒热，邪结气，四肢酸疼湿痹。久服安五脏。

《名医别录》：主治烦心不得眠，脐上下痛，血转，久泄，虚汗，烦渴，补中，益肝气，坚筋骨，助阴气，令人肥健。

《本草纲目》：枣仁，味酸性收，故主肝病、寒热结气、酸痹久泄、脐下满痛之症。

《药性解》：主筋骨酸疼，夜卧不宁，虚汗烦渴，安和五脏，大补心脾。生者治嗜卧不休。恶防己。

《本草再新》：平肝理气，润肺养阴，温中利湿，敛气止汗，益志定呵，聪耳明目。

《长沙药解》：宁心胆而除烦，敛神魂而就寐。

《本草备要》：甘酸而润。凡仁皆润。专补肝胆，炒熟酸温而香，亦能醒脾。故归脾汤用之。

《本经逢原》：熟则收敛津液，故疗胆虚不得眠、烦渴虚汗之症；生则导虚热，故疗胆热好眠、神昏倦怠之症。

【临床应用】

1. 古方选

《太平圣惠方》：治胆虚睡卧不安，心多惊悸，用酸枣仁一两。炒熟令香，捣细罗为散。每服二钱，以竹叶汤调下，不计时候。

《普济方》：治睡中盗汗，用酸枣仁、人参、茯苓各等分。上为细末，米饮调下半盏。

《张氏医通》：大病后，不得眠，大便不通，用一味枣仁擂水去渣，煮粥频频食。

2. 癫狂

《中医趣话》：唐代永淳年间，相国寺有位和尚名允惠，患了癫狂症，经常妄哭妄动，狂呼奔走。病程半年，虽服了许多名医的汤药，均不见好转。允惠的哥哥潘某，与名医孙思邈是至交，潘某恳请孙思邈设法治疗。孙详询病情，细察苔脉，然后说道："令弟今夜睡着，明日醒来便愈。"潘某听罢，大喜过望。孙思邈吩咐："先取些成食给小师父吃，待其口渴时再来叫我。"

到了傍晚时分，允惠口渴欲饮，家人赶紧报知孙思邈，孙思邈取出一包药粉，调入约半斤白酒中，让允惠服下，并让潘某安排允惠住一间僻静的房间。不多时，允惠便昏昏入睡，孙再三嘱咐不要吵醒患者，待其自己醒来。直到次日半夜，允惠醒后，神志已完全清楚，癫狂痊愈，潘家重谢孙思邈，并问其治愈道理。

孙思邈回答："此病是用朱砂酸枣仁乳香散治之，即取辰砂一两、酸枣仁及乳香各半两，研末，调酒服下，以微醉为度，服毕令卧睡。病轻者，半日至一日锁醒，病重者二三日方觉，须其自醒，病必能愈，若受惊而醒，则不可能再治了。昔日吴正肃也曾患此疾，服此方一剂，竟睡了五日才醒，醒来后病也好了。"这一巧治癫狂之法，取其酸枣仁有安神之功，配伍朱砂，故收到理想疗效。

孙思邈这一治癫之法，后世也有承袭，在宋《太平惠民和剂局方》中有一"宁志膏"，治丧心病狂，其方药及方义与孙法相似：酸枣仁微炒去皮、人参各一两，辰砂研细水飞半两，乳香一分。四药研末，炼蜜为丸，如弹子大，每服一粒，温酒化下，也可用酸枣仁煎汤，空心临睡前服。

3. 不寐

《皇汉医学·类聚方广义》：诸病久久不愈，尪羸困惫，身热寝汗，怔忡不寐，口干喘嗽，大便溏，小便涩，饮淡无味者宜此方（酸枣仁汤）。东洞先生治一患者，昏昏不醒，如死之状，已五六日，用此方速效。

刘惠民医案：葛某，男，39岁，1958年6月27日初诊。神经衰弱：经常失眠、多梦、心慌心悸、烦躁易怒，饭后胃脘闷胀，有时胃脘隐痛，舌苔薄黄，食欲一般。面黄体瘦，脱发，阳痿，脉虚弱。处方：酸枣仁汤合淡豆豉汤加减，酸枣仁（生熟各半）用到40g。服药8剂，睡眠好转，每天能睡8小时以上，头晕、头胀、头痛均减轻；食纳好转，胃脘已无不适。

酸枣仁能镇静安眠，早为历代医者所重视，远在汉代张仲景即用酸枣仁汤治疗"虚烦不眠"（焦虑失眠症），后世医家对酸枣仁的作用也屡有阐述，认为本药有宁神作用，故亦多用于治疗不寐。用量方面，刘老综观以前的古今医者单剂用量极少有超过15g者，晚近更有人提出，本药如一次用量超过50粒，即有发生昏睡，丧失知觉，使人中毒的危险。刘老根据《名医别录》中酸枣仁能"补中、益肝气、坚筋骨、助阴气，令人肥健"的记载，并结合自身多年来用药的实践经验，认为酸枣仁不仅是治疗失眠不寐之要药，且具有滋补强壮作用，久服能健脑、安五脏、强精神，并认为"酸枣仁用至50粒即有中毒"的说法不足为凭，他治疗神经衰弱，酸枣仁为必用之品，其用量除根据体质强弱、病情轻重而酌定外，一般成人一次剂量多在30g以上，甚有多达75～90g者，用量五六倍于他人，完全突破了古今本草方书对本药用量之记载。

总之，可以说刘老之善用酸枣仁，犹如张锡纯之善用生石膏，确有创见。在酸枣仁的用法上他常喜欢生熟并用，乃宗《本草纲目》"熟用疗胆虚不眠，生用疗胆热好眠"的论述，认为酸枣仁生熟之差，在作用上有兴奋或抑制的区别。

孙鲁川经验：夜半胃痛。吴某，女，41岁。胃痛、胃胀、不得眠，每至夜半发，约过2小时，则胃痛自止，方可入眠。翌日晨起，并无不适。半年来时轻时重，未曾间断。经多方治疗，未见效果。患者言语低怯，面色萎黄，脉象弦细，舌质淡红，苔薄白。辨证：夜半为子时，子时当为胆气输注之时，胆气虚滞，故应时而病。再三揣摩，出一小方，聊以试之。处方：酸枣仁30g，炙甘草12g。水煎一大杯，夜间10点迎病服下。服药1剂，一觉醉睡达旦，胃痛未发。翌日又服1剂，胃痛仍未发作，患者颇喜，又照原方服药6剂，其痛竟愈。观察数年，未见复发。

【选方组药】

《得配本草》：恶防己。

得人参、茯苓，治盗汗，无火可用；得生地、五味子，敛自汗，心火盛不用；配辰砂、乳香，治胆虚不寐，有火勿用；配地黄、粳米，治骨蒸不眠，枣仁只用一钱。

去壳，治不眠；炒用，治胆热不眠；生用，止烦渴盗汗；醋炒，醒脾。临时炒用恐助火，配二冬用。

肝旺烦躁，肝强不眠，服之肝气敛火亦盛；心阴不足，致惊悸者；血本不足，敛之亦增烦躁。俱禁用。

1. 治心肝血虚引起的失眠、惊悸怔忡等症，可配当归、白芍、何首乌、龙眼肉等同用。

2. 治心肾不足、阴虚阳亢所致虚烦失眠、心悸、健忘者，可配生地黄、玄参、柏子仁等养心滋肾药同用，如天王补心丹。

3. 治体虚自汗、盗汗等症，常配党参、五味子、山茱萸等。

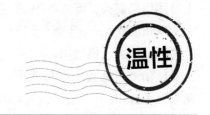

温性

第95篇

藁本止头疼于巅顶之上

【按语】

藁本，始载于《神农本草经》，列为中品，味辛，性温，主入膀胱经，有发表散寒、祛风胜湿之功。藁本外形类似芹菜，气味也与芹菜相似，因此又有俗称山芹菜。藁本多生长于海拔较高之处，取类比象，对治人体最高的巅顶头痛等症，藁本不单能治疗，更能作为引药，带领众药上达头顶。

藁本功效与羌活、防风一样，皆属祛风止痛的解表药，但辛散雄烈之性较为缓和。三味药皆入膀胱经，主表，为一身之藩篱（即屏障），既能祛散风寒，又可抵御外邪。凡膀胱经所过，藁本皆可对治，故古籍记载其"下治妇人疝瘕，阴中寒肿痛，中治腹拘急，上除头风痛"，应用相当广泛。

【文献记载】

《神农本草经》：味辛，温。主治妇人疝瘕，阴中寒肿痛，腹中急，除风头痛，长肌肤，悦颜色。

《本草崇原》：藁，高也。藁本始生崇山，得天地崇高之气，禀太阳标本之精。故下治妇人疝瘕，阴中寒肿痛，中治腹拘急，上除头风痛。

《名医别录》：主辟雾露润泽，治风邪軃曳（duǒ，肢体弛缓不收摄，如瘫痪），金疮，可作沐药、面脂。

《药性论》：能治一百六十种恶风，鬼疰流入腰痛冷，能化小便，通血，去头风疱。

《日华子本草》：治痛疾，并皮肤疵瑕，酒齄粉刺。

《药性赋》：其用有二。大寒气客于巨阳之经，苦头痛流于巅顶之上，非此味不能除。

《本经逢原》：藁本性升属阳，为足太阳寒郁经中，头项巅顶痛，及大寒犯脑，连齿颊痛之专药。

《本草纲目》：治痈疽，排脓内塞。

《本草再新》：治风湿痛痒，头风目肿，泄泻疟痢。

【临床应用】

1. 古方选

《便民图纂》：干洗头屑，用藁本、白芷等分，为末，夜掺发内，明早梳之，垢自去。

《新疆中草药手册》：治胃痉挛、腹痛，用藁本五钱，苍术三钱，水煎服。

《小儿卫生总微论方》：治疥癣，用藁本煎汤浴之，及用浣衣。

《邵氏见闻录》：夏英公病泄，太医以虚治不效，霍翁曰，风客于胃也，饮以藁本汤（藁本、芎劳、防风、蔓荆实、细辛、羌活、升麻、木通等）而止，盖藁本能祛风湿故耳！

2. 祖传藁本汤治疗感冒

张玉林经验：张氏用祖传藁本汤治疗感冒200例，疗效满意，多在24小时内退热。用药：藁本18g，白芷18g，细辛8g，党参30g，三棱18g，生石膏120g，柴胡12g，荆芥12g，防风12g，制半夏18g，大黄3～12g，煎水分服。高热加黄芩12g；咳嗽加麻黄10g，杏仁15g；腹胀加制川厚朴18g；腹痛加高良姜10g；便溏大黄改制大黄5g。水煎服。以服药后在24小时以内热退为有效，计185例；超过24小时为无效，计15例。有效率92.5%。

祖传藁本汤方剂1剂多煎，分服，高热时4小时服1次。通过200例的临床观察，退热止痛效果较好，服药出汗并不多，精神状况佳。虽然大便次数增多，但肠胃舒畅。只要大黄剂量掌握得当，无不良反应。对外感所致的上呼吸道感染、胃炎、风湿痛、颈椎痛等都收到理想的疗效。方中既有太阳经证的药物，又有少阳、阳明经证的药物，辨证也很简单，无论有无发热，只要有表邪即可应用。

3. 妇科痛经

哈荔田经验：哈老出身中医世家，早年师从国医泰斗施今墨先生，是著名的中医妇科专家、教育家。综合诸书记载，说明藁本具有多种效能，其作用趋向既可上达头部辛散风寒，又能下行腹部阴中，温化寒湿，且有疏达厥阴郁滞，调和冲、任、督脉的作用，因此它在妇科病症中的应用是比较广泛的。

凡由寒湿瘀阻胞宫，损伤冲任督脉所引起的月经不调、痛经、经行头痛、带下量多，以及宫寒不孕等病症，都可以在辨证论治的基础上配伍藁本，以提高疗效。

例如，曾治一痛经患者李某，28岁，已婚。3年前因经行期间与同事发生口角，忿然不已，归家途中复遭雨淋，遂致恶寒身痛，经水涩少，小腹疼痛，自服姜糖水1碗，腹痛稍减，此后每值经期则腹痛如绞，势不可忍，需注射止痛剂方能缓解。辨证为气滞寒凝，瘀阻胞脉，治以理气活血、温经止痛法。

处方：全当归12g，赤、白芍各9g，川芎、柴胡各6g，制香附9g，刘寄奴12g，生蒲黄9g，元胡索6g，川楝子9g，藁本、云苓各9g，细辛3g，粉甘草5g。水煎服。

服药4剂，腹痛、头痛显著减轻，此次未注射止痛剂。嘱下次经前1周再服上方4剂。共调治3个周期，痛经迄未再犯。后用疏肝健脾、调和冲任之法调经养血，并始终配用藁本，数月后诸症悉除，并已受孕。

藁本用治痛经，主要取其通利寒湿、疏达厥阴、止痛的效能，临床适用于寒湿停蓄，胞脉瘀阻的证型。如上述病例中，藁本与细辛、川芎、柴胡、香附等药同用，则能加强诸药温经散寒，疏肝理气的作用，与当归、赤芍、蒲黄、刘寄奴、元胡、川楝等药配伍，则能加强诸药之调经活血止痛的功效，与茯苓并投，则能加强自身通利寒湿的力量。一药而有多能，在复方中每能加强其他各药的固有效能。

【选方组药】

《得配本草》：畏青葙子。

配木香，治雾露之清邪中于上焦；配苍术，治大实心痛，寒湿故也；配白芷末，夜擦旦梳，去头垢白屑。头痛挟虚内热，春夏阳证头痛者禁用。

1. 治外感风寒夹湿之头身疼痛明显者，常与防风、羌活同用，如羌活胜湿汤。

2. 治痹症初起腰、背及关节痛，常配伍苍术、防风。

3. 治寒湿凝滞的腹痛、疝痛，常配吴茱萸、小茴香同用。

4. 治风木犯胃之口腻多涎、胃痛阵发，发则大便泄泻等症，常配苍术、香附，姜汤调服。

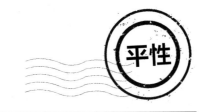

平性

第 96 篇

桔梗载药物有舟楫之能

【按语】

桔梗，始载于《神农本草经》，列为上品，味苦、辛，性平，入肺经，有宣肺利咽、祛痰排脓之效。桔梗苦泄辛散，质地轻，专能上浮入肺，故古籍称其为舟楫之剂，可载药上升，入上焦，宣通肺气，有较好的祛痰止咳之效，临床上无论是外感内伤，寒热虚实的咳嗽，用桔梗皆效佳。著名的杏苏散、桑菊饮，皆是利用桔梗宣肺祛痰之效。

同时桔梗还有开喉利咽开音的作用，仲景在伤寒经方中，常以桔梗治疗少阴咽痛所带来的失音等症，如桔梗汤。

而肺与大肠相表里，肺气宣通，可间接疏通肠胃，因而对于肺郁不能下承大肠的便秘，常在辨证方中加入桔梗，效果亦佳。

【文献记载】

《神农本草经》：味辛，微温。主治胸胁痛如刀刺，腹满，肠鸣幽幽，惊恐悸气。

《名医别录》：主利五脏肠胃，补血气，除寒热风痹，温中，消谷，治喉咽痛，下蛊毒。

《药性论》：能治下痢，破血，去积气，消积聚痰涎，主肺气气促嗽逆，除腹中冷痛，主中恶，及小儿惊痫。

《本草衍义》：治肺热，气奔促，嗽逆，肺痈，排脓。

张元素：与国老并行，同为舟楫之剂。如将军苦泄峻下之药（大黄），欲引至胸中至高之分成功，非此辛甘不居，譬如铁石入江，非舟楫不载，故用辛甘之剂以升之也。

《本草衍义补遗》：能开提气血，气药中宜用之。桔梗能载诸药不能下沉，为舟楫之剂耳。

《本草纲目》：主口舌生疮，赤目肿痛。

《本草蒙筌》：开胸膈除上气壅，清头目散表寒邪。驱胁下刺疼，通鼻中窒塞。咽喉肿痛急觅，中恶蛊毒当求。逐肺热住咳下痰，治肺痈排脓养血。仍消恚怒，尤却怔忡。解利小儿惊痫，开提男子血气。

《本草崇原》：桔梗治少阳之胁痛，上焦之胸痹，中焦之肠鸣，下焦之腹满。又，惊则气上，恐则气下，悸则动中，是桔梗为气分之药，上中下皆可治也。

【临床应用】

1. 古方选

《千金方》：治喉痹及毒气，用桔梗二两。水三升，煮取一升，顿服之。

《简要济众方》：治痰嗽喘急不定，用桔梗一两半。捣罗为散，用童子小便半升，煎取四合，去滓温服。

《苏沈良方》枳壳汤：治伤寒痞气，胸满欲死，用桔梗、枳壳（炙，去穰）各一两。上锉如米豆大，用水一升半，煎减半，去滓，分二服。

2. 补中益气配桔梗

孟景春经验：桔梗配升麻、柴胡是补益中气药中的必需配伍。如《医学衷中参西录》的升陷汤，由生黄芪18g，知母9g，柴胡、桔梗各4.5g，升麻3g组成。其所以在补气药中加桔梗、柴胡、升麻者，即起了载补气之药上行的功效，从而使下陷之中气上达胸中。其他如补中益气汤及张景岳的举元煎等，其配伍之意均相似。举元煎由人参、黄芪、白术、炙甘草加升麻组成。其中未用桔梗而用升麻，而其配伍之意相同。

3. 膈上不宽加枳桔

龚士澄经验：朱肱《活人书》治胸中痞满不痛，用桔梗伍以枳壳，取其通肺系利胸膈以下气也。因桔梗本能升提，因配伍枳壳反能下气。治痰饮咳嗽，咯痰当利不利，或咳嗽即呕吐者，桔梗性浮，为舟楫之药，于呕吐本非所宜。然欲使痰易咯，仍用桔梗升提肺气，配旋覆花一味，降气消痰行水，两药提、降并举，则肺气宣利，水饮下行，痰即易咯而咳减，即师《活人书》法也。

【选方组药】

《得配本草》：配栀子、大黄，治目赤肿痛；配大力子、大黄，治疫毒；配阿胶，治肺痿；配诃子，治失音；配茴香，烧研敷牙疳臭烂；配枳壳，利胸膈。君甘草，治少阴咽痛，及肺痈咳嗽吐脓如粳米粥者。入凉膈散，则不峻下；入补血药，清理咽喉；入治痢药，开肺气之郁于大肠；入治嗽药，散火邪之郁于肺中。

刮去浮皮，米泔浸，微炒。若欲专用降剂，此物不宜同用。诸气上浮，血病火炎，二者禁用。

1. 治风寒咳嗽，配杏仁、苏叶、陈皮等，如杏苏散。

2. 治风热咳嗽，配桑叶、菊花、杏仁等，如桑菊饮。

3. 治咽痛音哑，配薄荷、牛蒡子、蝉蜕等。

4. 治气滞痰阻之胸闷不舒，可与枳壳、瓜蒌皮等配用。

5. 治肺痈胸痛、咳吐脓血、痰黄腥臭等症，配伍贝母、巴豆，如桔梗白散。

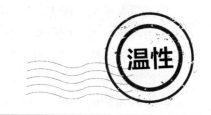

温性

第97篇

杜仲壮腰膝而补肾

【按语】

　　杜仲，始载于《神农本草经》，列为上品，是杜仲科乔木的树皮，味甘，性温，入肝、肾经，有补肝肾、强筋骨、安胎之功。杜仲树皮里有一种特殊的杜仲胶，如同橡胶，用刀切都难以切断，完全将杜仲皮连在一起。因此杜仲能接骨续筋，与续断同功。杜仲入药必须用炒制，因为遇热后杜仲胶才能断开，并且还要加盐水炒，增加其入肾之功，因此又叫盐水炙杜仲。

　　民间有顺口溜，叫"腰杆痛，吃杜仲"意指对治肾虚腰痛，绝不能少了杜仲这味药（医案附下）。现代研究杜仲有一定的降血压作用，常作为治疗高血压的辅助药，尤其是肾虚高血压症，效果更佳。

【文献记载】

　　《神农本草经》：味辛，平。主治腰脊痛，补中，益精气，坚筋骨，强志，除阴下痒湿，小便余沥。

　　《名医别录》：主治脚中酸疼痛，不欲践地。

　　《药性论》：能治肾冷臀腰痛也。腰病人虚而身强直，风也，腰不利加而用之。

　　《本草蒙筌》：腰痛不能屈者神功，足疼不能践者立效。除阴囊湿痒，止小水梦遗。

　　《景岳全书》：因其气温，故暖子宫；因其性固，故安胎气。

　　《药性歌括四百味》：杜仲甘温，腰痛脚弱。阳痿尿频，安胎良药。

　　《本草纲目》：杜仲，古方只知滋肾，惟王好古言是肝经气分药，润肝燥，补肝虚，发昔人所未发也。盖肝主筋，肾主骨，肾充则骨强，肝充则筋健。屈伸利用，皆属于筋。杜仲色紫而润，味甘微辛，其气温平。甘温能补，微辛能润。故能入肝而补肾，子能令母实也。

【临床应用】

1. 古方选

《简便单方》：治频惯堕胎或三四个月即堕者，于两个月前，以杜仲八两（糯米煎汤，浸透，炒去丝），续断二两（酒浸，焙干，为末），以山药五六两为末，作糊丸，梧子大。每服五十丸，空心米饮下。

《圣济总录》杜仲丸：治妇人胞胎不安，用杜仲不计多少，去粗皮细锉，瓦上焙干，捣罗为末，煮枣肉糊丸，如弹子大，每服一丸，嚼烂，糯米汤下。

《陕西中医杂志》：用杜仲皮片，每片含杜仲5g左右，治疗高血压病，每次2片，每日3次，有明显的长期降压效果。

2. 脚软病

《本草纲目》：少年新娶，后得脚软病，且疼甚。医作脚气治不效。路铃孙琳诊之，用杜仲一味，寸断片拆，每以一两，用半酒半水一大盏煎服。三日能行，又三日痊愈。琳曰："此乃肾虚，非脚气也，杜仲能治腰膝痛，以酒行之，则为效容易矣。"

3. 杜仲配猪腰专治肾虚腰痛

谦斋医学讲稿：一般肾虚腰痛，痛不剧烈，劳累即作，无其他明显症状，我常用猪腰和杜仲煮食，效果良好。法用猪腰1对，洗净勿切碎，炒杜仲30g，加黄酒和盐少许，水2碗，文火焖酥，分2次将猪腰和汤服食。此系食疗方法之一，可以连服四五对多至十余对。

4. 老年人腰痛脚抽筋

《任之堂跟诊日记》：有一位老阿婆拖着沉重的双腿走上来，今天算是阳光明媚，可她身上却穿着厚厚的衣服，包得严严实实。她一坐下，就对老师诉苦说："我经常腰疼，站不起来。站着疼，坐下也疼，走也疼，直不起来。"她又问老师："有没有把握治好她的腰疼？"老师说："试试吧，试试吧。"

老师边把脉，边叫她伸出舌头，回头对我们说："她这是水滑苔，脸虚肿。背心还凉凉的，腿也容易抽筋。"这老太太有气无力地点了点头。

老师说："你身上包袱太多，春天到了，你得穿宽松的衣服，你身上捆的东西太多了，血脉走不动了。"《黄帝内经》叫"披发缓形"。老师看她穿金戴银的，金耳垂大大的，还有大手镯，牢牢固固套在手上，老师摸脉时都被挡住了。老师说："以后别戴这些东西了，你戴这些金银，还不如戴个佛珠。"佛珠是香木做的，凡香皆能疏肝醒脾。确实从中医角度来说，金银这些东西，戴在身上，是伤肝克木的。所以不如戴檀木、沉香的佛珠，以顺肝郁，解肝气。

老师叫我开肾着汤为底，苍白术连用，利腰间死血、顽湿。加入杜仲、五加皮，加强入腰的作用。单味杜仲治腰痛，这是民间的偏方，草医一般都知道，所以老师重用杜仲50g；再加植物药，淫羊藿、伸筋草，补肾祛湿治腿抽筋；加动物药，蜈蚣、猪鞭，搜刮腰背死血治腰疼；再加矿石类药，龙骨、牡蛎，重镇潜阳，像扯风筝一样，把阳亢的浮火往下扯。

　　由于昨天，我们和老师采了松节，今天正好派上用场，老师还加入松节，以松通筋骨、通利关节。方为：苍术30g，白术20g，茯苓25g，干姜15g，杜仲50g，五加皮15g，淫羊藿30g，伸筋草15g，蜈蚣2条，猪鞭3条，龙骨20g，牡蛎20g，松节30g，炙甘草10g。3剂。

　　这药一上去，脚抽筋的问题就解决了，再来复诊时，腰痛已去大半。这样，我们对治疗腰痛，特别是老年人寒湿重的腰痛，心中就特别有底了。

　　【选方组药】

　　《得配本草》：恶玄参。

　　得羊肾，治腰痛；配牡蛎，治虚汗；配菟丝、五味，治肾虚泄泻；配糯米、山药，治胎动不安；佐当归，补肝火。入滋补药，益筋骨之气血；入祛邪药，除筋骨之风寒。治泻痢，酥炙；除寒湿，酒炙；润肝肾，蜜炙；补腰肾，盐水炒；治酸疼，姜汁炒。内热，精血燥，二者禁用。

　　1. 治肝肾不足，见腰膝酸痛或痿软无力之症，常配伍补骨脂、胡桃肉等，如青娥丸。

　　2. 治肝肾虚寒之阳痿、尿频等症，常配伍山萸肉、菟丝子、补骨脂等温补固涩药。

　　3. 治肝阳上亢之头目眩晕，可配伍白芍、夏枯草等药。

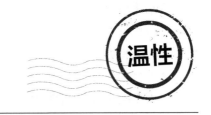

温性

第 98 篇

红花苏血晕而通经

【按语】

红花，始载于《开宝本草》，为菊科植物，全花入药，主产于四川、浙江一带，又名草红花、红蓝花。还有一种是藏红花，是从希腊等欧洲国家，经由西藏传入内地，故名藏红花。两种红花功效相近，但藏红花偏寒凉，只取花中小小的柱头入药，产量小，故少用。此处所指为草红花，味辛，性温，入心、肝二经，有通经祛瘀、活血止痛之效。

红花少用可养血，稍多则活血，再多则能破血。0.9～1.5 g 用于调养气血。在温补剂中加入少量红花，可治疗产后血晕、头晕、眼花气冷等。12～15 g 用于冠心病、心绞痛，取其有破瘀通经之功。仲圣常单用红花治疗妇科瘀血证，如《金匮要略》中的红蓝花酒。后世时方更有桃红四物汤等，凡妇科瘀血所致的月经失调、痛经等，皆常在辨证方中加入红花。

【文献记载】

《开宝本草》：味辛，温，无毒。主产后血运口噤，腹内恶血不尽，绞痛，胎死腹中，并酒煮服。亦主蛊毒下血。

《药类法象》：治产后口噤、血晕，腹内恶血不足，绞痛，破留血神验。

《本草纲目》：活血润燥，止痛散肿，通经。

《本经逢原》：治小儿聤耳，解痘疔毒肿。

《药鉴》：惟入血分，专治女科。下胎死腹中，为未生圣药。疗口噤血晕，诚已产佳品。

《药性解》：逐腹中恶血而补血虚，除产后败血而止血晕，疗跌扑损伤，疮毒肿胀，老人血少便结，女子经闭不行，催生下胎衣及死胎。其苗生捣敷肿毒。其子吞服数粒，主天行痘疮不出。

《本草衍义补遗》：破留血，养血。多用则破血，少用则养血。

《本草再新》：利水消肿，安生胎，堕死胎。

【临床应用】

1. 古方选

《妇人良方补遗》：治热病胎死，用红花酒煮汁，饮二三盏。

《外台秘要方》：治一切肿，用红蓝花，熟揉捣取汁服之。

《太平圣惠方》：治聤耳（即中耳炎），累年脓水不绝，臭秽，用红花一分，白矾一两（烧灰）。上件药，细研为末，每用少许，纳耳中。

2. 产后血闷（昏迷不醒）

《养疴漫笔》：新昌徐氏，病产运已死，但胸膈微热。有名医陆氏曰："血闷也。得红花数十斤，乃可活。"遂亟购得，以大锅煮汤，盛三桶于窗格之下，异妇寝其上熏之，汤冷再加。有顷指动，半日乃苏。按此亦得唐许胤宗以黄芪汤熏柳太后风病之法也（注：唐许胤宗治柳太后病风不能言，脉沉而口噤，乃造黄芪防风汤数斛，置于床下，气如烟雾，一夕便得语也）。

3. 红花酒降血压

来春茂经验（《来春茂医话》）：我治一高血压患者，段某，58岁，经服药1个月之久，以后1年多未再来复诊。后患者因咳嗽频繁，又来求治，询问高血压病，他说："已经好了，服红花泡酒一年来血压正常。"我测量血压，果尔如此，即录之。红花30g泡白酒1斤，1周后即可服，每次一小酒杯，1日服2次，服时摇瓶使其均匀。此方我治病例14人，7人血压降至正常，4人显效，3人不能饮酒，故未坚持。用药量最多照方泡过3次。近期疗效尚可，远期疗效还待日后进行观察。

4. 桂枝加红花薄荷汤治冻疮

杨润芳医案：冻伤起因多属卫阳不足，寒邪侵犯，阴阳不和，气血凝滞而成。多发于手足指趾，遇冷则痛，遇热则痒，初起肿硬不消，继而破溃不收。余拟桂枝加红花薄荷汤治之，多取良效。方药：桂枝尖10g、白芍10g、南红花10g、苏薄荷10g（后下）、生姜6g、大枣5枚、生甘草6g。用法：第一煎温服，余渣加水煮沸洗烫患处，日二三次。

学生陈姓，男，年14，1978年12月12日诊：双手背冻伤肿硬未溃已十余日，据家长介绍，历年入冬稍冷即冻，舌淡脉缓，予本方5剂消肿，又5剂而愈。

同年11月15日诊一女性，年27，自述平素较他人怕冷，棉衣棉鞋早已穿上，仍四肢不温，双手均冻伤，有散在紫暗斑结，脉沉细，舌淡，给桂枝加红花薄荷汤5剂，内服外洗，复诊冻伤明显好转，加黄芪15g又2剂，再诊手已温，紫斑消失。前方加白术10g，茯苓皮15g又5剂，冻伤痊愈。

【选方组药】

《得配本草》：得酒良。配当归，活血；配肉桂，散瘀。破血，多用，酒煮；养血，少用，水煮。产后勿宜过用，使血行不止而死。

1. 治痛经、血滞经闭、产后瘀阻腹痛、癥瘕积聚、跌打损伤麻痛，以及关节疼痛等症，常与桃仁、当归、川芎、赤芍等活血祛瘀药配用。

2. 治热郁血滞所致斑疹色暗者，可与当归、紫草、大青叶等活血凉血、泻热解毒之品配伍，如当归红花饮。

3. 治冠心病心绞痛，常与丹参、川芎、赤芍等配伍。

4. 治血栓闭塞性脉管炎，患肢足部呈暗红或青紫色，属气滞血瘀型者，常与当归、桃仁、赤芍、乳香、没药等合用。

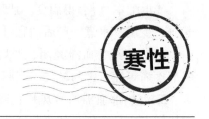

第 99 篇

常山使之截疟

【按语】

常山，始载于《神农本草经》，是一种小灌木，根入药，其叶子即为蜀漆，味苦、辛，性寒，入肺、心、肝经，主要作用是涌吐与治疟疾。疟疾多因为痰饮积聚，古有无痰不成疟之说，而常山能去老痰积饮，俗有"疟疾好不了，常山用得少"之说，因此常山为疟家要药。因常山涌吐作用强大，甚至超过瓜蒂，因此在使用治疗疟疾时，须用上等酒久炒，即能消减涌吐之效。

【文献记载】

《神农本草经》：主伤寒寒热，温疟，鬼毒，胸中痰结，吐逆。

《名医别录》：疗水胀，洒洒恶寒，鼠瘘。

《药性论》：治诸疟，吐痰涎，去寒热，项下瘤瘿。

《本草纲目》：常山、蜀漆，有劫痰截疟之功，须在发散表邪及提出阳分之后，用之得宜，神效立见，用失其法，真气必伤。常山、蜀漆，生用则上行必吐，酒蒸炒熟用则气稍缓，少用亦不致吐也。

《药性歌括四百味》：常山苦寒，截疟除痰。解伤寒热，水胀能宽。

《药品化义》：常山……宣可去壅，善开结痰，凡痰滞于经络，悉能从下涌上。

《本草蒙筌》：截温疟吐痰沫殊功，解伤寒驱寒热立效。水胀堪逐，鬼蛊能消。勿滚热下咽，必露冷过宿（凡服此，须头晚煎熟，露天空下一宿，次早才服）。

《玉楸药解》：吐痰泻水，消胀除瘿。常山苦寒迅利，排决痰饮，能吐能下。

《医学衷中参西录》：常山，善消脾中之痰，为治疟疾要药。少服，则痰可徐消，若多服即可将脾中之痰吐出，为其多服即作呕吐，故诸家本草谓其有毒。医家用之治疟，亦因此不敢多用，遂至有效有不效。若欲用之必效，当效古人一剂三服之法，用常山五六钱，煎汤一大盅，分五六次徐徐温饮下，即可不作呕吐，疟疾亦有八九可愈。

【临床应用】

1. 古方选

《易简方》截疟七宝饮：治阳经实疟，用常山（酒炒）、草果（煨）、槟榔、厚朴、青皮、陈皮、甘草等分。水酒各半煎，露之，发日早晨温服。

《补缺肘后方》：治胸中多痰，头疼不欲食及饮酒，用常山四两，甘草半两。水七升，煮取三升，内半升蜜，服一升，不吐更服。无蜜亦可。

2. 疟疾

《集思医案》：疟疾一症不外少阳治法，亦不外小柴胡。视其寒多热多加减，三发后加常山以驱之。此常法也。然亦有久病责之少阴太阴者。癸巳十月，顺德何某，（厉）省瑞和祥。患疟疾，过服攻伐，二月余不愈，胃口日损，形容憔悴，六脉微弱。每日午后先由背冷，旋而遍体毛窍洞开，寒冻异常，少顷乃热，汗出即退。夫背为阳中之阳，背寒已有阳虚之兆。仲师有附子汤治背恶寒法，因思此症有热，附子汤未尽中肯，改用二加龙骨汤，三服痊愈。此责之少阴者也。老城黄某，患三阴疟，三日一发，热少寒多，食少神倦，月余未愈。予拟补中益气汤加常山叶酒炒五服，痊愈。此责之太阴者也。

3. 神乱

刘渡舟医案：董某，男，28岁。因精神受到刺激而犯病。心中烦躁不安，或胆怯惊怕，或悲伤欲哭，睡眠不佳，伴有幻听、幻视、幻觉三幻症。胸中烦闷难忍。舌苔白厚而腻，脉弦滑。辨为肝气郁滞，痰浊内阻而上扰心宫。

处方：桂枝6g，生姜9g，蜀漆4g（以常山代替），龙骨12g，牡蛎12g，黄连9g，竹茹10g，郁金9g，菖蒲9g，胆星10g，大黄9g。

服药2剂，大便作泻，心胸顿觉舒畅。上方减去大黄，又服3剂后，突然呕吐痰涎盈碗，从此病症大为减轻。最后用涤痰汤与温胆汤交叉治疗而获痊愈。

【选方组药】

《得配本草》：畏石乳。忌葱、菘菜。伏砒石。

配小麦、竹叶，入心，治温疟（散心火）；配乌梅、穿山甲，入肝；配草果、槟榔，入脾；配秫米、麻黄，入肺；配龙骨、附子，入肾；佐丹砂，劫诸疟；佐甘草，治肺疟（一吐而愈）；佐大黄，治热疟（一利而愈）；佐川连，治久疟；佐槟榔，治瘴疟（入膜原，除疟之窠）；佐乌梅，治肾疟。生用则吐，熟用稍缓。酒浸一宿，晒干，甘草水拌蒸，或瓜蒌汁拌炒用，或醋拌炒。疟非瘴气积痰而成者禁用。非好酒浸透炒熟，禁用（恐令人吐）。

1. 治胸中痰饮，配伍甘草、蜜，煎汤服，有较强的涌吐作用。

2. 治疟疾，常与草果、槟榔、青皮等组成，如截疟七宝饮，用水酌加酒煎，于疟发前 2 个小时服，可治疟疾久发不止。

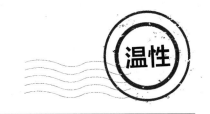

温性

第 100 篇

阿魏用之消癥

【按语】

阿魏，始载于《唐本草》，是伞形科植物新疆阿魏树的树脂，味苦、辛，性温，入脾、胃经。有消积、化瘕、散痞、杀虫之效。阿魏具有强烈而持久的大蒜样臭气，故又称"臭阿魏"，用口尝之味苦辣如蒜样。《增广贤文》讲"黄金无假，阿魏无真"。古代阿魏多为进口，一般很难找到真的阿魏，若是没有那股臭气，一定是假的。而阿魏虽臭，却能除臭气，古代人得传染病死后，尸体发出的腐臭味如果没有及时清理，正常人闻了就很容易传染，此时就需要用阿魏磨粉冲服，可以抗瘟疫，杀疫虫。但由于其极臭，人服用常难以接受，故极少用到。

【文献记载】

《唐本草》：主杀诸小虫，去臭气，破癥积，下恶气。

《千金翼方》：主一切痓恶气。

《海药本草》：主心腹中冷。

《日华子本草》：治传尸，破癥癖，冷气，辟温，治疟，兼主霍乱心腹痛，肾气，温瘴，御一切蕈菜毒。

《本草会编》：解自死牛、羊、马肉诸毒。

《本草通玄》：截疟，止痢，解毒，止臭。

《本草汇言》：阿魏化积、堕胎、杀虫之药也。其气辛烈而臭，元人入食料中，能辟一切禽兽鱼龟腥荤诸毒。凡水果、蔬菜、米、麦、谷、豆之类，停留成积者，服此立消。气味虽有秽恶，然不大损胃气，故方脉科每需用而不弃也。

《玉楸药解》：阿魏辛烈臭恶，化血积血癥，固瘕（犷颏）疝，杀小虫，消疟母，辟瘟疫瘴疠之灾，解蘑菰牛马之毒。

【临床应用】

《医学纲目》阿魏丸：治小儿食积，症见腹如蜘蛛状、肚痛、小便白浊，用阿魏（醋浸一宿，研如泥）半两，黄连（炒）半两，花碱（研如粉）三钱，山楂肉一两，连翘一两半，半夏（皂角浸一宿）一两。上为末，炒神曲糊丸，如萝卜子大。每服二十丸，空心米饮下。

《济生方》阿魏丸：治气积、肉积、心腹膨满、结块疼痛，或引胁肋疼痛，或痛连背脊，不思饮食，用木香（不见火）、槟榔各半两，胡椒、阿魏（用醋化开）各二钱半。上为细末，用阿魏膏子，并粟米饭，杵和为丸，如桐子大。每服四十丸，不拘时候，生姜皮汤下。

《本经逢原》：久疟用阿魏、朱砂等分为末，米糊丸皂子大，空心人参汤服一丸即愈。

《太平圣惠方》：治牙痛，用阿魏、臭豆各一分。上药同研如粉，以面糊和丸，如绿豆大。每用一丸，绵裹，随患处左右插在耳门内。

王谬《百一选方》：夔州潭远病疟半年。故人窦叟授方：真阿魏、好彤砂各一两，研匀，米糊和，丸皂子大。每空心人参汤化服一丸，即愈。世人治疟，惟用常山，砒霜毒物，多有所损。此方平易，人所不知。

【选方组药】

《得配本草》：得朱砂为丸，截疟。配蒌仁，治痢疾。配五灵脂、狗胆汁，治噎膈痞积。

阿魏木内之汁。置铜器一宿，沾处白如银汞者真。研细，热酒器上过入药用。虚气作痞者禁用。

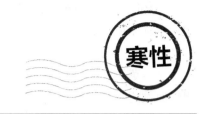

寒性

防己、木瓜除下肢之湿肿（之防己）

【按语】

防己，始载于《神农本草经》，列为中品。防己有两种种类，一为防己科的汉防己，一为马兜铃科的广防己，即木防己。古籍记载汉防己长于治水，木防己长于治风，一般常用为汉防己，因木防己服多后易导致肾功能损伤。

防己因有"如险健之人，幸灾乐祸，能首为乱阶，若善用之，亦可御敌"而得名。味苦、辛，性寒，入膀胱、肺经。辛以散风，苦以泄湿，寒能清热，善走下行，既能祛筋骨间风湿而通经络止痛，又能泄脏腑之水湿而消水肿，故有祛风湿止痛、利水退肿之功效。凡风湿痹痛、水肿脚气、小便不利、湿疹等均可应用。如经方中的防己黄芪汤，则是以防己配合黄芪、白术、甘草等，专治虚寒型水肿。

【文献记载】

《神农本草经》：味辛，平。主治风寒，温疟，热气，诸痫，除邪，利大小便。

《名医别录》：主治水肿，风肿，去膀胱热，伤寒，寒热邪气，中风，手脚挛急，止泄，散痈肿，恶结，诸蜗疥癣，虫疮，通腠理，利九窍。

《本草乘雅》：防，防御；己，己土。此得水用，不令土有少犯，然性流离解散，当善驭之，则为通剂之巨擘。

《本草拾遗》：汉（汉防己）主水气，木（木防己）主风气，宣通。作藤著木生，吹气通一头，如通草。

陶弘景：防己是疗风要药。汉防己是根，入膀胱，去身半以下湿热；木防己是苗，走阳蹻，治中风挛急，风痹湿热。

《药性论》：能治湿风，口面㖞斜，手足疼，散留痰，主肺气嗽喘。

《药类法象》：疗腰以下至足湿热肿盛、脚气。补膀胱，去留热，通行十二经。

《景岳全书》：去湿热水肿，利大小便，解诸经热壅肿痛，湿热脚气，通九窍热闭，逐膀胱肝肾湿热，及热毒诸疮、湿热生虫等症。

【临床应用】

1. 古方选

《本草汇言》：治水臌胀，用汉防己一两，生姜五钱。同炒，随入水煎服，半饥时饮之。

《本草切要》：治脚气肿痛，用汉防己、木瓜、牛膝各三钱，桂枝五分，枳壳一钱。水煎服。

《儒门事亲》：治肺痿喘嗽，用汉防己为细末。每服三钱，浆水一盏，同煎至七分，和滓温服之。

《外台秘要》：防己与泽兰等分共制散剂服用，治产后水肿。

2. 慢性肾炎

岳美中经验：特发性水肿、功能性水肿、急慢性肾小球肾炎、慢性风心病、肺心病等以浮肿为主要表现时可用本方，肝硬化腹水也可参照使用。岳美中曾治一名 40 岁男患者，患慢性肾炎，多年不愈，下肢沉重，胫部浮肿，累及足跟痛，且汗出恶风，脉浮，舌质淡白，边有齿痕。尿蛋白（+++），红白细胞（+）。岳老投防己黄芪汤：防己 18g，生黄芪 24g，白术 9g，炙甘草 9g，生姜 9g，大枣 4 枚（擘）。嘱其长期服用。患者连续服此方 10 个月，检查尿蛋白（+），又持续 2 个月，尿蛋白消失，一切症状痊愈。

3. 代谢性疾病

《北京中医杂志》：一些代谢性疾病也有应用本方的机会。如痛风、糖尿病、高脂血症、单纯性肥胖症等。李春生用本方加味治疗 2 例肥胖病合并高脂血症，经 3 个月左右，均大为好转。处方：黄芪 30g，防己 12g，白术 10g，甘草 4g，生姜 6g，大枣 3 枚，决明子 20g，黄芩 10g（《中医药学报》1983，5：36）。阮士军也曾用本方加味治疗一名肥胖患者，防己、黄芪俱用 60g，另加去湿利水之药，治疗 2 个月，体重恢复至以前水平。

【选方组药】

《得配本草》：恶细辛。得葵子，通小便淋涩；配知、柏，去下焦湿肿；配桃仁，治大便秘；佐胆草，治胁痛；使胆星，治热痰；合威灵，治肩臂痛。

热在上焦勿用。防己下焦药。气分风热小便不通，元气虚弱，阴虚内热，病后虚渴，皆禁用。

1. 治风湿热邪壅滞经络，关节红肿热痛之热痹尤甚，常与滑石、薏苡仁、赤小豆等同用，如宣痹汤。

2. 治风湿寒痹，与乌头、肉桂等同用，如防己汤。

3. 治下焦湿热壅盛所致的水肿胀满、小便不利，常与椒目、葶苈子等同用，如己椒苈黄丸。

4. 治虚寒性水肿，常与黄芪、白术、甘草等同用，如防己黄芪汤。

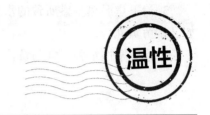

温性

第 101 篇下

防己、木瓜除下肢之湿肿（之木瓜）

【按语】

木瓜，始载于《名医别录》，味酸，性温，入肝、脾经，有平肝舒筋、和胃化湿之效。《本草纲目》记载"木瓜处处有之，而宣城者最佳"，故又称为宣木瓜，这是可以入药的，我们平常所食的水果木瓜，是 17 世纪从南美洲流传过来的番木瓜品种，入药效果则不如传统木瓜。安徽宣城种植的宣木瓜，已有 1500 余年历史，早在南北朝时期已定为"贡品"，足见其珍贵。

木瓜是一味能祛风湿的舒筋活络药，有明显的香气，能芳香醒脾，补土和胃，临床多用炒木瓜，能柔肝止泻，收涩之力更强。木瓜能平肝气，以舒筋解痉，与芍药相配，则专能去足膝抽动。

【文献记载】

《名医别录》：味酸，温，无毒。主治湿痹邪气，霍乱，大吐下，转筋不止。

《本草拾遗》：本功外，下冷气，强筋骨，消食，止水痢后渴不止，作饮服之。又脚气冲心，取一颗去子，煎服之，嫩者更佳。又止呕逆心膈痰唾。

《日华子本草》：止吐泻，奔豚及脚气水肿，冷热痢，心腹痛，疗渴，呕逆，痰唾等。

《本草衍义》：得木之正，故入筋。此物入肝，故益筋与血。病腰肾脚膝无力，此物不可阙也。

《本草蒙筌》：气脱能固，气滞能和。平胃以滋脾，益肺而去湿。助谷气，调荣卫，除霍乱，止转筋。凡转筋时，但呼其名及书木瓜字于病处皆愈，莫晓其义。脚气能驱，水痢可禁。

《药性解》：主脚气水肿、心腹冷热痛及奔豚，去湿气，调荣卫，助谷气，和脾胃，止吐泻。忌犯铁器。

《日用本草》：治脚气上攻，腿膝疼痛，止渴消肿。

【临床应用】

1. 古方选

《鸡峰普济方》：木瓜汤治泻不止，用米豆子二两，木瓜、干姜、甘草各一两。为细末，每服二钱，米饮调，不以时。

《奇效良方》：治干脚气，痛不可忍者，用干木瓜一个，明矾一两，煎水，趁热熏洗。

《孟诜方》：治脐下绞痛，用木瓜一二片，桑叶七片，大枣三枚（碎之）。以水二升，煮取半升，顿服之。

内蒙古《中草药新医疗法资料选编》：治荨麻疹，用木瓜六钱，水煎，分二次服，每日一剂。

《证治准绳》：鸡鸣散治脚气疼痛，不问男女皆可服。如人感风湿流注，脚足痛不可忍，筋脉浮肿，宜服之。槟榔七枚，陈皮（去白）、本瓜各一两，吴茱萸、紫苏叶各三钱，桔梗（去芦）、生姜（和皮）各半两。上细切，只作一遍煎，用水三大碗，慢火煎至一碗半，去渣，再入水二碗煎渣，取一小碗，两次药汁相和，安置床头，次日五更，分作三五服，只是冷服，冬月略温服亦得。

2. 风湿痹痛

《本事方》：安徽广德人顾安中到府应考，患脚气筋急腿肿，不能行走，只好乘船回家。

在船上，他将两脚搁在一包装货的袋上。下船时，发现肿胀减轻，疼痛也减少。甚为惊奇，便问："船家袋中装的是何物？"船家答道："野木瓜。"顾安中回家后，即买来野木瓜切片盛于袋中。每日将脚搁在上面。不久，脚气肿病痊愈。

3. 消渴

龚士澄经验：消渴患者，夜间多饮多尿，侵扰睡眠，春夏尚可，入冬尤觉难安，每欲制约夜间尿频，以利休眠。教以宣木瓜 15g，煎汤入保温瓶，备夜间渴时饮用。另以木瓜 2～3 枚置床上，令闻其香。上法初用不应，必待三四日以后，小便次数即渐减，旬日以后渴饮亦渐少。此虽非根治方法，因其有"扬汤止沸"之用，故患者亦称善。

4. 手足转筋

柏超经验：笔者常用单味木瓜每日 15g 泡茶饮服，治疗因阳气虚损、寒湿凝滞所致手足转筋疗效甚佳。一般服后当日转筋次数显减或消失，可再服药 1 周以巩固疗效。如治刘某，女，58 岁。初诊，近 2 个月来每晚手足转筋，轻则一夜三四次，重则十多次。发作时疼痛不已，需人使劲揉按良久才慢慢缓解，且夜尿频数多达 5 次以上。舌胖嫩、苔白腻，脉沉细。嘱以木瓜泡开水饮服，当晚即未发转筋，夜尿也明显减少，继服 1 周，随访至今未再发作。

【选方组药】

《得配本草》：酸、涩、温。入手足太阴，兼足厥阴经血分。

得桑叶，治霍乱腹痛；配槟榔，治脚气冲心；配杜仲酒，治久痢。木瓜行筋骨之湿，杜仲合筋骨之离，用以收之，痢疾自止。佐生地，加乳、没，治颈强筋急；肝肾受邪也。和青盐、甘菊、艾茸，治肾脏虚冷，气攻腹胁，胀满疼痛。调鳝鱼涎，贴反花痔疮。多食损齿及骨，病癃闭。血虚脚软者禁用。

1. 治风湿寒痹，可与独活、防风、川乌等祛风散寒药同用。

2. 治风湿热痹，可与秦艽、防己等祛风湿清热药同用。

3. 治湿阻中焦，吐泻不止，脚腓转筋，挛急疼痛，偏寒者，常与吴茱萸、小茴香等温中燥湿药同用；偏热者，则与黄连、薏苡仁等清热除湿药同用。

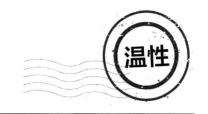

温性

第 102 篇上

菖蒲、远志通心腹之神明（之菖蒲）

【按语】

菖蒲，始载于《神农本草经》，列为上品，味辛、苦，性温，入心、胃经，属开窍类药，有化湿开胃、开窍豁痰、醒神益智之功。菖蒲有两种，一种是生长在水沟淤泥里的叫水菖蒲，一种是生长在山间流水石上的叫石菖蒲。临床入药则以后者，又称九节菖蒲，因其一寸之内有九个节。凡有节者，必有通利之功，如竹子有节，则竹沥、竹叶、竹茹都有通利之效。

菖蒲色微红，气味芳香，能入心，有开九窍要药之美名，对一切痰迷心窍，痰阻窍闭之症，如抑郁、健忘、癫痫等神志疾患，以及耳鸣、鼻塞、小便癃闭等九窍疾病，菖蒲皆有奇效。

【文献记载】

《神农本草经》：味辛，温。主治风寒湿痹，咳逆上气，开心孔，补五脏，通九窍，明耳目，出音声。

《名医别录》：主治耳聋、痈疮，温肠胃，止小便利，四肢湿痹，不得屈伸，小儿温疟，身积热不解，可作浴汤。久服聪耳明目，益心智。

《本草纲目》：治中恶猝死，客忤癫痫，下血崩中，安胎漏，散痈肿。捣汁服，解巴豆、大戟毒。

《本草新编》：凡心窍之闭，非石菖蒲不能开。

《神农本草经百种录》：菖蒲能于水石中横行四达，辛烈芳香，则其气之盛可知，故入于人身，亦能不为湿滞痰涎所阻。

《本草蒙筌》：主手足湿痹，可使屈伸；贴发背痈疽，能消肿毒。下气除烦闷，杀虫愈疥疮。消目翳，去头风。开心洞达出音声，益智慧通窍虚灵。劫耳聋耳鸣，禁尿遗尿数。腹痛或走者易效，胎动欲产者即安。鬼击懵死难苏，急灌生汁；温疟积热不解，宜浴浓汤。单味入酒煎，疗血海败，并产后下血不止；细末铺席卧，治遍身毒，及不痒发痛疮疡。

【临床应用】

1. 古方选

《梅氏验方新编》治痰迷心窍，用石菖蒲、生姜。共捣汁灌下。

《千金方》定志小丸：治心气不定，五脏不足，甚者忧愁悲伤不乐，忽忽喜忘。朝差暮剧，暮差朝发，狂眩，用菖蒲、远志各二两，茯苓、人参各三两。上四味末之，蜜丸，饮服如梧子大七丸，日三次。

《江西草药》：治中暑腹痛，用石菖蒲根三至五钱。磨水顿服。

《本草衍义》：有人患遍身生热毒疮，痛而不痒，手足尤甚，然至颈而止，粘着衣被，晓夕不得睡，痛不可任。有下俚教以菖蒲三斗，锉，日干之，桩罗为末，布席上，使病疮人恣卧其间，仍以被衣覆之。既不粘着衣被，又复得睡，不五七日之间，其疮如失。后自患此疮，亦如此用，应手神验。

2. 失音

汤宗明经验：名老中医汤宗明治疗语言謇涩，甚不能言，用石菖蒲、竹茹、天竺黄宣窍豁痰；若因肾虚精不上承者，加巴戟天、仙茅补肾填精。尤石菖蒲最需重用，用量 25 ～ 30 g，鲜者更妙。《神农本草经》谓石菖蒲有"开心孔、通九窍、明耳目、出声音"之功。足见用之治失语，恰当不过。

3. 朱良春经验

近年来对心肌炎或冠心病而见心律不齐、心悸怔忡，夹有痰浊，苔白腻者，恒以石菖蒲、炙远志各 3g，泡汤送服"刺五加片"，每服 4 片，每日 3 次，颇收佳效。盖取菖蒲、远志宁心化痰，调畅心气；刺五加增强机体抵抗力，调节心脏功能，三者合用，相得益彰，宜其效著也。

又，梅核气一病，多由情怀抑郁、痰气交阻所致。石菖蒲既长于治痰，又兼有理气之功，故用之甚为合拍。临床上常在半夏厚朴汤等方剂中加用此药，可以提高疗效。尝见慢性气管炎患者服石菖蒲后，可使痰量锐减，其专于治痰之功，于兹可见矣！

4. 助读书

党伟龙总结古籍：服食菖蒲、远志以助读书的做法，每每见于记载，最早的数晋代道家名著《抱朴子·仙药》："韩终服菖蒲十三年，身生毛，日视书万言，皆诵之。""陵阳子仲服远志二十年，有子三十七人，开书所视不忘。"

若菖蒲、远志同用，便成为一个助读的小方子，如明代陈嘉谟《本草蒙筌·石菖蒲》曰："今读书士，亦或取和远志为丸，朝夕吞服。盖因目击其说，欲假以开聪明、益智慧之一助也"。菖蒲、远志治健忘症，成为流行于读书人群体的日常保健品。

5. 痰饮留胸

石恩骏经验：余曾患痰饮伏留上焦之症，胸闷气促，全身乏力，心率慢至 45 次 / 分，疑有心肌损害，苔黄腻脉滑迟，以痰热之辨用黄连温胆汤未效，加石菖蒲 12g 于方中数剂而愈。

【选方组药】

《得配本草》：秦皮、秦艽为之使。恶麻黄、地胆。忌饴糖、羊肉、铁器。

配白面，治肺虚吐血；配补骨脂，治赤白带下；配蛇床，搽阴汗湿痒；佐四君，治下痢噤口；佐犀角、地黄，治神昏。热邪去，则胞络清。掺黑獖猪心蒸食，治癫痫。

治痢，米泔浸蒸熟用；治风，桑枝同蒸；通心气，蜜炒捣汁服。解巴豆、大戟毒。

1. 治中风痰迷心窍之神志昏乱，常配伍半夏、天南星、橘红等同用。

2. 治痰热蒙蔽之高热、神昏谵语，常配伍郁金、栀子、竹沥等，如菖蒲郁金汤。

3. 治健忘，常配伍人参、茯苓、远志等，如不忘散。

4. 治阴虚火旺之健忘多梦，常配伍龟甲、龙骨、远志同用、如孔子枕中散。

5. 治心气不足，心神失养，常配伍补气安神之品，与人参、茯苓、酸枣仁等同用，如安神定志丸。

6. 治湿热泻痢，不纳水谷者，常配伍黄连、陈皮、莲子，如开噤散。

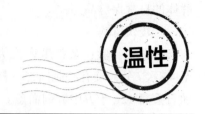

温性

第 102 篇下

菖蒲、远志通心腹之神明（之远志）

【按语】

远志，始载于《神农本草经》，列为上品，味苦、辛，性温，入心、肾、肺经，有宁心安神、化痰开窍、消痈疽之效。远志有一最大效用，则是在治疗健忘方中，都是不可或缺的，入菖蒲篇提到的组方孔圣枕中丹、不忘散、读书丸、定志小丸等，皆是以远志为主药。远志的功效与菖蒲很相似，能交通心肾，故治失眠、健忘；能开心窍、化寒痰，故治癫痫、狂症。

用远志时，以去心的为佳，因远志中的心效果不大，同时，远志有一定的刺激胃黏膜的作用，故临床对咳嗽痰多，难咳出者可用之，但有胃炎、胃溃疡者应慎用，为防止其涌吐，可以蜜炙或甘草汁煮后再用。

【文献记载】

《神农本草经》：味苦，温。主治咳逆伤中，补不足，除邪气，利九窍，益智慧，耳目聪明，不忘，强志，倍力。

《名医别录》：主利丈夫，定心气，止惊悸，益精，去心下膈气，皮肤中热、面目黄。久服好颜色。

《本草纲目》：治一切痈疽。

《本草蒙筌》：增益智慧不忘，和悦颜色耐老。仍利九窍，亦补中伤。咳逆能驱，惊悸可止。治小儿惊痫客忤，疗妇人血禁失音。

《神农本草经读》：心为一身之主宰，凡耳目口鼻之类，无一不待其使令，今得远志以补之，则九窍利，智慧益，耳聪目明，记不忘，志强力壮，所谓天君泰然，百体从令者此也。

《本草分经》：能通肾气，上达于心而交心肾。泄热利气，散郁，利窍豁痰，兼治痈疽。

《本草新编》：能解毒，安心气，定神益智，多服强记，亦能止梦遗，乃心经之药，凡心经虚病俱可治之。

《医学衷中参西录》：味酸微辛，性平。其酸也能阖，其辛也能辟，故其性善理肺，能使肺叶之阖辟纯任自然，而肺中之呼吸于以调，痰涎于以化，即咳嗽于以止矣。若以甘草辅之，诚为养肺要药。至其酸敛之力，入肝能敛戢肝炎，入肾能固涩滑脱，入胃又能助生酸汁，使人多进饮食，和平纯粹之品，夫固无所不宜也。若用水煎取浓汁，去渣重煎，令其汁浓若薄糊，以敷肿疼疮疡及乳痈甚效，若恐其日久发酵，每一两可加蓬砂二钱溶化其中。

【临床应用】

1. 古方选

《圣济总录》远志汤：治久心痛，用远志（去心）、菖蒲（细切）各一两。上二味，粗捣筛，每服三钱匕，水一盏，煎至七分，去滓，不拘时温服。

《仁斋直指方》：治喉痹作痛，用远志肉为末，吹之，涎出为度。

《本草汇言》：治气郁成鼓账，诸药不效者，用远志肉四两（麸拌炒）。每日取五钱，加生姜三片煎服。

《陕西中草药》：治神经衰弱之健忘心悸、多梦失眠，用远志（研粉），每服一钱，每日二次，米汤冲服。

2. 膏淋（淋病）

《名医类案》：一官员年五十，忧劳成疾，脉弱肉脱，小便淋沥，白如膏饴，官医说这叫膏淋，用六君子加远志，一服有奇功。

3. 一切痈疽

石恩骏经验：远志除邪气者，除热毒、痰毒之邪气也。远志能消痈散肿，《本草纲目》记载其"治一切痈疽"。余云一切痈疽皆有痰热之毒也。余治急性乳腺炎等痈疽，单用远志为末，温黄酒吞服 6～9g，或用甜酒酿与水各半煎服 15g 服之，同时用醋调远志末敷患处有良效。此方法也可用于一般之痈疽疖肿者。

【选方组药】

《得配本草》：得茯苓、龙骨、冬葵子良。畏珍珠、藜芦、杀天雄、附子、乌头毒。

得甘草、陈皮，治脾经郁结；配川贝、茯神，除痰郁，开心窍；佐茯苓，入肾经以泄邪；佐麦冬，散心郁以宁神。若无邪，则散心之正气。研末嗅鼻，治脑风头痛。

心虚不寐用之则有怔忡之患；肾气不足用之恐过提肾气。二者禁用。

1. 治心肾不交之心悸、失眠、健忘，常配伍熟地、茯苓、五味子等，如远志丸。

2.治痰多黏稠，咳吐不爽，常配伍杏仁、桔梗、甘草等化痰止咳之品。

3.治痫症抽搐，常配伍天南星、天麻、全蝎等化痰息风之品。

4.治癫狂发作，常配伍石菖蒲、白矾、郁金等豁痰开窍药。

第 103 篇

壮腰膝莫如虎骨

因虎骨是我国名贵珍稀动物药材之一，虽有固肾益精、强筋健骨、益智延年、舒筋活血、通血脉、强筋健骨等功效。但自 1993 年 5 月 29 日起，国家正式禁止出售、收购、运输、携带、邮寄虎骨，并取消虎骨的药用标准，不得再用虎骨制药，与虎骨有关的所有中药、成药停产。因而在此便不再论述虎骨。

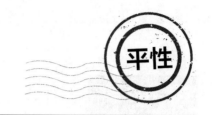

平性

第 104 篇

定惊悸当用茯神

【按语】

茯神，始载于《神农本草经》，列为上品，是茯苓的菌核，寄生在松树上的真菌，形态与茯苓相同，中间有一松树根贯穿。味甘、淡，性平，入脾、心经，有宁心、安神、平肝镇惊、利水之功。与茯苓功效相同，古籍记载"茯神抱木心而生，以此别于茯苓。《名医别录》谓茯神平，总之，其气味与性应是茯苓一体，茯苓入脾肾之用多，茯神入心之用多"，故心虚惊悸、健忘失眠、惊痫等症，则多用茯神，以安心神。二者也多相须为用，对治水火不济之心慌心悸、少气懒言、夜寐不宁，多有良效。

【文献记载】

《名医别录》：疗风眩，风虚，五劳，口干。止惊悸，多恚怒，善忘。开心益智，养精神。

《药性歌括四百味》：茯神补心，善镇惊悸。恍惚健忘，兼除恚怒。

《药性论》：主惊痫，安神定志，补劳乏；主心下急痛坚满，小肠不利。

《本草再新》：治心虚气短，健脾利温。

《本草纲目》：《神农本草经》只言茯苓，《名医别录》始添茯神，而主治皆同。后人治心病必用茯神，故洁古张氏谓"风眩心虚非茯神不能除，然茯苓未尝不治心病也"。

《药品化义》：茯神，其体沉重，重可去怯，其性温补，补可去弱。戴人曰："心本热，虚则寒。如心气虚怯，神不守舍，惊悸怔忡，魂魄恍惚，劳怯健忘，俱宜温养心神，非此不能也。"

【临床应用】

1. 古方选

《百一选方》朱雀丸：治心神不定、恍惚不乐，用茯神二两（去皮），沉香半两。并为细末，炼蜜丸，如小豆大。每服三十丸，食后人参汤下。

《杨氏家藏方》茯神丸：治心虚血少，神不守舍，多惊恍惚，睡卧不宁，用人参（去芦头）、茯神（去木）、黄芪（蜜炙）、熟干地黄（洗，焙）、当归（洗，焙）、酸枣仁（去皮，炒）、朱砂（别研，一半入药，一半为衣）。上件各等分，为细末，炼蜜为丸，如梧桐子大。每服三十丸，煎人参汤下。

《圣济总录》茯神汤：治虚劳烦躁不得眠，用茯神（去木）、人参各一两，酸枣仁（炒，去皮，别研）五两。上三味粗捣筛。每服三钱匕，以水一盏，入生姜半分，拍碎，煎至七分，去滓，空腹温服，日二夜一。

2. 急性昏厥

《要药分剂》：肝风内煽，发厥不省人事者，余每重用茯神木治之，无不效，盖此证虽属肝，而内煽则必上薄于心，心君为之不宁，故致发厥。茯神本治心，而中抱之木又属肝，以木制木，木平则风定，风定则心宁，而厥自止也。

【选方组药】

1. 配合欢花，治阴虚血少之心神失濡、忧郁不乐、虚烦不眠及多梦易醒等症。

2. 配栀子，能除烦安神，为血虚阴亏，心神不宁之妙品。

3. 配白芍，治营血不足，肝木失濡，心神失养所致的肝气郁结之心神不宁、焦虑恍惚等症。

4. 配桂枝，能利水除湿。桂枝得茯苓不发表而专于化气行水，茯苓得桂枝通阳除湿，利水除湿功效大增。

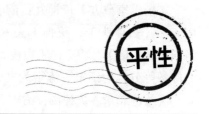

平性

第105篇

阿胶止嗽而止血

【按语】

阿胶，始载于《神农本草经》，列为上品，是黑驴皮经熬制而成的胶。驴在五行中属火（心），黑色又属水（肾），皮毛亦为肺所主，因此阿胶能入心、肾、肺三经，同时具有水火既济（心肾相交），金水相生之功，能养血、滋阴、补肾。阿胶还有祛风润燥、补血安胎之功。平常养阴之药多滋腻，易生痰，而唯独阿胶虽滋阴却同时能化痰，因其取山东阿井水所致，阿井水质地很重，行下趋，喝后气能迅速往下走，涤荡体内的污垢，阿胶以此能有化瘀之效。

阿胶以山东东阿产的为佳，好的阿胶多为深墨绿色，气味清香，但由于制作工序繁杂，用药量大，因此市面上造假者愈多，很难找到真正如法炮制的道地东阿阿胶。

【文献记载】

《神农本草经》：味甘，平。主治心腹内崩，劳极洒洒如疟状，腰腹痛，四肢酸疼，女子下血，安胎。

《名医别录》：主丈夫少腹痛，虚劳羸瘦，阴气不足，脚酸不能久立，养肝气。

《本草拾遗》：凡胶俱能疗风，止泄，补虚。驴皮胶主风为最。

《药性赋》：保肺益金之气，止嗽蠲咳之脓。补虚安妊之胎，治痿强骨之力。

《本草纲目》：疗吐血衄血，血淋尿血，肠风下痢，女人血痛血枯，经水不调，无了、崩中带下，胎前产后诸疾。男女一切风病，骨节疼痛，水气浮肿，虚劳咳嗽喘急，肺痿唾脓血，及痈疽肿毒。和血滋阴，除风润燥，化痰清肺，利小便，调大肠，圣药也。

《本草经疏》：阿胶，其功专在于水。按：阿井在山东兖州府东阿县，乃济水之伏者所注，其水清而重，其色正绿，其性趋下而纯阴，与众水大别。

《本草蒙筌》：风淫木旺，遍疼延肢体能驱；火盛金虚，久咳唾脓血即补。养血止吐衄崩带，益气扶羸瘦劳伤。利便闭，调猪苓汤吞；禁胎漏，加四物汤服。定喘促，同款冬紫菀；止泻痢，和蜜蜡黄连。安胎养肝，坚骨滋肾。

《本草新编》：益肺之妙剂，生阴之灵药，多用固可奏功，而少用亦能取效。

【临床应用】

1. 古方选

《圣济总录》阿胶饮：治久咳嗽，用阿胶（炙燥）一两，人参二两。上二味，捣罗为散，每服三钱匕，豉汤一盏，入葱白少许，同煎三沸，放温，遇嗽时呷三五呷；依前温暖，备嗽时再呷之。

《太平圣惠方》：治大衄，口耳皆出血不止，用阿胶半两（捣碎炒令黄燥），蒲黄一两。上药捣细罗为散，每服二钱，以水一中盏，入生地黄汁二合，煎至六分，不计时候，温服。

2. 崩漏

黄煌医案：朱某，女，48 岁，有糖尿病史 10 年。就诊主诉月经净后复来，淋漓不尽，专科医院欲做诊刮，遭拒绝，改服中药。此时月经已经半月未净，色暗红，挟有血块，患者睡眠障碍，每夜仅 3 小时左右，头昏，口干苦，舌质红苔剥，食欲缺乏，上腹部不适，有痞闷重压感，按之疼痛。用黄连阿胶汤加减：黄连 3g，黄芩 12g，白芍 12g，阿胶 15g（烊化），生地 30g，生甘草 3g。2 剂而血止，睡眠也好转。后常服此方，血糖值亦趋正常。

3. 严重失眠

刘渡舟经验：李某，男，49 岁。患失眠已 2 年，西医按神经衰弱治疗，曾服用多种镇静安眠药物，收效不显。自诉：入夜则心烦神乱，辗转反侧，不能成寐。烦甚时必须立即跑到空旷无人之地大声喊叫，方觉舒畅。询问其病因，素喜深夜工作，疲劳至极时为提神而常饮浓咖啡。习惯成自然，致入夜则精神兴奋不能成寐，白天则头目昏沉萎靡不振。视其舌光红无苔，舌尖宛如草莓之状红艳，格外醒目，切其脉弦细而数。处以黄连阿胶汤，3 剂便能安然入睡，心烦意乱不发，续服 3 剂，不寐之疾从此而愈。

4. 顽固皮肤病

大塚敬节经验（《汉方诊疗三十年》）：约 30 年前，余妻子为顽固皮肤病而苦恼。其疹稍圆，两颊中心向外扩展，瘙痒，略赤而干燥，可见小落屑。受强风吹或日光晒，色更赤，瘙痒加剧。投与大柴胡加石膏、大黄牡丹皮汤加苡薏仁、桂枝茯苓丸、黄连解毒丸等，治疗百余日均不愈反而病情恶化。因此，经仔细考虑，阿胶、芍药润皮肤之干燥，黄连、黄芩解赤热，故予黄连阿胶汤。用1服赤色消退，1周后痒止，约1个月痊愈。发疹主要见于颜面，隆起低而不甚显著，以指抚摸，稍稍粗糙。略带赤色而干燥，很少作痒。以有米糠状落屑，受风吹或日晒即恶化为目标，其后治愈数例妇女皮肤病。

5. 胎长缓慢

殷德憬经验：妊娠4～5个月，乳房不胀，腹仍不膨者，断不可误诊为经闭。余习医之时，随父应诊数例，皆因母体虚弱，妊娠之后，胎元缺乏营养，以致胎儿不长，或胎长缓慢。家传经验方：以真阿胶15g，糯米60g煮粥，每日分3～4次，加白糖调服，连服1～2个月，可保胎长无虞。

【选方组药】

《得配本草》：得火良。薯蓣为之使。畏大黄。得人参，正瞳仁；得滑石，利前阴；佐川连，治血痢；君生地，治大衄吐血。胶能降火归元。和血，酒蒸；止血，蒲黄炒；止嗽，蛤粉炒；清火，童便化。肺气下陷，食积呕吐，脾胃虚弱，三者禁用。

1. 治血虚萎黄之头晕心悸、月经不调，量少甚至经闭诸症，可单用黄酒炖服，也可配伍熟地黄、当归，如阿胶四物汤。

2. 滋养安胎，常配伍当归、地黄、艾叶等。

3. 治阴虚肺热之燥咳少痰、痰中带血者，常配伍马兜铃、牛蒡子、杏仁等同用，如补肺阿胶汤。

4. 治燥邪伤肺之干咳无痰、心烦口渴、鼻燥咽干者，常配伍桑叶、杏仁、麦冬等，如清燥救肺汤。

5. 治肺肾阴虚之劳嗽咳血者，常配伍麦冬、天冬、川贝母、百部等，如月华丸。

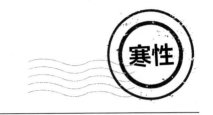

第 106 篇

牡蛎涩汗而涩精

【按语】

牡蛎，始载于《神农本草经》，列为上品，即浅海贝壳。味咸，性微寒，入肝、胆、肾经。牡蛎有生牡蛎和煅牡蛎之分，生牡蛎长于平肝潜阳、软坚散结，有化痰之功，专化体内顽固老痰，如瘰疬、瘿瘤、肿瘤等因气滞血凝所致的病理产物，皆可以生牡蛎治之，著名的消瘰丸，则是以生牡蛎为主药，配伍玄参、贝母。煅牡蛎即是炒过或烧过的牡蛎，长于收敛固涩、制酸止痛，多与龙骨相须为用，对于人体精关不固之遗精、泄泻、遗尿、汗出不止等症，著名的经方龙牡桂枝汤、柴胡加龙牡汤，则是以此二药为主。

【文献记载】

《神农本草经》：味咸，平。主治伤寒、寒热，温疟洒洒，惊恚怒气，除拘缓，鼠瘘，女子带下赤白。久服强骨节，杀邪鬼。

《名医别录》：主除留热在关节荣卫，虚热去来不定，烦满，止汗，心痛气结，止渴，除老血，涩大小肠，止大小便，治泄精、喉痹、咳嗽、心胁下痞热。

《本草拾遗》：捣为粉，粉身，主大人小儿盗汗。和麻黄根、蛇床子、干姜为粉，去阴汗。

《药性赋》：其用有四。男子梦寐遗精，女子赤白崩中；荣卫往来虚热，便滑大小肠同。

《海药本草》：治伤寒热痰，能补养安神，治孩子惊痫。

《本草纲目》：化痰软坚，清热除湿，止心脾气痛，痢下赤白浊，消疝瘕积块，瘿疾结核。

《医学衷中参西录》：若作丸散，亦可煅用，因煅之则其质稍软，与脾胃相宜也。然宜存性，不可过煅，若入汤剂仍以不煅为佳。今用者一概煅之，殊非所宜。

【临床应用】

1. 古方选

《金匮要略》栝楼牡蛎散：治百合病，渴不瘥者，用栝楼根、牡蛎（熬），等分。为细末，饮服方寸匕，日三服。

傅滋《医学集成》：治小便淋闭，服血药不效者，用牡蛎、黄柏（炒），等分。为末，每服一钱，小茴香汤下取效。

《千金方》：治崩中漏下赤白不止，气虚竭，用牡蛎、鳖甲各三两。上二味，治下筛，酒服方寸匕，日三服。

《肘后方》：治金疮出血，用牡蛎粉敷之。

2. 瘰疬

张锡纯经验：曾治一少年，项侧起一瘰病，其大如茄，上连耳，下至缺盆。求医治疗，言服药百剂，亦不能保其必愈。而其人家贫佣力，为人芸田，不唯无钱买许多药，即服之亦不暇。然其人甚强壮，饮食甚多，俾于一日三餐之时，先用饭汤送服牡蛎细末七八钱，一个月之间消无芥蒂。

3. 胁肋痛

章次公经验：《黄帝内经》以肝脉贯膈布胁肋，故胁肋痛，近世无不责之肝病者，凡古医书上所谓胁肋痛，其中大部分为肋骨神经痛，肋骨神经痛大都发于女子。据吾人经验所得，胁肋痛用芳香行气药，而其痛益甚者，当改用所谓养血柔肝药，并重用牡蛎，盖牡蛎具镇静之功，故治之有效。

4. 单用牡蛎治亡阴证

双安安经验：某妪，年逾七旬，夏月伤暑，发热，便泻，日 20 行，经用多种抗生素及补液治疗不效，而改服中药。首用芍药汤、左金丸、四君子汤多方，数更其医，终不见效。用芍药汤则便泻反剧，用四君子汤则烦躁不安，病家延我诊治，视其头汗不止，形体枯槁，舌光如镜，便泻日 10 余行，泻物少而稠，腥而不臭，余无所苦，脉小细数。此阴伤而下焦不固也，若用苦寒，则有化燥之势；而用阴柔，则阴为泻用；但用温补，必助其热。唯塞流固津乃当务之急。吾仿吴氏一甲煎法，令以生牡蛎 120g 煎服，家人疑之，曰："能愈？"答："姑妄试之。"翌日，病家喜来相告："吾母重病月余，所用药需用箩装，而病反剧，岌岌待毙，且寿木已备，今用药只 5 分钱，便泻即止，真菩萨也！"后嘱以靡粥自养而痊愈。

【选方组药】

《得配本草》：得甘草、牛膝、远志、蛇床子良。贝母为之使。恶麻黄、吴茱萸、辛夷。

得杜仲，止盗汗，加麻黄根更好；得玄参，治男女瘰疬；得柴胡，治肠痛；配大黄，消痈肿；配鳖甲，消胁积；合贝母，消痰结；合花粉，消瘿瘤，并治伤寒百合变渴；同干姜末，水调，涂阴囊水肿。热如火，若干燥再涂炎，小便利自愈。

1.治肝肾阴虚，肝阳上亢所致的眩晕耳鸣症，常配伍龟甲、白芍、龙骨等，如镇肝息风汤。

2.治热盛伤阴，虚风内动所致的四肢抽搐等症，常配伍滋生地黄、龟甲、鳖甲等，如大定风珠。

3.治心神不宁之惊悸怔忡、失眠多梦等症，常配伍龙骨，如龙骨牡蛎汤；亦可配伍酸枣仁、朱砂等安神之品。

4.治血瘀气滞的癥瘕积聚，常配伍莪术、丹参、鳖甲等活血行气，消癥散结之品。

5.治正虚不固的滑脱不禁证，如自汗、盗汗，常配伍黄芪、浮小麦等，如牡蛎散。

6.治疗肾虚滑精、遗精，常配伍沙苑子、龙骨、芡实等。

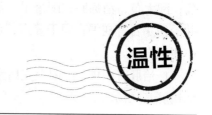

第 107 篇

羌活散风，除骨节之疼

【按语】

羌活，始载于《神农本草经》，是伞形科植物羌活的根及根茎，是一味解表药，主产于西部高原。古人将羌活与独活视为一物，而自唐宋以后，则准确指出"独活、羌活乃一类二种，以中国者为独活，西羌者为羌活"（出自《本草纲目》）。二者功效相似，均能祛风湿、止痛、解表，以治风寒湿痹、风寒挟湿表证、头痛。但羌活性较燥烈，发散力强，常用于风寒湿痹，痛在上半身者；独活性较缓和，发散力较羌活为弱，多用于风寒湿痹在下半身者（第109 篇会具体论述独活）。

羌活味辛、苦，性温，入膀胱、肾经，是解表药中发散风寒之力极其强悍且雄烈的一味，既能驱散风寒，还能止痛、除湿，较之防风更胜，对于感冒夹湿所致的全身酸楚、头痛如裹、肢体沉重，常少不了羌活，唐宋以后的治感冒时方，常以羌活为主药，如九味羌活汤、羌活胜湿汤，因此有"非时感冒仙药"之美誉。

【文献记载】

《神农本草经》：羌活主风寒所积，女子疝瘕，能止痛。

《药性论》：能治贼风，失音不语，多痒血癞，手足不遂，口面歪斜，遍身痹。

《药类法象》：治肢节疼痛，为君，通利诸节如神，手足太阳风药也。

《药性赋》：其用有五。散肌表八风之邪，利周身百节之痛，排巨阳肉腐之疽，除新旧风湿之症，乃手足太阳表里引经之药也。

《本草经疏》：羌活气雄，独活气细。故雄者治足太阳风湿相搏，头痛肢节痛，一身尽痛者，非此不能除，乃却乱反正之主君药也。

《本经逢原》：风能胜湿，故羌活能治水湿，与芎藭同用，治太阳、厥阴头痛，发汗散表，透关利节，非时感冒之仙药也。昔人治劳力感寒，于补中益气汤中用之，深得补中寓泻之意。

《本草备要》：泻肝气，搜肝风，治风湿相搏，本经（太阳）头痛，督脉为病，脊强而厥，刚痉柔痉，中风不语，头旋目赤。

《本草纲目》：羌活、独活皆能逐风胜湿，透关利节，但气有刚、劣不同尔。《素问》云："从下上者，引而去之。"二味苦辛而温，味之薄者，阴中之阳，故能引气上并，通达周身，而散风胜湿。唐刘师贞之兄病风，梦神人曰："但取胡王使者浸酒服，便愈。"师负访问，皆不晓。复梦其母曰："胡王使者，即羌活也，松而用之，兄疾遂煎。"

【临床应用】

1. 古方选

《医学心悟》羌活附子汤：治客寒犯脑，脑痛连齿，手足厥冷，口鼻气冷之症，用羌活一钱，附子、干姜各五分，炙甘草八分。水煎服。

《外台秘要》：历节风痛，用独活、羌活、松解等分，以酒煮过，每日空心饮一杯。

2. 上肢痹痛

吴立文经验：上肢痹痛多风患，下肢痹痛多湿患，此乃一般规律。引药的选用，应将其作用趋向与针对病因的治疗作用结合起来。风药多升散，作用趋上，故上肢痹痛，多选用羌活、防风、桂枝、白芷等，其中尤以羌活为要。羌活是治疗上肢肘、腕及肩关节痹痛的主要用药，但治痹用量应大于治风寒感冒之量，常用 15～30g，用《百一选方》之蠲痹汤重用羌活，加桂枝、威灵仙、天仙藤、鸡血藤、僵蚕，对上肢风寒痹痛有较好的治疗作用。

3. 改善微循环（脑髓病、偏头痛、中风、脱发）

谢海洲经验：谢老治疗脑髓病、颅脑损伤后遗症等，在应用补肾养脑、血肉有情之品的同时，常加羌活取其推动吸收，其促动作用远胜于陈皮、枳实。

刘敏霞经验：治疗偏头痛 68 例，以川芎、白芷、羌活、延胡索、地龙、红花、桃仁、三七为基本方，随症加减，总有效率为 86.7%。方中重用羌活 50g。

朱树宽经验：在参与中西医结合治疗中风后遗症的过程中，朱氏通过数百例患者的观察，深感羌活在救治中风过程功不可没，同时也真正体会到当初导师的经验之谈：治疗中风偏瘫，羌活不可用晚，黄芪不可用早。

王幸福医案：我曾治一例脱发青年，在校大学生，22 岁，男性，开始用验方乌发丸加减，其药组成：生首乌、黑芝麻、女贞子、旱莲草、桑椹、霜桑叶、生地、菟丝子、杜仲、金樱子、桃仁、红花、豨莶草、侧柏叶、怀牛膝等，

15 服药后，仅止住发，生发寥寥无几，见效缓慢。后思之良久，觉得药是正确，但是输送到头顶末梢的力量不足，于是在上方加入羌活 25g，又服 10 服，新发已大面积长出黄绒毛，密密麻麻，甚是喜人，后继续用此方加工成蜜丸，服了 3 个月，头发长好，又黑又密。此案取效之快，关键就在于加入了羌活一药，有效地改善了微循环，头皮毛囊可以理解为血管末梢之地。

4. 肠鸣久泻

高天辉经验：高氏对脾虚型泄泻采用参苓白术散加减治疗，一般可获效。如果疗效不佳，尤其伴有肠鸣不减者，则配羌活、白芷各 9g，多数患者经服 3～7 剂后即可见效。

久泻以脾虚湿盛为基本病机，《素问·风论》有"久风入中，则为肠风飧泄"的记载。羌活、白芷均属祛风药，风药多燥，脾又喜燥而恶湿，脾宜升则健，故风药能使脾阳升，湿浊运，阳升湿化则脾土健旺，也有助祛湿之功，即《黄帝内经》所云"风能胜湿"。现代药理证实，多数祛风药有抗炎、抗菌（肠道杆菌为主）、兴奋迷走神经、调节肠管蠕动与分泌作用，从而改善消化、吸收功能，缓解肠鸣、泄泻等症。白芷散风燥湿，生肌止痛排脓，李东垣指出羌活"若补脾胃，非此引用不能行""白芷气性芳香，能通窍止久泻，并为疮疡常用药"。故两药伍用，对肠鸣久泻不愈有独特疗效。

【选方组药】

《得配本草》：配独活、松节，酒煎，治历节风痛；君川芎、当归，治头痛脊强而厥；太阳、少阴督脉为病，使细辛，治少阴头痛，少阴入顶；和莱菔子同炒香，只取羌活为末，每服二钱，温酒下，治风水浮肿。

除风湿，宜重用；表风寒，须轻用。气血虚而遍身痛者禁用。

1. 治风寒湿邪之容面肌肤、麻木不仁、手足缓弱者。常配伍白术、姜黄、防己、甘草等。

2. 治膝肿疼痛、下肢枯瘦、拘挛不伸之鹤膝风者，常配伍川芎、附子、黄芪、杜仲等。

3. 治水湿内聚之四肢肿满、两目浮肿、小便短少者，常配伍大戟、葶苈子、泽泻、猪苓等。

4. 治暴发火眼、目赤肿痛、口渴咽干，常配伍升麻、葛根、川芎、蝉衣等。

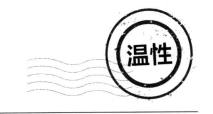

第 108 篇

款冬止嗽，降肺火之升

【按语】

款冬花，始载于《神农本草经》，列为中品，是菊科款冬的花蕾，色紫，因其在冬天开花，故名冬花。款为动词，即指到了冬天就开花。味微苦而辛，性温，入肺经，款冬花蜜炙味甘而润，苦降肺之逆气，性温而不燥，是润肺下气、止咳化痰之良药，治嗽之要药，凡一切咳嗽，无论外感内伤、寒热、虚实、新久皆可用之，对肺寒咳嗽尤宜。款冬与紫菀功效相同，二者常相须为用，紫菀长于祛痰，款冬花长于止咳平喘，二者优势互补，专治痰咳痰喘等症。

【文献记载】

《神农本草经》：味辛，温。主治咳逆上气，善喘，喉痹，诸惊痫，寒热邪气。

《名医别录》：主消渴，喘息呼吸。

《药性论》：主疗肺气心促，急热乏劳，咳连连不绝，涕唾稠黏，治肺痿肺痈吐脓。

《日华子本草》：润心肺，益五脏。

《本草蒙筌》：润肺泻火邪，下气定喘促。却心虚惊悸，去邪热惊痫。补劣除烦，洗肝明目。

《本草分经》：能使肺邪从肾顺流而出。

《长沙药解》：降逆破塑，宁嗽止喘，疏利咽喉，洗涤心肺而兼长润燥。

《药品化义》：款冬花，味苦主降，气香主散，一物而两用兼备。故用入肺部，顺肺中之气，又清肺中之血。专治咳逆上气，烦热喘促，痰涎稠黏，涕唾腥臭，为诸症之要剂，如久嗽肺虚，尤不可缺。

《本草衍义》：有人病嗽多日，或教以然款冬花三两枚，于无风处，以笔管吸其烟，满口则咽之，数日效。

【临床应用】

1. 古方选

《太平圣惠方》紫菀散：治久嗽不止，用紫菀三两，款冬花三两。上药粗捣罗为散，每服三钱，以水一中盏，入生姜半分，煎至六分，去滓温服，日三四服。

《医学从众录》款冬冰糖汤：治小儿咳嗽，并大人咳嗽方，用款冬花（三钱），晶糖（五钱），将二味放茶壶内，泡汤当茶吃，自然渐愈。

2. 支气管扩张

《新中医》：有妇人素有咯血史，冬天因为受寒，复发咳嗽，医院诊断为支气管扩张，服药后咳嗽不止，后来用款冬花30g，分为3份，只用了第1份加2块冰塘、泡开水1大碗，频频饮服，第2天居然咳止，病愈。

3. 款冬花诗

唐朝著名诗人张籍，在当时被称为"贫病诗人"，主要是因为他家境贫寒，一生体弱多病。有一年初春，正是春雪消融之时。张籍外出踏青，行至一庙前歇息时，正遇一位老僧采药，两人相谈甚欢。老僧说起手中的一种草药，就指点张籍："这药名为款冬花，春秋采摘为佳，善治咳嗽，莫不药到咳止，屡试屡效……"张籍告别老僧后，已是日落西山。

有次外感风寒，张籍连续咳嗽不绝，因无钱医治，病情渐重。张籍心焦如焚，却也一筹莫展。突然想起那位僧人说起的款冬花，治疗久咳特别有效。于是，他吩咐家人采摘款冬花服用。煎服几次后，病情大减，咳嗽也好了。

一次偶然所闻，却会在数年后得以亲身验证。张籍对中药款冬花的由衷赞美，即兴留下了一首诗：僧房逢着款冬花，出寺吟行日已斜，十二街中春雪遍，马蹄今去入谁家。

【选方组药】

《得配本草》：得紫菀良。杏仁为之使。畏贝母、麻黄、辛夷、黄芩、黄芪、连翘、青葙。恶玄参、皂荚、硝石。

配白薇、贝母、百部，治鼻塞；配川连，敷口疳；烧烟以筒吸烟之，治久嗽。阴虚火动，肺气虚咳，二者禁用。

1. 治外感风寒之咳喘痰多，常配伍麻黄、细辛、半夏等，如射干麻黄汤。

2. 治肺热暴咳，常配伍知母、桑白皮、贝母、杏仁等，如款冬花汤。

3. 治喘咳日久，咳痰带血者，常与百合同用，如百花膏。

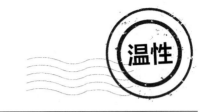

温性

第 109 篇上

独活、寄生理脚膝之风湿（之独活）

【按语】

独活，始载于《神农本草经》，列为上品，是伞形科植物毛党规或牛尾独活、软毛独活的根及根茎。味辛、苦，性微温，入肾、膀胱经，与羌活一样，皆有祛风解表、胜湿止痛之效。独活性缓，解表之力不如羌活，但常用于祛风湿方，对治风湿痹症，如独活寄生汤。而止痛作用，独活偏重于少阴，少阴主里，如跌打损伤导致的筋骨痛、肾虚火衰牙痛等，常以独活治之。

羌活、独活常相须为用，治疗风寒湿痹，一身尽痛等，是祛风湿、止痛的常用药。为化简，医者常直接写"二活"，即指羌活、独活。

【文献记载】

《神农本草经》：味苦，平。主治风寒所击，金创，止痛，奔豚，痫，女子疝瘕。

《名医别录》：主治诸贼风，百节痛风无久新者。

《药性解》：主新旧诸风湿痹，颈项难伸，腰背酸疼，四肢挛痿。

《药类法象》：足少阴肾行经药也。若与细辛同用，治少阴经头痛如神。一名独摇草，得风不摇，无风自摇动。

《本草乘雅》：动摇万物者莫疾乎风。故万物莫不因风以为动摇，唯独活不然。有风，独立不动；无风，独能自摇。

《药品化义》：独活，能宣通气道，自顶至膝，以散肾经伏风，凡颈项难舒，臀腿疼痛，两足痿痹，不能动移，非此莫能效也。能治风，风则胜湿，专疏湿气，若腰背酸重，四肢挛痿，肌黄作块，称为良剂。又佐血药，活血舒筋，殊为神妙。故独活其功有二：诸风掉眩，颈项难伸；诸寒收引，腰脚不利。

《本草正义》：独活专力下焦风湿，两足痛痹，湿痒拘挛。

《本草经疏》：羌活气雄，独活气细……细者治足少阴伤风头痛，两足湿痹不能行动，非此不能除，而不治太阳之证，名列君部之中，非比柔懦之主。

【临床应用】

1. 古方选

《千金方》：治齿根动痛，用生地黄、独活各三两。上二味细切，以酒一升渍一宿，含之。

《小品方》一物独活汤：治产后中风，虚人不可服他药者，用独活三两。以水三升，煮取一升，分服。耐酒者亦可以酒水等煮之。

《千金方》：治风著人面，引口偏著耳，牙车急，舌不得转，用独活三两，生地黄汁一升，竹沥一升。上三味，合煎取一升，顿服之。

2. 治腰腿疼

《备急千金要方》：治腰背痛，独活寄生汤。夫腰背痛者，皆由肾气虚弱，卧冷湿地当风得之。不时速治，喜流入脚膝为偏枯、冷痹、缓弱疼重，或腰痛、挛脚重痹，宜急服此方。

天津名老中医王士福在《治痹之秘在于重剂》一文中谈到"如疼痛较重，舌苔白厚而滑者加独活一味，此药不但有疏风散湿之功，若用至60g既有镇痛之神效又无副作用"。

曾治一张姓患者，55岁，男，系西安市长安区农民。由于长年在外做小生意卖面皮，起早贪黑，劳苦作累，患下了腰腿疼，天气一变冷，腰就僵硬板滞，弯不下腰，并疼痛不已。这次病又犯了，专门从大南郊赶来找我，要求中医治疗。

刻诊：1.75m左右的个子，人微胖，面略苍暗，舌淡苔白腻，脉寸浮滑关尺沉细。口述：这两天腰疼得直不起来，啥活也干不成，眼睛还上火，干痛，饮食一般，小便略热黄，大便正常。贴了几张追风透骨膏，不起作用。西医拍X光片，有腰椎增生。辨证：寒湿浸注，经络痹阻，郁久化热，灼伤肝肾。

出方：独活45g，桑寄生30g，杜仲30g，续断15g，怀牛膝15g，桂枝15g，秦艽12g，细辛10g，防风10g，党参15g，茯苓15g，白术12g，炙甘草10g，当归10g，川芎10g，赤芍15g，生地15g，石斛15g，密蒙花12g，夏枯草15g，5服，水煎服。加白术有肾着汤之意，密蒙花夏枯草去肝火。1周后复诊，腰已不甚痛了，已能直起。

3. 肝炎后胁痛

杜曦经验：在一次学术活动中，上海市崇明区中心医院蔡丽乔医师介绍独活有治疗肝炎后胁痛的作用，我应用于临床取得了满意的效果。曾治疗43例，其中治愈39例，好转4例。一般服3～10剂即可达止痛效果。临床上凡肝炎后证属肝郁气滞、脾胃虚弱、肝胆湿热、瘀血阻滞而出现胁痛，在辨证用药的基础方中加入小剂量（成人一般用 6g）的独活，胁痛常能应手而愈。但独活辛温，故肝阴不足的患者慎用。

【选方组药】

《得配本草》：君地黄，治风热齿痛；使细辛，疗少阴头疼。

阴虚者禁用；为补血之使，亦能舒筋活络，但不宜久用；盛夏不宜轻用。

1. 治感受风寒湿邪的风寒湿痹，肌肉、腰背、手足疼痛，常与当归、白术、牛膝等同用，如独活汤。

2. 治痹证日久正虚，见腰膝酸软、关节屈伸不利者，常与桑寄生、杜仲、人参等配伍，如独活寄生汤。

3. 治牙痛，独活以酒煎热含漱，亦可与细辛、川芎、羌活、生地黄等同用，散寒止痛之效更佳，如独活散；若风火牙痛，牙龈红肿者，可配石膏、升麻、细辛等以散风清热而消肿止痛。

4. 治两脚风湿疼痛、软弱，难于行走者，常配伍牛膝、木瓜、续断等。

5. 治风湿性关节炎而偏虚寒性者，常配伍桑寄生、川断、补骨脂、威灵仙、牛膝等。

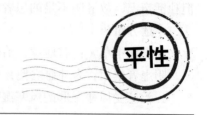

平性

第 109 篇下

独活、寄生理脚膝之风湿（之寄生）

【按语】

桑寄生，始载于《神农本草经》，列为上品，是桑树上寄生的植物，主产于两广与四川地区。味苦、甘，性平，入肝、肾二经，能祛风化湿、强筋壮骨。平常植物的根都需要扎在泥土里，而唯独桑寄生的根是扎在树里，上有风露滋润，下有桑树之精气滋养，不沾一点泥土污浊，故古人言其能"滋养血脉于空虚之地"。与桑树功用相通，桑枝能走四肢，而桑寄生则走脊背，可祛脊背间风邪，许多强直性脊柱炎常会用到桑寄生。

桑寄生还有安胎之效，因其为树之寄生，带"子象"，同气相求，配合阿胶、艾叶等，专治胎动不安，效果极佳。由于桑寄生感桑树之精气而生，一些桑农看到桑树上长寄生，都会把它砍掉，以防汲取树的营养，所以现在市面上大多是其他树上长的寄生，形状虽相似，但药力远不及桑寄生，纯粹的桑寄生已经少之又少。

【文献记载】

《神农本草经》：味苦，平。主治腰痛，小儿背强，痈肿，安胎，充肌肤，坚发齿，长须眉。

《名医别录》：主治金创，去痹，女子崩中，内伤不足，产后余疾，下乳汁。

《药性论》：能令胎牢固，主怀妊漏血不止。

《日华子本草》：助筋骨，益血脉。

《本经逢原》：性专祛风逐湿，通调血脉。

《湖南药物志》：治肝风昏眩，四肢麻木，酸痛，内伤咳嗽，小儿抽搐。

《本草蒙筌》：外科散疮疡，追风湿，却背强腰痛笃疾；女科安胎孕，下乳汁，止崩中漏血沉疴。健筋骨，充肌肤，愈金疮，益血脉。长须长发，坚齿坚牙。川续断与桑寄生，气味略异，主治颇同，不得寄生即加续断。

《本草崇原》：寄生感桑气而寄生枝节间，生长无时，不假土力，夺天地造化之神功。主治腰痛者，腰乃肾之外候，男子以藏精，女子以系胞。寄生得桑精之气，虚系而生，故治腰痛。

【临床应用】

1. 古方选

《太平圣惠方》：治妊娠胎动不安，心腹刺痛，用桑寄生一两半，艾叶半两（微炒），阿胶一两（捣碎，炒令黄燥）。上药，锉，以水一大盏半，煎至一盏，去滓。食前分温三服。

《杨氏护命方》：治下血止后，但觉丹田元气虚乏，腰膝沉重少力，用桑寄生，为末。每服一钱，非时白汤点服。

《濒湖集简方》：治膈气，用生桑寄生捣汁一盏。服之。

2. 开闭通络起中风

孔伯华经验：孔老治疗中风疗效卓著，往往是一天一换方，不留后遗症。孔老认为中风发病颇急，盖早有前因，尤推朱丹溪氏火气痰郁之说，认为闭者较多，脱者较少，闭者宜开，常用桑寄生为主豁痰开窍，通络涤痰，少者15～18g，多者用至30g。常配伍天竺黄、蝉衣、竹茹、莲子心。大多一二剂取效，能迅速改善中风症状。

3. 降血压、利尿

龚士澄经验（《临证方药运用心得》）：桑寄生有降血压和利尿作用，对血管硬化性高血压、原发性高血压均有效。我们体会本品尤其适用于肝肾阴虚、肝阳上亢之高血压。一次用桑寄生15g与怀牛膝10g，加入六味地黄丸内煎服，阴虚火炎于上者，加入知柏地黄丸内煎服。

4. 治久咳

郭成林经验：桑寄生治疗久咳是笔者在临床上偶然所得。王某，女，36岁。平素体质较弱，因感冒咳嗽，用抗生素治疗10余日未愈而求治于中医。患者痰黄而少，难以咳出，口渴，舌苔薄黄，脉数。治以清热化痰止咳。服药10剂，效果不佳。后因患者腰痛，在原方基础上加入桑寄生一味，药后不但腰痛好转，咳嗽亦明显减轻。效不更方，继用3剂而愈。此后每遇久咳患者，在随证方药中加入桑寄生一味，每获良效。

5. 治心律失常

罗铨经验：云南省名中医罗铨教授积40年临床经验，用桑寄生治疗心律失常，屡获效验。涂某，女，34岁。患者有风湿性心脏病史10余年，1周前感冒后出现心慌、喘促不能平卧、双下肢水肿、小便短少、神疲乏力、舌质淡苔薄白、脉结代。心电图示：心房纤颤伴频发室性早搏。辨证为气虚血瘀、水湿内停。治以益气活血、利水化湿。处方：黄芪 30g，西洋参 15g，鸡血藤 15g，血竭 6g，五加皮 10g，丹参 15g，红花 10g，车前子 15g，琥珀末 3g，甘草 10g。服上方 3 剂后小便量增加，喘促明显好转，但心慌不减，心电图检查结果同前，上方去琥珀末，加桑寄生 30g，又服 3 剂后心慌明显好转，心电图检查室性早搏已减为偶发，再进 3 剂后室性早搏消失。

【选方组药】

《得配本草》：配阿胶，治胎动腹痛；配芎、防，治下痢脓血。

1. 治风湿痹痛、腰膝酸痛等，常与独活、牛膝、杜仲、当归等同用，如独活寄生汤。

2. 治肝肾虚损，冲任不固之胎漏、胎动不安，常与艾叶、阿胶、杜仲、川续断等配伍。

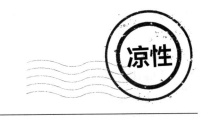

凉性

薄荷、白芷散头额之风疼（之薄荷）

【按语】

薄荷，始载于《本草纲目》。味辛，性凉，入肺、肝经，薄荷在发散风热药中，是发汗解表力最强的一味药，张锡纯称之为"温病宜汗解者之要药"——温病发汗用薄荷，犹伤寒发汗用麻黄也。薄荷味芳香，能除湿辟秽，治夏令暑湿所致的腹痛吐泻等。

薄荷功用与荆芥十分相似，皆能解表清头目、利咽喉、止痒透疹，二者常相须为用，如荆防败毒散、银翘散、防风通圣散等方，皆少不了此二药。而薄荷还有疏肝之效，能治疗肝郁气滞，如逍遥散中取薄荷，即是此意。

【文献记载】

《药性论》：能去愤气，发毒汗，破血，止痢，通利关节。

《日华子本草》：治中风失音，吐痰，除贼风，疗心腹胀，下气，消宿食及头风等。

《本草衍义》：小儿惊风、壮热，须此引药。治骨蒸热劳，用其汁与众药熬为膏。

《主治秘诀》：去高巅及皮肤风热。

《本草纲目》：利咽喉，口齿诸病，治瘰疬疥，风瘙瘾疹。揉叶塞鼻，止衄血。

《本草蒙筌》：下气令胀满消弭，发汗俾关节通利。清六阳会首，驱诸热生风。退骨蒸解劳乏，善引药入荣卫。乃因性喜上升，小儿风涎尤为要药。

《本草分经》：发汗，能搜肝气而抑肺盛，宣滞解郁，散风热，通关窍。

《医学衷中参西录》：味辛，气清郁香窜，性平，少用则凉，多用则热（如以鲜薄荷汁外擦皮肤少用殊觉清凉，多用即觉灼热）。其力能内透筋骨，外达肌表，宣通脏腑，贯穿经络，服之能透发凉汗，为温病宜汗解者之要药。

若少用之，亦善调和内伤，治肝气胆火郁结作疼，或肝风内动，忽然痫痉瘛疭，头疼目疼，鼻渊鼻塞，齿疼咽喉肿疼，肢体拘挛作疼，一切风火郁热之疾，皆能治之。痢疾初起挟有外感者，亦宜用之，散外感之邪即以清肠中之热，则其痢易愈。

【临床应用】

1. 古方选

《简便单方》：清上化痰，利咽膈，治风热，用薄荷末炼蜜丸，如芡子大，每嗽一丸。白砂糖和之亦可。

《明目经验方》：治眼弦赤烂，用薄荷，以生姜汁浸一宿，晒干为末，每用一钱，沸汤泡洗。

《永类钤方》：治风气瘙痒，用大薄荷、蝉蜕等分为末，每温酒调服一钱。

《普济方》：治血痢，用薄荷叶煎汤单服。

2. 董平经验

董氏以单味鲜薄荷治疗重症典型病案3例，效佳（现摘录2例）。

（1）发热不退：魏某，男，83岁。主诉：因发热3日不退，上门求诊。症见：壮热口微渴，头痛目眩，面赤气粗，咽喉肿痛，小便短赤，舌红苔黄腻，脉滑数有力。证属：风热外感，湿热交蒸。治法：疏散风热，利湿祛邪。方用：取鲜薄荷1株（约50g），沿根剪断，以净水去杂质，掐寸段，置锅中，放水3杯（约150 ml）煮沸离火，微温频服，取微汗、小便频止。第2天汗自出，小便勤，全服后脉静身凉痊愈而安。

（2）晨起下痢：葛某，男，21岁。症见：身热灼手（体温38.9℃），腹痛拒按，晨起下痢9次，赤多白少，里急后重，纳呆腹胀，面萎黄，神情差，口臭味秽，舌红苔黄厚腻，脉洪滑而数。证属：外感时痢。治法：疏散外部，祛湿止痢。药用：取鲜薄荷2株（约100g）方法同上，病祛痢止。

3. 久咳不愈

祝谌予医案：钩藤配薄荷主治久咳不愈，是名老中医祝谌予发掘的民间验方。20世纪30年代曾治疗一例久咳不愈的老年妇女，经多方医治无效，后服用某民间验方霍然而愈，索方观之，仅用钩藤、薄荷两味，沸水冲后代茶频饮。钩藤甘寒，入肝、心包经，息风解痉而轻清透热；薄荷辛凉，入肺、肝经，清热透表而芳香疏风，二药相伍，清肺平肝、疏风清热、利咽止咳，且用沸水冲饮取其轻扬之性，适用于肺肝风热之咽痒喉干、久咳不愈。后祝谌予凡遇此病，用之颇验。

【选方组药】

《得配本草》：配生地、春茶，治脑热鼻渊；配花粉，治热痰；配蝉蜕、僵蚕，治风瘙瘾疹；配生姜汁，治眼弦赤烂；配白蜜、白糖，化痰利咽膈。入逍遥散，疏肝郁；捣取自然汁，滴耳；捣取自然汁，和姜汁、白蜜，擦舌苔语涩；揉叶塞鼻，止衄血。取汁滴鼻中即止。

新病瘥人，服之令虚汗不止；瘦弱人，久服动消渴病。肺虚咳嗽，客寒无热，阴虚发热，痘后吐泻者，皆禁用。

1. 治外感风热及温病初起，头痛、发热、微恶寒者，常与荆芥、连翘、银花等配伍，如银翘散。

2. 治风热壅盛所致的咽喉肿痛，常与桔梗、僵蚕、荆芥等配伍，如六味汤。

3. 治麻疹初期，或风热外束肌表而疹发不畅，常与蝉蜕、荆芥、牛蒡子、连翘等同用，如加减葛根汤。

4. 治肝气郁滞之胸闷、胁肋胀痛，常与白芍、柴胡等同用，如逍遥散。

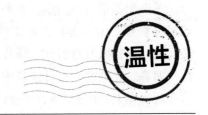

温性

第 110 篇下

薄荷、白芷散头额之风疼（之白芷）

【按语】

白芷，始载于《神农本草经》，列为中品，是伞形科植物白芷的根，颇似胡萝卜，但为白色，气味芳香，故名白芷。味辛，性温，入肺、胃经，有发散风寒、通窍止痛、燥湿止带、消肿排脓之功。白芷专能行阳明经，故可治眉棱骨痛、额头痛、鼻塞等。外用还可祛斑美容，是美容要药，古籍中亦多记载其能"去面皯""长肌肤，润泽颜色"（医案附下）。

白芷辛香温燥，善祛风，专能治妇人漏下赤白，配伍黄柏一类的清热燥湿药效佳。同时白芷的燥湿还可用于皮肤湿疹、湿疮等。

【文献记载】

《神农本草经》：味辛，温。主治女人漏下赤白，血闭，阴肿，寒热，风头侵目泪出，长肌肤润泽，可作面脂。

《名医别录》：主治风邪，久渴，吐呕，两胁满，风痛，头眩，目痒。

《药性论》：能治心腹血刺痛，除风邪。

《日华子本草》：治目赤努肉，及补胎漏滑落，破宿血、补新血。

《滇南本草》：祛皮肤游走之风，止胃冷腹痛寒痛，周身寒湿疼痛。

《本草纲目》：治鼻渊鼻衄，齿痛，眉棱骨痛，大肠风秘，小便去血，妇人血风眩晕，反胃吐食。

《本草分经》：通窍发表，除湿热，散风热，治头目诸疾。

《本草蒙筌》：乃本经头痛中风寒热解利之要药，亦女人漏下赤白血闭阴肿之仙丹。宜炒黑用。作面脂去面癥，散目痒止目泪。去肺经风寒，治风通用；疗心腹血痛，止痛多宜。外散乳痈背疮疡，并用调治。与细辛、辛夷作料，治久患鼻塞如神。

【临床应用】

1. 古方选

《丹溪心法》：治眉框痛，属风热与痰，用黄芩（酒浸炒），白芷。上为末，茶清调二钱。

《十便良方》：治大便风秘，用香白芷炒为末，每服二钱，米饮入蜜少许，连进二服。

《卫生易简方》：治肿毒热痛，用醋调白芷末敷之。

《百一选方》：王定国病风头痛，至都梁求明医杨介治之，连进三丸，实时病失，恳求其方，则用香白芷一味，洗晒为末，炼蜜丸、弹子大，每嚼一丸，以茶清或荆芥汤化下，遂命名都梁丸。

2. 外用祛斑美容

余国俊经验：余氏临床常遇面部无明显色素异常，但欲使皮肤柔嫩细滑且增白的患者，便告其自制白芷美容膏。挑选大而色纯白、无霉迹的白芷饮片200g，碾为极细末。每次取30g，掺入一小瓶市售婴幼儿护肤品中充分搅拌和匀。气温在20℃以上时宜放入冰箱冷藏。用法：每晚取此膏适量代替护肤品搽面，至少保留1小时，临睡前用软纸揩去（勿用水洗），次晨才洗脸。连用半个月后可改为2～3天搽次。经数十位中青年女性验证，坚持3～6个月，可使面部皮肤柔嫩细滑，且有一定增白作用。

3. 祖传止血粉

刘桂康经验：刘桂康医师之父行医60余载，有一祖传外伤秘方止血粉。止血粉组成：羌活、白芷等分为末，过80目筛，装入瓷瓶备用。使用方法：新鲜伤口（创口损伤在4小时内），消毒后敷上止血粉，盖上敷料，纱布包扎，3～4天后更换1次，直至伤口愈合。刘父以羌活、白芷两味合用碾末，外敷创口即可达到消炎、止血、生肌之功效，屡用屡效。羌活、白芷两药价廉，药源广，加工简单，碾末后携带方便，创口损伤只要不超过半天即可使用，清创只需用淡盐水、茶水或清水即可，使用方法易掌握。非常适用于农村，尤其是贫困山区。

4. 白芷甘草汤治胃脘痛

许鑫梅经验：白芷甘草汤，白芷30～60g，甘草15～30g。水煎服，每日1剂，每日服2次。

此方为一民间验方。用治胃脘痛，效果良好。尤其是对十二指肠球部溃疡所致的较剧烈胃痛，疗效较好。方中白芷、甘草用量均较大，但所治40例患者并未见明显的不良反应。若白芷用量少于30g，往往影响疗效。

【选方组药】

《得配本草》：当归为之使。恶旋覆花。制雄黄、硫黄。

得辰砂，治盗汗不止，湿热去也，并擦风热牙痛；得荆芥、腊茶，治风寒流涕；得椿根皮，治湿热带下；配黄芩，治眉棱骨痛，湿热致痛；配白芥子、生姜汁，调涂脚气肿痛；配红葵根、白芍、枯矾，以蜡化丸，治带下败脓，如脓尽，以他药补之；佐蒌仁，治乳痈；和猪血，治血风。提女人崩带，炒炭用。去面上黑，生用。

其性燥烈而发散，血虚、气虚者禁用。痈疽已溃者勿用。

1. 治外感风寒，症见头痛、鼻塞，常与防风、羌活等配伍，如九味羌活汤。

2. 治阳明经头痛、眉棱骨痛、头风痛、齿痛，常与川芎、防风等配伍，如川芎茶调散。

3. 治鼻渊头痛，常配伍苍耳、辛夷等药，如苍耳散。

4. 治乳痈，常配伍瓜蒌、贝母、蒲公英等；治疮肿可配伍银花、天花粉等。

5. 治寒湿带下证，常与海螵蛸、白术、茯苓等配伍；治湿热带下证，可配伍清热除湿的黄柏、车前草等。

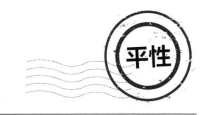

木贼、蒺藜退眼睛之浮翳（之木贼）

【按语】

木贼草，始载于《嘉祐本草》，是木贼的干燥地上部分，因其全株无叶无花生长，只有光溜溜的茎干和分枝直立，一节接一节直立生，长似竹，中间空心，故又名笔筒草、节节草、通气草。味甘，微苦，性平，入肺、肝经，有清肝明目、止血、利尿通淋之效，尤为目疾要药，专能对治目赤肿痛，翳膜遮睛之症。因其表面粗糙，古人将其用以打磨木、骨、铜等器物。在苏轼的《物类相感志·器用》中提到："刀子锈用木贼草擦之，则锈自落。"

木贼草寿命很长，只要根部宿留在地下，在适宜的环境下可以生长几十年或上百年。正因为如此，木贼草在民间是很好的接骨良药，跌打损伤可用其捣碎加红糖外敷，过去常被用来接骨，因此在民间还有"接骨草"的美誉，而在古代医书《本草纲目》中也有记载此草的作用，木贼草还可疏风散热，可治疗尖锐湿疣、牛皮癣等。

【文献记载】

《嘉祐本草》：主目疾，退翳膜。又消积块，益肝胆，明目，疗肠风，止痢及妇人月水不断。

《本草纲目》：解肌，止泪止血，去风湿、疝痛，大肠脱肛。

《草木便方》：通气，明目，利九窍，治跌伤，消积滞，止嗽化痰。

《本草蒙筌》：益肝胆，退目翳暴生；消积块，止月经久滴。极易发汗，大能疏邪。

《本经逢原》：木贼与麻黄，同形同性，故能发汗解肌，升散火郁风湿。

《本草经解》：主治暴热身痒，下水气，胜酒，长须发，止消渴。

《玉楸药解》：平疮疡肿硬，吐风狂痰涎。治痈疽瘰疬，疔毒，疥肿，汗斑，粉渣，崩中赤白诸症。

【临床应用】

1. 古方选

《本草衍义》：细锉，微微炒，捣为末，沸汤点二钱，食前服，治小肠膀胱气，缓缓服必效。

《太平圣惠方》：治目昏多泪，用木贼（去节）、苍术（泔浸）各一两。为末，每服二钱，茶调下，或蜜丸亦可。

《太平圣惠方》：治风寒湿邪，欲发汗者，用木贼草（去节）一两，生姜、葱白各五钱。水煎热饮，即汗。

《太平圣惠方》：治血痢不止，用木贼五钱，水煎温服。一日一服。

《泉州本草》：治咽喉红痛，用鲜木贼草捣绞汁调蜜服。

2. 崩漏

白兆芝医案：木贼疏风明目退翳，为眼科要药，人皆知之。然用木贼治崩漏证，则一般人知之甚少。70年代初，余见山西省工农兵医院武九思老中医治崩漏，常在主方中配以大量木贼，疗效颇佳。当时不解其意，因问其故。武老云："木贼理气活血，又可止血。"此后吾亦宗其法，试用于临床，治崩漏多例，多有捷效。如段某，22岁，结婚2个月，近半月余阴道出血不止，量多色紫有小血块，心烦口干，手足心热，腰困，舌质红，苔薄黄，脉细数。予养阴清热、凉血止血剂中加木贼30g，服2剂，血即止。

3. 合麻黄治结石

汤承祖经验：木贼草又名节节草、无心草。木贼形似麻黄而粗于麻黄20～30倍。笔者用本品及麻黄、连翘、赤小豆、猪茯苓、泽泻、木通等，治输尿管结石，尿道不畅通，非恶变之尿不畅，脉有力者，疗效尚满意；或加生黄芪益气利水。所以采用本品，因其具有宣发作用，对人体脉管可能起到宣可去壅之效。

汤老常将木贼、麻黄二味加入排石方中，治疗尿路结石，疗效颇佳。姚某，男，21岁，工人。自述左侧腰痛伴血尿1月余，经X线摄片显示，为右输尿管下端结石。患者饮食正常，脉缓，苔薄白。予排石之法调之，药用：麻黄10g，木贼12g，金钱草60g，生黄芪30g，海金沙30g，赤小豆30g，鸡内金6g，猪苓15g，茯苓15g。服前方6剂后，患者突感右下腹剧痛，并放射至腰部，其后，排出一结石。结石排出后，病症全部消失。

【选方组药】

《得配本草》：得余粮石，治赤白崩中；配槐子，治肠癖，配地榆，治脱肛；佐牛角，治休息下痢。

肝气虚，血虚目不明，怒气与伤热暴赤肿痛者，禁用。

1. 治外感风热所致的目赤多泪,可与蝉蜕、谷精草、黄芩等配伍,如神消散。

2. 治便血、痔疮出血，常与黄芩、地榆、槐角等清热止血药配伍。

3. 治疮痈肿毒等症，多配伍连翘，清热解毒、消痈散结作用增强。

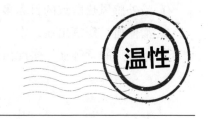

第 111 篇下

木贼、蒺藜退眼睛之浮翳（之蒺藜）

【按语】

蒺藜，始载于《神农本草经》，列为上品，是一种蔓生植物，藤贴地而长，蒺藜则为其结出的果实，如菠菜籽，浑身带刺，又称刺蒺藜，因其颜色偏白，又称白蒺藜。蒺藜味苦、辛，性微温，入肺、肝、肾三经，有平肝解郁、活血祛风、明目、止痒之效。蒺藜是治眼疾要药，常配伍木贼草、密蒙花等，通治各种眼疾。

所谓叶边有刺皆消肿，因此蒺藜善破，能刺破瘀血、积聚，如眼睛红肿、乳腺增生等。又"有刺善祛风"，因此蒺藜能平散肝风，如眩晕、抽动、肝郁等，以蒺藜，常可代柴胡使用。

【文献记载】

《神农本草经》：味苦，温。主治恶血，破癥结，积聚，喉痹，乳难。久服长肌肉，明目。

《名医别录》：主治身体风痒，头痛，咳逆，伤肺，肺痿，止烦，下气，小儿头疮，痈肿，阴溃可作摩粉。

《日华子本草》：治奔豚气，肺气胸膈满，催生并堕胎，益精，疗肿毒及水藏冷，小便多，止遗沥，泄精，溺血。

《本草图经》：古方皆用有刺者，治风明目最良。痔漏阴汗，妇人发乳带下。

《本草纲目》：古方补肾治风，皆用刺蒺藜；后世补肾，多用沙苑蒺藜，或以熬膏和药，恐其功亦不甚相远也。（刺）治风秘，及蛔虫心腹痛。

《本草蒙筌》：破妇人癥结积聚，止男子遗溺泄精。催生落胎，止烦下气。乳发带下易效，肺痿脓吐可瘳。疗双目赤疼，翳生不已；治遍身白癜，瘙痒难当。除喉痹头疮，消痔瘘阴汗。久服堪断谷食，轻身明目长生。叶煮浴汤，亦去风痒。

《本草经解》：白蒺藜，一名旱草，秉火气而生，形如火而有刺。久服心火独明，火能生土，则饮食倍而肌肉长。肝木条畅，肝开窍于目，故目明。

《本草分经》：散肝风而泻肺气，胜湿，凉血破血。炒熟去刺。亦能补阴。

《玉楸药解》：泻湿祛风，敛精缩溺。蒺藜子疏木驱风，治肝气疏泄，精滑溺数，血淋白带。白者良，与沙苑同性。

【临床应用】

1. 古方选

《方龙潭家秘》：治眼疾，翳障不明，用蒺藜四两（带刺炒），葳蕤三两（炒）。共为散。每早服食后三钱，白汤调服。

《方龙潭家秘》：治胸痹，膈中胀闷不通或作痛，用蒺藜一斤，带刺炒，磨为细末。每早、午、晚各服四钱，白汤调服。

《太平圣惠方》：治通身浮肿，用杜蒺藜日日煎汤洗之。

《儒门事亲》当归散：当归、杜蒺藜各等分。上为末，米饮汤调服，食前。

《本草衍义》：阴干为末，每服三二钱，饭后以温酒调服，治白癜风。

2. 单用蒺藜治阳痿

《古今医案按》：周慎斋治一人，年二十七八，奇贫。羁居郁郁不乐，遂患阳痿，终年不举，温补之药不绝，而症日甚。火升于头，不可俯，清之降之皆不效，服建中汤稍安。一日读《神农本草经》，见蒺藜一名旱草，得火气而生，能通人身真阳，解心经之火郁。因用斤余，炒香去刺成末，服之效月余诸症皆愈。

3. 眼诸疾

柳学洙经验：柳学洙老先生几乎在治眼病时必用密蒙花、白蒺藜两味药，而且效如桴鼓，令人赞叹。我从中看出这两味药的特殊用法和价值，以后在治眼结膜炎（红眼病）、结膜出血、胬肉攀睛、泪囊炎、青光眼等眼症时，常常把这两味药作为首选之专药用之，立收速效。曾治一中年男性外感兼双眼红肿热痛，用小柴胡汤加密蒙花、白蒺藜，3剂即愈。此前该患者曾用多种眼药水不效。

4. 皮肤瘙痒

《中国中医药报》：李某，女，72岁，原发性淀粉样变皮肤病5年，刻下症见：两小腿胫前对称分布半球形或圆锥形丘疹，质硬，肤色暗，有少许鳞屑、表面粗糙，沿皮纹呈念珠状排列，自觉瘙痒剧烈难忍。舌淡红，苔薄白，脉沉弱。近3年来多处求医，口服中药汤剂效果不显，遍阅前医之处方，多以清热解毒、凉血消斑中药为主。

辨证：痰瘀互结。治法：活血通络，化痰息风，止痒。处方：茯苓 30g、陈皮 20g、蒺藜 60g、皂角刺 20g、赤芍 30g、红花 30g、姜半夏 40g。7 剂，水煎服，每日 1 剂。以本方加减治疗 1 月余，病情稳定，症状基本缓解。

《本草求真》记载："（蒺藜）按据诸书虽载能补肾，可治精遗尿失，暨腰疼劳伤等证。然总宣散肝经风邪，凡因风盛而见目赤肿翳，并通身白癜瘙痒难当者，服此治无不效。"由此可见，蒺藜作为"草中名药"，其祛风止痒的作用明确，临床常与蝉蜕、荆芥等同用。本例患者病情顽固，原发性淀粉样变皮肤病本为难治性皮肤疾病，近 3 年多处求医效果不显，患者下肢瘙痒剧烈、痛苦不堪，故将蒺藜剂量确定为 60g，服药后瘙痒大减，效如桴鼓，顽疾得去。

【选方组药】

《得配本草》：治风，黄酒拌蒸；清肺，鸡子清炒；治目中赤脉，人乳拌蒸；通月水，当归汁煮。肝虚，受孕，二者禁用。以破血故也。

1. 治肝经风邪所致的头晕目眩，多用蒺藜配牛膝、钩藤等，方如平肝降压汤。

2. 治疗风热目赤肿痛、多泪或翳膜遮睛等症，常配伍菊花、决明子等，如白蒺藜散。

3. 治风热所致的皮肤发痒和皮疹，如荨麻疹、神经性皮炎、某些类型的慢性湿疹等，常配蝉蜕、防风、首乌、当归等，方如蒺藜消风饮。

4. 治肝郁乳汁不通、乳房胀痛，常与穿山甲、王不留行等通经下乳之品配伍。

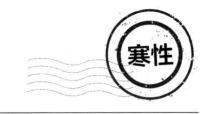
第112篇

元明、海粉降痰火之升腾

【按语】

元明，即元明粉，始载于《神农本草经》，是芒硝经过风化后失去结晶水而成的白色粉末，即现代所谓硫酸钠，味咸、苦，性寒，入心、肺经，有泻热通便、软坚润燥之效，常与大黄合用，主治胃肠实热积滞、大便燥结等症。

海粉，始载于《纲目拾遗》，是海兔科动物蓝斑背肛海兔的卵，呈细索状，如海带、挂面，青绿色，气微腥，味咸，性寒，入肺、肾经，有清热养阴、软坚消痰之效，主治肺热燥咳、鼻衄、瘿瘤、瘰疬等。为药食同源之品，可煲汤、作菜食用。南洋侨胞在夏季常以此作清凉饮料饮用，可解暑。

元明粉与海粉合用，可治痰火交结、郁结之症，如口干唇燥、烦热胸痛、痰块难咳出等。

【文献记载】

元明粉

《药性论》：治心热烦躁并五脏宿滞癥结。

《日华子本草》：明目，退膈上虚热，消肿毒。

《证类本草》：治一切热毒风。

《医学入门》：治一切痰火。

《本草纲目》：主上焦风热，小儿惊热膈痰，清肺解暑。以人乳和涂，去眼睑赤肿，及头面暴热肿痛。煎黄连点亦目。

《本草正》：降心火，祛胃热，消痰涎，平伤寒实热狂躁，去胸膈脏腑宿滞癥瘕，通大便秘结，阴火疼痛，亦消痈疽肿毒。

海粉

《医学入门》：治肺燥郁胀咳喘，热痰能降，湿痰能燥，块痰能软，顽痰能消。

《本经逢原》：散瘿瘤，解热毒。

《本草从新》：治烦热，养阴气。

《纲目拾遗》：治赤痢，风痰。

《本草再新》：润肺滋肾，化痰泻热。

《随息居饮食谱》：清胆热，去湿化顽痰。

《药性歌括四百味》：海粉味咸，大治顽痰，妇人白带，咸能软坚。

【临床应用】

1. 古方选

《伤寒蕴要》：治伤寒发狂，用玄明粉二钱，朱砂一钱。末之，令水服。

《圣济总录》玄明粉散：治大便不通，用玄明粉半两，每服二钱匕，将冷茶磨木香入药，顿服。

《濒湖集简方》：治热厥气痛，用玄明粉三钱，热童尿调下。

《圣济总录》：治鼻衄不止，用玄明粉，临卧冷熟水调下二钱匕。

《慈航活人书》：治疳积坏眼，用谷精草、小青草（俱炒）、青黛（水飞）、海粉、刺蒺藜、使君子肉各一两。为末。早用羊肝七片，拌药三钱，蒸熟食。

2. 通便

龚士澄经验：临床常用甜杏仁、柏子仁、郁李仁、瓜基仁、火麻仁（五仁汤）治津枯肠燥，大便艰难，以及年老及产后血虚便秘，安全有效，若大便硬如羊屎而又搏结成块，虽近肛门，亦难排出者，每用玄明粉 3～5g，分 2 次化入五仁汤内，硬结大便即变软变稀，易于排出。虽多次用之，亦未见泻下及损正之弊。

杜雨茂经验：麻子仁丸治疗阴亏肠燥，久久不愈之便秘，老幼咸宜。但亦有部分患者服之乏效，或用时便通，停药又秘结。笔者对于此类患者，常在麻子仁方原方中加玄明粉一味，或为丸剂，或改丸为汤，其通便之效益彰，且愈后不易复发。玄明粉咸苦润下，通便效卓而不伤正，助麻子仁丸之力而无留弊之虞，加入麻子仁丸，自可获预期效果。

【选方组药】

元明粉

1. 配大黄，泻下热结，软坚散结，消肿止痛。

2. 配全瓜蒌，泻热润燥通便，治一切痈疽疼痛，阳明实热便秘用之最宜。

3. 配黄连，能明目，治目赤肿痛。

4. 配冰片，能开窍醒神，清热止痛，治咽喉疼痛、红肿，目赤肿痛。

5. 配佩兰，能芳香化湿，清暑解表，治外感暑湿或暑温。

6. 配鸡内金，能软坚散结，润燥通便，清热化石。

海粉：无

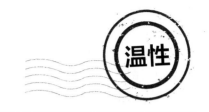
温性

第 113 篇

青皮伐木

【按语】

青皮，始载于《珍珠囊》，与陈皮同属一种橘类，陈皮是已经成熟的果皮，而青皮是还没有成熟，果皮为绿色的橘皮，故称青皮。味苦、辛，性微温。因其正处于升发阶段，本身带一股生发之气，故主入肝、胆二经，常作为厥阴肝经的引经之药。青皮相对于陈皮，作用较峻猛，故称其为破气疏肝要药，对于肝郁气滞所致的胁肋胀痛、乳房胀痛等，以及严重的胃肠气滞，如胃痛、吐逆、小腹疝气，青皮如同枳壳，专走中下焦，能破气下行，散结消滞。若醋炙后，则疏肝止痛之力更强。

【文献记载】

《药类法象》：主胸膈气滞，消食，破积结膈气。

《药性赋》：其用有四。破滞气愈高而愈效，削坚积愈下而愈良，引诸药至厥阴之分，下饮食入太阴之仓。

《本草衍义补遗》：陈皮治高，青皮治低，气虚弱少用，治胁痛须醋炒为佳。

《本草纲目》：青皮乃橘之未黄而青色者，薄而光，其气芳烈。古无用者，至宋时医始用。其色青气烈，味苦而辛，治之以醋，所谓肝欲散，急食辛以散之，以酸泄之，以苦降之也。陈皮浮而升，入脾、肺气分；青皮沉而降，入肝、胆气分。一体二用，物理自然也。小儿消积多用青皮，最能发汗，有汗者不可用，出自杨仁斋《仁斋直指方》，人罕知之。治胸膈气逆，胁痛，小腹疝气，消乳肿，疏肝胆，泻肺气。

《本草备要》：柴胡疏上焦肝气，青皮平下焦肝气。凡泻气药，皆云泻肺。破滞削坚，除痰消痞。治肝气郁积，胁痛多怒，久疟结癖，入肝散邪，入脾除痰，疟家必用之品，故清脾饮以之为君。

【临床应用】

1. 古方选

《方脉正宗》：治肝气不和，胁肋刺痛如击如裂者，用青橘皮八两（酒炒），白芥子、苏子各四两，龙胆草、当归尾各三两。共为末，每早晚各服三钱，韭菜煎汤调下。

《方脉正宗》：治心胃久痛不愈、得饮食米汤即痛极者，用青皮五钱，延胡索三钱（俱醋拌炒），甘草一钱，大枣三个。水煎服。

《医林集要》：治伤寒呃逆，用四花青皮（全者），研末。每服二钱，白汤下。

2. 乳疾

朱丹溪：治因久积忧郁，乳房内有核如指头，不痛不痒，五七年成痈，名乳癌。青皮四钱。水一盏半，煎一盏，徐徐服之，日一服，或用酒服。

丹溪曰："乳房属阳明，乳头属厥阴。乳母或因忿怒郁闷，厚味酿积，致肝气不舒，故胃窍不得出。胃热甚，故血沸腾而化脓。亦有其子有滞痰膈热，含乳而睡，虚气致生结核者，初起便须忍痛揉软，吮令汁透，自可消散。治法以青皮疏肝滞，石膏清胃热，甘草节能行浊血，瓜蒌消肿导毒；或加没药、橘叶、金银花、蒲公英、皂角刺、当归，佐以少许酒。若于肿处灸三五壮尤捷。久则凹陷，名乳岩，不可治矣！"

3. 齿灵汤治牙痛

张广霞经验：曹氏，女，26岁，初诊上颌左臼齿痛半月余，经中西医治疗效果不佳，便求治于余。现今疼痛较甚，难以入眠，呻吟不止，进热食后疼痛加甚。伴口苦，烦躁，舌质稍红，苔薄黄，脉弦，证属肝胆火旺，治宜清肝泻火，佐以祛风。

处方：生地12g，丹皮10g，青皮10g，石膏30g，荆芥10g，防风10g，胆草6g，川羌6g，甘草6g，水煎服。

上方服3剂疼痛消失，诸恙若失，为巩固全效，继服2剂。

按：本方系笔者曾外祖父苗守章之祖传验方，其方之特点是选用大量肝经药物，辛凉并用，共奏清肝泻火、凉血疏风之功效。在加减运用上选用了入肝、胆、脾、肾经的药物，因齿通过经络与脏腑密切联系。临床所见，以肝经病变为多，肝气郁结，郁而化火，更与风热肝火合邪为患，损及牙齿筋肉，而见牙眼肿痛，故用祖传之方治之，疗效满意。

【选方组药】

《得配本草》：配厚朴、槟榔，达膜原之邪；配枳壳、肉桂，治胁痛；佐人参、龟甲，消疟母；和酒服，治乳内结核。最能发汗，皮能达表，辛能发散。气虚及有汗者禁用。

1. 治乳房胀痛或结块，可配柴胡、香附、青橘叶等品。

2. 治乳痈肿痛，常配瓜蒌、金银花、蒲公英、甘草等同用。

3. 治寒疝腹痛，可配合乌药、小茴香、木香等以散寒理气痛，如天台乌药散。

4. 治食积气滞、胃脘痞闷胀痛，常与山楂、麦芽、神曲等消导药配伍，如青皮丸。

5. 治气滞血瘀所致的癥瘕积聚，以及久疟癖块等症，可与三棱、莪术、郁金等同用。

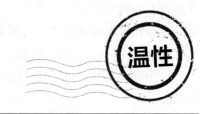

温性

第114篇

紫菀克金

【按语】

紫菀，始载于《神农本草经》，列为中品，药用部位为根及根茎，由于其根须为紫色，且柔软，故称紫菀。味辛、苦，性微温，入肺经，有润肺化痰、止咳平喘之功。紫菀的根十分细长，因此疏通气机作用明显，肺为娇脏，喜轻柔，故紫菀与肺气相应，最能流通开宣肺气，因此无论外感、内伤、寒热虚实的肺气阻滞之证，咳嗽有痰、咳痰不爽等，紫菀皆可配伍治疗，故为肺病要药，是流通肺气力量最为柔和的一味药。肺与大肠相表里，因此紫菀还可间接治疗便秘（医案附下），功同微量的麻黄。

【文献记载】

《神农本草经》：味苦，温。主治咳逆上气，胸中寒热结气，去蛊毒、痿蹶，安五脏。

《名医别录》：主治咳唾脓血，止喘悸，五劳体虚，补不足，小儿惊痫。

《药性论》：能治尸疰，补虚，下气，及胸胁通气。

《日华子本草》：调中及肺痿吐血，消痰，止咳，润肌肤，添骨髓。

《本草衍义》：益肺气，经具言之。

《本草分经》：润肺下气，化痰止咳。专治血痰及肺经虚热，又能通利小肠。

《本草纲目》：紫菀，肺病要药。今人多以车前、旋覆根伪之。

《本草备要》：专治血痰，为血劳圣药。

《本草求真》：紫菀专入肺。虽入至高之脏，仍兼下降。故书载入肺金血分，辛入肺，赤入血。能治虚劳咳嗽、惊悸吐衄诸血，又能通调水道，苦可下降。以治溺涩便血，用此上下皆宜。且此辛而不燥，润而不滞，李士材比为金玉君子，非多用独用不能速效。

【临床应用】

1. 古方选

《本草图经》：治久咳不瘥，用紫菀（去芦头）、款冬花各一两，百部半两。三物捣罗为散，每服三钱匕，生姜三片，乌梅一个，同煎汤调下，食后、欲卧各一服。

《鸡峰普济方》紫菀丸：治吐血、咯血、嗽血，用真紫菀、茜根等分。为细末，炼蜜为丸，如樱桃子大，含化一丸，不以时。

《千金方》：治妇人卒不得小便，用紫菀末，井华水服三指撮。

2. 婴幼儿伤风咳嗽

龚士澄经验：婴幼儿伤风，咳嗽阵作，呼吸气粗，喉间痰多作哮鸣音，甚至咳即呕吐者，我们喜用紫菀30g，陈醋20ml，加水，在罐内煮沸，待香气四溢，近儿，使由口鼻吸入药醋蒸气，每日4～5次，每次熏闻约15分钟，第2日，换药、醋再熏，当见显效。我们取醋之香，散邪解毒，而散中有收；取紫菀之润，润肺止咳，而润中有开。此法近似气雾疗法。

3. 一味紫菀治便秘

《书录题解》：史堪，字载之，北宋四川眉山人，政和年间中过进士和任过太守。同时他又是一位经验丰富的医生。有一天，北宋徽宗时的宰相蔡京因大肠秘固不通，十分难受，虽经御医调治，然病情毫无好转。原因之一是蔡京不准使用泻下要药大黄，怕损伤正气。

正当众医皆感束手时，有人推荐史堪为其诊治。当时尚无名气的史堪不仅未被同行看好，而且往诊时还被蔡家看门人轻之而不报。入室后，史堪经详细切脉诊查一番，并未处方，史对蔡说："给我20钱即可。"蔡感到更是莫名其妙，半天没有反应。最后还是叫人给了史堪20钱，史堪嘱人买回紫菀一味，当面碾成粉末，叫蔡调水服下。蔡服药后不久，其肠"须臾遂通"，立即见了奇效，蔡惊喜万分，定要史堪讲明道理。史微微笑道："这很简单，气与肺相连，肠乃肺之传送器官。由于你所患的大肠秘固不通是由'肺气浊'造成的，现用紫菀给你清理肺气，这样大肠也就随之而通达，所以药到病除，道理就在这里。"

史堪因治愈蔡元长便秘而名噪一时。天士治肠痹私淑丹溪，实史堪之有降肺通便之法于前。经言："肺合大肠，大肠者，传导之腑。"然善用者寡。如史堪、丹溪、天士皆可谓灵机活泼、聪明善思之士。前人曾曰："人苟读古人之书，通古人之意，以洞究乎今人之病；无不可读之书，无不可治之病。诚哉斯言。"

4.重用紫菀治尿血

黄明经验：郭某，男，60岁，因尿血反复发作1年余来诊。色鲜红，有时呈全血尿，无疼痛，时腰酸，精神尚好，饮食可。曾在北京等地医院反复检查治疗不效。舌质淡，苔白，脉略沉细，辨证为肺肾不足，宣降失职，气虚固摄无权。拟治以补肺肾益气之剂，并重用紫菀。处方：黄芪15g，当归、山药、菟丝子各12g，山药20g，杜仲、甘草各10g，紫菀30g。连服5剂后尿血消失，腰酸亦除，疗效巩固。

【选方组药】

《得配本草》：配生地、麦冬，入心以宁神；配丹皮、白芍，入胃以清热；配款冬、百部、乌梅，治久嗽；配白前、半夏，治水气。

1.治外感风寒，痰多咳嗽，可配荆芥、白前、陈皮等。

2.治肺虚久咳咯血，可配知母、川贝、阿胶等，如紫菀汤。

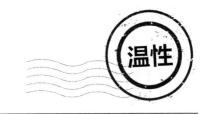
第 115 篇

五加皮消肿而活血

【按语】

五加皮，始载于《神农本草经》，列为上品，是五加的干燥根皮，因五加的叶、花、节、根、秆分别具备五种颜色，且花有五瓣，枝分五叶，因此古人赞其为五车星之精（五车星为天上一星宿），故名五加。味辛、苦，性温，入肝、肾经，有祛风湿、止痹痛、补肝肾、强筋骨之功，是治疗风寒湿痹、筋骨软弱或四肢拘挛之要药。常与木瓜通用，能通行下肢，行水利水。尤其对于小孩子长到一定年岁还不会走路的病症，以五加皮，配合牛膝、木瓜，能化寒湿，通经络，将痰湿积聚所阻滞的气机扭转，效果极佳。

五加皮入药已有 2000 年的历史。《巴蜀异物志》称为"文章草"，且诗云："文章做酒，能成其味，以金买草，不言其贵。"又云："宁得一把五加，不用金玉满车。"古今医家、养生家无不称许，还盛赞其为仙家养生要药，可见五加皮之珍贵。

【文献记载】

《神农本草经》：味辛，温。主治心腹疝气，腹痛，益气，治小儿不能行，疽疮，阴蚀。

《本草拾遗》：花者，治眼矇，人捣沫酒调服，自正。

《药性论》：能破逐恶风血，四肢不逐，贼风伤人软脚膑腰。主多年瘀血在皮肌，治痹湿内不足。主虚羸，小儿三岁不能行，用此便行走。

《日华子本草》：明目，下气，治中风，骨节挛急，补五劳七伤。

《本草图经》：酿酒饮，治风痹四肢挛急。

《本草纲目》：五加治风湿痿痹，壮筋骨，其功良深。仙家所述，虽若过情，盖奖辞多溢，亦常理尔。亦可煮酒饮，加远志为使更良。

《本草蒙筌》：坚筋骨健步，强志意益精。去女人阴痒难当，扶男子阳痿不举。小便遗沥可止，阴蚀疮疡能除。叶采作蔬食，散风疹于一身；根茎煎酒尝，治风痹于四末。

《本经逢原》：五加者，为风湿痿痹，壮筋骨助阳气之要药。

《本草崇原》：五加皮色备五行，花叶五出，乃五车星之精也，为修养家长生不老之药。主治心腹疝气，乃心病而为少腹有形之疝也。

《景岳全书》：凡诸浸酒药，惟五加皮与酒相合，大能益人，且味美也。仙家重此，谓久服可以长生，故曰："宁得一把五加，不用金银满车。"虽未必然，然亦必有可贵者。陶弘景：昔张子声、杨延和、王叔牙、于世彦等，皆服五加皮酒，不绝房室，得寿三百岁，有子二十人。

【临床应用】

1. 古方选

《本草纲目》五加皮酒：治一切风湿痿痹，壮筋骨，填精髓，用五加皮，洗刮去骨，煎汁和曲米酿成饮之；或切碎袋盛，浸酒煮饮，或加当归、牛膝、地榆诸药。

《卫生家宝方》五加皮散：治腰痛，用五加皮、杜仲（炒）。上等分，为末，酒糊丸，如梧桐子大。每服三十丸，温酒下。

《保婴撮要》五加皮散：治四五岁不能行，用真五加皮、川牛膝（酒浸二日）、木瓜（干）各等分。上为末，每服二钱，空心米汤调下，一日二服，服后再用好酒半盏与儿饮之，仍量儿大小。

《千金方》五加酒：治虚劳不足，用五加皮、枸杞根皮各一斗。上二味细切，以水一石五斗，煮取汁七斗，分取四斗，浸麹一斗，余三斗用拌饭，下米多少，如常酿法，熟压取服之，多少任性。

2. 五加酒诗传说

五加南北各有别，南北均祛风湿邪。

南加壮骨寿三百，北加虽毒医衰竭。

祖传手艺郅中和，公主佳婢酒一绝。

《桂香室杂记》赞诗曰：

白发童颜叟，山前逐骝骅。

问翁何所得，常服五加茶。

在很久以前，浙江西部严州府东关镇（今建德境内）的新安江畔住着一个叫郅中和的青年，他为人忠厚，并有一手祖传造酒手艺。有一天，东海龙王的五公主佳婢来到人间，爱上了淳朴勤劳的郅中和，后结为伉俪，仍以营酒为主。五公主见当地老百姓多患有风湿病，她建议郅中和酿造一种既能健身又有治病的酒来。经五公主指点，在造酒时加入了五加皮、甘松、木瓜、玉竹等名贵中药，并把酿出的酒取名为"郓中和五加皮酒"。此酒问世后，黎民百姓、达官贵人纷至沓来，捧碗品尝，酒香扑鼻，人人赞不绝口，于是生意越做越兴隆。由于该地属严州府东关镇，后又有人称之为"严东关五加皮酒"。此酒距今已有 200 多年的历史，并经久不衰。五加皮酒有舒解疲劳的功能和祛风湿强腰膝的作用，善治筋骨拘挛、手足麻木、关节酸痛、腰疼腿软等症，酒味甘香可口，且无药味，无病之人常服可健骨强身，益寿延年。近几年来，据有关科研工作者鉴定，五加皮酒天天喝一杯，能预防胆结石，能抗癌，并能降低血清胆固醇，因而享有"健康食品"的美称。

3. 五加酒长生之说

案《大观本草》，引东华真人煮石经云：舜常登苍梧山曰，厥金玉之香草，朕用偃息正道，此乃五加皮。鲁定公母，单服五加酒，以致不死。

4. 五加皮疗心衰堪称满意

《李孔定研经实践录》：五加皮性温味辛苦，有祛风湿、强筋骨之功，多用于风湿痹痛、四肢拘急、腰膝软弱、小儿行迟、水肿等症。然业师认为，五加皮既强心又利尿，是一味较理想的治心衰药物。

他认为，心衰的主要原因是心气虚衰，心肌收缩无力，继则出现血瘀、水停等病理产物，二者互为因果。在治疗上，主张益气强心以治本，活血行水以治标，标本同治之法。临床常以北五加皮为主，配人参、丹参、茯苓（或葶苈）、枳实（或青皮）组成基本方剂，并根据阴阳盛衰的不同，进行加味。阳衰者加附片、桂枝；阴衰者加麦冬、五味子。证之临床，常获较好疗效。

如治刘某，男，67 岁，工人。1991 年 11 月 23 日初诊。患咳喘 30 年。伴心悸、下肢水肿 2 年，加重 1 月余。曾住院治疗 1 个月，效果欠佳。刻诊：咳嗽，喘息不已，心悸气短，自汗，全身浮肿，胸部胀闷，面色晦暗，唇色紫暗，颈脉怒张，小便量少，舌质紫暗有齿痕，舌苔白厚而滑，脉沉细数结代。

药用：北五加皮 15g，人参 15g，丹参 30g，枳实 15g，葶苈 30g，附片 10g，连翘 30g，甘草 6g。水煎服。

服药 2 剂，尿量增加，面肿消失，咳喘、心悸明显减轻。续服 4 剂，水肿消，喘息止，诸症明显减轻。继服五味异功散加丹参、女贞子未见喘息不已、心悸、水肿之象。以巩固疗效。现病情稳定，15 剂。

【选方组药】

《得配本草》：远志为之使。畏玄参、蛇皮。

得牛膝、木瓜，治脚痹拘挛；配丹皮、当归、赤芍，治妇人血风劳。

肺气虚，水不足，二者禁用。

1. 治痹证日久，肝肾不足之腰膝酸软、脚弱无力，可与独活、牛膝等祛风湿、补肝肾、强筋骨药配伍。

2. 治肝肾不足之筋骨痿软、小儿行迟等诸病症，常与熟地黄、龟甲、牛膝等补肝肾、益精血之品配伍。

3. 治水湿内停之水肿、小便不利，可配伍茯苓皮、大腹皮、生姜皮、地骨皮等，如五皮散。

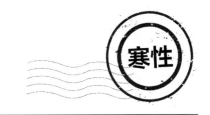

第116篇

天花粉止渴而生津

【按语】

天花粉，始载于《神农本草经》，列为中品，是长藤植物瓜蒌的根块。因瓜蒌根作粉，洁白如雪，且内有花纹，天然而成，故名天花粉。味甘、微苦、酸，性微寒，入肺、胃二经。天花粉是治渴圣药，是疗烦渴之要药，最能清肺与胃的火热，与芦根作用相似。又因根性下行，故天花粉能将肺中的痰浊一直降到大肠排出，有化痰、止渴、生津、降气、清肠作用。

同时，天花粉还有消肿排脓的功效，对于疮痈肿痛初起红肿时，用天花粉配合清热解毒药使用，能明显减轻，但多用于外痈，如民间验方治疗外痔红肿热痛或出血时，以天花粉打粉后，用醋调成糊状外敷，立竿见影。与芦根不同之处便在此，芦根可祛痰排内痈，而天花粉多排外痈，多外用。

【文献记载】

《神农本草经》：主消渴，身热，烦满，大热，补虚安中，续绝伤。

《名医别录》：除肠胃中痼热，八疸身面黄，唇干，口燥，短气。通月水，止小便利。

《药性解》：主肺火盛而喉痹，脾胃火盛而口齿肿痛，清心利小便，消痰除咳嗽，排脓消肿，生肌长肉。

《药鉴》：甘能补肺，润能降气导痰，治嗽之要药也。

《本草求真》：凡口燥唇干、肿毒痈乳痔漏、时热狂燥、便数等症，服之立能解除。

《本经疏证》：栝楼根入土最深，且能久在土中，生气不竭，故岁岁引蔓，发叶开花成实。

《本草新编》：或问瓜蒌与天花粉，同为一本，何以天花粉反不似瓜蒌之迅扫胸中之邪耶。天花粉消痞满，其功缓；瓜蒌实消痞满，其功捷，余前条已言，但未言其所以缓与捷也。夫瓜蒌为天花粉之子，而天花粉为瓜蒌之根，子悬于天下，而性实顾根，故趋于下者甚急；根藏于地中，而性实恋子，故育于上才自缓。缓捷之故，分于此，而陷消之功，亦别于此。故宜缓者用天花粉，宜急者用瓜蒌实，又何虑功效之不奏哉。

《医学衷中参西录》：天花粉清火生津，为止渴要药（《伤寒论》小柴胡汤，渴者去半夏加栝楼根，古方书治消渴亦多用之）。为其能生津止渴，故能润肺，化肺中燥痰，宁肺止嗽，治肺病结核。又善通行经络，解一切疮家热毒，疗痈初起者，与连翘、山甲并用即消；疮疡已溃者，与黄芪、甘草（皆须用生者）并用，更能生肌排脓，即溃烂至深旁串他处，不能敷药者，亦可自内生长肌肉，徐徐将脓排出。大凡藤蔓之根，皆能通行经络，而花粉又性凉解毒，是以有种种功效也。

【临床应用】

1. 古方选

《永类钤方》：治百合病渴，用栝楼根、牡蛎（熬）等分。为散，饮服方寸匕。

《广利方》：治小儿忽发黄，面目皮肉并黄，用生栝楼根捣取汁二合，蜜一大匙，二味暖相和，分再服。

《濒湖集简方》：治虚热咳嗽，用天花粉一两，人参三钱。为末，每服一钱，米汤下。

《滇南本草》：治跌打损伤，胸膛痛疼难忍，咳嗽多年不止，用天花粉不拘多少，每服二钱，用石膏豆腐卤调服。

2. 消渴绝食

朱卓夫医案：朱某之妻，年甫及笄，患消渴引饮，粒米不入口者已达两旬，且恶闻食臭，形容消瘦，终日伏案，声微气短，脉象沉细而数（卫评：此消渴应该不是一般以为是糖尿病的消渴。好像是只喝水，不吃饭的意思）。前医或用生津养阴之品数十剂，如石投水，延朱氏诊治，用附子理中汤加天花粉：人参6g，白术15g，干姜9g，附子18g，炙甘草9g，天花粉30g。嘱其放胆服之，服4剂后立效。

3. 产后口干

黄煌医案：上个月接诊一位产后严重口干的患者。她产后半月，入夜口干，常常上下颚及口唇黏结，十分难受，睡眠也不好。另外，诉说奶水甚甜如糖水。其人素体大便燥结，而且孕期一度血糖较高，舌苔黄，脉滑。是内有积热，欲用小陷胸汤，但虑其口燥无痰，遂不用泻痰的瓜蒌之皮仁，而改止渴润燥的瓜蒌之根——天花粉。处方：黄连5g，天花粉30g，姜半夏10g，水

煎，每天1剂。10天后，电话随访，说口干明显好转，再不干黏，而且大便
通畅。停药不到2周，又电话告大便干结难解，转方黄连5g，天花粉50g，
知母15g。药后大便即畅行。

4. 堕胎

《叶秉仁医论医话》：天花粉，即栝楼根，味甘酸，性微寒，具有清热
生津作用，谁能想到这一味平平常常的中药，竟有百发百中的引产效果呢？

1963年，我在华士中心医院工作时，得到此方。方用牙皂、细辛、川芎、
山柰、甘松，等分为末，装一薄绸小袋，浸入天花粉鲜汁内一昼夜，纳入阴
道深部达子宫口。上药后，发热到38.5℃以上，除去小药袋胎即自下，施用
47例，都获成功。继而在澄江医院产科病房验证百余例，也均获全效。

自汉代至新中国成立前夕，1600余年来，中医对天花粉功用的认识承古
而未创新。后将本方与省中药研究所协作研究，该所采取逐步筛选，减成牙皂、
天花粉二味，称"天牙散"，取二药分别制成浸膏干燥成为粉末，混合后装
入胶囊，或制成片剂，体积小，上药易，作用快，而那时仍误以为牙皂为主药。
其后将天花粉制成注射液，试用于动物，确有堕胎作用，其引产作用得到了
全国医药界的公认。某乡医院误将天花粉针剂，肌肉注射于小孩，造成死亡
事故。从而可知中药剂型的改变、给药途径不同，功用亦可随之而异。

注：现代研究表明，天花粉能引产是源于其成分中的一种蛋白，故而作
为注射剂或提取物质时，有引产的效果。而入汤剂，经过高温煎煮后，这种
蛋白类成分便会失掉活性，因此不属于妊娠禁忌药。

【选方组药】

《得配本草》：枸杞为之使。畏牛膝、干漆。恶干姜。

得乳香，治乳痈；得白蜜，治发黄；配牡蛎为散，治百合病渴；配淡竹沥，
治伤寒烦渴；配赤小豆，敷痈毒。入辛酸药，导肿气；入滋补药，治消渴。

胃虚湿痰，亡阳作渴，病在表者，禁用。虽渴亦勿用。

1. 治热邪伤津，口干舌燥，常配伍芦根、茅根、麦冬等。

2. 治消渴，常与葛根、五味子、知母等配伍，如玉液汤。

3. 治肺热咳嗽或燥咳痰稠，以及咳血等症，常与贝母、桑白皮、桔梗等同用，
如射干兜铃汤。

4. 治燥热伤肺，干咳或痰少而黏，或痰中带血，常与沙参、麦冬同用，
如沙参麦冬汤。

5. 治疮痈脓成难溃，可与黄芪、当归等益气补血活血药配伍。

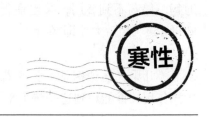

第 117 篇

牛蒡子清喉之不利

【按语】

牛蒡子，也称鼠粘子，始载于《名医别录》，是一种灰褐色，如米粒般大小的种子，其果实浑身带刺，能黏附于动物身上，古籍记载"鼠过之则缀惹不落"，实际泛指动物，故别名鼠粘子。因其外观丑陋，粘在人身上易令人厌恶，故前人又称其为"恶实"。又因牛的力气大，故古人还称其为"大力子"，实则三样同归一物，即牛蒡子。

牛蒡子味辛、苦，性微寒，入肺、胃二经，有疏散风热、解毒透疹、宣肺利咽功效。尤其为利咽与解毒要药，常用于风热感冒或温病初起时，热毒郁结于咽喉所致的咽喉痒痛或红肿热痛，以及疮痈肿痛、两腮红肿等。牛蒡子既能升浮疏散风热，又可苦降清热解毒，是典型的双向性药。因牛蒡子是种子类药物，故有润肠通便之功，对于风热壅盛的大便不通，亦可用牛蒡子清热通便。

【文献记载】

《名医别录》：味辛，平，无毒。主明目，补中，除风伤。根茎，治伤寒寒热汗出，中风，面肿。

《本草蒙筌》：止牙齿蚀疼，散面目浮肿。

《珍珠囊》：疏风壅，涎唾多，咽膈不利。

《本草纲目》：消斑疹毒。

《本草经疏》：为散风、除热、解毒之要药。

《药性赋》：利凝滞腰膝之气。

《本经逢原》：鼠粘子，肺经药也，治风湿瘾疹，咽喉风热，散诸肿疮疡之毒，痘疹之仙药也。痘不起发，用此为末，刺雄鸡冠血，和酒酿调，胡荽汤下神效。疮疡毒盛，生研用之，即出疮头。酒炒上行，能通十二经，去皮肤风，消斑疹毒。

惟气虚色白，大便利者不宜。

【临床应用】

1. 古方选

《本草衍义》：治疏风壅涎唾多，咽膈不利，用牛蒡子（微炒）、荆芥穗各一两，甘草（炙）半两。并为末，食后夜卧，汤点二钱服，当缓取效。

《经验方》：治风热闭塞咽喉，遍身浮肿，用牛蒡子一合，半生半熟，杵为末，热酒调下一钱匕。

《养生必用方》：治皮肤风热，遍身生瘾疹，用牛蒡子、浮萍等分。以薄荷汤调下二钱，日二服。

《太平圣惠方》：治痰厥头痛，用旋覆花一两，牛蒡子一两（微炒）。上药捣细罗为散，不计时候，以腊面茶清调下一钱。

《延年方》：治风龋牙痛，用牛蒡子炒，煎水含漱吐之。

2. 重用牛蒡子治疗周围性面神经麻痹

李晓三经验：重用牛蒡子治疗周围性面神经麻痹为笔者临床偶得。曾有一面神经麻痹患者，用牵正散加味治疗，服药 5 剂，效果不满意，但患者又感到咽部疼痛，遂于原方中加用牛蒡子 25g，本意用牛蒡子解毒利咽，服药 5 剂，出现了意想不到的效果，咽部疼痛不但消失，而且面部神经麻痹的症状也有明显好转，继服原方 10 剂告愈。从而体验出牛蒡子有治疗面神经麻痹的功效。从此，每遇到面神经麻痹患者，在方中都重用牛蒡子，每每取得较好的效果。

笔者自 1993 年～1995 年共收治面神经麻痹患者 42 例，年龄最大 52 岁，最小 8 岁；病程最长 15 天，最短 2 天；其中 12 例配合针灸治疗。采用牵正散加味，重用牛蒡子治疗（白附子 6g，全蝎 10g，僵蚕 10g，防风 10g，钩藤 20g，牛蒡子 25g），38 例痊愈。

3. 单味牛蒡子治疗习惯性便秘

李贯彻经验：牛蒡子有疏散风热、解毒透疹、利咽消肿之功。教科书中尚无主治便秘的记载，它治疗习惯性便秘的作用鲜为人知。

2 年前，一急性上呼吸道感染辨证为外感风热表证的老年患者，余用银翘散 5 剂得愈。后在随访时发现其 2 年的便秘亦瘥，这一治此愈彼的意外发现，笔者不得其解，推敲银翘散这张方剂中，牛蒡子性寒，味辛、苦，入肺、胃经，可能是它的作用。

治疗方法：以生牛蒡子（捣碎）15g，开水 500ml，冲泡 20 分钟后代茶饮服，1 日 3 次。

如治赵某，男，69 岁，患习惯性便秘 8 年，近年来 6 天排便 1 次，登厕努挣，大便干燥硬结如球状，每次排便需半小时之久，伴有腹胀腹痛，头晕头胀，脘闷嗳气，睡眠不安，心烦易怒。半年来，靠蓖麻油、果导、液状石蜡、开塞露等药物维持。患者痛不欲生，曾寻短见未遂。用本方治疗30天后，2天排便1次，大便变软。已随访1年，临床症状悉除。

4. 消积滞止流涎

邹永祥经验：邹氏常将牛蒡子按胃肠动力药用于临床，发现其在儿科消积滞、止流涎的作用不容忽视。曾治一3岁男童，因厌食、拒食就诊。脐周切痛，口角流涎。舌质红、苔白腻少津。家长已在家喂服过成药"保和丸""山楂丸"，未效。遂予单味牛蒡子10g，嘱炒至表皮焦黄后加水300ml，煎至150ml后吞服前药，其余代茶饮。1天后复诊时称腹胀解除，主动索食，并且持续半年之久的口角流涎亦告解除。随访2月余，腹胀及流涎均未见复发。

在前例患儿治疗取效的启发下，又治一4岁小儿，以断续口角流涎2年就诊。前已多处求治未效。双侧口角流涎，以致口角及下颌部皮肤表面潮红糜烂。舌质红、苔薄黄，脉滑。证属脾不运湿，津液失控所致。处方：牛蒡子10g，白术10g，茯苓10g，甘草5g。仍将牛蒡子炒焦后诸药共煎代茶饮。2剂告痊。

需要注意，牛蒡子有滑肠作用，在用于前症时应将其外皮炒至焦黄。这样对脾虚便溏者亦可放胆使用。剂量一般以10g左右为宜。

【选方组药】

《得配本草》：得旋覆花，治痰厥头痛；配荆芥、桔梗、甘草，治咽喉痘疹；配薄荷、浮萍，治风热瘾疹；配羌活，治历节肿痛；配蒌仁，治时疫积热；佐生石膏，治头痛连睛。

牙痛，生研绵裹嚼患处，去黄水即愈。

泄泻，痘证虚寒，气血虚弱，三者禁用。

1. 治风热表证之咳痰多不利，常与金银花、连翘、薄荷同用，如银翘散。

2. 治麻疹不透，常与薄荷、蝉蜕等解表透疹药同用。

3. 治痈肿疮毒，兼有大便热结不通者，常与连翘、大黄、芒硝等同用。

4. 治瘟毒，如痄腮、丹毒，常与黄芩、黄连、板蓝根同用，如普济消毒饮。

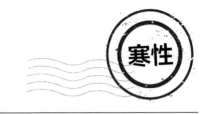

寒性

第118篇

薏苡仁理脚气之难行

【按语】

薏苡仁，始载于《神农本草经》，列为上品，又名薏米、菩提珠、苡仁、土玉米等。薏苡仁是中国最早种植的农作物之一，是药食同源的代表之品。味甘、淡，性微寒，有利水消肿、健脾去湿、舒筋除痹、清热排脓等功效，是常用的利水渗湿药。生用性微寒，能渗湿兼清热；炒用性温燥，能健脾以止泻。薏苡仁善除风湿，尤长于舒筋活络，对于风湿痹痛兼筋脉拘挛之症效果尤佳。

同时薏苡仁还可清热排脓，专能清肺热，排脓浊，如肺痈咳吐脓痰，常以薏苡仁合鱼腥草、芦根等同用。肺与大肠相表里，故对于肠痈腹痛等症，亦可以薏苡仁组方治疗，效果极佳。薏苡仁还善治各类疣症，如扁平疣、尖锐湿疣等（医案附下）。薏苡仁营养价值极高，具有"世界禾本科植物之王"之美誉。总之，其功效甚广，是南方多湿之地人们的家中常备妙品。

【文献记载】

《神农本草经》：味苦，微寒。主治筋急拘挛，不可屈伸，风湿痹，下气。

《名医别录》：主除筋骨邪气不仁，利肠胃，消水肿，令人能食。

《药性论》：能治热风，筋脉挛急，能令人食。

《本草纲目》：健脾益胃，补肺清热，祛风胜湿。炊饭食，治冷气。煎饮，利小便热淋。

《本草蒙筌》：专疗湿痹，且治肺痈。筋急拘挛，屈伸不便者最效，此湿痹证；咳嗽涕唾，脓血并出者极佳，此肺痈证。除筋骨邪入作疼，消皮肤水溢发肿。利肠胃，主渴消。

《神农本草经百种录》：专除阳明之湿热……其根下三虫。除阳明湿热所生之虫。

《本草新编》：薏仁最善利水，又不损耗真阴之气。凡湿感在下身者，最宜用之。

《长沙药解》：最泻经络风湿，善开胸膈痹痛。

【临床应用】

1. 古方选

《本草纲目》薏苡仁粥：治久风湿痹，补正气，利肠胃，消水肿，除胸中邪气，治筋脉拘挛，用薏苡仁为末，同粳米煮粥，日日食之。

《本草纲目》：治消渴饮水，用薏苡仁煮粥饮，并煮粥食之。

《独行方》：治水肿喘急，用郁李仁二两。研，以水滤汁，煮薏苡仁饭，日二食之。

《梅师集验方》：治肺痿唾脓血，薏苡仁十两。杵碎，以水三升，煎一升，入酒少许服之。

2. 疝气

张师正《倦游录》：辛稼轩忽患疝疾，垂坠大如杯。一道人教以薏珠用東壁黄土炒过，水煮为膏服，数服即消。稍沙随病此，稼轩授之亦效。《本草纲目》薏苡乃上品养心药，故此有功。

3. 单用薏苡仁煎汤治大筋拘挛

王新午医案《黄河医话》：1915 年秋，孙君之妻，产后 4 日，无寒热，四肢皆向外反折拘曲，壮妇 4 人按之不能直，稍定，诸如常人，移时复作，痛极啼号。注射西药镇静剂数日，迄无效，举室惶惶。余诊其无他病，嘱以薏苡仁 5 两（150g）煎汤滋饮，饮后即止。乃复疏补气益血方，加薏苡仁 5 两（150g），服之再未复作。

余于大筋拘挛症，予以薏苡仁罔不获效，益信《本经》主治，非后世臆测所可及也。

4. 足跟痛

刘秀英经验：笔者家传，用薏苡仁与黄芪、怀牛膝配伍，炖猪蹄治疗足跟痛有效。处方：薏苡仁 150g，黄芪 50g，怀牛膝 20g，猪蹄 1 只（500g）。制法：将猪蹄洗净，用布将黄芪、怀牛膝包好，一起放在砂锅里炖烂，吃薏苡仁、猪蹄及喝汤。如治张某，男，65 岁，患者足跟疼痛 4 年，服用中西药、外敷等均未见效。自诉足跟痛严重时，行动不便，生活不能自理，服上方 1 剂痛减，3 剂痊愈，随访 1 年未复发。

足跟痛是气血痹阻不能达四肢末端，气血不通则痛。《神农本草经》："薏苡仁主筋急拘挛，不可屈伸，风湿痹……"方中薏苡仁舒筋除痹止痛为主药，黄芪益气行血以除痹，怀牛膝壮筋骨活血祛瘀引药下行至足跟，诸药合用舒筋除痹止痛、益气壮筋骨，故足跟痛病愈。

5. 疣

孙浩经验：薏苡仁治疗疣目（寻常疣）、扁瘊（扁平疣）50 余例，效佳。如张某，男，12 岁。诊见面额、手臂部位散见扁瘊甚多，如秫米大小，略高于皮面，平整光滑，无异色，无痛痒。此缘外感疣毒，淫于皮肤。处以生薏苡仁 20g，大枣 6 枚，大米 50g，加水煮粥食之，每日 1 次，连食 5 次，扁瘊全部退净，皮肤光洁如初。

赵某，男，22 岁。诉近 2 个月来，手、足、胸、胁部位出现大小不等的瘊子，要求查治。查见头皮、手背、指、趾、足缘等处出现如黄豆、玉米粒大小半球型丘疹结节，表面粗糙不平如刺状。处方：生薏苡仁 100g，牡丹皮、紫草、赤芍各 30g，共煎水约 2000ml，倒入浴缸内，掺温开水，以能全身浸入水内为度，每日煎水浸浴 2 次，每次约 15 分钟，浸浴后揩干身体即可。本方煎水连浴 3 天，共 6 次，疣目全部脱落，感染处亦愈。

【选方组药】

《得配本草》：配附子，治周痹；配桔梗，治牙齿痛；配麻黄、杏仁、甘草，治风湿周痹；佐败酱，化脓为水；蘸熟猪肺，治肺损咯血。

微炒用，治疝气；引药下行，盐水煮，或用壁土炒；治泻痢，糯米拌炒；治肺痈、利二便，生用。

肾水不足，脾阴不足，气虚下陷，妊妇，四者禁用。

1. 治水肿小便不利，常与猪苓、泽泻、冬瓜皮等同用。

2. 治干湿脚气，常与燥湿、利水之品同用，如吴茱萸、木瓜、槟榔。

3. 治肺痈咳吐脓痰，可与苇茎、冬瓜仁、桃仁配伍，即苇茎汤。

4. 治风湿热痹，可与清热除湿之防己、蚕沙、滑石同用，如宣痹汤。

5. 治湿温病邪在气分，湿邪偏胜者，常与杏仁、蔻仁、半夏、厚朴等药同用。如三仁汤、藿朴夏苓汤。

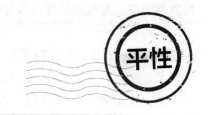

第119篇

琥珀安神而利水

【按语】

琥珀，始载于《名医别录》，是古代松树、枫树的树脂，埋藏在煤层中，经过若干年后，在压力和热力的作用下所形成的带有金属般光泽的化石样物质，故又被称为"松脂化石"。琥珀味甘，性平，入心、肝、脾、肺、膀胱经，是一味镇心安神药，和龙骨一样，用于心神不宁证无分虚实。同时有活血化瘀之功，可治疗妇科瘀血证、跌打损伤，以及心脉瘀阻的胸痹、心绞痛等。同时，琥珀还有利尿通淋之效，古籍记载，因其"上行，使肺气下降，而通膀胱"，故对于湿热淋证，如小便不利、癃闭等，琥珀亦可加入辨证方中同用，效果亦佳。

由于琥珀为化石类药物，不能溶于水，故不入汤剂，多做散剂或丸剂。

【文献记载】

《药类法象》：安五脏，定魂魄，消瘀血，通五淋。

《本草蒙筌》：破癥结瘀血，杀鬼魅精邪。止血生肌，明目磨翳。治产后血晕及儿枕疼，疗延烂金疮并胃脘痛。

《本草正义》：清心肺，消瘀血，痰涎。

《玉楸药解》：凉肺清肝，磨障翳，止惊悸，除遗精白浊，下死胎胞衣，敷疗拔毒，止渴除烦，滑胎催生。

《日华子本草》：止心痛、癫邪，破结癥。

《本草分经》：琥珀又能上行，使肺气下降，而通膀胱。从镇坠药则安心神，从辛温药则破血生肌，从淡渗药则利窍行水。

【临床应用】

1. 古方选

《杨氏家藏方》忘忧散：治心经蓄热，小便赤涩不通，淋漓作痛，用琥珀为细末，每服半钱，浓煎萱草根调下，食前。

《仁斋直指方》：治小便尿血，用琥珀为末，每服二钱，灯芯汤下。

《外台秘要方》：治从高坠下，有瘀血在内，刮琥珀屑，酒服方寸匕，或入蒲黄三匕，日服四五次。

2. 产后血晕

周世鹏医案：薛某，产后 3 日，阵作神昏晕厥，发则不省人事，瘀下时多时少，小腹胀痛拒按，口燥舌暗红，脉弦细带涩，投以西血珀（即琥珀）1.2g，童便送服，药后须曳即苏，观察 1 周未再发作，余恙亦愈。

3. 琥珀粉内服治产后精神失常

顾宗文经验：忆治疗数例产后精神失常，俗名谓"血邪"，疗效尚属满意，附录如下，以供参考。

例 1：产后 2 天，言语失常，时哭时笑，昼夜不停，因之家属惊慌失措，不敢再让产妇睡眠，如此更加重了病情的发展。前医曾用白虎、承气之类均未奏效。余诊患者脉细数，神情呆滞，疲惫不堪，恶露甚多。据此症情，宜补气与祛瘀生新并进，佐以甘麦大枣煎汤送服西琥珀末 1.5g，每日 2 次。嘱家属观察产妇的呼吸是否平稳，切勿惊呼。服药后患者安睡达旦，次日即复如常人。

例 2：产后当天晚上出现语无伦次，婆媳之间平时口角的情况反复讲述不停。深夜邀余出诊，见病家室内蜡烛通明，香烟缭绕，正在求神拜佛。诊患者有腹痛，恶露较多，宜祛瘀生新，吞服西琥珀粉 1.5g，日 2 次，经服 2 剂而愈。

查考琥珀功能：利水散瘀，通淋安神，作利尿及通经药。琥珀主治：安五脏，定魂魄，消瘀血，通五淋。宋《日华子本草》曰："壮心，明目，磨翳，止心痛癫邪，疗蛊毒破结瘕，治产后血枕痛。"综上诸说，琥珀能消瘀，安神定魄，故产后"血邪"用之能效如桴鼓也。

4. 阴囊血肿

李咫威经验：遇一郑姓病员，因患鞘膜积液于外科做翻转术，次日左侧阴囊肿胀疼痛，3 日后延余诊治。处以熟川军、全当归、桃仁、生草梢、金铃子、黑山栀、生赤芍等凉血化瘀之品。翌日复诊，依然如故，即于上方加琥珀 0.9g，水调吞服。次日患者自觉轻快，见腹股沟焮肿已退，左侧阴囊血肿亦减，原方更进，琥珀增至 1.8g。2 天后停服煎剂，单以琥珀粉 1.8g，每日分 2 次吞服，连服 3 天，血肿全消，阴囊复如常形。

阴囊血肿之疾，多因手术后出血，或内损血管破裂，或骤受外损而致。

吾临床之中凡治此疾，均投以琥珀粉，日服 1.8g，少则 3 天，多则 10 天即告痊愈。如一妇从自行车上跌下致阴部肿胀疼痛，予服琥珀粉 4 天而愈，患者十分欣喜。医家以其镇惊安神、利水通淋、活血化瘀而多用于惊悸不眠、癃闭血淋、妇人癥瘕诸疾。我以其甘平无毒，入归心、肝、膀胱经，阴囊血肿系本腑之疾，厥阴经绕阴器而循。临床取活血化瘀、去癥瘕之功，效竟神奇，堪称一绝。

【选方组药】

《得配本草》：得朱砂，治胎惊；配朱砂、全蝎，治胎痫；佐大黄、鳖甲，下恶血；和鹿葱，治淋沥。

肾虚溲不利者禁用。

1. 治惊风癫痫，常与朱砂、全蝎等息风镇痉药同用。

2. 治心悸不安、失眠、多梦等症，常与石菖蒲、远志、茯神等同用，如琥珀定志丸。

3. 治小儿惊风，以及癫痫发作，常与豁痰定惊、清热息风药配伍，与天竹黄、朱砂、胆南星等。

4. 治血滞经闭、癥瘕疼痛等症，常配当归、莪术、乌药，如琥珀散。

5. 治热淋、石淋，常配伍金钱草、木通、萹蓄等利尿通淋药。

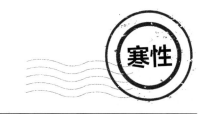
第 120 篇

朱砂镇心而定惊

【按语】

朱砂，始载于《神农本草经》，列为上品，是一种含硫化汞的天然矿石，因其色红赤，故名朱砂，古代又名丹砂。味甘，性微寒，入心、脾、肾经，主要有镇心安神、清热解毒两大功效。作为安神药，因其质重，又兼有清心作用，故古方多用于治疗癫狂、惊风、惊悸等心热实证，同时还可作为安神丸剂的外衣，如天王补心丸、安宫牛黄丸，则是以朱砂飞成极细的粉末，薄薄地滚在小药丸的最表层，以增强其宁心安神作用。

《神农本草经》开篇卷首药，便是朱砂，言其能"久服"。古人说服药，其实还有一个意思，指"衣服"的服，即是说可以佩戴在身上。古人用朱砂一钱到三钱做成的朱砂包，戴在小孩身上，亦有镇心安神之功。至于解毒清热，朱砂既可内服又可外用，主要用于疮痈、咽痛、口舌生疮等症。

【文献记载】

《神农本草经》：味甘，微寒，主治身体五脏百病，养精神，安魂魄，益气，明目，杀精魅邪恶鬼。能化为汞。

《名医别录》：主通血脉，止烦满、消渴，益精神，悦泽人面，除中恶、腹痛、毒气、疥瘘、诸疮。

《日华子本草》：润心肺，治疮疥，痂息肉，服并涂用。

《珍珠囊》：心热非此不能除。

《医学入门》：痘疮将出，服之解毒，令出少。治心热烦躁，润肺止渴，清肝明目，兼辟邪恶瘟疫，破癥瘕，下死胎。

《本草纲目》：治病痫，解胎毒痘毒，驱邪疟，能发汗。

《神农本草经读》：丹砂主身体五脏百病皆可用，而无顾忌也。

《本草正义》：朱砂，入心可以安神而走血脉，入肺可以降气而走皮毛，入脾可逐痰涎而走肌肉，入肝可行血滞而走筋膜，入肾可逐水邪而走骨髓，或上或下，无处不到。

【临床应用】

1.古方选

《士材三书》辰砂丸：治喜怒无极，发狂，用辰砂、白矾、郁金。为末，蜜丸。薄荷汤送下十丸。

《千金方》神曲丸：明目，用光明砂（丹砂中之最上者）一两，神曲四两，磁石二两。上三味末之，炼蜜为丸，如梧子大。饮服三丸，日三，不禁，常服益眼力。

2.《本草纲目》例二则

（1）重剂治痈疽：临周推官平生屡弱，多服丹砂、乌、附药，晚年发背疽。医悉归罪丹石，服解毒药不效。疡医老祝诊脉曰："此乃极阴证，正当多服伏火丹砂及三建汤。"乃用小剂试之，复作大剂，三日后用膏敷贴，半月而疮平。

（2）严重失眠噩梦：钱丕少卿夜多噩梦，通宵不寐，自虑非吉。遇邓州推官胡用之曰："昔常如此。"有道士教戴朱砂如箭簇者（朱砂形状如箭头），涉旬即验（经过十天），四五年不复有梦。因解髻中有一绛囊（喻草木之红色花果）遗之，即夕无梦，神魂安静。

3.朱砂粉治霍乱

张锡纯经验：壬寅秋月，霍乱流行。友人毛某之侄，受此症至垂危，衣冠既毕，舁（yú，抬）之床上。毛某见其仍有微息，遂研朱砂钱许，和童便灌之，其病由此竟愈。

一女子得霍乱至垂危，医者辞不治，时愚充教员于其处，求为延医，亦用药无效。适有摇铃卖药者，言能治此症，亦单重用朱砂钱许，治之而愈。愚从此知朱砂善化霍乱之毒菌。至已未在奉天拟得急救回生丹、卫生防疫宝丹两方，皆重用朱砂，治愈斯岁之患霍乱者不胜记，传之他省亦救人甚伙，可征朱砂之功效神奇矣。然须用天产朱砂方效，若人工所造朱砂（色紫成大块作锭形者，为人工所造朱砂），止可作颜料用，不堪入药。

4.朱砂治顽固呕吐奇案

张泽生经验：戴某，女，21岁，某日食山芋干，始觉脘部不适，继则呃逆频作，呕吐未消化食物。医投降逆之品，呃逆已止，然食后即觉胃气上冲，每日必吐3次，渐至食入即吐。病经4个月，中西药治疗未效，乃收住入院。经钡透、胃液分析及多方检查，均未发现异常，迭投清火降逆之剂，如大黄甘草汤、左金丸、旋覆代赭汤、橘皮竹茹汤、大半夏汤等，效不著。改用酸苦辛通益胃等法治之，呕吐亦不止。形体日瘦，面色苍黄，食后即吐，吐多存少，水谷难容，服汤药亦必吐出大半，大便干结量少。邀余诊治，思及食入即吐，责之有火，又兼舌尖红，便结。按证用清胃和中降逆之剂，尚合病机，何以竟顽固至此？回家查阅《中医验方汇编》，见朱砂散一方，可治顽固呕吐，由朱砂、半夏、丁香、冰片、甘草组成。细究方药，朱砂甘，《本草从新》记载"朱砂泻心经邪热，镇心定惊"，且又重坠，善止呕吐。再思病者舌尖红，乃心火偏旺。与方中述证尚合。清胃无效，何不以清心治之？即以朱砂、半夏、丁香、甘草、冰片，研为极细末，每日 2 次，每次 3g，药服半料，呕吐即止，观察月余。亦未再发。

【选方组药】

《得配本草》：得蜜水调服五分，预解痘毒；多者可少，重者可轻。

得南星、虎掌，去风痰；配枯矾末，治心痛；配蛤粉，治吐血；配当归、丹参，养心血；佐枣仁、龙骨，养心气，抑阴火以养元气；得人参、茯苓，治离魂；自觉本形作两人，并行并卧，不辨真假者，离魂病也，和鸡子白服一钱。

治妊妇胎动。胎死即出，未死即安。

入六一散，治暑气内伏；入托里散，治毒气攻心。同生地、杞子，养肾阴；纳猪心蒸食，治遗浊。研敷产后舌出不收。暗掷盆盎作堕地声，惊之即自收。

1. 治心火亢盛所致心神不安、胸中烦热，兼有心血虚者，多与黄连、甘草、当归、生地等配伍，即朱砂安神丸。

2. 治血虚心悸失眠，常配伍当归、柏子仁、酸枣仁等养血安神之品。

3. 治癫痫，常与磁石、神曲配伍，即磁朱丸。

4. 治疮疡肿毒、瘴疟诸症，与雄黄配伍，如紫金锭。

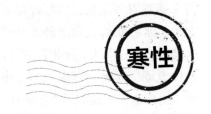

第 121 篇

贝母开心胸之郁，而治结痰

【按语】

贝母，始载于《神农本草经》，列为中品，是一种夏天开花的草，入药为根部。这种花与别的花不同，开后会倒垂，如倒钟一般，而肺亦是倒垂样，喻义此药能入肺。

贝母是止咳良药，其性味苦寒，有化痰止咳、清热散结、消痈止痛之功，适用于风热、肺燥及肺痈咳嗽。临床使用的贝母有两种，一种川贝母，一种浙贝母。川贝母，以甘味为主，偏于润肺止咳，故虚劳痰热咳嗽可用之；浙贝母苦味独重，更偏于消痈散结，治疗痰热郁肺，甚至闭结成痰核，形成痈肿、癌瘤，因其苦泄开破之力更强，能散结消痈。

贝母应用十分广泛，一切外科疮疡，凡是气火郁结所致，皆可以贝母散之。如逍遥散中，必用浙贝母，以佐金平木，解肺郁、气郁；消瘰丸中，必用浙贝母，以化痰散结。

【文献记载】

川贝

《神农本草经》：味辛，平。主治伤寒烦热，淋沥邪气，疝瘕，喉痹，乳难，金创，风痉。

《名医别录》：主治腹中结实，心下满，洗洗恶风寒，目眩、项直，咳嗽上气，止烦热渴，出汗，安五脏，利骨髓。

《本草蒙筌》：消膈上稠痰，久咳嗽者立效；散心中逆气，多愁郁者殊功。足生人面恶疮，烧灰油敷收口；产难胞衣不出，研末酒服离怀。时疾黄疸能驱，赤眼肤翳堪点。除疝瘕喉痹，止消渴热烦。《本草乘雅》：形如聚贝，独贵其母，若用空解，肺肝可施。

《药性解》：清心润肺，止嗽消痰，主胸腹气逆，伤寒烦热。

《药鉴》：治喉痹，消痈肿，止咳嗽，疗金疮，消痰润肺之要药也。

浙贝

《本草正义》：大治肺痈肺萎，咳喘，吐血，衄血，最降痰气，善开郁结，止疼痛，消胀满，清肝火，明耳目，除时气烦热，黄疸淋闭，便血溺血；解热毒，杀诸虫及疗喉痹，瘰疬，乳痈发背，一切痈疡肿毒，湿热恶疮，痔漏，金疮出血，火疮疼痛，较之川贝母，清降之功，不啻数倍。

《本草从新》：去时感风痰。

《纲目拾遗》：解毒利痰，开宣肺气，凡肺家夹风火有痰者宜此。

《山东中草药手册》：治感冒咳嗽，胃痛吐酸，痈毒肿痛。

【临床应用】

1. 古方选

《圣济总录》贝母丸：治肺热咳嗽多痰、咽喉中干，用贝母（去心）一两半，甘草（炙）三分，杏仁（汤浸去皮、尖、炒）一两半。上三味，捣罗为末，炼蜜丸如弹子大。含化咽津。

《太平圣惠方》：治吐血衄血，或发或止，皆心藏积热所致，用贝母一两（炮令黄）。捣细罗为散，不计时候，以温浆调下二钱。

《集效方》：治忧郁不伸，胸膈不宽，用贝母（去心），姜汁炒研，姜汁面糊丸，每次七十丸。

2. 人面疮

《得配本草》：江左有商人，左膊生疮如人面，亦无他苦。戏以酒滴口中，其面赤色。以物食之，亦能食，多则膊肉胀起。或不食，则一臂痹焉。有名医教其历试金石草木之药，悉无所苦。至贝母，其疮乃聚眉闭目。商人喜，以小苇筒毁其口灌之。数日成痂遂愈。

3. 川贝延胡索粉止咳

龚士澄经验：凡老人、儿童咳嗽，痰多，咳则胸痛，无论有无寒热，用川贝母一份，延胡索一份，同研细粉，每次约 5g，随汤药和服，或用 9g，以冰糖化水调服，止咳效果显著，不咳则胸自不痛。《仁存堂方》有延胡索治老小痰嗽的记载，非独止痛一用也。我们取川贝母清润化痰，延胡索温通辛散，动静结合，则肺之宣降复常，故能愈咳。

4. 胃炎

徐景藩经验：景岳化肝煎善清肝热，与左金丸配用，可治肝胃郁热之胃脘胀痛。方中浙贝母一般多用以治疗肺疾痰嗽，近代以其能制酸，与乌贼骨配伍，研成粉剂，治疗胃、十二指肠溃疡病。但从个人临床经验体会，浙贝母既能制酸，而对慢性萎缩性胃炎有郁热而胃酸少者，贝母亦能增酸，似有双向作用，关键在于用药的配伍。

例如：1986 年 8 月 12 日诊张某，女，27 岁。患浅表性胃炎急性活动，胃脘隐痛、灼痛已历 1 年，嘈杂不适，深感痛苦。视其舌苔薄白，诊脉小弦而数，口干而欲热饮。病属胃脘痛，寒热夹杂，阅前诊诸方，似无不合，乃加入浙贝母 10g，不意服后很快见效。

服 5 剂脘痛减轻，10 剂后疼痛基本消失，但大便微溏，如入炒山药、炒白术，药后大便正常。共服 25 剂，脘痛未作。随访年余，偶有小发作，服前方数剂即可控制。用药仅差一味，治效即不相同，亦可见景岳立方用药之妙。

【选方组药】

《得配本草》：得厚朴，化痰降气；配白芷，消便痈肿痛；配苦参、当归，治妊娠尿难；配连翘，治瘿瘤；配瓜蒌，开结痰；导热下行，痰气自利；配桔梗，下气止嗽。

寒痰停饮，恶心冷泻，二者禁用。

1. 治痰热咳嗽，常与知母同用，如二母散。

2. 治肺虚久咳、痰少咽燥等症，常与沙参、麦冬、天冬等养阴润肺药配伍。

3. 治外感风热或痰火郁结的咳嗽，常与桑叶、牛蒡子、前胡、杏仁等宣肺祛痰药同用。

4. 治疮痈、乳痈，浙贝母常与蒲公英、天花粉、连翘等配伍；治肺痈，则与鱼腥草、鲜芦根、薏苡仁等同用。

5. 治甲状腺腺瘤，常以浙贝配合夏枯草、海藻、昆布、莪术等药。

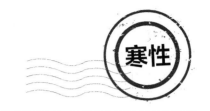

第122篇

百合理虚劳之嗽，更医蛊毒

【按语】

百合，始载于《神农本草经》，列为中品，外形似洋葱，凡是百合科的植物都有一个特点，外形多为鳞片组合，如大蒜、洋葱，皆是一瓣瓣叶子包裹组成。故百合有收藏之象，力量偏于上焦。味甘，性微寒，入肺、心经，有润肺止咳、清心安神之功。

百合能补肺阴、清肺热、润肺燥，这点与沙参、麦冬、玉竹十分相似，但百合最不同于这些药的一点，便是它既能补肺阴，又能止咳嗽，还可清心安神，是一味安神药。对于心阴虚，心热盛所导致的心悸失眠、烦躁不安，甚至精神失宁，如百合病等，以百合对治皆有奇效。经方中以百合为主药，并以其命名的汤方就有数个，如百合地黄汤、百合知母汤、百合鸡子汤等，可见百合功用之广泛，不可轻视。

【文献记载】

《神农本草经》：味甘，平。主治邪气腹胀，心痛，利大、小便，补中益气。

《名医别录》：主除浮肿，胪胀，痞满，寒热，通身疼痛，及乳难喉痹肿，止涕泪。

《药性论》：主百邪鬼魅，涕泣不止，除心下急满痛，治脚气热咳逆。

《日华子本草》：安心，定胆，益志，养五脏，治癫邪，啼泣，狂叫，惊悸，杀蛊毒气，胁痈乳痈发背及诸疮肿，并治产后血狂运。

《本草蒙筌》：逐惊悸狂叫之邪，消浮肿痞满之气。止遍身痛，利大小便。辟鬼气，除时疫咳逆；杀蛊毒，治外科痈疽。乳痈喉痹殊功，发背搭肩立效。

《景岳全书》：虚劳之嗽，用之颇宜。

《本草新编》：此物和平，有解纷之功，扶持弱锄强，祛邪助正。但气味甚薄，必须重用，其功必倍。

【临床应用】

1. 古方选

孙思邈：治百合阴毒，煮百合浓汁，服一升。

《济生方》百花膏：治咳嗽不已，或痰中有血，用款冬花、百合（焙，蒸）等分。上为细末，炼蜜为丸，如龙眼大。每服一丸，食后临卧细嚼，姜汤咽下，噙化尤佳。

《卫生易简方》：治肺病吐血，用新百合捣汁，和水坎之，亦可煮食。

《包会应验方》：治疮肿不穿，用野百合同盐捣泥敷之良。

《濒湖集简方》：治天疱湿疮，用生百合捣涂，一二日即安。

《千金方》：治耳聋、耳痛，用干百合为末，温水服二钱，日二服。

2. 丹毒

《冷庐医话》：蒋某，偶患火丹（丹毒），两臂红肿而疼，诸药不效，后得一方，用百合研细末，白糖共捣烂敷之即痊，此方医者罕见，价廉而效速，可传也。

3. 百合地黄汤治百合病

刘渡舟医案：赵某，女，42岁。因患病而停止工作已半年多，症见心中燥热而烦，手足心热，口苦而干但不欲饮。小腹发冷，或下肢觉凉，或晨起半身麻木，体乏肢软，月经量较多，大小便基本正常。先服温经汤，反增烦躁，夜寐不安。其人多言善语，精神呈亢奋状态，如有神灵所作。脉细数，舌苔中黄。处以百合地黄汤：生地16g，百合12g。

服药3剂后，效出意外，燥热得安，其余各症亦有所改善。又服3剂，燥热亢奋现象已得控制，夜能安寐，从而他症亦消，患者喜不自禁。最后用百合地黄汤加柴胡、黄芩各10g调理，而恢复了正常工作。

4. 受惊吓后精神不振

吴才伦经验：王某，女，学生。在学校看解剖尸体后受到惊吓，又因为上厕所失神，跌倒在厕所里，家人马上把她送到医院治疗，可也没查出什么病，就是沉郁，头颈不能竖起，只能左右转动，默默不欲说话，做什么事情失去热情。问她有什么不舒服，她也不知如何作答。用镇静剂也没有好转。然后找中医治疗，见她脉浮数，舌红少苔，遂当作阴伤内热的百合病处理，用百合知母汤，1剂病轻，再服2剂恢复正常。

5. 四合汤治顽固胃痛

焦树德经验：名医焦老在40多年的临床实践中，常常使用"三合汤"与"四合汤"治疗久痛不愈，或用他药无效的胃痛顽症，每收良效。

"痛在心口窝，三合共四合"。这是我在幼年时代，外祖父教我背诵的一句口诀。1941年笔者开业行医，在临床上亲自运用后，才渐渐对它有了越来越深的理解。"心口窝"指上腹部胃脘处，"三合"是三合汤，"四合"是四合汤。这句治病口诀是说对胃脘痛，要用三合汤治疗，必要时还须再加一汤（两味药），共成为四合汤。

三合汤组成：高良姜6～10g，制香附6～10g，百合30g，乌药9～12g，丹参30g，檀香（后下）6g，砂仁3g。本方是以良附丸、百合汤、丹参饮3个药方组合而成，故名三合汤。

四合汤组成：即在上述三合汤中，再加失笑散（蒲黄6～10g，五灵脂9～12g），四个药方合用，故名四合汤。

良附丸、百合汤、丹参饮、失笑散，均为治疗胃脘痛的古方，但每方又各有特长，把这三个或四个药方合为一方，共治其所长为一炉，并互纠其短，发挥它们治疗胃脘痛的共济作用，故在临床上常出现令人难以想象的奇效。

【选方组药】

《得配本草》：得川贝母，降肺气；配款冬花，治痰血。

肠滑者禁用。多服伤脾气。中气寒则下降。

1. 治阴虚肺燥之干咳少痰、咳血或咽干音哑，可与润肺之生地黄、桔梗、贝母等同用，如百合固金汤。

2. 治阴虚内热之虚烦惊悸、失眠多梦，可与清心安神之麦冬、酸枣仁、丹参等配伍。

3. 治以神志恍惚、情绪不能自主、口苦、小便赤、脉微数等，常与养阴清热之生地黄、知母同用，如百合地黄汤、百合知母汤。

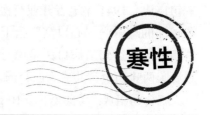

第 123 篇

升麻提气而散风

【按语】

升麻，始载于《神农本草经》，列为上品，药用为根部，中空，横切面呈网状，故舒展通行之力较强，古籍记载其"具升转周遍之功，故又名周麻"。味辛、甘，性微寒，入肺、脾、胃经，有发表透疹、清热解毒、升阳举陷之功。古人言："柴胡引少阳清气上行，升麻引阳明清气上行。"因此对于中气不足，气虚下陷所致的子宫下垂、泄泻脱肛等，常以升麻合柴胡，两者相须为用，一左一右，共升肝胃之清阳，如常用的补中益气汤、举元汤等，必少不了此二药。

升麻用于升阳，则宜量少，3～6g 即可，多蜜炙或酒制，取其清轻上浮之气；用于清热解毒，则需用到 15g～30g 以上，甚至有医家用之 60g，使其能深入到内脏之中，透达出内部郁结。如上世纪名医方药中教授临床重用升麻治疗病毒性肝炎（医案附下），可见升麻之力非凡。

【文献记载】

《神农本草经》：味甘，平。解百毒，杀百精老物殃鬼，辟温疫、瘴气、邪气、蛊毒。

《本草纲目》：升麻，脾胃引经最要药也。消斑疹，行瘀血，治阳陷眩晕，胸胁虚痛，久泄下痢，后重遗浊，带下崩中，血淋下血，阴痿足寒。

《药类法象》：能解肌肉间热，此手足阳明经伤风之的药也。

《日华子本草》：安魂定魄。

《本草乘雅》：升麻禀天地清阳之气以生，故能升阳气于至阴之下，显明灭暗，致新推陈，升麻两得之矣。

《长沙药解》：利咽喉而止疼痛，消肿毒而排脓血。

《景岳全书》：善散阳明经风寒，肌表邪热，提元气之下陷，举大肠之脱泄，除阳明温疫表邪，解肤腠风热斑疹。

《神农本草经读》：尝考凡物纹如车轮者，皆有升转循环之用，防风、秦艽、乌药、防己、木通、升麻，皆纹如车辐，而升麻更空通，所以升转甚捷也。

朱丹溪：瘀血入里，若衄血、吐血者，犀角地黄汤，乃阳明经圣药也。如无犀角，以升麻代之。升麻、犀角，性味相远，不同，何以代之？盖以升麻是引地黄及余药，同入阳明耳。

【临床应用】

1. 古方选

《仁斋直指方》：治喉痹作痛，用升麻片含咽，或以半两煎服取吐。

《仁斋直指方》：治胃热齿痛，用升麻煎汤，热漱咽之。

《千金方》：治热痱瘙痒，用升麻煎汤饮，并洗之。

2. 升麻葛根汤治红皮病

刘渡舟医案：钟某，女，39岁。患者半年前因病服用"复方新诺明"发生过敏，周身皮肤发红、瘙痒不已。西医诊断为"大疱性表皮松解萎缩型药疹"。现全身皮肤通红、灼热、瘙痒难忍，表皮片片脱落，每日可盈一掬，面色缘缘正赤，目赤羞明，不愿睁视，口干鼻燥，咽痛，月经半年未行，小便色黄，大便质软，一日两行，舌绛，苔白厚腻，脉滑。

多方医治罔效，患者特别痛苦，经他人协助，从四川辗转来京请刘老诊治。刘老初辨为热毒深入营血，用"清营汤""犀角地黄汤"等清营凉血解毒等法，疗效不明显。刘老综合脉诊，思之良久，顿悟此证为热毒郁于阳明之经，阳明主肌肉，故见皮肤发红、瘙痒、其面缘缘正赤，反映了阳明经中邪气未解之象，治以升散阳明经中久蕴之邪。

方用升麻葛根汤：升麻10g，葛根16g，赤芍18g，炙甘草8g。

药服5剂，面赤、身痒减轻，患者信心倍增。经治月余，患者皮肤颜色渐退为淡红色，已不脱屑，诸症遂安，欣然返乡。

3. 升麻甘草汤治肝炎

方药中经验：升麻甘草汤（升麻30g，甘草6g），本方为治疗迁延性肝炎、慢性肝炎之辅助方。一般与后面所述之加味一贯煎、加味异功散、加味黄精汤合用。适用于迁延性肝炎、慢性肝炎肝功损害严重，转氨酶长期持续在高限，中医辨证属于毒盛者，恒合用该方。

如郭某，女，30岁，确诊肝炎已10年。经中医药物治疗，10年来转氨酶一直持续在500单位以上始终不降，麝浊10单位，百治无效。就诊时，患者肝区疼痛，疲乏无力，纳差，舌红，脉弦细滑数。根据上述症征，辨证为肝肾阴虚，疲及脾胃，邪毒炽盛。拟养肝助脾疏肝，佐以解毒为法，予加味黄精汤合升麻甘草汤治疗。升麻最大用量为 45g。服药 2 周后，症状明显好转。1 个月后症状基本消失，复查肝功，转氨酶、麝浊均下降至正常值，仍宗上方继续治疗 2 个月，每月复查肝功均保持正常值，诸症消失。停药 1 年后复查肝功仍在正常范围。后 10 余年来肝功检查均在正常范围，其中只有一次因外出劳累，转氨酶曾一度升高，患者自服原方 20 剂，再调恢复正常。

4. 升麻配苍术治胃炎

颜德馨经验：升麻气甘味苦，性微寒，功擅升阳解毒。颜德馨教授在临床中常用升麻调畅气机，治疗多种疑难病症。颜老认为，升麻的作用与剂量大小有密切关系，9g 以下升举阳气，15g 以上则清热解毒。

先贤李东垣创脾胃学派，发明升阳益胃汤、清暑益气汤诸方，倡"升清降浊"之说，颜老对此颇为推崇并有发挥，临床习用升麻、苍术相配，调理脾胃气机。如赵某，男，68 岁。患胃脘胀痛多年，经胃镜检查示"慢性浅表性胃炎伴糜烂"，近 2 个月来腹胀日甚，泛恶频频，曾先后服多潘立酮、甲氧氯普胺未见好转。刻下患者脘腹饱胀，泛泛欲呕，便溏不实，脉细，舌红苔薄白腻，当从脾气不升，胃气失和立法。药用：炒升麻 4.5g，苍、白术各 9g，姜半夏 9g，枳实、旋覆花各 9g，代赭石 30g（先煎），陈皮 6g，荜澄茄 24g。服药 1 剂，泛恶顿失，连服 7 剂，诸症悉安。

【选方组药】

《得配本草》：得葱白、白芷，缓带脉之急；佐干葛、石膏，治胃火齿痛；同葛根，治脾土火郁，因胃伤寒冷，阳气郁而成火；同当归、肉苁蓉、怀牛膝，通大便虚燥。多用则散，少用则升，蜜炙使不骤升。

伤寒初病太阳，痘疹见标，下元不足，升散元气益亏，阳虚火炎，俱禁用。

1. 治风热表证，温病初起，见发热、头痛等症，可与桑叶、菊花、薄荷等疏散风热药同用。

2. 治麻疹欲出不透，见身热无汗、咳嗽咽痛、烦渴尿赤者，则与薄荷、荆芥、牛蒡子等透疹解毒药同用。

3. 治牙龈肿痛、口舌生疮，常与生石膏、黄连同用，如清胃散。

4. 治风热疫毒上攻之大头瘟毒，见头面红肿、咽喉肿痛，常与黄芩、黄连、板蓝根等药配伍。

5. 治温毒发斑，常与生石膏、大青叶、紫草等清胃解毒，凉血消斑药同用。

6. 治气虚下陷之月经量多，或崩漏者，常与人参、黄芪等益气健脾摄血药同用，如举元煎。

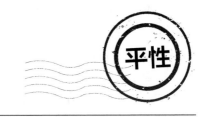

第 124 篇

牛膝下行而壮骨

【按语】

牛膝，始载于《神农本草经》，列为上品，因其根茎膨大，酷似牛的膝关节，故名牛膝。味苦、酸，性平，入肝、肾二经，有活血祛瘀、通利关节之功。临床分为川牛膝与怀牛膝两种。川牛膝即主产于四川的牛膝，长于破血通经，祛风湿，多用于血瘀证，如妇人闭经，以及虚火上炎的目赤、咽痛等症；怀牛膝即主产于河南的牛膝，是四大怀药之一，长于滋补肝肾、壮腰膝，多用于肝肾不足所致的筋骨酸软、腰膝疼痛等症。

牛膝在临床中，不单为补益通经之药，更有引血下行之功，凡药欲下行者，必用牛膝作为引经之药。如同桔梗能载药上升，牛膝正好相反，能引药下行。故而对于中气下陷，脾虚泄泻，下元不固者，宜慎用。

【文献记载】

《神农本草经》：味苦。主治寒湿痿痹，四肢拘挛，膝痛不可屈伸，逐血气，伤热火烂，堕胎。

《名医别录》：主伤中少气，男子阴消，老人失溺，补中续绝，填骨髓，除脑中痛及腰脊痛，妇人月水不通，血结，益精，利阴气，止发白。

《药性论》：治阴痿，补肾，填精，逐恶血流结。

《本草衍义补遗》：能引诸药下行。

《本草纲目》：治久疟寒热，五淋尿血，茎中痛，下痢，喉痹口疮齿痛，痈肿恶疮伤折。

《景岳全书》：走十二经络，助一身元气。通膀胱涩秘，大肠干结；滋须发枯白。

《医学衷中参西录》：原为补益之品，而善引气血下注，是以用药欲其下行者，恒以这为引经。然《名医别录》又谓其除脑中痛，时珍又谓其治口疮齿痛者何也？盖此等症，皆因其气血随火热上升所致，重用牛膝引其气血下行，并能引其浮越之火下行，是以能愈也。愚因悟得此理，用以治脑充血证，伍以赭石、龙骨、牡蛎诸重坠收敛之品，莫不随手奏效，治愈者不胜记矣。

【临床应用】

1. 古方选

《本草纲目》：治喉痹、乳蛾，用新鲜牛膝根一握，艾叶七片。捣，和人乳，取汁灌入鼻内，须臾痰涎从口鼻出。无艾亦可。

《肘后方》：治口中及舌上生疮、烂，用牛膝酒渍含漱之，无酒者空含亦佳。

《补缺肘后方》：治暴症，腹中有物如石，痛如刺，昼夜啼呼，用牛膝二斤，以酒一斗，渍，密封，于热炭火中温令味出，服五合至一升，量力服之。

2. 地髓汤治淋病

《经验方》：得九江守王南强书云，老人久苦淋疾，百药不效。偶见《集要方》中用牛膝者，服之而愈。又叶朝议亲人患血淋，流下小便在盆内凝如，久而有变如鼠形，但无足耳，百治不效。一村医用牛膝煎浓汁，日饮五服，名地髓汤，虽未即愈，而血色渐淡，久乃复旧。后十年病又作，服之以瘥。因检本草，见《肘后方》治小便不利，茎中痛欲死，用牛膝并叶，以酒煮服之。今再拈出，表其神功。杨士瀛《直指方》：小便淋痛，或尿血，或砂石胀痛，用川牛膝一两，水二盏，煎一盏，温服。一妇患此十年，服之得效，或入麝、乳香尤良。

3. 张锡纯经验

（1）原发性闭经：在辽宁时，曾治一女子，月信期年未见，方中重用牛膝一两，后复来诊，言服药三剂月信犹未见，然从前曾有脑中作疼病，今服此药脑中清爽异常，分毫不觉疼矣。愚闻此言，乃知其脑中所以作疼者，血之上升者多也。今因服药而不疼，想其血已随牛膝之引而下行，遂于方中加土鳖虫五枚，连服数剂，月信果通。

（2）牙痛久不愈：友人袁某，素知医，时当季春，牙疼久不愈，屡次服药无效。其脉两寸甚实，俾用怀牛膝、生赭石各一两，煎服后，疼愈强半，又为加生地黄一两，又服两剂，遂霍然痊愈。

4. 重用牛膝治腰痛及梅毒

邹孟城经验：二十年前，余适在一病家出诊。正值该处房屋大修，有一年过半百而身材魁梧之建筑工人进埝与余坐谈，言语之间，余觉其颇谙医药，于是谈兴渐浓。彼则健谈而直率，曾谓余曰。

（1）其原籍在安徽，其母于当地最大之中药铺做保姆数十载，因此略知药理。该工因职业故，患腰肌劳损，腰痛常作，时感牵强不适，俯仰维艰。虽时常服药扎针，而终乏效机。及至中年，病渐加重，不仅影响工作，即生活起居亦受限制，颇以为苦。由是寻索家中备药，惟得淮牛膝一包，重约半斤许，倾入锅内，加水煎熬后，于晚间连饮四大碗，随即就寝。睡中渐觉腰部重着，疼痛阵阵加剧，直至剧痛难忍。因而内心极感惶恐而不知所措，但事已至此，不得已只能咬牙隐忍，听天由命。痛极则人倦，倦极则熟寐。及至酣睡初醒，天已大明，不但疼痛全消，且腰间倍觉轻松舒适。从此以后，无论天阴天雨，或是重力劳苦，从不再觉腰有病痛，多年宿恙消于一旦，真可谓其效若神矣。

（2）彼虽粗工而颇有慈悲济世之心。愿将家中秘守之治梅毒方公之于余，以拯失足之人。其胞兄曾于孤岛时期涉足花柳身染梅毒。经其母之店主用秘方治之得愈。后曾一度复发，其母又往求药。店主曰："我已退休，子孙不业药，家传秘方当行诸于世矣。"遂告之曰："采鲜怀牛膝全草一大捆，洗净后揢去水，打取自然汁，每日饮服一大碗，直至痊愈而止。"其兄如法服之，加以善自珍摄，竟得根治焉。

【选方组药】

《得配本草》：得杜仲，补肝；得苁蓉，益肾；配续断肉，强腰膝；气不滞则健；配车前子，理阳气。

下行，生用；滋补，焙用，或黄精汁浸、酒拌蒸数十次用；破血，敷金疮，生用；引火下趋，童便炒；引诸药至膝盖，生熟俱可用。

失精，血崩，气陷腿肿，脏寒便滑，中气不足，小便自利，俱禁用。

1. 治肝肾不足所致的腰腿酸痛、痿软无力者，可与熟地、龟板、锁阳、虎骨等合用，如虎潜丸。

2. 治湿热下注引起的腰膝关节酸痛、脚气肿痛等症，常与苍术、黄柏、薏苡仁配用，即四妙丸。

3. 治尿血、小便不利、尿道涩痛等症，常与当归、瞿麦、通草、滑石等配伍，如牛膝汤。

4. 治阴虚火旺引起的齿痛、口疮，常配地黄、生石膏、知母等以滋阴降火，如玉女煎。

5. 治阴虚阳亢、肝风内动所致的头痛眩晕，常配代赭石、生牡蛎、生龙骨、白芍等以潜阳摄阴，镇肝息风，如镇肝息风汤。

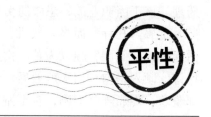

平性

第 125 篇

利水须用猪苓

【按语】

猪苓，始载于《神农本草经》，列为中品，与茯苓一样，皆是真菌类寄生植物。猪苓多寄生在一些杂木，如桦树、枫树的根上，因其菌核形似猪粪，呈不规则团块，色黑，故古人称之为猪屎苓。味甘、淡，性平，入肾、膀胱经，淡能渗利，偏于利水渗湿。猪苓切开后，里面为白色，古籍言其能"开达腠理，分明阴阳之妙用也"，故猪苓还具有泻热止渴，治疟止痢之功。

猪苓广泛地用于水肿及水肿以外的多种水湿证，利尿之效较茯苓稍强峻。因其没有健脾作用，故常与茯苓相须为用，如五苓散、四苓散、胃苓散，许多医者处方时，常会直接写"二苓"，便是指此二药合用。

【文献记载】

《神农本草经》：味甘，平。主治痎疟，解毒，辟蛊疰不祥，利水道。

《药性论》：解伤寒温疫大热，发汗，主肿胀满腹急痛。

《药类法象》：大燥，除湿，比诸淡渗药大燥。亡津液、无湿证勿服。

《本草纲目》：开腠理，治淋肿脚气，白浊带下，妊娠子淋胎肿，小便不利。

《本草新编》：助阳利窍。功专于行水，凡水湿在肠胃、膀胱、肢体、皮肤者，必须猪苓以利之。

《药品化义》：猪苓味淡，淡主于渗，入脾以通水道，用治水泻湿泻，通淋除湿，消水肿，疗黄疸，独此为最捷，故云与琥珀同功。但不能为主剂，助补药以实脾，领泄药以理脾，佐温药以暖脾，同凉药以清脾，凡脾虚甚者，恐泄元气，慎之。

《得配本草》：去心中水湿之懊憹，分疟疾阴阳之交并。王损庵（王肯堂）治疟，每加猪苓于汤药中。以阴阳上下交争，遂致寒热更作，用升、柴升阴中之阳，用知、苓降阳中之阴。外加猪苓一味，理上焦而开腠理，使邪气外

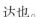

达也。

【临床应用】

1. 古方选

《子母秘录》：治妊娠从脚上至腹肿、小便不利、微渴引饮，用猪苓五两，末，以熟水服方寸匕，日三服。

《金匮要略》猪苓散：治呕吐而病在膈上，思水者，用猪苓、茯苓、白术各等分。上三味，杵为散，饮服方寸匕，日三服。

2. 猪苓汤治咳嗽不愈

萧伯章（《遯园医案》）：谷某之子，年十余岁，其父携之求诊。据云咳嗽，发热，口渴，小便不甚利，服发散药不愈，已数日矣。同道二人先后拈脉毕，皆主小青龙汤，正写方未毕，余适自外归，询知其状，即持脉，浮而微数，心知方错，未便明言。写方者询方是否？即慢应曰是。病者去，乃谓之曰："顷间方症不对，试再细思。"一人曰："先生必别有妙方，请明示之。"余曰："小青龙证，仲师虽未言脉，然即表不解三字推之，则可知其脉必浮紧也。今脉浮而微数，乃是猪苓汤证，试取《伤寒论》《金匮要略》细阅便知。吾意病者明日必来，当照方更正。"次日，其人果来，谓方无效，乃为疏猪苓汤，一剂知，三剂疾如失。

3. 肾炎

朱良春经验：朱老每以猪苓汤治肾盂肾炎、膀胱炎，以及尿路结石引起的尿痛、尿急、尿血等湿热侵及下焦，阴亏水热互结者。其对改善尿路刺激症状及血尿有显著疗效。

猪苓汤与五苓散同属利尿之剂，但同中有异，朱老对此辨析甚明。他说："猪苓汤以泄浊所长，而不留其瘀滞，亦可滋润其真阴而不虑其枯燥，虽与五苓散同为利尿之剂，一则用术、桂暖肾以行水，一则用滑石、阿胶以滋阴行水。日本医生更具体指出治'淋病脓血，加车前子、大黄，更治尿血之重症。从脏器分之，五苓散病在肾，虽小便不利，而少腹不满，绝不见脓血；猪苓汤证病在膀胱尿道，其少腹必满，又多带脓血。'所论极为精辟。"

4. 产后腹泻症

刘渡舟医案：崔某，女，35 岁。因产后腹泻，误认是脾虚，曾服不少补药，而病不愈。其脉沉而略滑，舌绛、苔薄黄，下利而口渴。

初诊：作厥阴下利治之，投白头翁汤，服后不见效。复诊：自述睡眠不佳，咳嗽而下肢浮肿，尿黄而不利。聆听之后，思之良久，恍然而悟，此乃猪苓汤证。《伤寒论》第 319 条云："少阴病，下利六七日，咳而呕渴，心烦不得眠者，猪苓汤主之。"验之，小便不利，大便下利，肢肿而少寐，与猪苓汤主证颇为合拍。处方：猪苓 10g，茯苓 10g，泽泻 10g，阿胶 10g（烊化）。此方连服 5 剂，小便通畅，腹泻随止，而诸症皆除。

【选方组药】

1. 治水湿泄泻，水湿内停之泄泻，常与茯苓、泽泻、白术同用，如四苓散。

2. 治夏秋之间，脾胃伤冷，泄泻不止，常与茯苓、泽泻、苍术等利水燥湿之品同用，如胃苓汤。

3. 治膀胱湿热之小便淋病，常与生地、滑石、木通等清热通淋药配伍同用，如十味导赤汤。

4. 治湿热带下，常与茯苓、车前子、黄柏等清热利湿之品配伍。

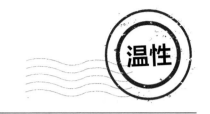

第 126 篇

燥湿必用苍术

【按语】

苍术，在《神农本草经》中，与白术统称"术"，列为上品。古人以江苏茅山产的为最，故又名茅术。味苦、辛，性温，入肺、脾、胃、大小肠经，是化湿药的代表，治湿证之圣药。古籍言"苍术治湿，上中下皆有可用"，无论是湿阻上焦的肺郁胸闷，还是湿阻中焦的脾虚纳呆，亦或湿阻下焦的水肿泄泻，苍术用之皆效佳。其气味芳香，既可醒脾化湿，还可辟邪。较之白术，作用更刚烈，发汗之力更强，能使肠胃中的湿气迅速干爽。

苍术还有双向调节作用，当肌表被湿邪遏住无汗时，以苍术可发汗解表；若是湿热在肌表，扰人营卫而出现多汗时，用苍术又可燥湿止汗。运用苍术最著名的方剂，便是平胃散，其中以苍术为君药，专能利湿化痞，消胀和中。

【文献记载】

《神农本草经》：味苦，温。主治风寒湿痹，死肌，痉，疸，止汗，除热，消食。

《本草崇原》：凡欲补脾，则用白术，凡欲运脾，则用苍术，欲补运相兼，则相兼而用。

《药性赋》：气味主治与白术同。补中除湿力不及白，宽中发汗功过于白。

《本草纲目》：治湿痰留饮，或挟瘀血成窠囊，及脾湿下流，浊沥带下，滑泻肠风。张仲景辟一切恶气，用赤术同猪蹄甲烧烟，陶隐居亦言术能除恶气，弭灾诊，故今病疫及岁旦，人家往往烧苍术以辟邪气。

《药鉴》：消痰结窠囊，去胸中窄狭。治身面游风、风眩头痛甚捷，辟山岚瘴气、时气瘟疫尤灵。暖胃安胎，宽中进食，祛痰癖气块，止心腹胀痛。

《本草分经》：燥胃强脾，发汗除湿，能升发胃中阳气，止吐泻，逐痰水，辟恶气，解六郁，散风寒湿，治痿。

《本草备要》：散风寒湿，为治痿要药。

【临床应用】

1. 古方选

《简便单方》：治湿气身痛，用苍术，泔浸切，水煎，取浓汁熬膏，白汤点服。

《素问病机保命集》椒术丸：治飧泄，用苍术二两，小椒一两（去目，炒）。上为极细末，醋糊为丸，如桐子大。每服二十丸，或三十丸，食前温水下。一法恶痢久不愈者加桂。

《冷炉医话》：赵伊好食生米，憔悴萎黄，不思饮食，用苍术米泔水浸一夜，研粉焙末，蒸饼为丸，米汤下而愈。

《类编》：越民高氏妻，病恍惚谵语，亡夫之鬼凭之，其家烧苍术烟，鬼遽去。

2. 一味苍术治饮酒怪症

许叔微《本高方》：微患饮癖三十年。始因少年夜生写文，左向伏几，是以饮食多坠左边，中夜必饮酒数杯，又向左卧，壮时不觉，三五年后，觉酒止从左下有声，胁痛食减嘈杂，饮酒半杯即止。十数日，必呕酸水数升。暑月止右边有汗，左边绝无。遍访名医及海上方，间或中病，止得月余复作。其补，如天雄、附子辈；利，如牵牛、甘遂、大戟，备尝之矣。

自揣必有癖浊，如水之有窠臼（kē jiù），不盈窠不行（意为如泉水遇到坑洼，要充满之后才继续向前流）。脾土恶湿，而水则流湿，莫若燥脾以玄湿，崇土以填窠臼。乃恶屏诸药，只以苍术一斤，油麻半两，大枣五十枚，捣和丸梧子大，每日空腹温服五十丸，增至一二百丸。服三个月而疾除。自此常服，不呕不痛，胸膈宽利，饮啖如故，暑月汗亦周身，灯下能书细字，皆术之力也。初服时必觉微燥，以山栀子末，沸汤点服解之，久服亦自不燥也。

3. 苍术除湿愈腹泻

王幸福医案：临床上在治疗脾胃病时，我最爱用的两味药，一是白术，一是苍术。两术同温，一润一燥，用得好是相得益彰。脾虚便秘，大量用生白术，我已有专文论述；脾虚腹泻，大量用苍术，鲜有攻无不克的。在治疗腹泻便溏一症时，我常以附子理中汤为基本方，其中术用苍术，最少量或约起步量为30g，最大量至100g。腹泻便溏3～5剂就改变，随后减量，见症加减。

曾治一陕北妇女50多岁，急性肠胃炎，纳差，腹泻日10余次，输液3天，兼用蒙托石散，无效，人疲乏无力，找到我问喝中药能不能止住，我说可以。经辨证排除痢疾，处方附子理中汤加减：炮附子10g，红参片10g，炮姜 30g，炒苍术 90g（打），生甘草 30g，煅牡蛎 60g，水煎，一日多次，少量频服，1 剂即止，3 剂痊愈。

4. 苍术配麻黄

郭永来《杏林集叶》：麻黄苍术相配伍，治湿效果甚为理想，以此二味为主，选加对证之药，可收得心应手之效。北京许公岩老医生尤善用之，他通过长期观察与应用，发现二药用量，随剂量不同而作用有异。如二药等量应用，临床常见能发大汗；苍术倍于麻黄则发小汗；苍术三倍于麻黄则有利尿作用，可使尿量增多；苍术四倍于麻黄，虽无明显之汗、利，而湿邪能够自化。我曾简括之如下：治湿药，唯苍术，配麻黄，效更著，欲发汗，等量用，欲小汗，倍苍术，三倍术，能利尿，四倍术，湿自除。

【选方组药】

《得配本草》：防风、地榆为之使。

得熟地、干姜，治面黄食少；得栀子，解术性之燥；得川椒，醋丸，治飧泄久痢；得川柏，治痿痹，加牛膝更好。得米泔浸一宿，焙为末，蒸饼丸，治好食生米；得羊肝一具，撒术末四两，扎缚，以粟米水入砂锅煮熟食，治小儿癖疾及青盲雀目。以热气熏目，临卧食。

配香附，解痰、火、气、血、湿、热六郁。烧烟，辟邪恶尸气。

燥结多汗，脾虚胀闷，阴虚津枯者禁用。

1. 治湿阻中焦，而见脘腹胀满、食欲缺乏等症，常与厚朴、陈皮等行气、燥湿的药物配伍，如平胃散。

2. 治痹证以寒湿偏胜，肢体酸痛较甚者，常与羌活、防风、细辛等配伍。

3. 治湿热下注，痿软无力者，常与黄柏配伍，寒温同用，即二妙散。

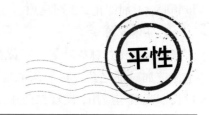

平性

第 127 篇

枸杞子明目以生精

【按语】

枸杞子，始载于《神农本草经》，列为上品，是灌木枸杞的成熟果实，以宁夏产的为最佳，故有"宁夏枸杞甲天下"的美誉。枸杞使用历史悠久，是一味药食同源，驰名中外的名贵中药，其全身皆可入药，枸杞叶又名天精草，既可入药，亦可作蔬食，还可泡茶，有补虚益精、清热止渴之效；枸杞根又名地骨皮，可入肾退虚热，常用于治疗骨蒸盗汗等；而枸杞的果实，即枸杞子，《神农本草经》记载其"久服能坚筋骨，耐寒暑，轻身不老"，故有"却老子"之美名。

枸杞子味甘，性平，入肝、肾、肺三经，最主要有滋补肝肾、益精明目之功。是温肝肾的要药，不单可生津助阳，温通全身的血脉，还能填补真阴，退虚热，虽甘温而不燥热，是一味阴阳并调之药，运用十分广泛。在张景岳的左归饮、右归饮、左归丸、右归丸中，都使用到枸杞，以养肝温肾，可见其功大。

【文献记载】

《神农本草经》：味苦，寒。主治五内邪气，热中，消渴，周痹。

《本草纲目》：春采枸杞叶，名天精草；夏采花，名长生草；秋采子，名枸杞子；冬采根，名地骨皮。

《名医别录》：主治风湿，下胸肋气，客热头痛，补内伤大劳嘘吸，坚筋骨，强阴，利大小肠。久服耐寒暑。

《药性论》：能补益精诸不足，易颜色，变白，明目，安神，令人长寿。

《药性解》：壮心气，强阴益智，皮肤骨节间风，散疮肿热毒，恶乳酪，解曲毒。

《药鉴》：并麦冬，同生地，入箱子，治肾虚目疾如神。佐杜仲，同芡实，加牛膝，疗房劳腰疼甚捷。

《本草蒙筌》：滋阴不致阳衰，兴阳常使阳举。谚云：离家千里，勿服枸杞，亦以其能助阳也。更止消渴；尤补劳伤。叶捣汁注目中，能除风痒去膜。若作茶啜喉内，亦解消渴强阴。诸毒烦闷善驱，面毒发热立却。

【临床应用】

1. 古方选

《延年方》枸杞子酒：补虚，长肌肉，益颜色，肥健人，用枸杞子二升，清酒二升，搦碎，更添酒浸七日，漉去滓，任情饮之。

《太平圣惠方》：治肝虚或当风眼泪，用枸杞二升，捣破，纳绢袋中，置罐中，以酒一斗浸干，密封勿泄气，三七日。每日饮之，醒醒勿醉。

《医学衷中参西录》金髓煎：用枸杞子，逐日择红熟者，以无灰酒浸之，蜡纸封固，勿令泄气，两月足，取入砂盆中，研烂滤取汁，同原浸之酒入银锅内，慢火熬之，不住箸搅，恐粘住不匀，候成饧，净瓶密贮。每早温酒服二大匙，夜卧再服，百日身轻气壮。

2. 退热尤良

张锡纯经验：愚自五旬后，脏腑间阳分偏盛，每夜眠时，无论冬夏床头置凉水一壶，每醒一次，觉心中发热，即饮凉水数口，至明则壶中水已所余无几。惟临睡时，嚼服枸杞子一两，凉水即可少饮一半，且晨起后觉心中格外镇静，精神格外充足。即此以论枸杞，则枸杞为滋补良药，性未必凉而确有退热之功效，不可断言乎？

3. 重用治口苦

孟景春医案：一妇女年50余，口苦10年，多方治疗，终鲜疗效。后就诊于余，反复细询，在10年中，有无不苦之日，她告以一次因患高热炎症，至西医院治疗，连续给予输液消炎，1周后热退，并说在输液中几日，口苦未作，热退返家，不3日，口苦复作。从而悟其口苦亦阴液不足，因输液时，体液充足，滋养了各脏器液体，观其舌质红、两侧尤甚、苔薄黄，脉细带数。因此亦滋肝阴，清泻肝胆之火，亦重用枸杞子30g，生白芍15g，龙胆草3g。又以性躁易怒乃肝火旺，加用牡丹皮、山栀子以清肝火，车前草、泽泻以利小便，引火下行。如此治疗半月余，10年口苦亦复痊愈。

4. 止衄与养胃

朱良春经验：朱老通过大量的临床实践，认为此品具有止血之功，对慢性肝病所见牙齿出血尤为适合，每日用30g煎汤代茶，连服数日，齿衄常获控制，朱老常谓："血证病因，约言之，缘阴阳不相维系，若阴虚阳搏，宜损阳和阴；若阳离阴走，宜扶阳固阴。但肝肾精血交损所致之失血，非偏寒偏热所宜，枸杞则为当选之佳品。"不仅齿衄，举凡鼻出血、咯血、崩漏等症见精血内夺、肝不藏血者，在辨证论治方药中加用枸杞，可以提高疗效。

此外，因为本品善于滋肾补肝，润肺养胃，所以对胃阴不足或肝气横逆犯胃之胃痛，用之有益。朱老对溃疡病及慢性萎缩性胃炎而见口干，苔少舌红，脉弦细者，均加重枸杞子之用量，恒收佳效。有时单用本品，每次 10g，嚼服或烘干研末吞服，每日 2 次，食前服，对萎缩性胃炎伴肠化者亦有佳效。对高脂血症、银屑病参用之，俱有助益。

5. 重用降转氨酶

张海峰经验：对于慢性肝炎、脂肪肝、迁延性肝炎转氨酶长期不正常者，张老按中医辨证选方外，常重用枸杞子而收良效。特别是属于阴虚口干的，以一贯煎为主，重用枸杞子 30～60g，也可以单独嚼服枸杞子，痊愈率达九成以上。

【选方组药】

《得配本草》：得麦冬，治干咳；得北五味，生心液；配椒、盐，理肾而除气痛；佐术、苓，补阴而不滑泄。

大便滑泄，肾阳盛而遗泄，二者禁用。

1. 治肝肾不足，精血亏虚所致腰膝酸软、耳鸣耳聋诸症，常与熟地、龟甲胶、山萸肉等滋肾益精之品配伍，如左归丸。

2. 治血虚所致面色萎黄、失眠多梦、头昏耳鸣等症，常与龙眼肉配伍，如枸圆膏。

3. 治肝肾不足所致，眼目昏花、干涩流泪等症，常与菊花、熟地、山萸肉等配伍，如杞菊地黄丸。

4. 治阴虚劳咳，常与知母、麦冬、川贝母等养阴润肺止咳之品配伍。

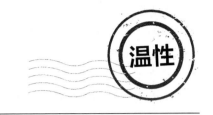

温性

第 128 篇

鹿角胶补虚而大益

【按语】

鹿角胶，始载于《神农本草经》，列为上品，是鹿科动物梅花鹿或马鹿的角煎熬而成的胶块。《神农本草经》称其为白胶，味甘、咸，性温，入肝、肾二经，有温补肝肾、益精养血之功。第60篇的鹿茸，是鹿的幼角，而熬制鹿角胶的，多为已长成的鹿角，或鹿在换角时自动脱落的老鹿角。因而鹿角胶相较于鹿茸，作用更和缓。同时因为熬成胶后，与阿胶相似，皆带有滋阴养血之功，能温阳而不燥热。

凡处于督脉巅顶之药，无论是植物的苗尖，还是动物的头角，皆有一股生发之力，具有强大的再生能力。因此，对于老年人骨质疏松再生能力差时，便可用鹿角胶，助其阳生阴长；体虚羸弱之人痈疽创伤后，久难愈合，则可以鹿角胶粘合阴阳，如阳和汤，专治一切阴疽烂疮之症。

【文献记载】

《神农本草经》：主伤中劳绝；腰痛羸瘦，补中益气，妇人血闭无子，止痛安胎。

《名医别录》：疗吐血，下血，崩中不止，四肢酸疼，多汗，淋露，折跌伤损。

《药性论》：主男子肾脏气衰虚劳损，能安胎去冷，治漏下赤白。

《本草纲目》：治劳嗽，尿精，尿血，疮疡肿毒。

《玉楸药解》：温肝补肾，滋益精血。治阳痿精滑，跌打损伤。

《本草经疏》：凡作劳之人，中气伤绝，四肢作痛，多汗或吐血下血，皆肝、心受病。白胶味甘气温，入二经而能补益中气，则绝伤和、四肢利、血自止、汗自敛也

《本草汇言》：鹿角胶，壮元阳，补血气，生精髓，暖筋骨之药也。前古主伤中劳绝，腰痛羸瘦，补血气精髓筋骨肠胃。虚者补之，损者培之，绝

者续之，怯者强之，寒者暖之，此系血属之精，较草木无情，更增一筹之力矣。

《本经逢原》：鹿角，生用则散热行血，消肿辟邪，熬胶则益阳补肾，强精活血，总不出通督脉、补命门之用，但胶力稍缓，不能如茸之力峻耳。

【临床应用】

1. 古方选

《千金方》：治虚劳尿精，用鹿角胶三两，末之，以酒二升和，分温为三服，瘥止。

《太平圣惠方》鹿角胶方：治吐血不止，用鹿角胶一两（炙黄，为末），生地黄汁一升二合。同于铜器中盛蒸之，令胶消，分温二服。

《医略六书》鹿角胶丸：治溺血，阳虚血走，脉细者，用鹿角胶三两，大熟地五两，血余炭三两。二味为末，溶鹿胶代蜜丸。淡盐汤下三钱。

2. 张锡纯经验

（1）活络效灵丹加鹿角胶治虚羸腿痛：邻村高某，年近五旬，资禀素羸弱。一日访友邻村，饮酒谈宴，彻夜不眠。时当季冬，复清晨冒寒，步行旋里。行至中途，觉两腿酸麻且出汗，不能行步，因坐凉地歇息。至家遂觉腿痛，用热砖熨之，疼益甚。其人素知医，遂自服发汗之药数剂，病又增剧。因服药过热，吐血数口，大便燥结，延愚诊视。

见其仰卧屈膝，令两人各以手托其两腿，忽歌忽哭，疼楚之态万状。脉弦细，至数微数。因思此证，热砖熨而益疼者，逼寒内陷也；服发汗药而益疼者，因所服之药，散肌肉之寒，不能散筋骨之寒，且过汗必伤气血，血气伤愈不能胜病也。遂用活络效灵丹，加京鹿角胶四钱（另炖兑服），明天麻二钱，煎汤饮下。托其左腿者，觉自手指缝中冒出凉气，左腿遂愈。而右腿疼如故。因恍悟曰，人之一身，左阳右阴。鹿名斑龙，乃纯阳之物，故其胶入左不入右。遂复用原方，以虎骨胶易鹿角胶，右腿亦出凉气如左而愈。

《礼记》有之，"左青龙，右白虎"，用药本此，即建奇功，古人岂欺我哉！苟悟医理之妙，六经皆我注脚也。

友人李景南，左腿疼痛，亦自服鹿角胶而愈。隔数年，右腿又疼，再服鹿角胶，分毫无效。适有自京都来者，赠以同仁堂药坊虎骨酒，饮之而愈。愈后不知系何故，后见愚所治高某医案，不觉抚掌称快。

（2）治少腹积聚：忆在籍时，有人问下焦虚寒治法，俾日服鹿角胶三钱，取其温而补也。后月余晤面，言服药甚效，而兼获意外之效。少腹素有积聚甚硬，前竟忘言。因连服鹿角胶已尽消。盖鹿角胶具温补之性，而又善通血脉。林屋山人阳和汤用之以消硬疽，是以有效也。

3. 夜梦争斗

《傅青主男科》：人夜卧，梦争斗，恐怖之状难以形容，此肝血虚、肝魂失养也，故非大补精血不能建功，而寻常草木之品不堪重任，当以酒化鹿角胶，空腹服之可愈。盖鹿角胶大补精血，血旺则神昏自安宁矣。

4. 阳和汤治阳虚痰喘

王丽初经验：阳和汤载《外科证治全生集》，功能温阳逐寒，祛痰散结，前人誉"治阴症，无出于右者"。笔者取其温通之义，屡施于阳虚痰喘病例，效若响应。

笔者在临床实践中，发现老年人久病喘咳患者，辨属于阳虚痰喘型，为数不少。秦伯未《谦斋医学讲稿》首倡阳和汤治愈顽固性痰饮咳喘，别开生面。我多年来，默契其旨，引申其义，加减仿用，确有一定的疗效。

王某，女，48 岁。咳喘病多年，逢寒辄发，1 个月前，夜间着凉，旧患复作，迭经治疗，效果不显。见证：胸闷咳逆，喉有痰鸣，动作更甚，痰多清稀，咯吐不爽，咽干思饮，头晕腰酸，四末欠温，形体常寒，精神萎靡，面容清瘦黧黑，脉滑弦无力，舌苔白腻厚，初诊为肺寒伏饮。投小青龙汤加石膏 1 贴，服后平平。

复诊时认为真阳亏虚，沉寒挟痰蕴肺，改投阳和汤加云苓、半夏（鹿胶 10g，熟地 30g，麻黄 6g，白芥子 10g，肉桂末 3g 冲服，甘草 5g，云苓 12g，法半夏 10g，干姜 8g）。2 帖服后，诸症明显改善，再剂诸症平复，以金匮肾气丸善后，追访 2 年，宿疾未作。

【选方组药】

1. 治虚劳，配伍鹿角霜、菟丝子、熟地、柏子仁，如斑龙丸。

2. 治鹤膝风、贴骨疽及一切阴疽，配伍熟地、麻黄、肉桂、白芥子、姜炭、生甘草，即阳和汤。

3. 治真阴不足，精髓虚损或肾阳不足命门火衰，配伍熟地、山药、山茱萸、龟甲胶、菟丝子、制附子等，如左右归丸。

4. 治真元虚损，精血不足所致腰膝酸软、形体消瘦、两目昏花等症，配伍龟甲、人参、枸杞子，即龟鹿二仙胶。

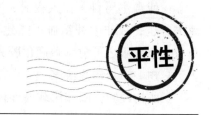

平性

第 129 篇

天麻治诸风之掉眩

【按语】

天麻，始载于《神农本草经》，列为上品，是寄生类植物，又名赤箭，因其在开花前，完全在地下生长，一待到发芽，便似一把剑一样直冲云霄，故天麻极具生发之气。天麻有一种特性，古人言其"有风不动，无风自摇"，同样有这功效的还有独活，其实就是隐喻其强大的祛风作用。

天麻是平肝息风的代表药。味甘，性平，专入肝经，专能平抑肝阳，是对治阳亢眩晕头痛的要药，代表方便是天麻钩藤饮。而天麻质地紧密，切片如胶质，类似白芍，故带有滋润之功，临床治疗肾阴虚不能濡养外在关节、筋脉所导致的腰痛、关节痛时，天麻既可疏通筋脉，又可滋补肾阴，是一味标本并治之药。

【文献记载】

《神农本草经》：味辛，温。主杀鬼精物，蛊毒，恶气。久服益气力，长阴肥健。

《本草拾遗》：主热毒痈肿，捣茎叶傅之。亦取子作饮，去热气。

《药性论》：又名定风草。味甘，平。能治冷气疹痹，瘫痪不遂，语多恍惚，多惊失志。

《日华子本草》：助阳气，补五劳七伤，鬼疰，蛊毒，通血脉，开窍，服无忌。

《本草汇言》：主头风，头痛，头晕虚旋，癫痫强痉，四肢挛急，语言不顺，一切中风，风痰。

《药类法象》：治诸风湿痹，四肢拘挛，小儿风痫惊气。利腰膝，强筋骨。

《本草纲目》：天麻乃定风草，故为治风之神药。今有久服之遍身发出红丹者，是其祛风之验也。补益上药，天麻为第一。世人止用之治风，良可惜也。

《本草蒙筌》：通血脉开窍，利腰膝强筋。诸毒痈疽，并堪调愈。

【临床应用】

1. 古方选

《昔济方》天麻丸：消风化痰，清利头目，宽胸利膈，治心胸烦闷、头晕欲倒等，用天麻半两，芎藭二两。为末，炼蜜丸如芡子大。每食后嚼一丸，茶酒任下。

《十便良方》天麻酒：妇人风痹，手足不遂，用天麻（切）、牛膝、附子、杜仲各二两。上药细锉，以生绢袋盛，用好酒一斗五升，浸经七日，每服温饮下一小盏。

2. 眩晕克星——天麻钩藤饮

罗大伦记周炳文经验：1979 年 10 月，周老先生接到一个出诊，是一位姓王的女士，此人精神萎靡，满脸倦容，总是一副摇摇欲坠的样子，经过询问才知，王女士 7 天之前出现无明显诱因的晕倒，视物旋转，一旦头部的位置改变，上述症状便会加重。当时王女士痛苦非常，于是去综合医院就诊，当地综合医院给出的诊断是眩晕症（美尼尔尼症），但在当时来说，国际上认可的眩晕症治疗方案是输液，在吊瓶里加入一些利尿药物，并且辅助服用一些镇定药物，效果应该会不错，但是不巧，这位王女士是个疑难杂症，在综合医院治疗了 7 天效果并不明显，于是辗转多地找到了周老。

周老当时已经是 60 多岁，经验十分丰富，简单用四诊总结了一下女子的症状，发现王女士不是简单的眩晕症，王女士除了有眩晕耳鸣头痛的症状之外，还有神疲乏力、食欲差、脸色苍白的特点，这比较符合气血亏虚的症状。此时，便可体现出周老先生的独到之处，一般的医生，能够发现这是肝阳上亢导致的眩晕就已经很不错了，但是周老眼光独到，发现了潜藏的威胁，王女士的气血不足，脑部养分不足，大幅度改变体位会耗气，所以会出现眩晕的症状，此病说是肝肾阴虚造成也对，但主要是因为气血亏虚才导致的肝肾阴亏，于是周老开出了归脾汤和天麻钩藤饮，一共 7 剂。于 10 天后复诊，发现王女士症状大幅减轻，于是减少了天麻钩藤饮的用量，当 20 天以后王女士再来复诊的时候，症状已经完全消失。

3. 半夏白术天麻汤腹证

大塚敬节医案：患者为 43 岁瘦高个子的男性。数年前曾患肺结核病，现在已痊愈。平素胃肠弱，曾被诊断为内脏下垂症。主诉易疲劳，每于食后觉身体倦怠，不愿意活动。脉浮大弱，血压 94/40mmHg，胃部有振水音，于右季肋下可触及肝脏下缘。大便一天一次。两足冬天发冷，夏天乏力，进食偏少。

尿中尿胆素原强阳性。

我投予了半夏白术天麻汤。服药后腹胀减轻，感觉舒适。从第2周开始，食后仍有困倦无力感，但程度减轻。第3周，尿胆素原反应正常，血压为120/78mmHg。连续服上方3个月，体重增加3公斤，恢复了健康，遂即停药。

【选方组药】

《得配本草》：配川芎，治肝虚头痛；肝气喜畅。配白术，去湿。

1. 治小儿慢惊，可配伍人参、白术、僵蚕等，如醒脾散。

2. 治破伤风之痉挛抽搐、角弓反张，可配伍南星、防风、白附子等，如玉真散。

3. 治肝阳上亢所致的眩晕、头痛，常配伍钩藤、黄芩、牛膝等，如天麻钩藤饮。

4. 治风痰上扰的眩晕，常配伍半夏、白术、茯苓等，如半夏白术天麻汤。

5. 治风湿痹痛及肢体麻木、手足不遂等症，常配伍秦艽、羌活、牛膝、桑寄生等。

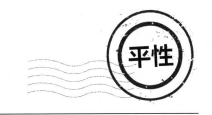

平性

第130篇

木通治小便之秘涩

【按语】

木通，始载于《神农本草经》，有三种，一种属木通科，为常用木通，古名三叶木通；一种属毛茛科植物，名川木通；一种属马兜铃科植物，名关木通。关木通含毒性，故少用。《神农本草经》称木通名通草，但与现在之通草不同，多生自山野，茎入药。味苦、辛，性平，有降心火、清肺热、化津液之功，因其苦寒，故能导火下行，下利湿热，使湿热之邪从小便排，是利小便清淋浊之要药。

木通是藤类药，凡藤木中空，皆善于祛风通导水湿，而木通不单善利水，同时还可微发小汗，因其横切面有很多像针孔样小的小孔道，如同人的毛孔，故能通之以发汗。古人认为木通"可使乳水疏而通之，闭经通而开之，水肿利而导之，痹痛祛而除之。故能泻诸经之火，可解诸经之郁"，可见，古人取名"通"之意何等贴切。

【文献记载】

《神农本草经》：气味辛平无毒，主除脾胃寒热，通利九窍血脉关节，令人不忘，去恶虫。

《药性论》：主治五淋，开关格。治人多唾，主水肿浮大。

《本草分经》：治上中下三焦火症及脾热好眠。

《名医别录》：疗脾疸常欲眠，心烦哕，出音声，疗耳聋，散痈肿诸结不消。

《日华子本草》：安心，除烦，止渴，退热，治健忘，明耳目。

《药性赋》：其用有二。泻小肠火积而不散，利小便热闭而不通。泻小肠火无他药可比，利小便闭与琥珀同功。

《本草纲目》：木通，上能通心清肺，治头痛、利九窍；下能泄湿热，利小便，通大肠，治遍身拘痛。

《仁斋直指方》：人遍身胸腹隐热，疼痛拘急，足冷，皆是伏热伤血，血属心，宜木通以通心窍，则经络流行也。

《医学衷中参西录》：木通，味苦性凉。为藤蔓之梗，其全体玲珑通彻，故能贯串经络，通利九窍。能泻上焦之热，曲曲引之下行自水道达出，为利小便清淋浊之要药。其贯串经络之力，又能治周身拘挛，肢体痹疼，活血消肿，催生通乳，多用亦能发汗。

【临床应用】

1. 古方选

《小儿药证直诀》导赤散：治小儿心热（小肠有火，便亦淋痛，面赤狂躁，口糜舌疮，咬牙口渴），用生地黄、甘草（生）、木通各等分。上同为末，每服三钱，水一盏，入竹叶同煎至五分，食后温服。

《太平圣惠方》：治水气，小便涩，身体虚肿，用乌臼皮二两，木通一两（锉），槟榔一两。上件药，捣细罗为散，每服不计时候，以粥饮下二钱。

《圣济总录》木通汤：治产后乳汁不下，用木通、钟乳各一两，漏芦（去芦头）二两，栝楼根、甘草各一两。上五味，捣锉如麻豆大，每服三钱匕，水一盏半，黍米一撮同煎，候米熟去滓，温服，不拘时。

2. 痹症

《医学衷中参西录》：愚平素不喜用苦药，木通诸家未尝言苦，而其味实甚苦。因虑人嫌其苦口难服，故于木通未尝独用重用，以资研究，近因遇一肢体关节肿疼症，投以清热利湿活血之品，更以西药阿司匹林佐之，治愈。适法库门生某来奉，因向彼述之，万某曰："《医宗金鉴》治三痹有木通汤方，学生以治痛痹极有效验，且服后必然出汗，曾用数次皆一剂而愈。"愚曰："但未尝试用，故不知如此神效，既效验如此，当急录出以公诸医界。"

《辽宁中医杂志1997》：单用木通 50 ～ 75g，水煎 50 ～ 100ml，每次 25 ～ 30ml，日服 2 ～ 3 次。治疗周期性麻痹 4 例，均在用药 4 剂后收到显著疗效。

3. 导赤散治腋下汗出

张澄庵医案（《经络辨证漫谈》）：某男，30 岁，左腋下汗出（记住只有这个部位汗出），每小时可用小酒杯（8 钱）接上一杯汗，症已 1 年，极为苦恼，症见偶有口干，时有舌质溃疡、舌痛。前医各法尽用，益气固表、滋阴清热、疏肝解郁，调理阴阳、调和营卫无不用尽，厚厚的一本病历！

张老先生看了看患者的舌象：舌质偏红，苔薄黄，切了脉。处方：导赤散！患者服方 5 剂，二诊的时候汗就止住了！

4. 导赤散合方治眦部睑缘炎

张健医案：周某，男，32 岁，湖南农民，初诊：患者于 1 个月前双眼外眦红赤，刺痒难忍，糜烂，曾用 0.25% 氯霉素滴眼剂滴眼，无效。现双眼两眦部刺痛，灼热刺痒；患者好食辛辣，小便黄赤，大便秘结。

诊断：眦部睑缘炎（双眼）。辨证：心火上炎证。治法：清心泻火止痒。

方剂：导赤散（《小儿药证直诀》）合黄连解毒汤（《外台秘要》）。

处方：生地黄 15g，川木通 10g，生甘草 5g，竹叶 10g，黄连 5g，黄芩 10g，黄柏 10g，大黄 10g（后下），栀子 10g，白鲜皮 10g，刺蒺藜 10g，地肤子 10g，蝉蜕 5g。5 剂。

二诊：便通症减，眼痒消失。检查：双眼外眦部睑弦及周围皮肤微红，糜烂已除。原方去大黄。再服 7 剂而愈。

【选方组药】

1. 治湿热下注，热结膀胱证，症见小便赤涩、淋漓短痛，常与车前子、滑石等清热利尿通淋药同用。

2. 治血瘀经闭，常配伍桃仁、红花、牛膝等活血通经药。

3. 治产后乳汁不通，常配伍王不留行、穿山甲等通经下乳药同用。

4. 治疗湿热痹证，症见关节红肿热痛者，常与防己、桑枝、络石藤等祛风湿、清热通络之品配伍。

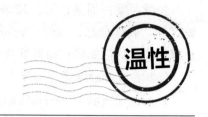

第 131 篇

天南星最治风痰

【按语】

天南星，始载于《神农本草经》，是天南星科的代表植物，入药为根块，因其长相中间厚实，边上连着小块，极似虎掌，故古代称之为"虎掌"，味辛、甘，性温，入肝、脾、肺、胃经，作用与半夏十分相似，皆有燥湿化痰之功，区别在半夏专走肠胃，因此腹泻、呕吐多用半夏；而天南星专走经络，故中风、麻痹则多用天南星。且天南星比半夏更燥烈，毒性更强，药用多炮制，分为制南星（生姜、白矾炮制）与胆南星（牛胆炮制），生南星多外用。

临床研究表明，制南星治骨癌关节炎有奇效，被誉为"骨病之圣药"。而胆南星则是在制南星的基础上，再以牛胆炮制，性味变凉，故多用于痰热证。

【文献记载】

《神农本草经》：味苦，温。主治心痛，寒热，结气，积聚，伏梁，伤筋痿拘缓，利水道。

《本经逢原》：天南星之名，即《神农本草经》之虎掌也。以叶取象，则名虎掌；根类取名，故曰南星。为开涤风痰之专药。

王好古：补肝风虚。治痰功同半夏。

《名医别录》：除阴下湿，风眩。

《本草拾遗》：主金疮，伤折，瘀血，取根碎敷伤处。

《药性论》：能治风眩目转，主疝瘕肠痛，主伤寒时疾，强阴。

《开宝本草》：主中风，除痰，麻痹，下气，破坚积，消痈肿，利胸膈，散血堕胎。

《药类法象》：治形寒饮冷伤肺，风寒咳嗽。

《本草分经》：胜湿除风痰，性紧毒而不守，能攻积，拔肿堕胎。得防风则不麻。制用。

《本草纲目》：治惊痫，口眼㖞斜，喉痹，口舌疮糜，结核，解颅。

【临床应用】

1. 古方选

《本草蒙筌》：瘤突额颅，先用小针十数枚作一把，瘤上微刺通窍，用新南星醋摩，加麝少许，日用二次，任如碗大半月全消。

《本草求真》玉真散：治破伤风、刀伤扑伤如神，用南星、防风，等分为末，如破伤风，用药敷疮口，温酒调下；打伤至死，童便调灌二钱，连进三服必活。

《杨氏家藏方》天南星膏：治暴中风口眼歪斜，用天南星为细末，生姜自然汁调摊纸上贴之，左歪贴右，右歪贴左，才正便洗去。

《魏氏家藏方》上清丹：治风痰头痛不可忍，用天南星（大者，去皮）、茴香（炒）。上等分，为细末，入盐少许在面内，用淡醋打糊为丸，如梧桐子大，每服三五十丸，食后姜汤下。

2. 生南星治验眼胞痰核

单苍桂经验：有一女孩，年仅 7 岁。左上眼睑发现一形如蚕豆大的硬核，不痛，推之可动，皮色如常，迁延 2 年不消。曾就诊于市内某西医院，主张开刀治疗。其家长唯恐术后留有瘢痕，影响美观，于是，求余诊治。余视诊为眼胞痰核，用生南星 1 个蘸醋磨浓汁，外涂患处，每日 2～3 次，连续用药月余，核化而愈。

3. 生南星治乳痈

李俊林经验：乳痈初发多是气滞肝郁、热邪壅聚、外寒袭胃、乳汁积滞、脉络痞塞不通所为。盖因乳房乃足阳明胃经所隶属，乳头为足厥阴肝经所络属故也。宋《开宝本草》谓，天南星有"除痰下气、攻坚积、消痈肿、利胸膈、散血堕胎"之功，配以全蝎解毒散结、通络止痛，二药皆为治疗痈疽痰核肿痛的要药，先父因此用治乳痈初发，均可收效。

曾治邱某，女，26 岁。产后 3 周突发右乳房红肿胀痛，触及 3cm×2cm 包块，压痛明显，伴往来寒热，西医诊断为乳腺炎，中医辨证属肝郁气结，乳络凝滞。投生天南星 2g，全蝎 1 条，共研末冲服。分 2 次 1 日用完，2 剂而告愈。

4. 胆南星止眩解痉

张志远医案：天南星性味苦温，祛痰燥湿、镇惊解痉，医头风眩晕、胸满咳喘、癫痫、面部抽搐，加工后为胆南星，乃转清凉。老朽临床疗痰第一。止咳与白前、旋覆花配伍；痉挛同蜈蚣、全蝎结合；感觉旋转眼黑和天麻、茯苓组方。历来对本品应用较少，经验不足，但有一事记忆犹新。

1954 年于德州遇一顽症，患者是研究金石珠宝的专家，70 余岁，2 年前因颈椎病住院，尔后出现头晕如坐水上小舟浮沉、摇摆状态，脸颊肌肉抽搐，每日七八次不等。由于支气管扩张，痰涎很多，脉象弦滑，友人陪伴来诊。从各方面观察，属痰邪所致，宜投以开法，但不能给予甘遂、大戟、芫花之类，只可以化、消平妥药物作无害施治，就授予胆南星 15g、茯苓 30g、天麻 15g、钩藤 15g、龙骨 15g、牡蛎 20g、僵蚕 10g、竹沥（冲）30ml、全蝎 10g、海浮石 15g，水煎分 3 次服，连饮 7 天，已见效果，唯眩晕如故。即将胆南星加至 25g，情况发生改变，症状大诚，继用 18 剂，病却而安。事实说明，胆南星起的功效比较重要。

【选方组药】

《得配本草》：得防风，治麻木；配川柏，使下行；配苍术、生姜，治痰湿臂痛；配荆芥、姜汁，治风痰头痛；佐天麻，疗吐泻惊风；君琥珀、朱砂，除痰迷心窍；配冰片等分，五月五日午时合之，以指粘末揩牙齿左右，开中风口噤目瞑，无门下药危症。

虚痰、燥痰禁用。

1. 治湿痰阻肺之咳嗽痰多、胸闷苔腻，常与半夏、陈皮等燥湿化痰药配伍，如导痰汤。

2. 治痰热咳嗽，常配伍黄芩、瓜蒌等清肺化痰药。

3. 治风痰眩晕证，常配伍半夏、天麻等平肝息风药。

4. 治风痰留滞经络，导致半身不遂、手足顽麻、口眼歪斜等症，常配伍半夏、白附子、川乌等化痰、息风、通络药，如青州白丸子。

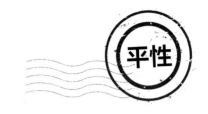
平性

第 132 篇

莱菔子偏医面食

【按语】

莱菔子，始载于《日华子本草》，即萝卜子，味甘、辛，性平，入脾、胃二经，有消食化积、降气化痰之功，是临床常用的消食化痰药。莱菔子分为炒用与生用，两者功效迥然有别。炒莱菔子能行气消胀，功同枳实、厚朴，对于饮食积滞而兼有气滞胀满之证，效果尤佳。而生莱菔子有催吐风痰之功，一味生莱菔子水煎服，可对治各类痰壅痞满，功同瓜蒂，能令痰从上呕吐出，同时还不伤正气。

因其为种仁，还可润肠通便，可用于各种实秘，尤其对于顽固型便秘奏效极速，常用方如三子养亲汤、保和丸等。

【文献记载】

《日华子本草》：水研服，吐风痰，醋研消肿毒。不可以地黄同食。

《本草衍义》：莱菔辛而又甘，故能散缓而又下气速也。散气用生姜，下气用莱菔。

《本草纲目》：莱菔子之功，长于利气。生能升，熟能降，升则吐风痰，散风寒，发疮疹；降则定痰喘咳嗽，调下痢后重，止内痛，皆是利气之效。

朱丹溪：莱菔子治痰，有推墙倒壁之功。

《本草新编》：莱菔子却喘咳下气甚神，解面食至效。治风痰，消恶疮，善止久痢，除胀满亦奇。

《医学衷中参西录》：盖凡理气之药，单服久服，未有不伤气者，而莱菔子炒熟为末，每饭后移时服钱许，借以消食顺气，转不伤气，因其能多进饮食，气分自得其养也。若用以除满开郁，而以参、芪、术诸药佐之，虽多服、久服，亦何至伤气分乎。

【临床应用】

1. 古方选

《食医心镜》：积年上气咳嗽、多痰喘促、唾脓血，用莱菔子一合，研，煎汤，食上服之。

朱震亨：治中风口噤，用萝卜子、牙皂荚各二钱，以水煎服，取吐。

《方脉正宗》：治跌打损伤，瘀血胀痛，用莱菔子二两，生研烂，热酒调敷。

2. 痰扰心神失眠

余国俊经验：不寐一症，病因病机多端，而以痰热扰心为常见。治此症一般用黄连温胆汤加味，疗效可靠。但若连服数剂不见起色者，可能是痰甚且顽。元代医家朱丹溪说："莱菔子治痰，有冲墙倒壁之功。"故可重加炒莱菔子豁痰以宁神。

如白某，女，37岁，失眠1年余，常服朱砂安神丸、天王补心丹等中成药，仍难入眠。每隔几夜，必服西药安定片才能勉强浅睡三四个小时。平时头晕胸闷、舌红苔黄腻、脉滑稍数。笔者用黄连温胆汤加胆南星、天竺黄、石菖蒲、远志等4剂，仍无显效。乃加炒莱菔子30g，又服4剂，睡眠明显改善，效不更方，再加炒枣仁（轧细吞服），续服18剂，睡眠质量进一步改善，丢掉安定片。

3. 痰壅精力不济

《清宫秘史》：光绪皇帝患有痰涎壅盛，脘腹胀痛之症，经常精力不济，便要太医开了补药吃。光绪服用后，病情非但不减，反而加剧，后来太医煎药时悄悄抓把莱菔子放进去，因为莱菔子能降胸膈中痰涎壅盛，从肠腑中排出，又能健胃消食，行气化痰。皇帝吃完此药后，第一剂胸膈开，第二剂脘腹胀痛除，第三剂身轻病愈。

4. 张锡纯经验

（1）生气腹胀：一人年五旬，当极忿怒之余，腹中连胁下突然胀起，服诸理气开气之药皆不效。俾用生莱菔子一两，柴胡、川芎、生麦芽各三钱，煎汤两盅，分三次温服下，尽剂而愈。

（2）痰多气滞：一人年二十五六，素多痰饮，受外感，三四日间觉痰涎凝结于上脘，阻隔饮食不能下行，须臾仍复吐出。俾用莱菔子一两，生熟各半，捣碎煮汤一大盅，送服生赭石细末三钱，迟点半钟，再将其渣重煎汤一大盅，仍送服生赭石细末三钱，其上脘顿觉开通，可进饮食，又为开辛凉清解之剂，连服两剂痊愈。

【选方组药】

《得配本草》：配牙皂煎服，吐中风口噤；配杏仁，治久嗽。和水生研汁服，吐风痰；和醋研，敷肿毒。虚弱者禁用。

1. 治食积不化、中焦气滞、脘腹胀满等症，常与山楂、神曲、陈皮等品配伍，如保和丸；若食积停滞而兼有脾虚证候者，可在前方中加白术以消补并施，如大安丸。

2. 治痰涎壅盛、气喘咳嗽属于实证者，常与白芥子、苏子配合同用，即三子养亲汤。